舞蹈的手
DANCING HANDS

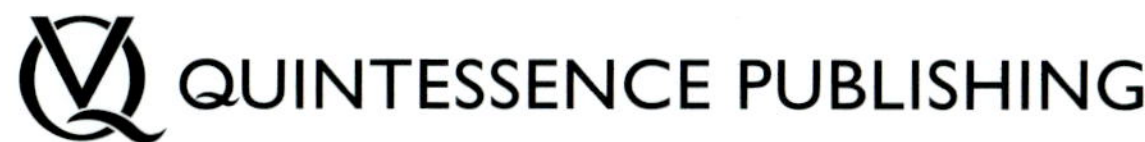

Berlin | Chicago | Tokyo
Barcelona | London | Milan | Mexico City | Paris | Prague | Seoul | Warsaw
Beijing | Istanbul | Sao Paulo | Zagreb

舞蹈的手

DANCING HANDS

著　（丹）赫尔卢夫·斯科夫高（Herluf Skovsgaard）
译　郑妍华　王晓红　赵廷旺　周　锐

分析并归纳了目前最佳牙科工作方式、手部技能、配诊工作、团队协作、精细视觉、工作体位、牙科综合设备，以及器械和物料的管理。

北方联合出版传媒（集团）股份有限公司
辽宁科学技术出版社

图文编辑

张 浩 刘玉卿 肖 艳 刘 菲 康 鹤 王静雅 纪凤薇 杨 洋 戴 军 张军林

图书在版编目（CIP）数据

舞蹈的手 /（丹）赫尔卢夫・斯科夫高（Herluf Skovsgaard）著；郑妍华等译. —沈阳：辽宁科学技术出版社，2024.8

ISBN 978-7-5591-3610-7

Ⅰ. ①舞… Ⅱ. ①赫… ②郑… Ⅲ. ①口腔外科学 Ⅳ. ①R782

中国国家版本馆CIP数据核字（2024）第109919号

出版发行：辽宁科学技术出版社
（地址：沈阳市和平区十一纬路25号 邮编：110003）
印 刷 者：深圳市福圣印刷有限公司
经 销 者：各地新华书店
幅面尺寸：285mm × 210mm
印 张：18
插 页：4
字 数：360 千字
出版时间：2024 年 8 月第 1 版
印刷时间：2024 年 8 月第 1 次印刷
出 品 人：陈 刚
责任编辑：杨晓宇
封面设计：袁 舒
版式设计：袁 舒
责任校对：李 硕

书 号：ISBN 978-7-5591-3610-7
定 价：298.00 元

投稿热线：024-23280336
邮购热线：024-23280336
E-mail:cyclonechen@126.com
http://www.lnkj.com.cn

前言Preface

牙医和助手临床能力的全新认知范式，更强调掌握手部技能的必要性

在举办培训的40多年经验中，笔者观察到不仅是牙医之间，助手之间的工作方式（work methods）也天差地别。即使是完成相同的工作任务，所耗费的时间和精力也有很大差异。大多数牙医日常的工作方式往往会导致他们出现不必要的精力损耗和疲惫感，专注力不断受干扰，术区视线和器械入路出现问题。结果就是，在诊疗过程中牙医以不良的甚至是对身体有害的体位和姿势持续工作，造成肌肉、骨骼的不适、紧张和疼痛。从长远来看，很可能会威胁到全身健康。

这种令人担忧的处境是由不良工作方式造成的。但大多数牙医并没有意识到这一点，也没意识到其实可以有不同的选择，即选择一种对身体和精神状态更有利的工作方式。

手部技能，不仅是牙医必备的工作技能，也体现了助手的临床胜任能力。

很多国家和地区的牙医都坦言几乎从未接受过任何手部技能的学习与训练。而这方面又很难通过日常临床工作去摸索与体验；并且手部技能的重要性再怎么强调也不为过。因此，必须要有专门的教学与培训。

本书提出的全新范式是指牙医和牙科助手都应当学习与掌握的基本手部技能

这是一本适合所有牙医和牙科助手学习及训练手部技能的书，是所有牙医和助手的必修内容。

本书通过文字及大量临床图片展示了日常牙科诊疗所需的手部技能，以及器械与物料的高效管理。只要经过大量重复的训练，这些内容都能轻松掌握和应用。本书还详述了牙科综合设备为支持和匹配最优工作方式需要满足的几项基本原则。

经验表明，但凡与本书描述的工作方式、手部技能、器械与物料管理等内容有微小偏差都可能会导致一些负面结果，比如说不良的工作体位；难以获得精确的术区视线和器械入路；专注力不断受干扰；耗费大量诊疗时间；牙医和助手出现不必要的身心疲劳感。

牙科诊疗的质量和效能，实际上取决于牙医和助手训练有素的双手及其与牙科综合设备之间的交互；而这些牙科设备，一定是支持和匹配牙科助手的最优工作方式及手部技能的。

音乐家只有通过大量的手部弹奏训练，才可能演奏出美妙的乐符；牙医的手部技能也应当可以恰如其分地支持高质量诊疗操作的要求。

芭蕾舞者只有通过大量的肢体训练，才可能跳出完美的舞步；牙医的手部技能也应当可以在诊疗中流畅地完成一系列操作动作。

足球运动员只有通过大量的团队训练，才可能实现与队友的默契合作；牙医和助手在诊疗中也需要有巧妙的配合。

本书是我为所有的牙医同行和助手所写。目的是希望帮助大家在职业生涯中最大限度地收获成就感和满足感。

Herluf Skovsgaard

致谢Acknowledgements

感谢精萃出版社的Alexander Ammann和Johannes Wolters给予我的鼓励与引导。感谢编辑Anya Hastwell对文字进行专业校对，她在无数次的邮件沟通往来中始终充满耐心与友善。

感谢我的妻子Margit。每次在结束了一周漫长而繁忙的临床工作之后，我都需要长时间坐在计算机前进行写作，而她总是耐心陪伴和鼓励着我。

感谢我的助手Avigalia和Gentiane。感谢你们始终积极投入诊疗的团队配合，而且总能完美胜任。本书上百张临床照片中的助手模特都是Avigalia。感谢你们为诊所营造出的温馨氛围；你们搭档不仅工作效率高，身心也很轻松。

感谢在本书照片中担任“患者”角色的参与者，他们包括：我的儿子Daniel和儿媳Stephanie，他们向大家演示了正确与错误的工作方式；还有我孙辈中的Alexander与Isabella；以及我的两位患者Amy和Tina。

感谢成百上千位参与过我课程及讲座的牙医与助手，感谢你们告诉我本书所介绍的工作方法与原则对你们日常临床工作的重要影响。你们的经历与反馈，不仅说明在有限的培训或讲座时间内，这些知识和内容是有可能被掌握、学会和应用的；也验证了手部技能训练在临床工作中的重要性与必要性。

关于作者About the author

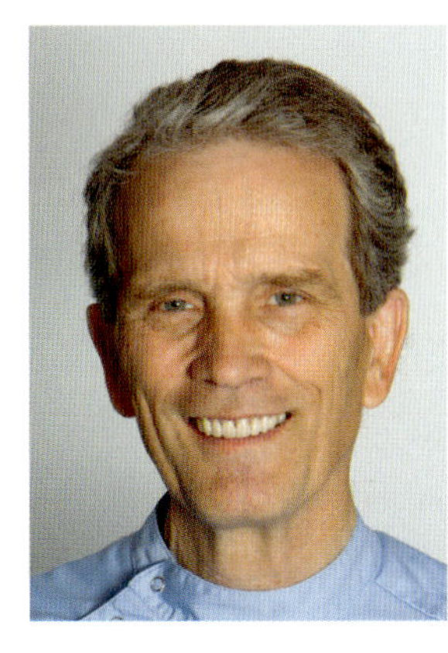

赫尔卢夫·斯科夫高（Herluf Skovsgaard），DDS。1968年毕业于丹麦奥胡斯大学皇家牙科学院。1970年至今，在丹麦兰讷斯阿森措夫特全职开业。

目前除了讲座和培训课程（每年25～30天），仍在诊所出诊。曾举办1000多场讲座，参与的牙医和助手人数达到4万～5万。他在欧洲牙科学界一直都是人体工程学及相关领域的权威并极具盛誉。

他的讲座和课程既有针对数百位牙医的大型讲座，也有针对50～100位牙医的小型演示课程。其中，约有500场培训是针对2～4个医助团队的实操集训，或是针对2～4位牙医的头模操作培训。

除了在院校举办讲座，他也在世界各地开办实操课程，比如英国、德国、荷兰、比利时、法国、波兰、捷克、奥地利、瑞士、意大利、西班牙、葡萄牙、土耳其、丹麦、挪威、瑞典、芬兰、俄罗斯、爱沙尼亚、拉脱维亚、韩国、日本、美国和多米尼加。赫尔卢夫·斯科夫高（Herluf Skovsgaard）精通英语、法语、德语、丹麦语，并且能用简单的意大利语和西班牙语交流。

课程和实操培训的主要内容：

- 工作体位、工作方式（work methods）、团队合作、四手操作、助手配合、全程独自工作的治疗模式。所有牙面的操作视线和器械入路。
- 牙体制备的操作技术和手部技能。旋转器械（符合人体工程学）的用法。
- 日常诊疗的组织管理。器械与物料的管理。
- 诊间工作站的设计、牙科综合设备的设计及诊间的布局设计。
- 牙医和助手的实操培训、牙科学生的实操培训。
- 牙科诊所的服务和经营管理。

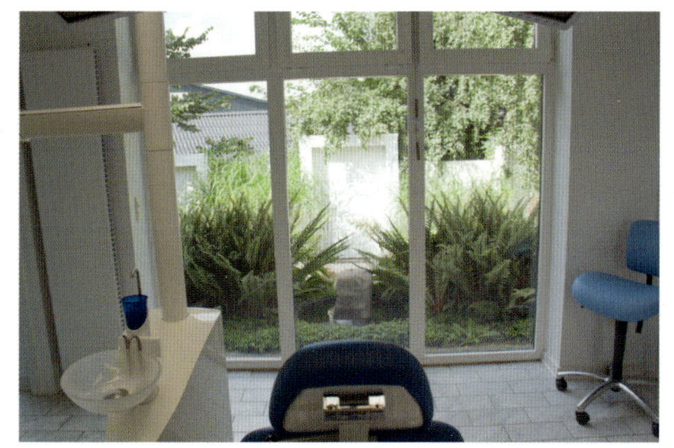

除了举办讲座与培训课程，赫尔卢夫·斯科夫高（Herluf Skovsgaard）还专注于研发或担任厂商顾问，参与牙科治疗椅的创新与改进，包括6代次的牙科综合治疗台和5代次的工作站。它们在当时都代表了最高水平的工艺、功能实用性以及人体工程学表现。

想了解更多课程和报名信息（包括网络课程），请发送电子邮件至dancinghands@mail.dk。

舞蹈的手

很多牙医不知道自己的“不知道”

当你意识不到自己还有哪些是“不知道”的时候，你是不可能有探寻新知识或习得新技能的内在理由和动机。

而一旦知道了自己还有哪些是“不知道”的或欠缺的，你才有可能选择开始学习一项新知识或新技能。

为什么要读本书？

- 保持身体健康，避免出现肌肉、骨骼的不适或者职业病。
- 享受临床工作的同时，拥有更多的精力与能量。
- 高效率完成工作，同时状态又是放松的。
- 学习、训练和开展能满足高质量诊疗的所有技能。
- 提升团队协作的水平。
- 掌握最优工作方式对牙科综合设备结构的要求，以及对诊间基于功能交互布局和设计的要求。
- 节省至少25%的工作时间。
- 无论是牙医还是助手，都能享受自己的工作。
- 关爱患者，为他们提供良好的治疗体验、营造舒适的治疗氛围。

技能训练

音乐家为了一首新曲子，需要学习和掌握新的弹奏手法。舞者为了一支新舞，需要学习和掌握新的舞步。而牙医和助手同样也需要训练自己的手部技能。

很多人认为，要改变手部操作习惯十分困难。但事实是，新技能其实可以很简单也很快速地习得。方法就在于要不断重复练习该技能的一系列动作，一遍又一遍，直到完全掌握。

笔者从多年举办实操课的经验来看，学员在2天内就能够基本学会本书所提出的最优工作方式。

概述

双手与大脑的“刻意练习”

本书取名《舞蹈的手》，是一种比喻——将牙医的双手形象比作舞者或音乐家的双手。无论是舞者还是音乐家，他们精湛的演出都是一系列如行云流水般的动作连贯而成，每个动作完成得精准又娴熟、优雅又放松，无论是单人表演的双手还是双人共舞的动作都配合得天衣无缝，并且在过程中完全不需要动脑思考。

本书的框架体现了牙医和助手在诊间完成整个治疗的过程、过程涉及的所有要素，以及要素之间的相互影响与关联。

重点讨论牙医、助手和卫生士在诊疗时双眼、双手和大脑发挥的功能及其协调性，以及他们作为团队中的个体应当如何配合、协作。

笔者编写本书的目的是希望将自己四五十年的培训知识、经验和临床流程都传递给读者。现在已有很多牙医和助手在临床践行本书所提出的知识、技能与方法了。有人是出于对完美的追求而在工作中自己摸索掌握；还有人则是通过参加笔者的讲座和培训课程而掌握的。

但除此之外，仍然还有许多牙医不知道，甚至没意识到自己缺少这些知识、技能及方法。

笔者相信无论你所在诊所的类型和经营时间长短，也无论你是全科牙医、专科牙医、大学教师、牙科院校的学生、牙科助手或者卫生士，本书一定能够帮到你的职业生涯和日常工作。

本书所有内容不仅得到了数以千计的医助团队的临床验证与反馈，而且非常简单、易学，便于在临床开展。

未经审视的操作习惯和工作方式

日常工作其实由一系列的行为习惯组成。这些习惯主要形成于学生时代或是刚踏入临床工作的时候，而且几乎所有行为习惯都不是经过刻意练习而养成的科学习惯，主要原因是大学没有这样的课程或训练。

每天我们都在重复着同样的行为习惯，包括一些不良习惯。对手中习以为常的操作动作失去觉察，不假思索甚至完全没有意识。也根本不会考虑是否还有其他不同的操作方式或途径。

但其实完全还有别的工作方式可以选择，得到截然不同的临床结果与身心状态，只是习惯蒙蔽了我们。本书要做的就是帮助牙医和助手通过知识学习和刻意训练来掌握新的手部技能与完全不同的工作方式。

本书并不重在简单“描述”牙医应当如何工作，而是立足于科学分析和严谨逻辑，阐述为何要选择这种工作方式并逐步推导出结论和原则。也就是说，这是一本从原因分析推导出解决方案的书。

牙科综合设备和诊间布局

牙医和助手与他们身处的物理环境会产生交互影响。这些物理环境要素包括：患者椅、牙医座椅、牙科综合设备和工作站。因此它们必须要在结构设计、功能上匹配与支持助手的协作、良好的工作体位和最优的诊疗质量。

目前市面上有一部分患者椅的设计和牙科综合设备能够为符合人体工程学的牙科诊疗方式提供支持与辅助，但是大多数设备的设计与功能仍不尽如人意。

市面上也几乎没有符合人体工程学的工作站。所谓工作站，就是摆放在患者椅后方，供牙医在诊疗时取用物料和日常存放器械的边柜系统。因此笔者在书中也提到能匹配最优工作方式的工作站应当满足的条件。

有关每项专科操作的具体工作方式，本书并没有详尽展开，比如复合树脂充填技术、牙髓治疗、修复治疗和外科治疗技术等，这些内容留待专科牙医来进一步完善吧。但是，本书会讨论到在使用旋转器械时的一些微人体工程学考量。

从“知”到“行”的10个步骤

从“知”到“行”的大脑内化过程相当漫长，需要投入一定精力去刻意练习。

首先:

1. 阅读。
2. 理解。

其次：

3. 看照片和图片。
4. 在脑中想象和复现，达到记忆。

然后，为了将新的工作方式结合到临床治疗，还需要：

5. 通过大脑想象来模拟临床场景。
6. 做意象演练，包括每个操作动作（前馈练习）。意象演练，是在实际操作前很重要的训练部分。
7. 在练习时，训练每一步的动作。
8. 多次重复练习动作，直到不用集中意识就能连贯完成。
9. 一系列操作动作的内化和自动化。
10. 不再需要大脑的思考，享受快速、流畅、精准、协调的手部操作，双手优雅“起舞”！

术语词汇

本书以英文写成，但考虑到读者来自不同的国家，为了方便理解，笔者列出以下一些书中常见词的解释说明：

- 诊间（treatment room），开展临床诊疗（所有操作治疗，包括外科手术）的物理空间。

- 牙科综合设备（dental unit），有时也称为“传输系统”，包括漱口系统（盥洗盆和口杯给水装置）和吸引器支架。
- 综合设备的器械（unit instiument），以牙科综合设备作为动力系统的器械（有时也指代连接端口）。这些器械包括：三用枪、电马达端口、气动涡轮端口、超声洁治端口、气动洁治端口、光固化灯和口腔内窥镜。与电马达连接的可调速手机，我们一般称为“电马达反角手机”。
- 电马达高速反角手机，能与电马达相连接，转速5倍加成，以两个红色圈标识。在高速涡轮手机上使用的金刚砂车针和钨钢车针，也可以用于电马达高速反角手机。最高调节转速是200000r/min。
- 工作站（workstation），有别于常见的那种由抽屉简单叠加组合的边柜。工作站在牙医和助手的诊疗工作中具有相当重要的地位。它必须要满足特定的功能、准确的尺寸和存储容量。
- 人体工程学（ergonomics）这个词本书极少用到，因为这个词已被大量滥用和误用。
- 笔者以交互设计（interactive design）取代“人体工程学”。这是另一种表达角度，强调操作者也需要通过训练才能正确使用设备工具，体现出二者之间的一种互动关系。
- 牙科四手操作（four-handed dentistry），笔者也几乎不用这个词。当牙医和助手以团队的形式配合工作时，更值得关注的是配合本身的目的和结果。本书提出一种最优的医助配合标准，可以帮助临床客观评估配诊的质量和结果，比如说达到了60%的最佳配合。
- 本书的牙医角色是男性，助手角色是女性。但真实情况并不总是如此。目前已有相当多的女性牙医，也有很多男性牙科助手。

“十二基本准则”

以下“十二基本准则”，是本书从原因分析推导出解决方案的起点。也就是说，本书始于这些基本准则，经过逐步分析，得出符合逻辑与科学的归纳，即全书所强调的最优工作方式。

1. 双人模式（DUO）：牙医和助手都能保持良好的工作体位，身心放松，没有肌肉、骨骼的紧张或不适。
2. 在一天的工作中，牙医和助手应当在短暂间隙（即使仅1分钟）做些针对某个特定肌群的高强度锻炼。
3. 在牙医维持良好工作体位的前提下，每颗患牙的所有外表面和窝洞内面都有充分的视线入路。
4. 在牙医维持良好工作体位的前提下，每颗患牙的所有外表面和窝洞的所有内面都有充分的器械入路。
5. 实现精细化的牙科治疗和遵循微创牙科学理念。
6. 牙医在必要的治疗时长内能始终保持专注，不被干扰或打断。
7. 助手应当为牙医提供最优的配合工作。身边要摆放一个具有良好功能的工作站。工作站内存放有诊疗项目所需的器械及物料，并且都在伸手可及的范围内。
8. 助手应当有条件在最短的时间内为任何一个诊疗项目备齐所有需要的器械及物料。
9. 牙医和助手的手部技能需要经过高度训练，配合协调且有明确、清晰的流程指导。
10. 双人-单人切换模式（DUO-SOLO）：如果助手离开椅旁，那么工作站和工作方式也能满足牙医部分时间双人配合、部分时间独自操作的诊疗需求，而且实现这两种

第 1 章

问题现状

THE PROBLEMS

最常见的问题

- ▲ 不能有良好的坐姿。
- ▲ 不能有良好的工作体位。
- ▲ 骨骼肌肉产生不适和疼痛。
- ▲ 职业病和长期疲劳。

体位

牙医在临床上的工作体位普遍不良，令人震惊。当牙医还年轻且身体健康时，不会注意或重视自身不良工作体位及其对身体的长期影响。10～20年后，身体受影响的体征逐渐明显，甚至可能发展为慢性疾病。因此，如果临床的工作方式威胁到身体健康，就有必要从根本上去避免和预防。

牙医在精细操作过程中必须保持静态坐姿，这就要求肌肉要一直保持静态张力。当牙医有不良体位，比如体位前倾、扭转或弓背等，为了维持这些不良体位，肌肉又会额外承受更多的、更明显的张力。结果常常导致下背部、肩部、颈部和手臂肌肉的不适和疼痛，甚至头痛。

长此以往，这些肌肉紧张的问题就会逐渐发展为慢性疾病，甚至可能无法继续行医。牙医和助手在工作时往往为了看清患者口内而前倾身体。对牙医来说，这会导致后背部的腰椎弯曲，腰椎间盘前份受到强烈压迫，造成明显疼痛、椎间盘变形或器质性破坏。疼痛是由于椎间盘突出（脱垂的盘组织）压迫到了神经和/或椎间盘（椎骨体部）之间发生骨性接触，有严重者甚至导致身体功能障碍，终结职业生涯。

颈椎受影响的情况与腰椎类似。牙医为了缩短眼睛到牙面的工作距离就会低头操作，导致颈部过度弯曲，颈椎椎间盘的前份受到压迫。

关节疾病或关节炎

如果牙医在工作时手臂和肘部抬高，那么肩关节和/或肘关节就有发生组织形变的风险，形成所谓的“网球肘”或“冰冻肩”。

髋关节失去稳定性

牙医坐在较宽的鞍式座椅上，大腿与座椅表面接触过多。这会导致肌腱、韧带和关节囊的过度拉伸，增加了髋关节的不稳定性。

软组织

鞍式座椅中央低陷，前部突起，导致骨盆周围软组织的压迫和疼痛不适，对女性的影响是增加了感染风险，对男性的影响是不利于血液循环。

视野困难

有些牙面的操作视野很难获得，尤其上颌磨牙、前磨牙以及下颌磨牙的远中窝洞，这就导致牙医的工作体位很“奇怪”。如果是口镜视野且有水雾的条件下操作，牙医就几乎完全没有操作视线可言了。

操作困难

包括：

- ▲ 吸唾和软组织牵拉不充分或干扰操作。
- ▲ 操作的动作流程还不能达到“自动化”或不假思索的流畅程度，需要不断依靠视觉反馈和引导。
- ▲ 通过感觉运动反馈系统来操作则很容易产生疲劳并且耗费时间。

牙医不断转移视线

当牙医在患者口内操作时，如果需要自己拿取或放回器械，势必会不断从患者身上转移视线，注意力就被分散了。这种情况在每小时可发生数次至上百次。

椅旁助手在场，牙医却是单人工作模式

如果综合器械摆放在助手伸手可及的范围之外，那么牙医几乎就是单人模式工作了，即使助手就坐椅旁。牙医必须自己拿取手用器械、综合器械

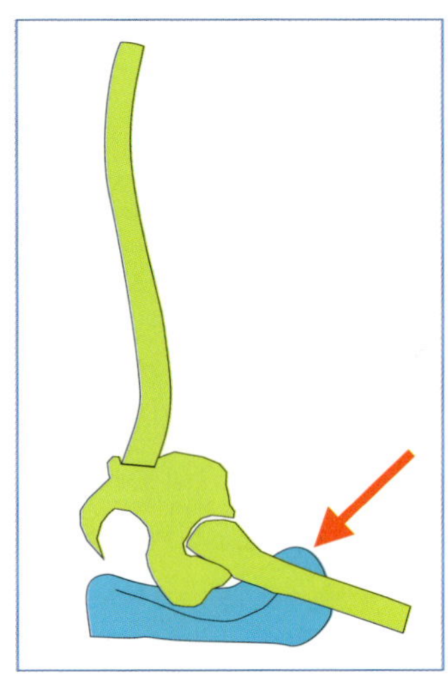

图1-12 牙医的鞍式座椅，中间低陷、前部突起会导致两腿间的软组织受到压迫。

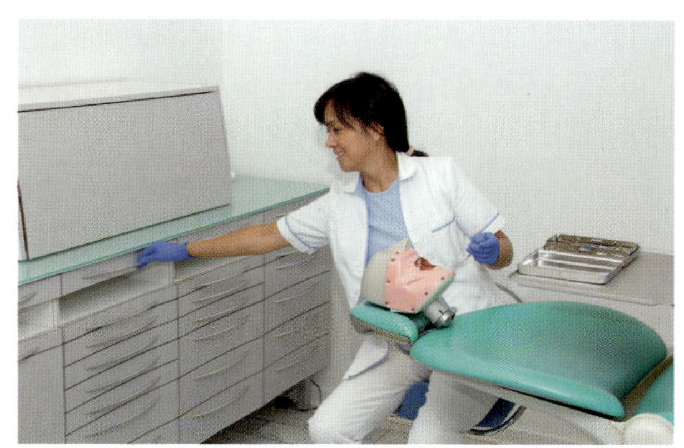

图1-13 患者椅距离工作站前方80cm，助手需要从患者身旁离开才能伸手拿到工作站的材料物品。

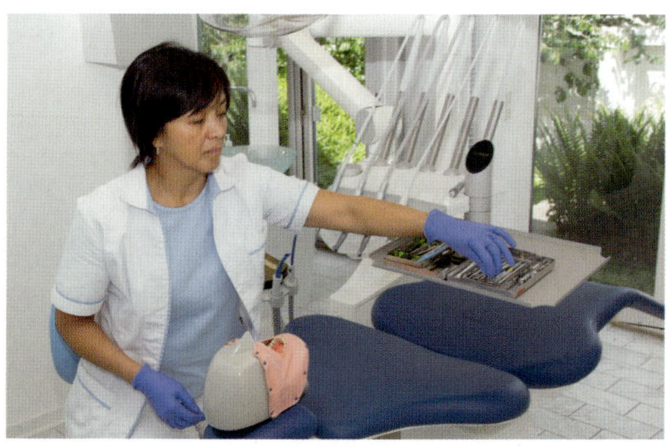

图1-14 手用器械摆放在助手拿取很不便的位置，而且也会阻碍牙医拿取和使用悬挂式的综合设备器械。

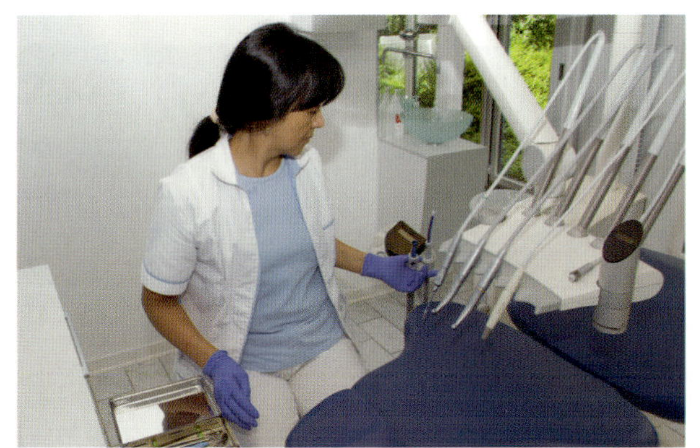

图1-15 助手拿取位于她左后方的吸唾管和强吸管，此时吸引器支架距离综合设备器械至少30cm，不便于拿取。吸引器支架的正确位置应该更靠近综合器械。

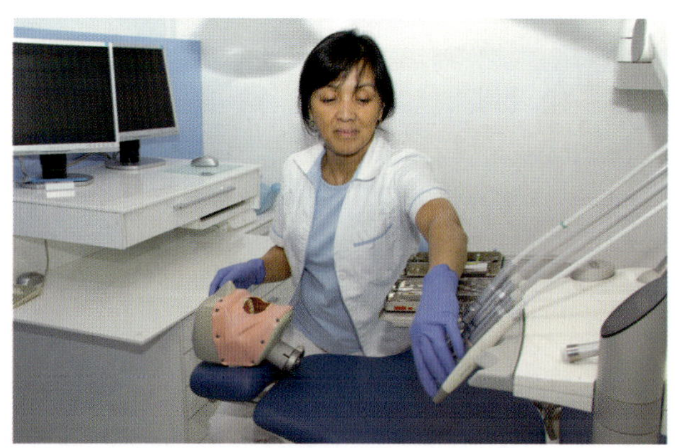

图1-16 综合器械摆放在患者的右侧，牙医与助手的中间位摆放手用器械台。在这种情况下，助手不可能或者很难伸手拿到综合器械来为牙医准备和传递。

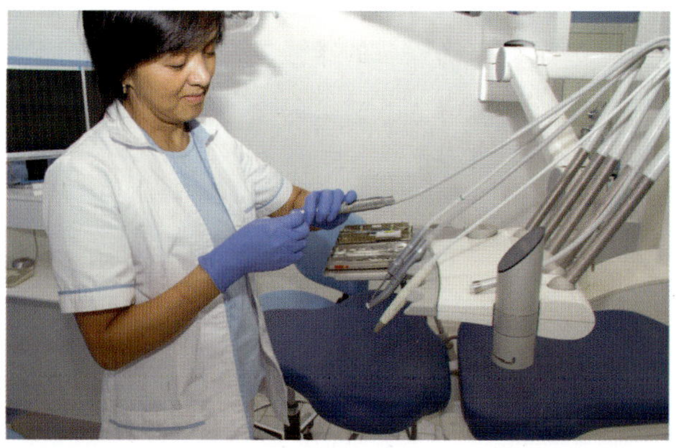

图1-17 综合器械摆在患者右侧，无论器械是悬挂式还是垂挂式都会引起同样的问题：助手要走到患者的右侧才能更换钨钢车针和金刚砂车针（“助手慢跑模式”）。

为什么许多牙医在结束一天的临床工作后会感到很疲惫?

- 简单地说，因为一天的工作让他们疲惫。
- 以不良体位持续工作一天。
- 不正确的患者椅位使牙医必须前倾身体才能看到口内，不能保持合理的坐姿和钟点位。
- 牙医的座椅无法满足平衡态坐姿的要求。
- 在大多情况下，工作体位是由器械外形、握持方法、手部支点以及手部运动共同决定的结果。当任何一个要素不能被充分满足时，体位都受影响。
- 牙医肩部和背部的肌肉力量较弱。
- 牙科综合设备的器械在设计或摆放上都不便于牙医和助手拿取。
- 无论是牙齿外表面还是窝洞内面的操作，都没有良好的视线入路。
- 不能直视下操作且又不会利用口镜视野操作。
- 同时兼顾治疗操作和软组织牵拉。

当牙医在精细视线下操作时，为了拿取综合器械、手用器械或材料物品而将视线反复从患者口内移开，这样工作也令人疲惫。比如，在树脂治疗的窝洞制备、去腐、充填和抛光时视线来回的次数可达100次以上。也就是说，视线方向、眼睛聚焦和适应不同物距及光线变化，来回改变了200多次。你只要尝试模拟10次左右，大概就会和大部分牙医一样产生情绪烦躁和眼睛疲劳的状况了。

这还仅是视觉变化所引起的问题之一。每次当用肉眼看着某样物体时，你会去觉察和感知它，这由大脑在0.6秒内完成。而如果是微米级的视觉信息输入，那么大脑完成的时间将会加倍，大脑处理信息的压力就会增加。

- 视线来回变化的过程令人疲惫，但工作本身并不是原因。
- 每一次中断工作节奏和流程都会形成并积累微压力。
- 在操作时牙医等待助手准备材料物品、手用器械或综合器械，工作节奏和流程中断。
- 在操作时牙医不断向助手索要一切需要的物品。
- 牙医一边操作治疗，一边大脑思考，而不是完全专注在手部的操作动作。
- 诊间所有工作都是牙医独自完成的，即使有时椅旁助手在场。
- 所用的器械工作端外形不能满足具体操作的要求。
- 因为诊间布局和工作站功能不完善，助手不能支持良好的配诊工作。

以上这些问题很常见吗?

很常见。

同一位牙医身上会同时存在上述所有问题吗?

会，而且很普遍。

这些牙医是否意识到了自身存在的这些问题?

绝大多数情况下意识不到。本书提供了临床解决方法。

回答这个提问，“牙医在一天的工作结束后必然会产生疲惫感吗?”

不，绝大多数情况下都不是必然的。

有道理，但是——

每位牙医都有自己的工作方法，可以不必拘泥于某一种方式。

这句话似乎有一定道理，但如果那些不同的工作方式会对牙医造成一些负面影响呢?比如不良工作体位。

在工作时获得理想的坐姿和体位太难了!

因为工作体位通常是由许多因素共同决定的。这些因素有：

- 必要的视线入路。
- 患者的头部位置。
- 牙医坐的钟点位。
- 有时需要利用口镜视野。
- 在综合器械和水雾条件下操作时要用三用枪吹干口镜。
- 器械的握持方法有稳定的手指或手部支点。
- 手部的操作运动遵循人体生物力学的简化法。

因此，良好的体位是掌握最优工作方式的结果。而且，也只有选择了以最优的方式工作，才能支持牙医维持良好体位。

诊间环境不能满足配诊的要求。

可以考虑重新设计和布局诊间环境。良好的工作站和工作方法都将会省下大量的时间。新购置的工作站成本在短期内就可以收回了。

多年的习惯很难改变了。

确实，但是改变从来都不是自然而然发生的。必须付出努力不断训练自己，如同钢琴家为了一场音乐会持续练习，不断反复训练手指的弹奏动作直到这些动作成为“自动化”的过程。

对提高工作速度没有兴趣。

本书提出的工作方法由不同的方面构成。这些方面能简化临床的治疗工作，消除操作时的干扰和不必要的来回跑动，节省治疗时间。

省下来的工作间由你来决定做什么。你可以继续以一种放松的状态投入到工作中，或者你想少工作一点，那就留出一两个下午的悠闲时光或更长的休息和假期时间，又或者学习、进修、提升自己的技能等，一切选择在你！

综合器械摆放在患者的右侧

在一些国家，牙医习惯将牙科综合设备的器械摆放在患者右侧，原因是牙医认为患者不希望看到综合器械在身体的正上方。但不得不承认的是，当患者水平位准备接受治疗时，摆放在右侧的综合器械对患者而言其实很醒目。

而且，综合器械摆放在右侧也会妨碍牙医在9点位操作时拿取综合器械。

9点位是牙医常用的钟点位。在这个点位操作时，牙医不仅能获得患者所有右侧牙面的直视视野（比如右侧下颌后牙颊面、左侧下颌后牙舌面等），而且以身体的正中矢状面对着术区视野，就不需要歪斜头部、颈部和脊椎。

综合器械摆放在右侧时，助手不能拿取到综合器械，所有要用到综合器械的配诊工作也就自然无法完成，“巧妇难为无米之炊”。理想的四手配诊无法实现。

有些国家沿袭了一种传统的助手坐姿——双腿转向身体右侧且在牙医腿部的外侧。这种坐姿可能源于很多年前，助手或护士都着裙装，限制了牙医和助手相对而坐的情况。这样一来，助手背对综合器械，拿取器械困难，所以相关的配诊工作都无法完成。

除了英国和爱尔兰，欧洲牙医和助手能够在操作时面对面相坐，二者的腿部交错摆放。所以这是一种可行的坐姿关系。欧洲约有75000个医助团队都是这样工作的。

在过去30～40年中，北欧国家、荷兰、比利时、法国、西班牙和意大利的大部分牙医，还有一些北美牙医，在工作时都选择将综合器械摆在患者身体的正上方。

既然如此，为什么厂商仍在销售那种将综合器械设计在患者右侧的牙科综合设备呢？明明这样会严重干扰牙医操作和助手配诊。

笔者认为可能有两个原因。一个是因为牙医没有转变观念。这只要通过刻意练习就能很快替换原有的操作习惯了。其二，缺乏高质量的配诊知识，不知道综合器械摆在牙医和助手中间位时二者取用都会非常轻松、方便。

不用口镜，直视视野下操作不是最佳的工作方式吗?

这当然没错，但不能以牺牲健康为代价。大多数牙面可以直视操作，不需要口镜。

牙医除了可以调整自己坐姿钟点位（比如9点位、10点位或12点位），也可以引导患者将头部后仰、前倾、左转或右转。

有些情况下，患者能够配合大幅度后仰头部和颈部来满足操作要求，上颌磨牙甚至都能在直视下操作。但对于30岁以上或身体不便的患者，以后仰头部获得直视视野的方法可能就行不通了。

无论在上颌还是下颌，磨牙的远中邻面和窄小的远中窝洞都没办法以肉眼直视操作。所以牙医和助手（如有的话）一定要掌握口镜使用的技能和方法。

每位牙医都能凭工作直觉找到解决方法吗?

并非每个人。只有一些对临床工作有觉察能力的牙医，再结合自身不断探索和追求完美的精神，才能做到。

笔者也常会遇到这类优秀的同行。他们开展的工作方法与本书提到的临床解决方案十分相近，而且受国家或地区差异的影响较小。

“独木难成林”。

这也是笔者编写本书的初衷。

简言之，如果希望在工作时有理想的坐姿、视野和操作，不想在任何一方面妥协和将就，那么本书会提供在各种临床情况下的解决方法，而且无论是四手还是双人–单人切换的模式也都有相应的方法。很多时候，诊间的整体环境和布局缺乏功能性，不能为上述良好的工作方法提供支持，甚至还起到妨碍作用。

笔者认为推行“十二基本准则”（以及更多相关知识和技能）相当有必要，而且40多年来也一直为此不遗余力，希望能形成和建立符合人体工程学的牙科操作金标准。

本书提出的工作方法是否还有其他变化形式或者选择呢? 没有！几乎没有其他变化形式能同时满足以下要素：视线和器械入路、医助配合、专注而不分散注意力、高效和良好的工作体位。牙医唯一可以选择的是，在直视和口镜视野都能满足最优工作方式的前提下，按个人喜好，选择是否要利用口镜操作。

第2章

解决方案
THE SOLUTIONS

工作体位：正确的坐姿！

当牙医在患者口内治疗时，许多操作步骤和动作都需要有最大限度的专注力。躯干和手臂要为手部及手指的精细操作提供稳定支撑。所以牙医全身应当尽可能放松，没有明显的肌张力不平衡，没有扭转或弯曲；关节尽可能接近自然且放松的状态。

为了能维持良好工作体位，牙医的肩背肌肉需要有足够的力量。这也意味着，针对肩部和背部肌肉群的常规锻炼必不可少！不良工作体位会损害身体健康（图2-1）。

身体前倾

通常为了看清患者口内，牙医必须身体前倾。与其他职业不同的是，牙医在身体前倾的情况下，还要保持良好工作体位，这就需要特殊的解决方法。

传统坐姿是大腿平行于地面

当身体前倾，腰椎很难维持其前凸的生理性曲度，因为此时大腿和身体之间的角度小于90°。对绝大多数人而言，这就会导致后背部的腰椎弯曲，腰椎间盘的前份随之受到压迫和挤压。

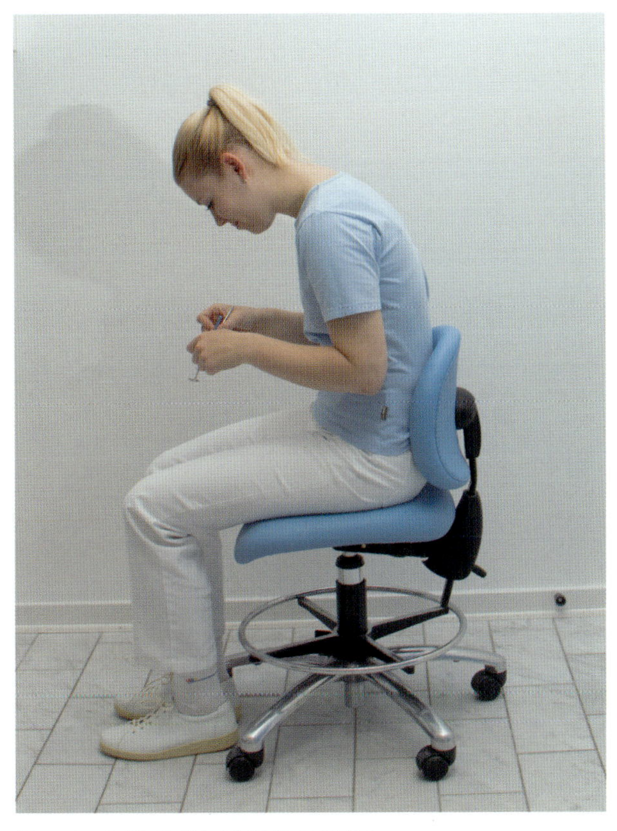

图2-1 牙医常常以这种体位工作！

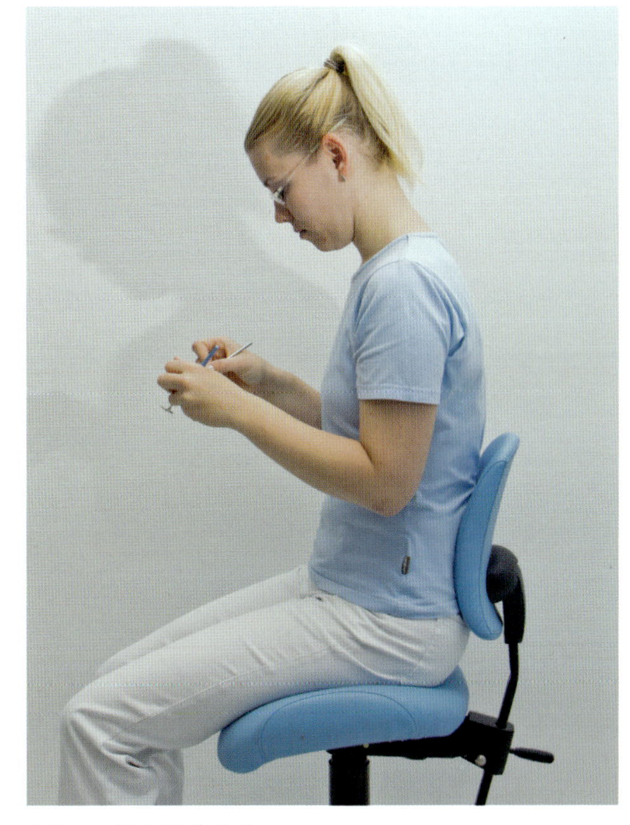

图2-2 良好工作体位。

良好工作体位

牙医能否维持良好工作体位，受以下几个因素影响（图2-2）：

- 操作视野正对着牙医身体的正中矢状面。
- 头部和身体没有歪斜、弯曲或前倾。
- 平衡态坐姿：腰椎始终维持前凸的生理性曲度。即使躯干前倾，生理性曲度也不变。
- 大腿稍微向前下倾斜，与身体成钝角（座椅结构应能满足这一点）。北欧国家早在

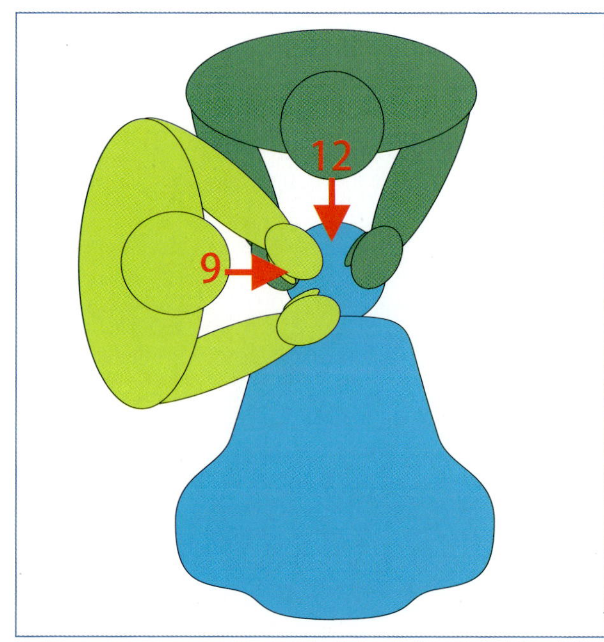

图2-3 牙医可以坐在9点位、10点位、11点位和12点位操作，这取决于操作需要的视线方向。

20世纪40—50年代就已普遍接受这些基本原则了。

- 在生理无不适的前提下，尽可能下倾视线，从而保证牙医的头部始终直立。
- 上抬患者椅位，直到牙医不必弓背就能获得精细操作需要的术区视野（患者口腔），且前臂也能略微上倾。
- 保持手肘与躯干的轻接触，以及正确的器械握法。
- 腕关节只能有轻微的弯曲。
- 手部和/或手指支点稳定、可靠。

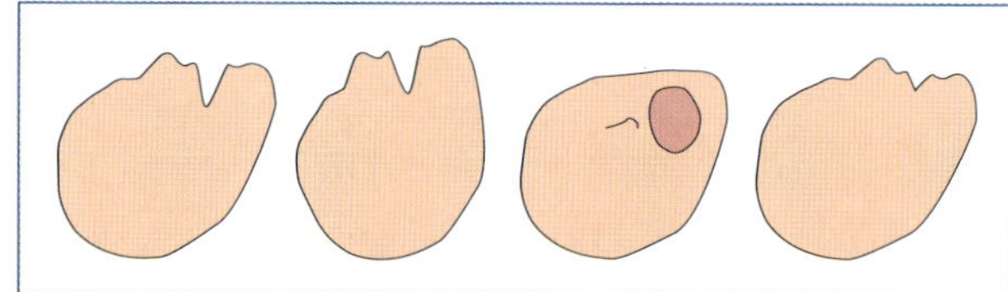

图2-4 患者可以向前、向后、向左或向右转动头部，这样方便牙医获得良好的视线方向。

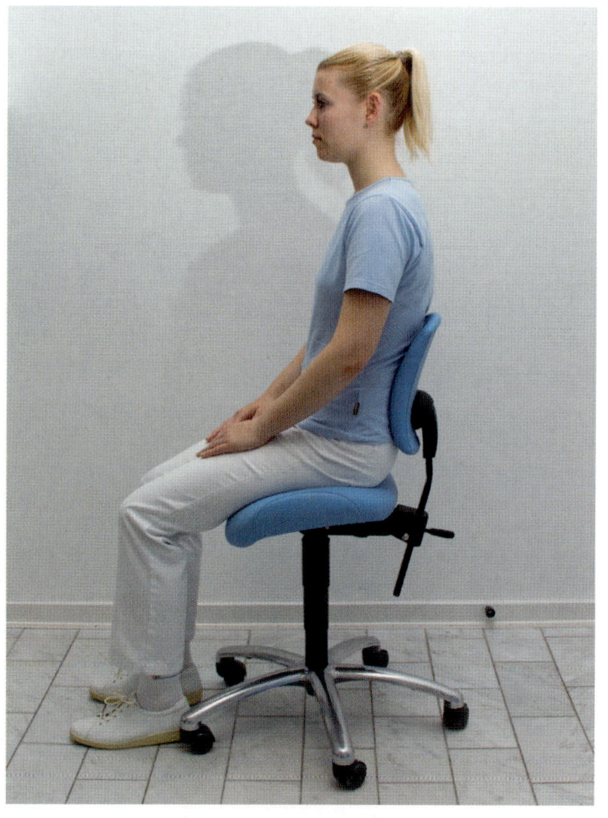

图2-5 放松态坐姿：椅背支撑脊椎，座位水平，大腿向前下倾斜，大腿与身体成钝角。

操作视野正对着牙医身体的正中矢状面

此时：

- 牙医的坐姿和体位将会取决于操作需要的视线方向。
- 牙面有不同的朝向，牙医也相应要从不同的视线方向来看清这些牙面。这可以通过牙医坐的钟点位来实现（图2-3），每个点位都由视线方向所决定。结合引导患者小幅度侧转头部，牙医就能获得更好的操作视野（图2-4）。
- 在良好工作体位下，如果牙医无法获得直视视野，就有必要使用口镜视野。

口镜视野和视线入路的解决方案将在第3章详述。

放松态坐姿——三点支撑

图2-5所示是放松态坐姿，三点提供支撑，后背部稍向后倾斜，大腿向前下倾斜。躯干有两个支撑点或区域——脊椎和坐骨。这两侧骨性支点及其周围软组织将我们的身体重量传递到座椅表面。

身体略微后倾，椅背承托着脊柱。尾椎可能也起到了一些承托作用。

但这不是良好的工作体位，因为牙医的视线入路会受限或者根本看不到患者口内。

身体前倾

为了看清患者口内，牙医必须要身体前倾。

如果牙医坐在与地面呈水平的椅面上，大腿与地面也平行，那么身体前倾就意味着大腿和骨盆或脊柱之间的角度小于90°。

对大多数人来说，这不是一个平衡的生理坐姿。后背部肌群因为身体前倾拉伸而产生了拮抗力，但此时腰椎肌肉并未受拉伸，所以就导致腰椎弯曲，失去生理曲度。

工作体位应当要避免弯腰弓背，因为这会严重压迫到腰椎的前部椎间盘，导致椎间盘变形或脱垂（椎间盘突出；图2-6）。

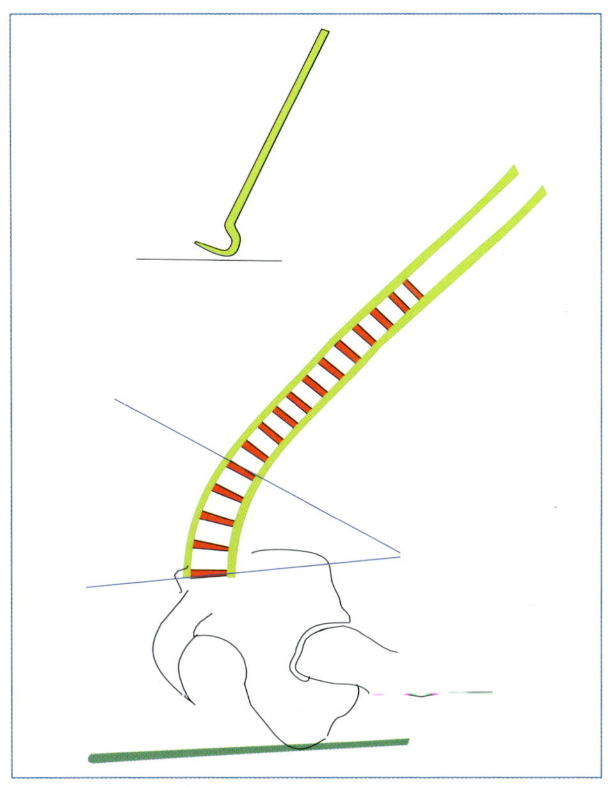

图2-6 座椅表面和大腿都呈水平。骨盆向后倾斜，胸椎向前倾斜，腰椎间盘的前份受到了严重压迫和挤压。这个工作体位会引起严重的健康问题。

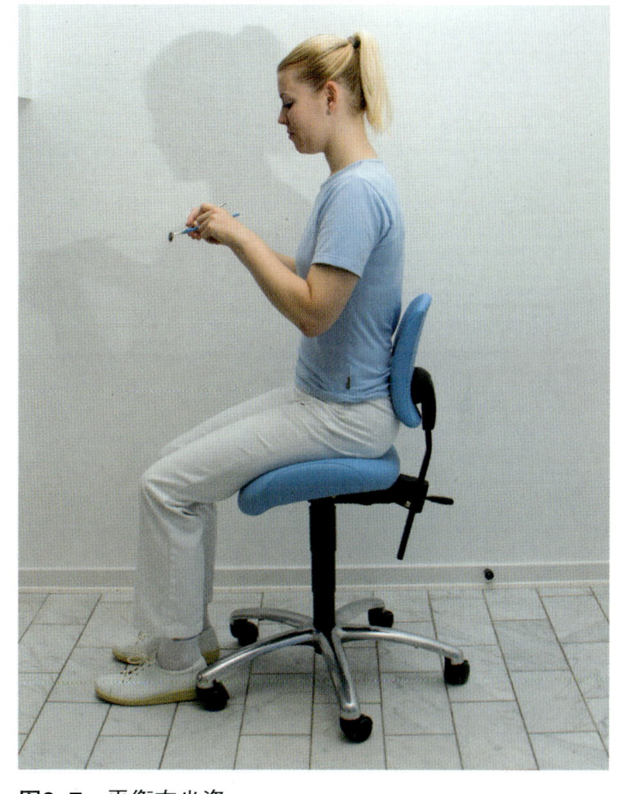

图2-7 平衡态坐姿。

平衡态坐姿

维持腰椎正常的曲度，向前弯曲，脊柱前凸。使椎间盘受力均匀而平衡，避免其前份受到压迫，这对保护椎间盘的健康相当重要。站立时后背受到全身肌肉系统的支持并处于动态平衡中，即使身体前倾也不受影响。

所谓**平衡态坐姿**，尤其当坐着时身体微微前倾，**大腿和后背部（脊柱）的角度要增大（图2-7）**，110°或更多。

这样即使身体略微前倾，平衡态坐姿仍然受到后背部肌群的有力支撑，这不是一个身体在自然状态下就能保持的坐姿（图2-8），需要肌群有力的支撑。因此，建议常规锻炼和加强后背部肌群力量（参见第22页）。“鞍式座椅”和“平衡座椅”都可以实现平衡坐姿。

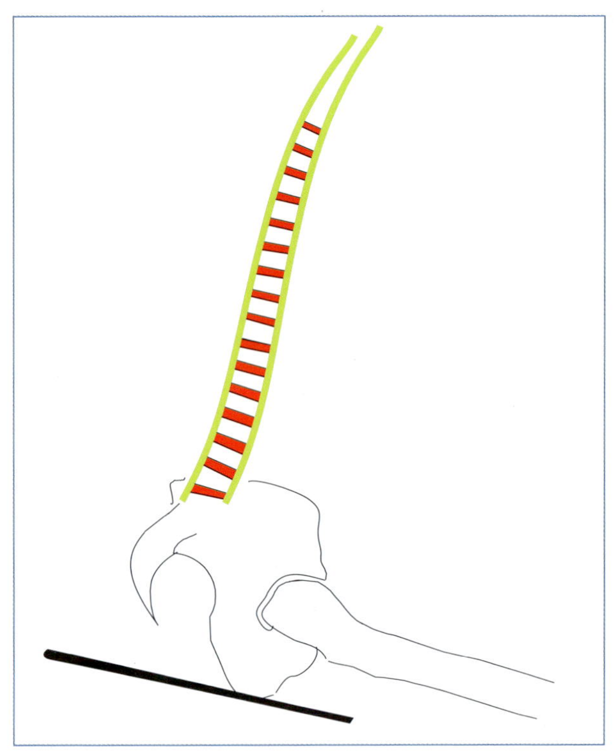

图2-8 座椅表面前倾，牙医坐在上面身体可能会往前滑。

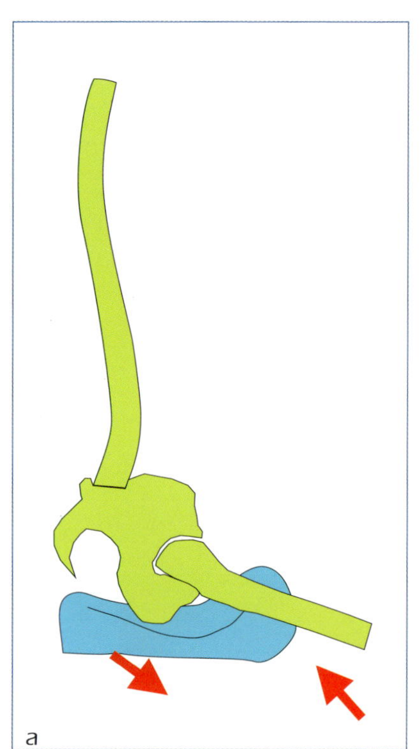

图2-9 鞍式座椅表面承托坐骨的部分向前倾，牙医坐在上面身体会向前滑（a），直到被座椅前半部分的突起结构所挡住（b）。

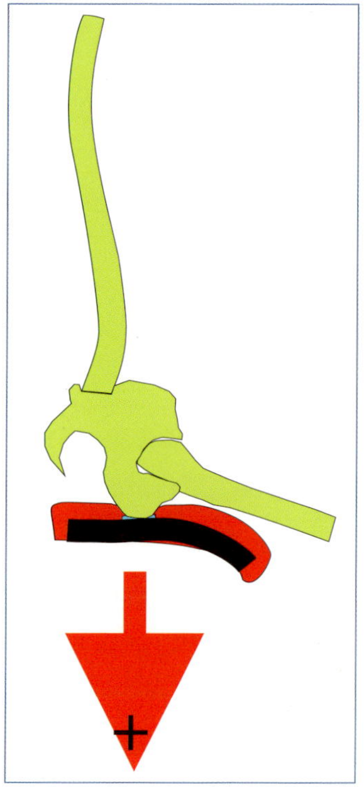

图2-10 “平衡座椅”不会有身体向前滑的风险。

我们在坐姿时上半身的重量都落在坐骨上，而坐骨又支撑着骶骨，骶骨支撑着脊柱和躯干。当坐骨坐在倾斜的表面上，身体自然会趋向前滑动。

鞍式座椅

为了阻挡身体向前滑动，鞍式座椅的前半部分有突起的结构（图2-9）。

鞍式座椅前半部分的突起在阻挡身体向前滑的同时，也会对双腿间的软组织造成压迫。尤其对男性来说，这种压迫不仅会造成不适，还可能对身体有害。此处的血液循环受影响，对女性来说也会增加真菌感染的风险。

鞍式座椅表面很宽，这会过度拉伸韧带和关节囊，可能导致坐在上面的髋关节失去稳定性（图2-10）。

“平衡座椅”

这种座椅由笔者设计，可作为替代鞍式座椅的一种选择（图2-11）。“平衡座椅”的坐垫部分比较短而且前半部分呈弧形，这样牙医的大腿可以稍微向前下倾斜，保证大腿与身体之间成110°。

座椅表面承托坐骨结节的地方呈水平，这样坐在上面的身体就不会向前滑动了，完全不会有坐在鞍式座椅中央那种令人极不舒服的感觉。在“平衡座椅”上，先要确保坐骨处在座椅的水平承托表面而不是前半部分的圆弧表面。座椅前倾程度和高度需要依据个人情况调节（图2-12）。

座椅表面的水平部分承托坐骨，支撑体重，所以坐在上面能保持平衡。而座椅的前半部分呈弧形，坐在上面时大腿向前下倾斜，大腿与后背部约成110°。

背部支撑

工作时，身体微微前倾，后背部与座椅背部是没有接触的。如果有接触，说明在工作时弯腰弓背了。座椅的椅背很薄，主要用于放松或短暂休息（比如光照固化、制取印模和等待间隙），或是与患者对话交谈时支撑背部。椅背不会妨碍坐在上面的灵活性和活动度。

座椅高度的调节可以通过座椅底部的脚踏圆盘实现，无须用手。当助手的身高比牙医矮15cm时，底部要装个圈环供助手摆放双脚（图2-28）。

头部保持直立

头部保持直立，在舒适的前提下视线尽可能向下倾斜。操作的视线方向取决于牙医坐的钟点位/点位和患者头部的位置。

在操作下颌后牙的䏲面时，患者平卧位，操作视线约是45°斜向下。如果是右侧下颌第二磨牙的䏲面窝洞，那么操作视线约是80°斜向下。

很多牙医从意识到自己在大部分情况下的工作习惯是视线仅仅下倾一点点，主要依靠低头来实现理想操作视线的角度和方向（图2-13）。

但实际上，头部下倾的幅度只有8°～10°，超出这个范围颈椎就会发生弯曲，颈椎椎间盘的前份会受到挤压。

在维持生理性舒适的前提下，视线向下倾斜得越多，颈椎弯曲的风险就越低（图2-14）。有些人的视线倾斜幅度可以超过45°，眼部肌肉也不会感到不适或疲劳。而有些人视线可能仅能倾斜25°。

大部分牙医的视线可向下倾斜40°～45°，且不会引起眼部肌肉的不适。

如何养成视线充分下倾的工作习惯呢？因为习惯往往都是潜意识的，所以需要有来自外部的行为反馈。

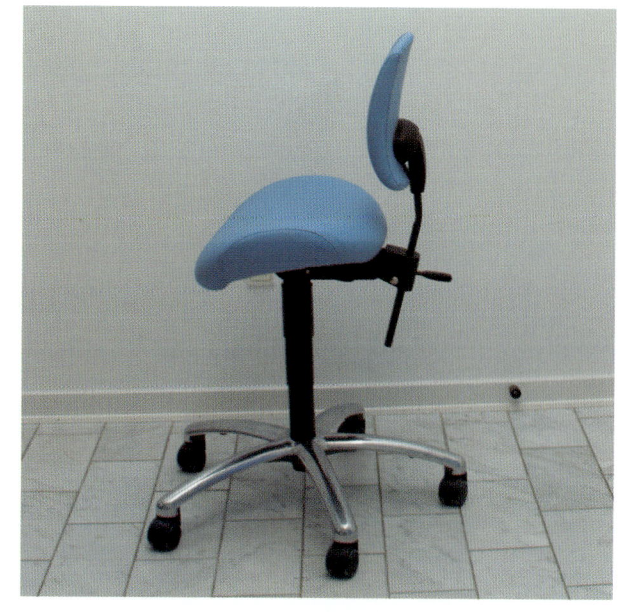

图2-11 “平衡座椅”。当人坐在上面时，大腿向下倾斜同时维持了腰椎的生理性曲度，腰背部肌力平衡，避免了鞍式座椅的不舒适性。

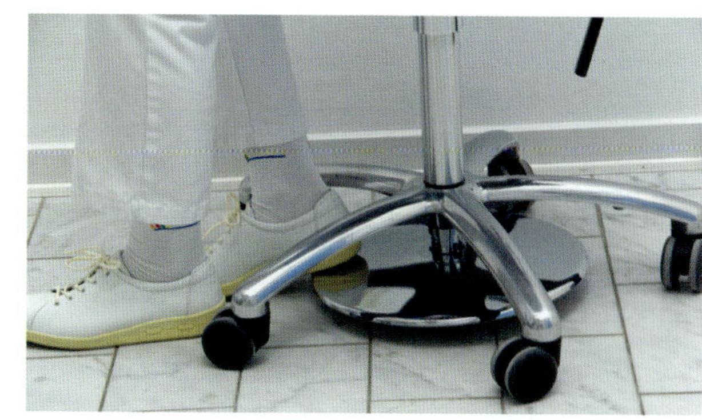

图2-12 座椅底部的圆盘可以用来调节座椅高度。

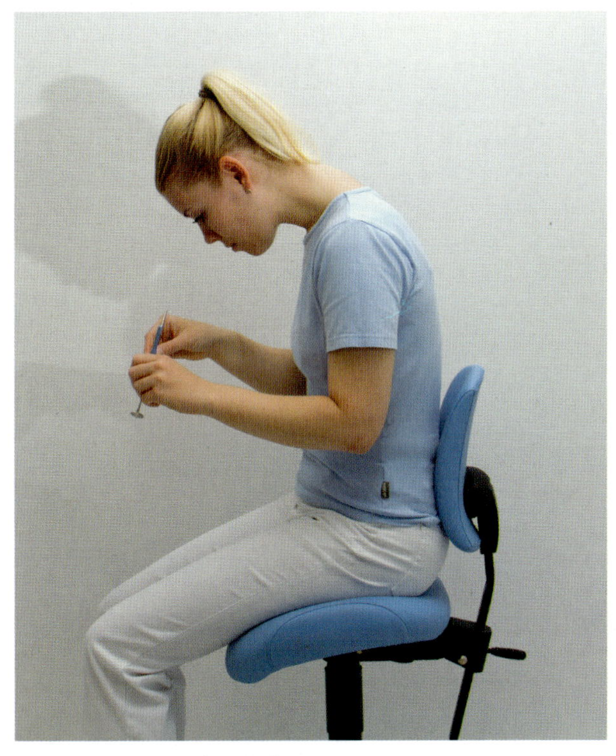

图2-13 低头，脖子弯曲。

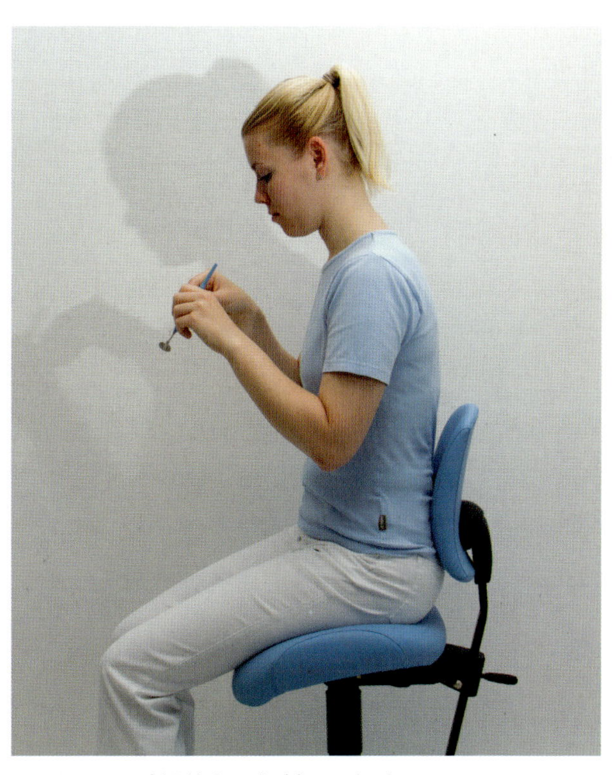

图2-14 眼睛视线向下倾斜，不低头。

解决方法是请助手给一些小提醒（但注意不要让患者看到），让牙医尽可能抬高头部，同时视线再下倾多一点。

如果提醒得过于频繁，助手很可能会产生不耐烦的情绪。在实操课程上，我们会在眼镜片上画一条细细的水平线作为视野的上界。

工作时前臂向上倾斜

工作时，牙医的前臂应当向上倾斜（图2-15）同时结合平衡态坐姿。不使用放大镜的前提下，大部分牙医在精细操作时眼睛到牙面的距离是32cm。如果是对精细程度要求不高的诊疗操作，那么这个距离可以适当增加10cm或以上（图2-16）。

当牙医略微低头并且眼睛视线也斜向下，那么眼睛到牙面的距离约降低10cm。手部高出患者牙面6～10cm。眼睛到肘部的距离因人的身高而异，小个子牙医有50cm，高个子牙医有60cm。

结论就是：上半身坐直，头部直立、不低头，视线向下倾斜。小个子牙医（眼睛到肘部的距离是50cm）在工作时手部应高于肘部15cm（图2-17）。

高个子牙医（眼睛到肘部的距离是62cm），在工作时手部高于肘部约30cm（笔者身高193cm，临床工作时也完全符合这一点）。如果前臂不上倾，那么牙医就必须要低下头才能实现精细操作要求的32cm的工作距离。这样就会对脊柱健康构成危险。

工作时保持前臂水平是不可能的，因为这与良好的直立坐姿和精细操作的视野要求会有冲突。

使用放大镜的前提下，眼睛到牙面的距离约是40cm，所以前臂就会上倾得少一些。

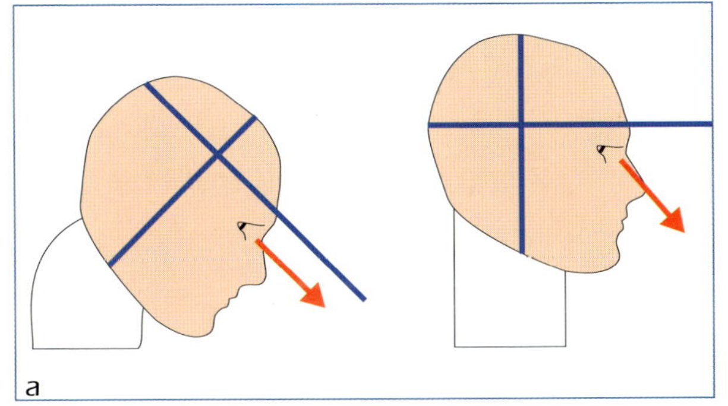

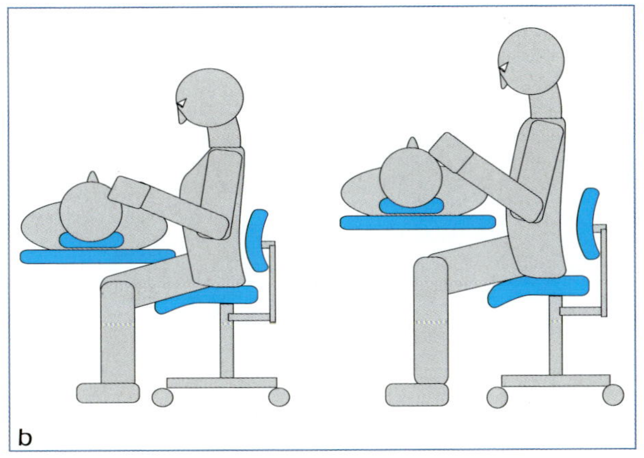

图2-15 （a）头部保持直立，视线向下倾斜。（b）为了保持理想体位下眼睛到牙面的视线距离，高个子牙医的前臂需要上倾得更多一点。

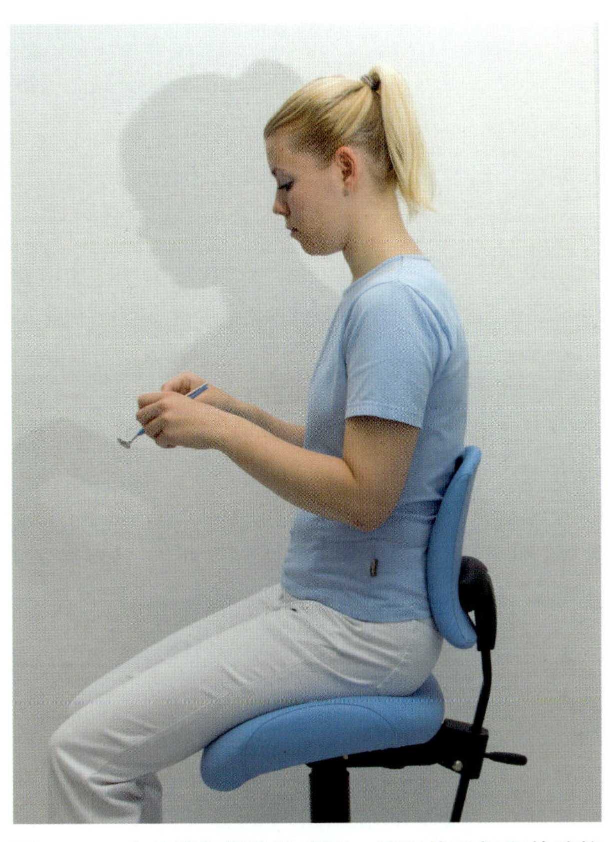

图2-16 在非精细操作治疗时，牙医的手部和前臂较低。眼睛到牙面的距离是45cm。

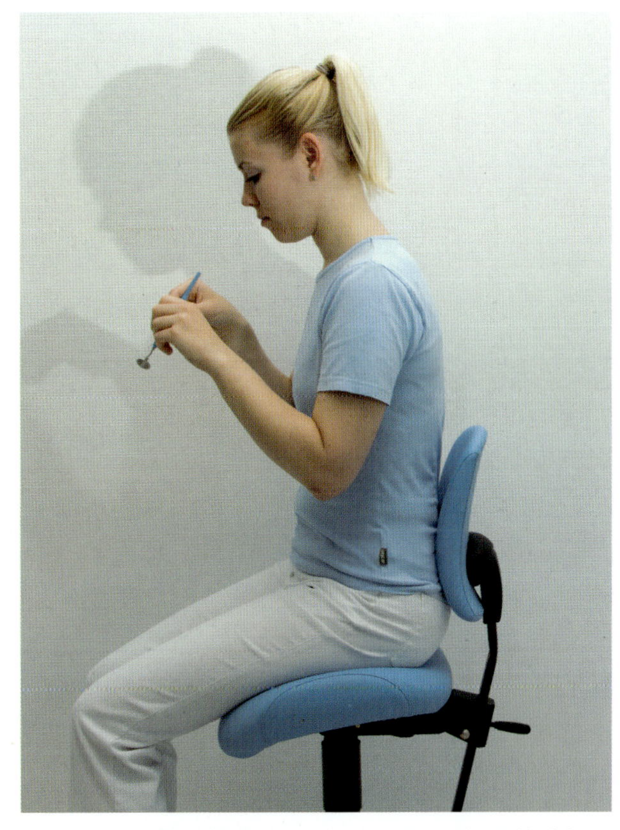

图2-17 在精细操作治疗时，牙医的手部和前臂相对抬得较高。患者椅也要抬高。此时眼睛到牙面的距离是35cm。这是一个良好工作体位。

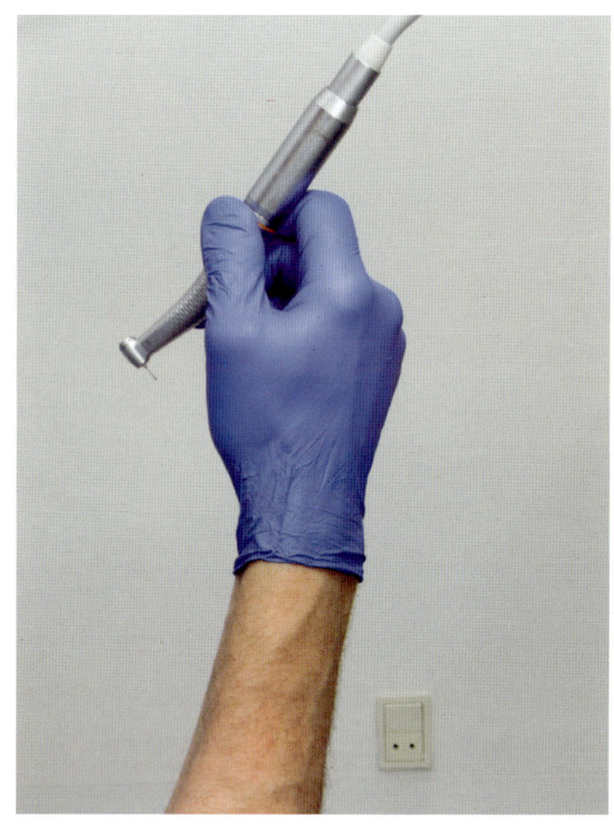

图2-18　器械握持与手部成一定的交角，避免牙医在工作时抬高肩膀。

“那么肩膀呢，是不是工作时抬高肩膀也会有健康风险？”

是的，对身体健康有威胁。以下是解决方法！

在握持器械时，尤其电马达反角手机，握法稍微倾斜一点角度，这样就能保持肩膀下沉不上抬（图2-18；参见第6章）。

操作时无论左手或右手都应有良好的手部/手指支点。这样肩膀就不必承担整个前臂和手部的重量了。

可靠的手部/手指支点可以消除手臂肌张力，手部动作能更加稳定，牙医的整个工作状态也会更轻松。为了稳定手臂，肘部与身体保持轻接触，腕关节应当笔直，避免弯曲产生疲劳，并且能维持肌张力敏感度（肌腱伸张感受器）。

工作间隙的1分钟锻炼

（如果在家，可以适当延长锻炼时间）

在工作间隙，建议有针对性地做1分钟高强度身体锻炼而不是完全休息。这将有助于在工作中集中注意力。

身体要时常锻炼才能保持活力。能维持正确的坐姿就可以充分支持良好工作体位和精细诊疗，因此锻炼相关肌群是必不可少的。理疗师推荐了以下3个1分钟局部锻炼，利用短暂时间进行主动休息（运动放松），而非被动休息。这样不仅能促进血液循环、增强肌肉表现，还能放松肌肉。

开始尝试

开始时会发现肌肉很快进入状态，但注意此时不要操之过急。因为肌腱或韧带的反应会比肌肉更慢一些，所以强度要缓慢提高。否则，可能出现肌肉附着组织、肌腱和韧带的超负荷症状。年龄越大，强度提升就得越慢。以下是一些指导建议：

- ▲ 每周进行2～3次的运动或健身计划，每天进行半小时快走或其他体力活动。
- ▲ 在开始新的训练计划前应当咨询牙医。
- ▲ 年龄不是借口。无论是中老年人还是年轻人都能从身体锻炼中获益。

上身躯干锻炼

躯干肌肉支撑手臂和肩膀，依靠肌张力稳定手臂位置。所以躯干肌肉是实现牙医精细操作的基础（图2-19）。

- ▲ 选择阻力较大的弹力带，1分钟后就会感到很吃力。
- ▲ 一个动作1秒，持续1分钟。
- ▲ 拉伸结束。

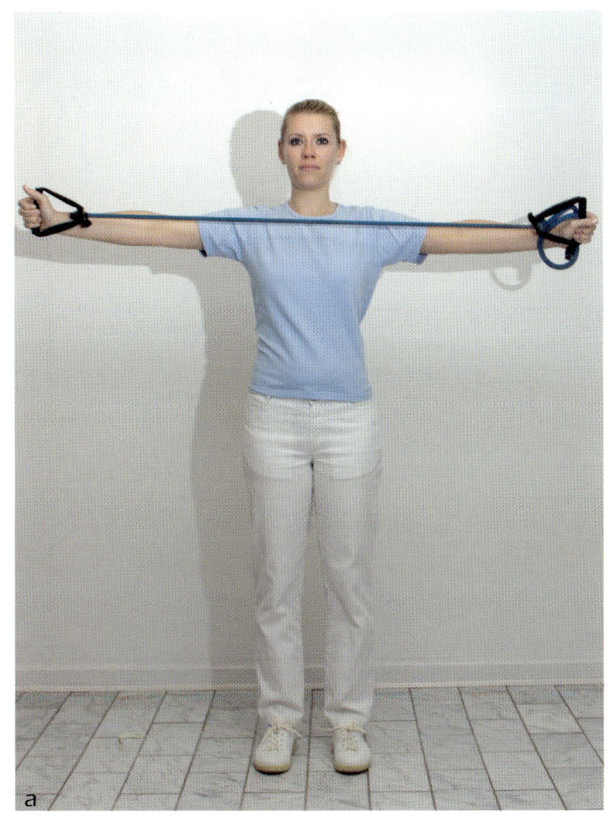

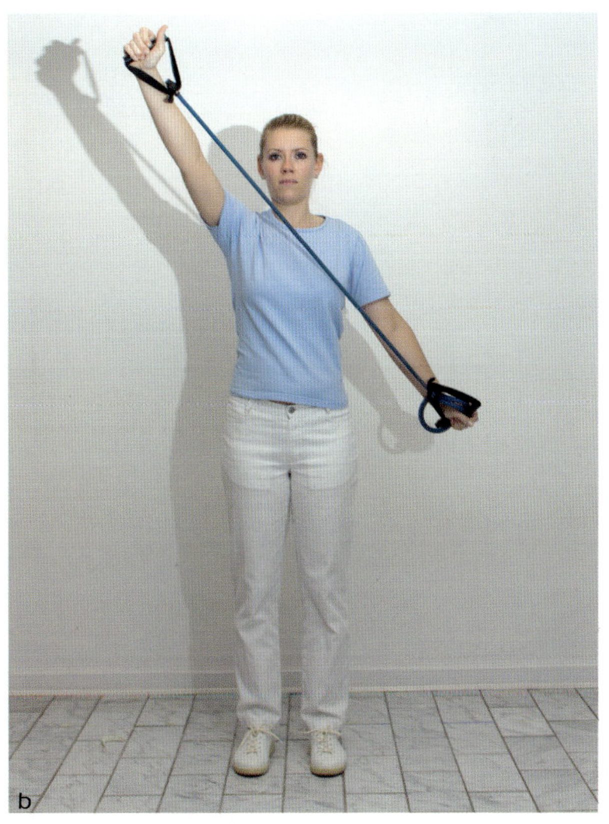

图2-19 （a和b）上身躯干锻炼。

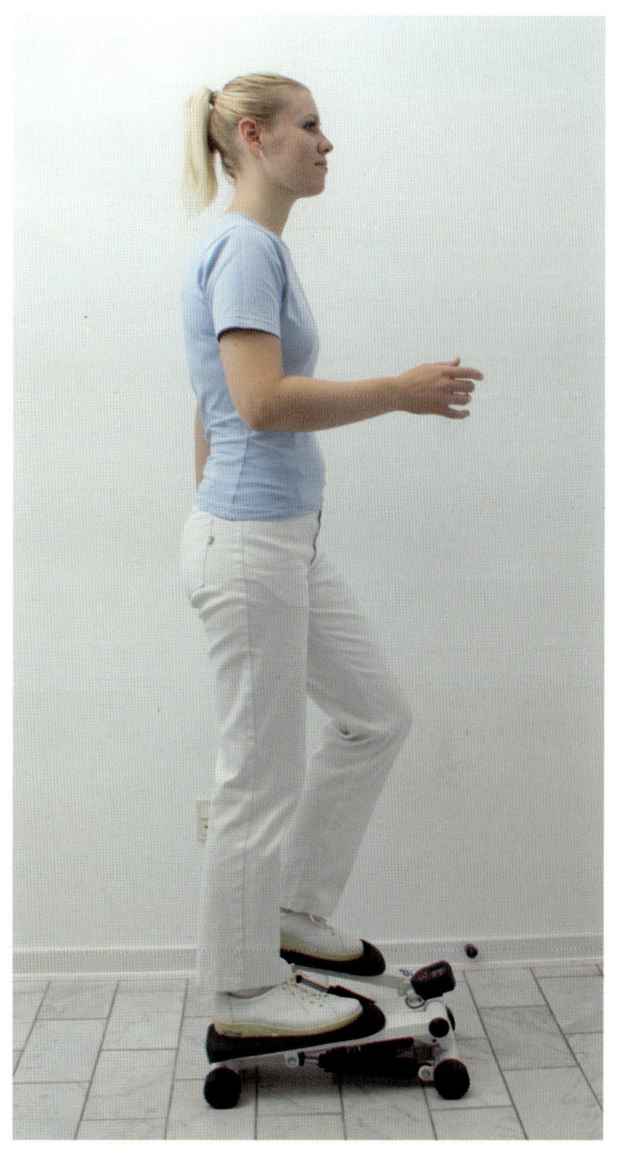

图2-20 腿部锻炼。

腿部锻炼

“踏步机”

在小型踏步机上，保持每秒2步的速度，持续1分钟。调节阻力踩1分钟后，腿部就会感觉到很累了（图2-20）。

背部和臀部锻炼

使用罗马椅，每分钟10～15次。如果手部增加负重，1分钟后就会明显感到吃力（图2-21）。

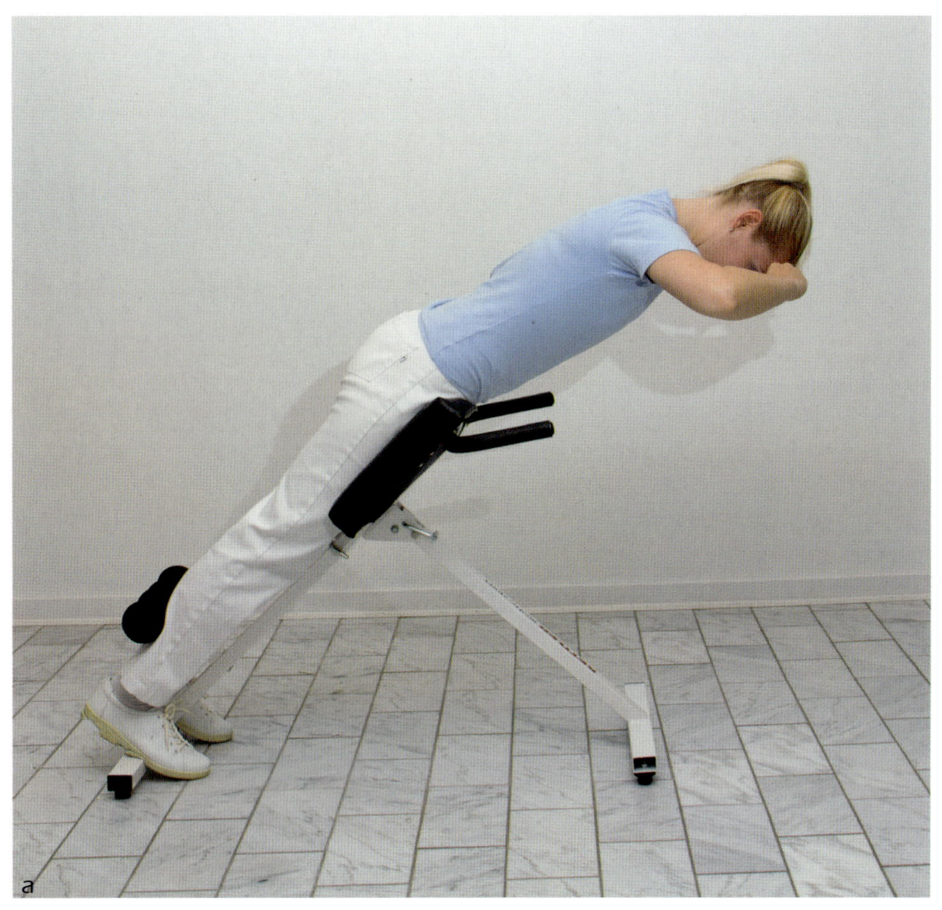

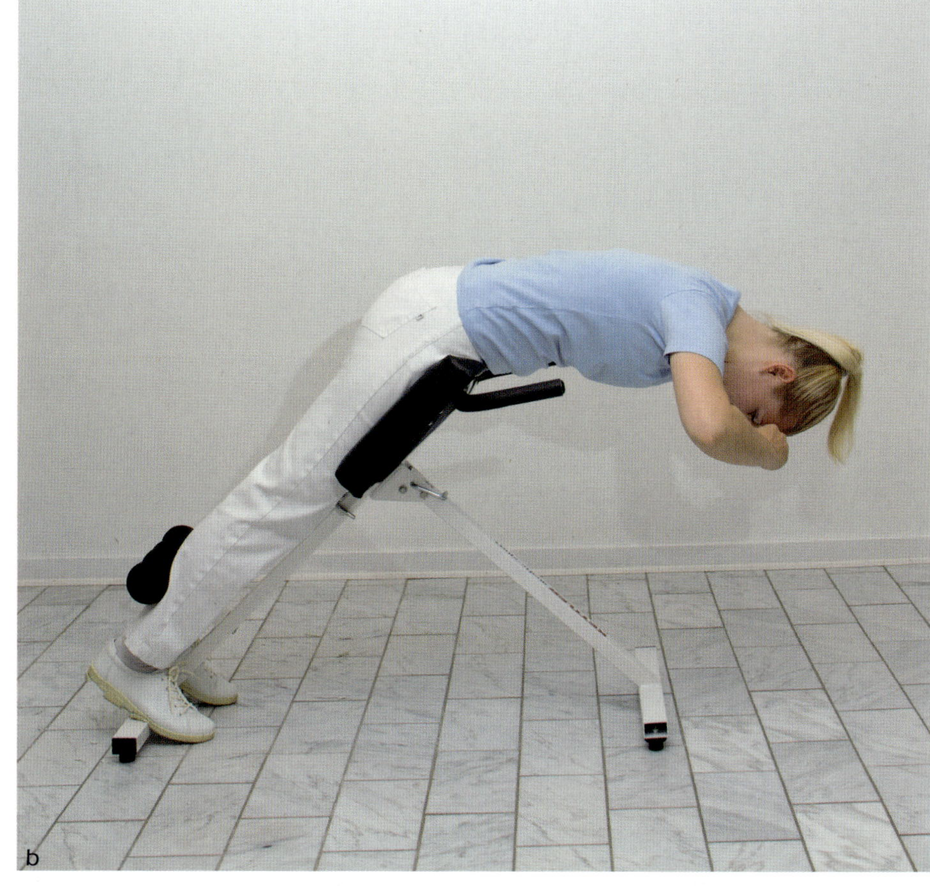

图2-21 （a和b）背部和臀部锻炼（罗马椅）。

患者椅

患者椅的设计依然要遵循的基本原则是："诊间的设备必须能满足最佳工作方法的要求"，而不是反过来由工作方法去适应设备。

患者椅的功能目标是使患者可以舒适地躺在水平位接受口腔检查和治疗，同时牙医和助手都能有良好的工作体位。

患者椅不仅令患者躺卧舒适，也能为牙医的最佳操作视野和口内操作路径提供便利（图2-22）。

舒适性

椅位的腿部承托区向下倾斜，患者就座会更加容易，而且起身前倾漱口也更方便（图2-23）。椅位有没有配备扶手并不重要。如果设计有扶手，行动不便的患者就座时右侧扶手应当可以拆卸。

椅背渐渐放平的过程中可能会拉伸到患者后背的衣服，如果缩短椅背的长度就能避免这个问题。患者椅在结构设计上应当符合以下基本原则：

- 当椅背处于水平时患者平卧，双臂有舒适且方便的承托。
- 患者椅的整个表面应当柔软和舒适，满足不同身形的要求。
- 椅背应当尽可能薄，方便牙医和助手有充分的腿部摆放空间。
- 椅背应当短一些，头托位置可以根据患者颈部和头后侧下半部分的距离调节。有很多患者椅的椅背设计得过长，所以当患者身高低于平均水平时头部根本无法靠到头托。
- 头托如果有两个调节关节，那么就很容易根据患者的不同需求来调节。

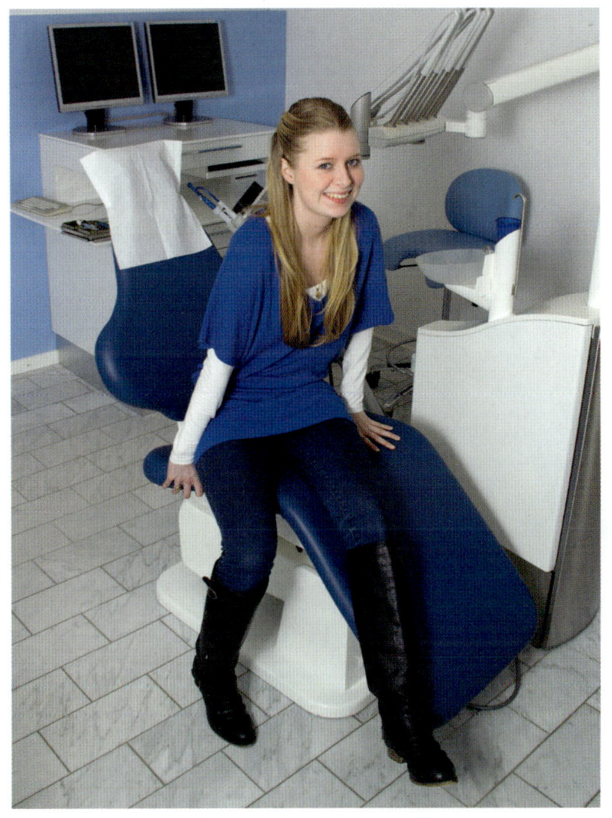

图2-22 患者就座。

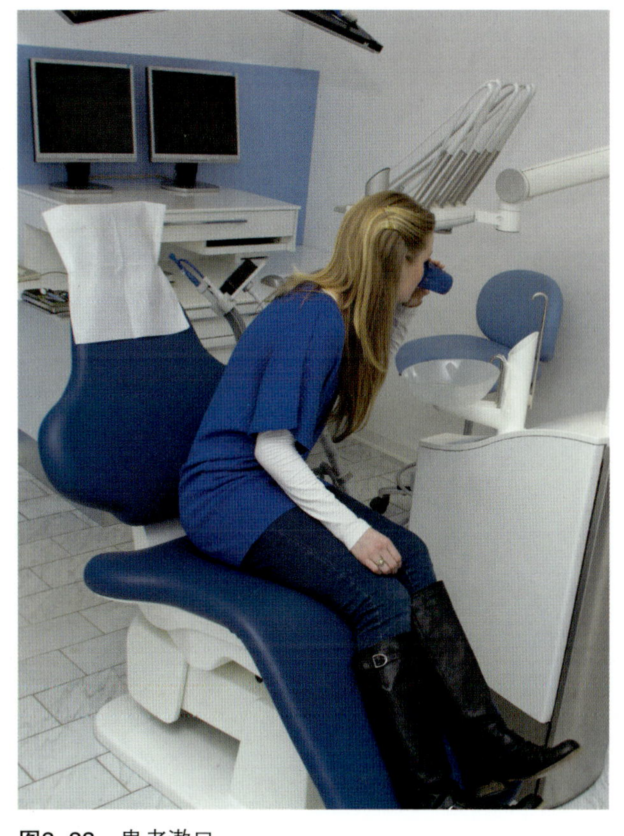

图2-23 患者漱口。

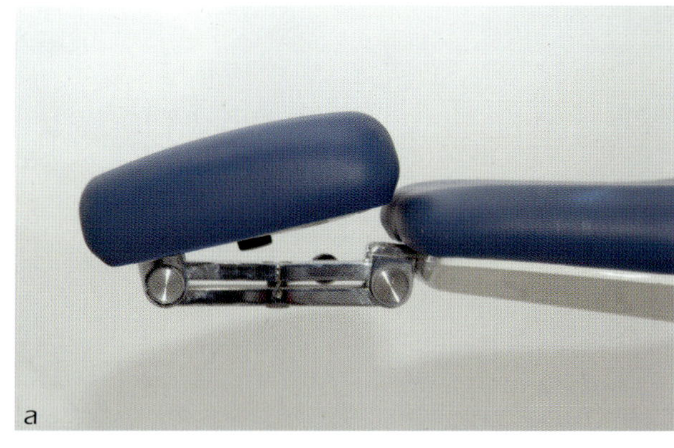

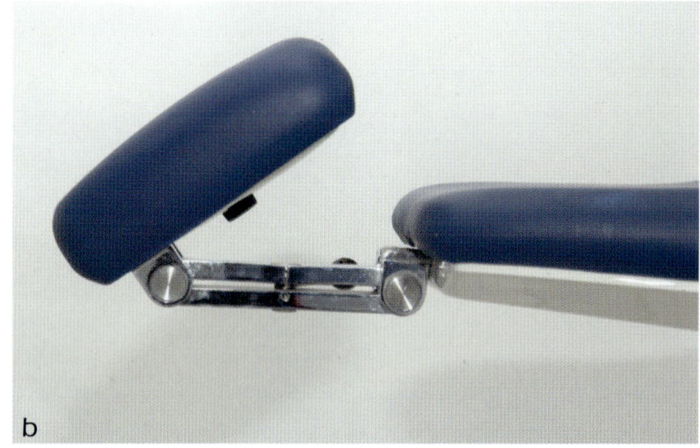

图2-24 （a和b）头托的位置由患者头部的大小、外形以及口内操作视野的需要共同决定。

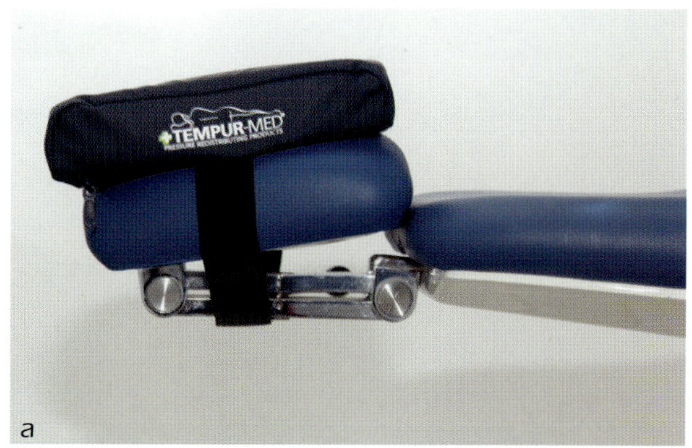

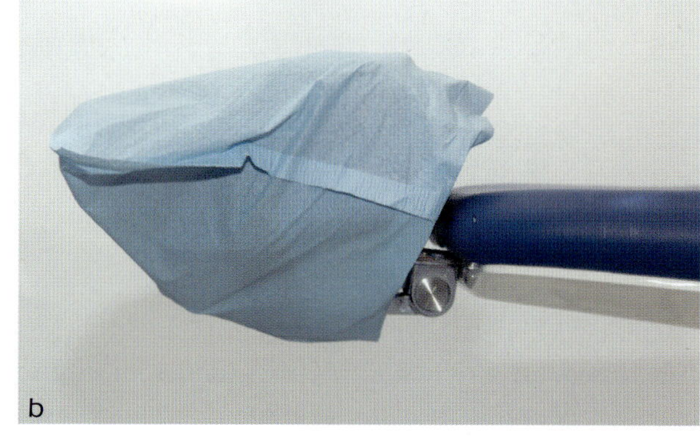

图2-25 （a）头托上方的海绵小枕头。（b）海绵小枕头上覆盖枕套。

- 头托常常会需要抬高才会令患者感到舒适，尤其老年患者。有时甚至要将头托抬高15cm，才能符合圆肩高个患者的需要（图2-24）。
- 舒适的头托。很多患者椅的头托很硬，患者枕着极不舒服。解决办法是在头托上增加一个很薄的（30mm）超软海绵小枕头（图2-25a），患者的舒适度就能大大提升。
- 重要的是海绵小枕头要薄而且弹性好，被患者枕在中间的海绵可被压缩到仅有几毫米的厚度。
- 头托和海绵小枕头的外层要覆盖一个清洁的无纺布枕套，并且做到一人一换（图2-25b）。

患者的水平体位对良好的口内操作视野和器械入路十分重要。在操作上颌磨牙的远中窝洞时（视线方向从远中到窝洞内），口镜要放在牙齿后方，接近口腔底部。此时，患者的头部需要尽可能向后仰（图2-26）。

在操作下颌磨牙的远中窝洞时，口镜同样要放在牙齿后方。患者水平体位能为牙医提供良好的口内操作视野。头部向后仰，对年轻人来说可能不成问题，但是对大部分年长的人就比较困难或者难以做到了（图2-27）。

由于助手不用口镜操作，所以在良好的工作体位下，操作视线入路就完全取决于患者的水平体位了。因此，患者椅必须能够实现水平卧位。如果是牙科综合设备和患者椅结合使用的情况下（二者非一体式设计），实际效果可能并不如厂家宣称的那样能达到水平位。

最常见的问题是当患者椅后倾至水平且距离地

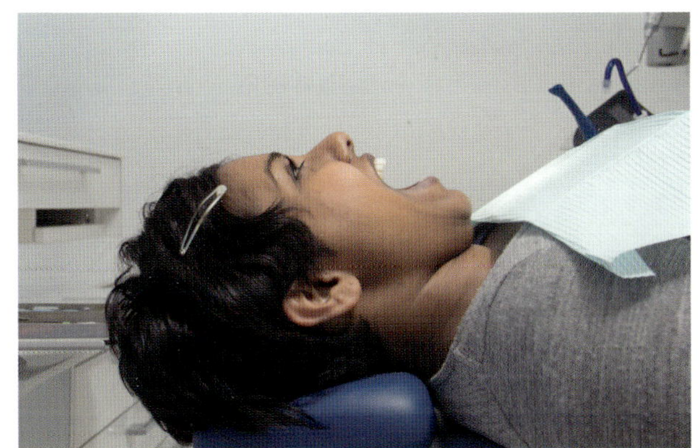

图2-26　患者头部处于水平位。

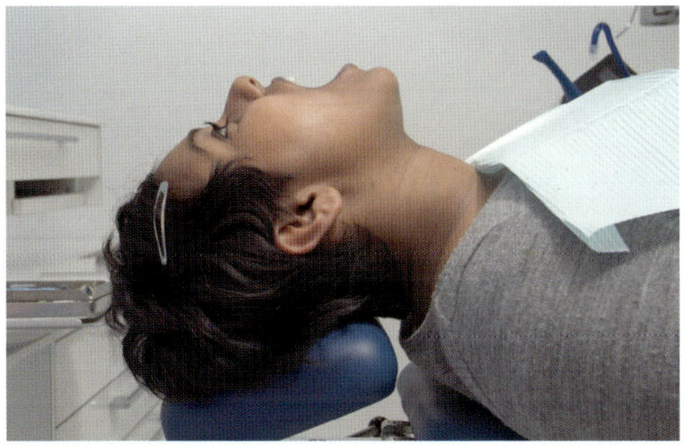

图2-27　患者头部后仰，此时牙医可以在直视下操作上颌牙的𬌗面和近中面。这个头部位置对大多数年轻患者来说没有问题。

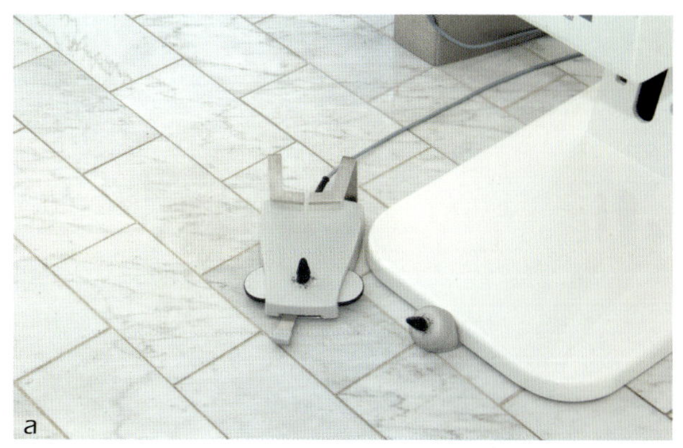

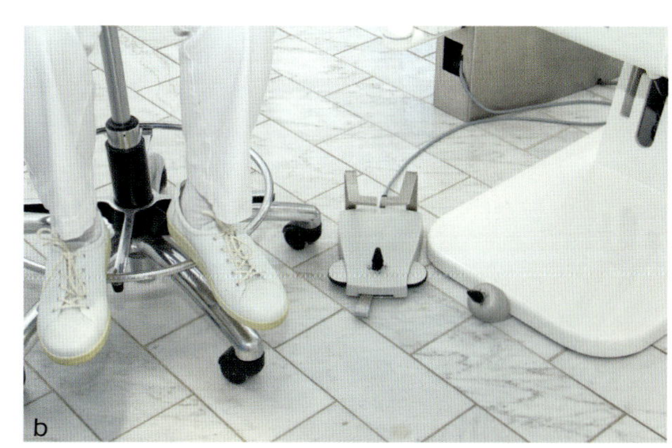

图2-28　（a和b）患者椅的底座小巧。

面的高度也合适时，牙科综合设备的器械处在牙医和助手中间位但却无法移到平卧着的患者的身体正上方（译注：患者椅后倾至水平、距地高度、综合设备的器械在牙医和助手的中间位同时在平卧着的患者身体正上方，这些条件都要同时满足）。造成这个现象的原因：综合器械的结构臂位置过低导致综合器械不能移到患者身体正上方。

重点

患者椅的椅背水平时，它的距地高度至少80cm。当牙医身高大于157～180cm的平均范围，患者椅的椅背至少距地高度有90cm。

患者椅放平后还需要向上抬升，直到满足牙医

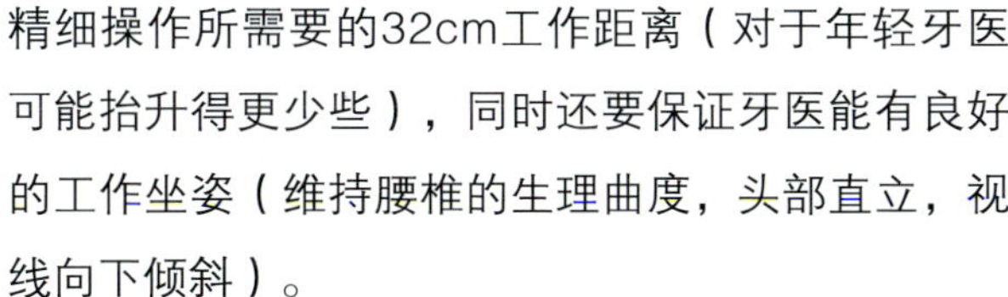

精细操作所需要的32cm工作距离（对于年轻牙医可能抬升得更少些），同时还要保证牙医能有良好的工作坐姿（维持腰椎的生理曲度，头部直立，视线向下倾斜）。

牙医和助手坐的高度由平衡态坐姿下大腿的倾斜度决定。患者椅呈水平且椅背距地在90cm（牙医身高高于180cm）到60cm（牙医身高低于157cm）范围内。

患者椅底座

底座体积尽可能小巧（图2-28），目的是为脚控提供更大空间。脚控放在中央偏左侧的位置。牙医在不同钟点位操作（9点、10点、11点和12点）都不需要调整脚控的位置。因为脚控刚好在1/4圆弧（9点位到12点位）范围的中央。

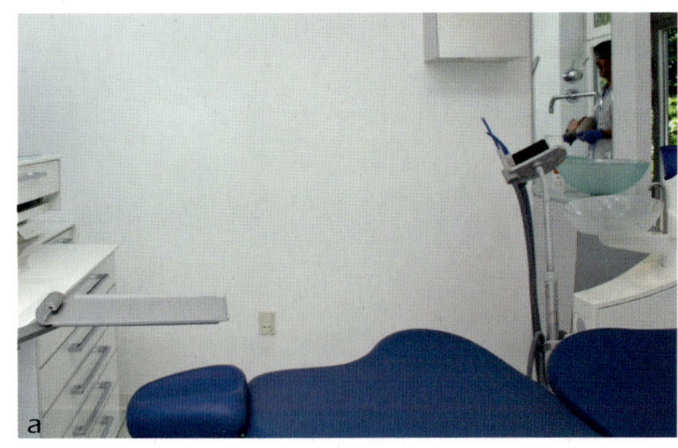

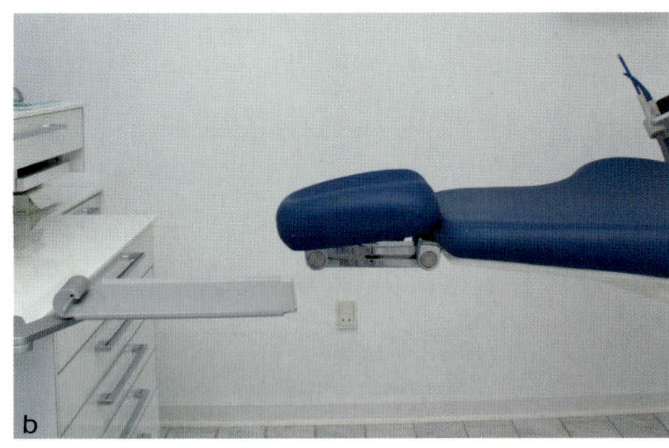

图2-29 （a和b）衡量椅位在抬高过程中的位置变化。

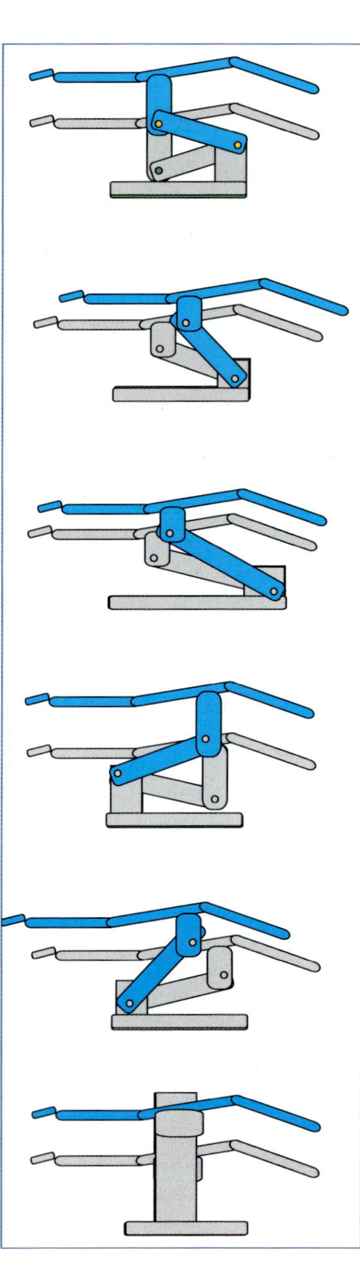

图2-30 患者椅在抬升过程中发生的水平位移取决于支撑椅位的“结构臂系统”。

注意！很多患者椅在抬高过程中会发生水平位移

当患者椅抬升接近极限高度时，会发生相对于地面的水平位移。这是由支撑整个座椅的“结构臂系统”引起的，水平位移量可达到15cm（有时会更多）（图2-29和图2-30）。

患者椅抬升得越高，水平位移也会更大。这一点会影响到患者椅摆放的空间要求，因为患者椅与工作站之间要满足精确的位置关系。所以，要准确测量当椅背水平位时患者椅和综合器械的空间位置，以及作为使用者（牙医）的坐姿高度，坐姿高度又取决于工作坐姿和身高。

当儿童患者躺在患者椅上时

椅背后倾的过程会令低龄儿童患者感到恐惧和害怕。在患者进入诊间前，我们就调整椅背至水平。由家长或者牙医将儿童抱上椅位（图2-31～图2-34）。

所有患者必须平躺，头部枕在头托上，否则牙医和助手都不能达到良好的工作坐姿。对于年龄稍大一些的儿童患者，椅位的上下调节过程可以变得很有趣。比如，可以称其为“阿波罗太空椅”。

如果患者一开始是坐在患者椅上，那么当椅背开始后倾时要确保患者的头部已经枕在头托上。

充满童趣的牙科综合设备

为了缓解儿童患者的紧张，可以在三用枪上悬挂一些可爱的动物玩具，比如小猫。牙医可以假装和小猫在交谈，告诉患者小猫想要在你手指上吹吹气，随后还要在牙齿上吹吹气；牙医尽可能模仿小动物的声音。

如果检查发现患者有龋齿，需要用到综合器械，那么在器械上也可以悬挂一些泰迪熊或其他玩偶。然后，开始玩与玩偶交谈的游戏。

牙科综合设备上悬挂的小玩偶会令患者觉得整个看牙过程很有趣。

儿童患者治疗需要技术娴熟的团队

当儿童患者接受牙科治疗时，操作视野和手法技能的原则要求与成人患者其实是一样的。但儿童患者的口腔更小，要获得视野和操作入路都会比成人患者更困难。此外，迅速完成操作动作也相当关键。所以，儿童患者的牙科治疗团队必须要经过训练且技术娴熟。在操作时建议选择小尺寸的口镜。

牙医和助手的位置

在工作时，牙医和助手以团队形式相互协作，双方都应能够看见患者口内正在进行的操作治疗。但是双方所需的视觉精细度并不相同。牙医在

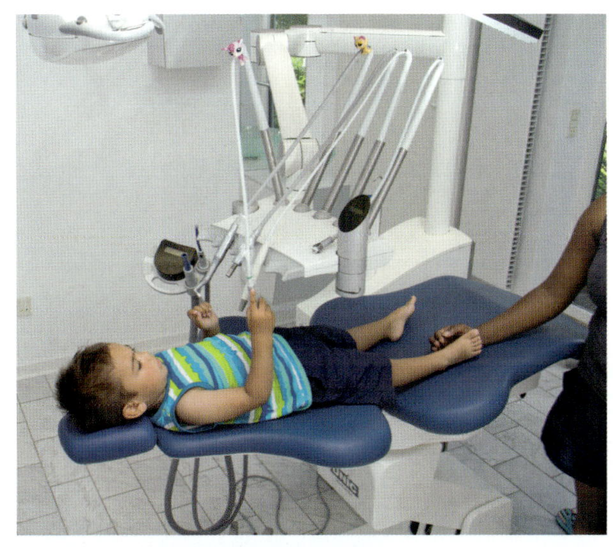

图2-31 让患者轻松地躺在患者椅上。

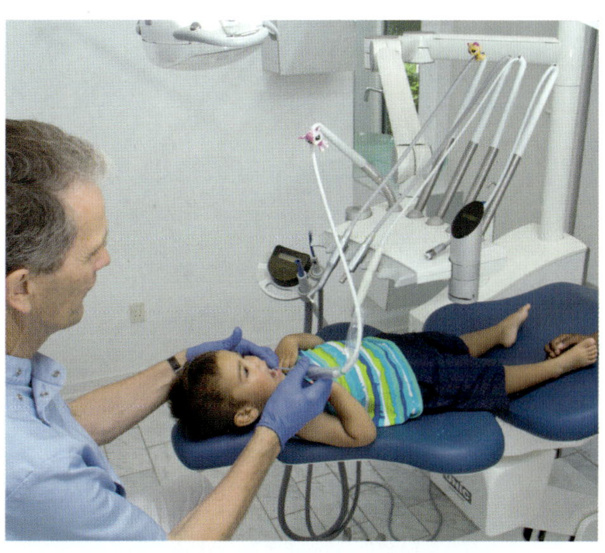

图2-32 当助手在准备器械时，牙医安抚患者。

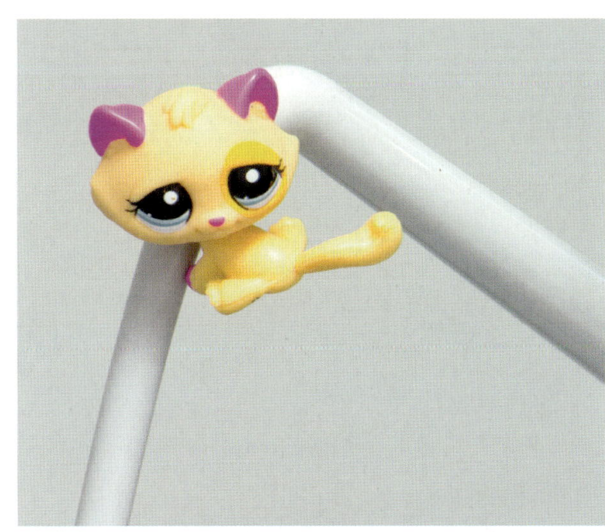

图2-33 在牙科综合设备上悬挂一些小玩具。

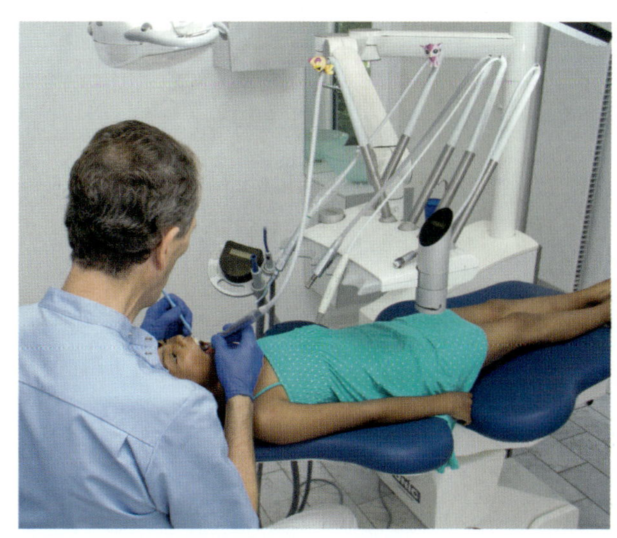

图2-34 当患者放轻松了，牙医就可以开始尝试治疗了。

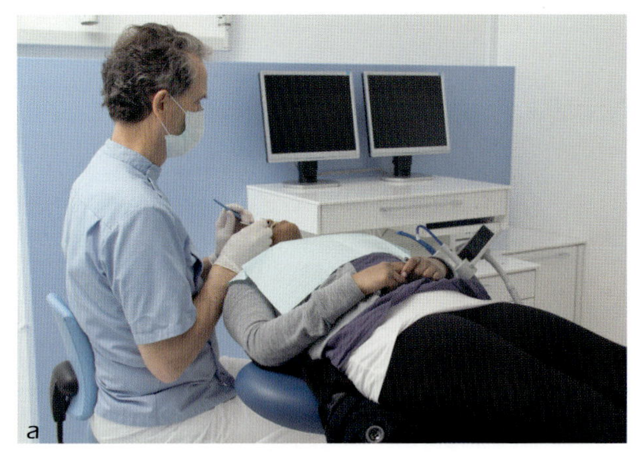

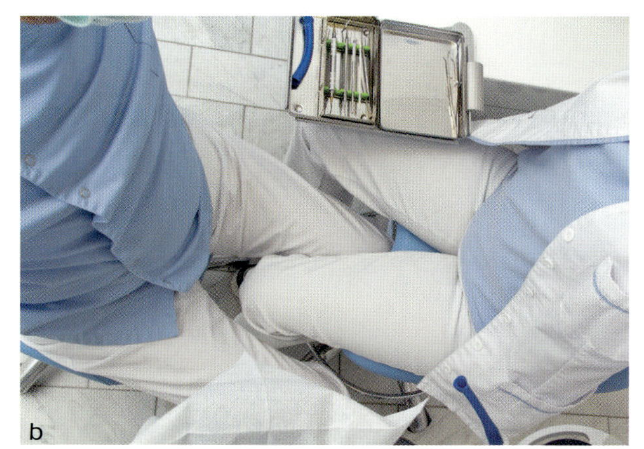

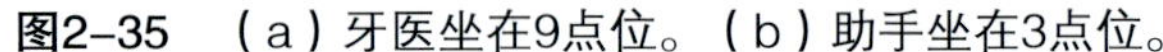

图2-35 （a）牙医坐在9点位。（b）助手坐在3点位。

精细操作时视敏度的最高要求是0.1mm，而助手的视敏度在2～3mm就足够正确摆放吸唾管头部的位置，以及用三用枪吹干镜面或牙面。

在操作所有朝右侧的牙面时，牙医需要坐在9点位（图2-35a）。

与此同时，助手坐在3点位进行口内操作的配诊（图2-35b）。此外，还要能够向右转动身体30°，为牙医准备物品和调拌材料等。

牙医和助手在坐姿时的腿部交错摆放。这种方法在临床已有40多年了，牙医和助手在保持平衡坐姿的同时，大腿略向下倾，身体还能有一定的灵活性和活动度。

在操作所有朝左侧牙面时，牙医需要坐在12点位，患者头部向右转（图2-36）。这意味着助手坐在患者左侧完全看不到口内的情况，所以不得不在牙医的引导下摆放吸唾管的口内位置。

有一种观点是：如果助手坐得比牙医更高，就能看到患者口内的情况了。

但问题是患者头部向右转，坐得高也不足以改善助手视野。

脚控位置也要方便牙医用右脚踩踏。但即使牙医调整了钟点位，也不需要改变脚控的位置。比如，牙医在12点位操作时就可以用左脚踩踏脚控（图2-37）。

如果牙医长时间在11点位到12点位操作，那么助手的两腿可以平行，不需要与牙医的腿部交错摆放。

如果条件允许，助手应当尽可能与牙医坐得等高，但腿部会有部分摆放在患者椅背的下方。这其实会限制了助手的坐姿高度。当助手身高矮于牙医12cm以上时，座椅下方需要有个圈环（图2-28），这样当与牙医坐得等高时助手的双脚就有支撑。

当需要准备物品或调拌材料时，助手可以

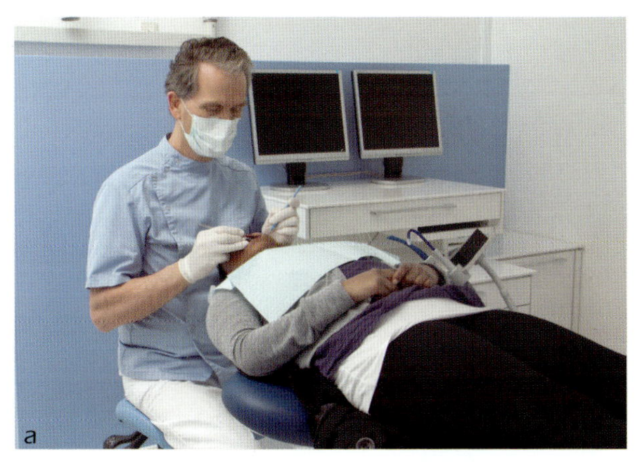

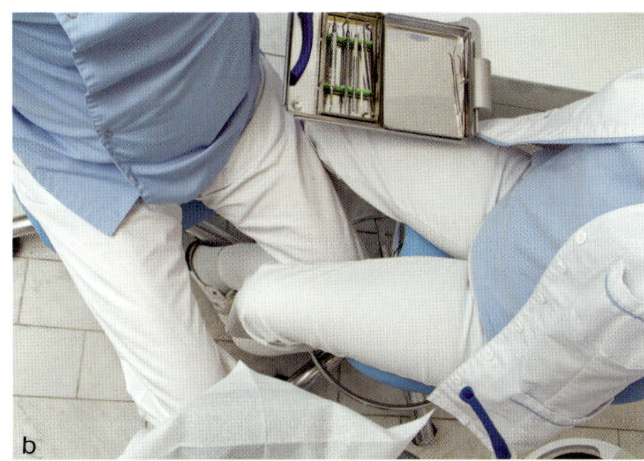

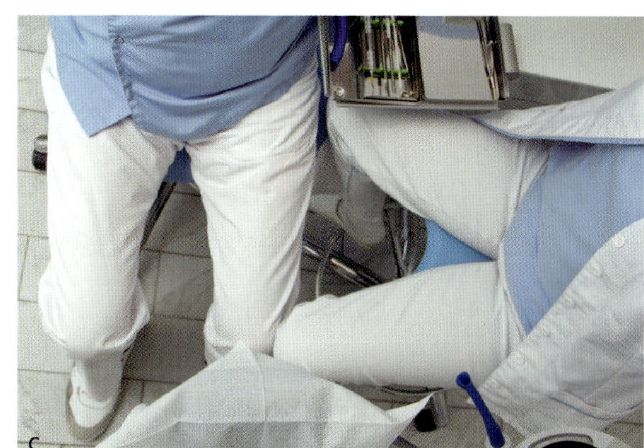

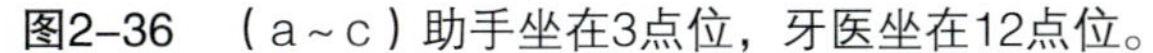
图2-36 （a～c）助手坐在3点位，牙医坐在12点位。

向右转动座椅直到面向工作站上的工作台面（图2-38）。

在20世纪60年代早期的照片上，你会发现牙医和助手的位置关系有明显不同。当时的助手身穿裙装坐在牙医身边，双腿并拢。这样助手其实很难朝向患者而坐，也很难够得到综合器械和吸引器支架，除非她向左侧扭转身体。助手坐得比牙医更高，这可能是希望获得更好的口内视野。但正如前文所述，为了满足牙医的操作视野，患者头部向右转之后，助手在左侧是无法看到患者口内的。而且较高的坐姿也会使助手的腿部不能放在患者椅背

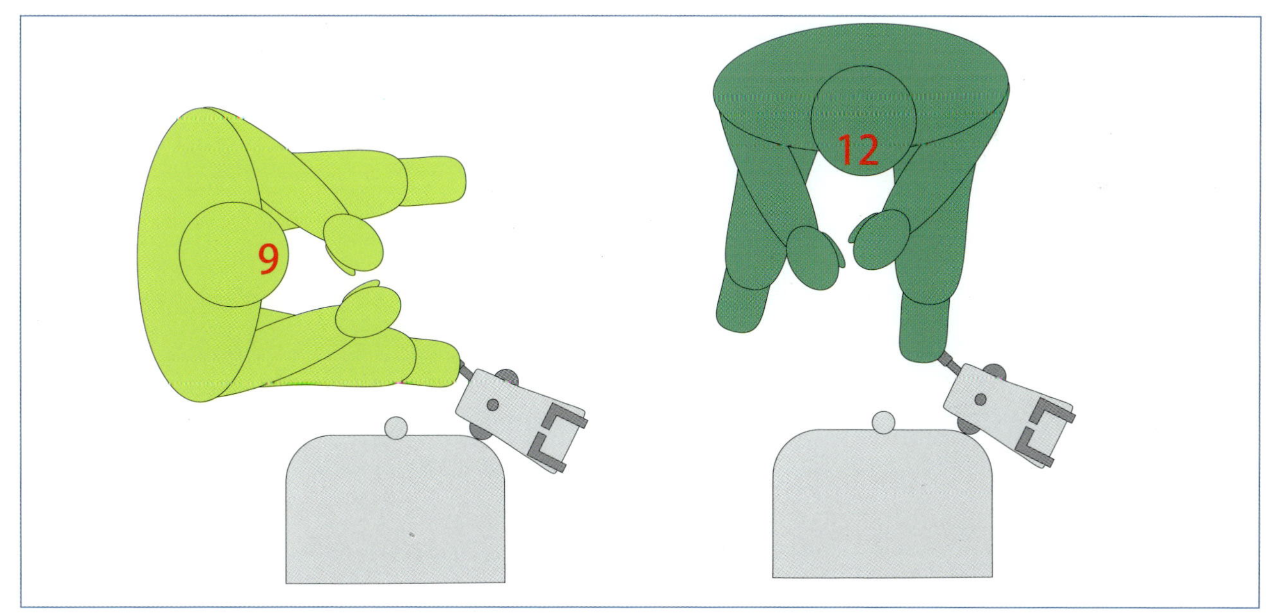

图2-37 牙医与脚控的位置关系。

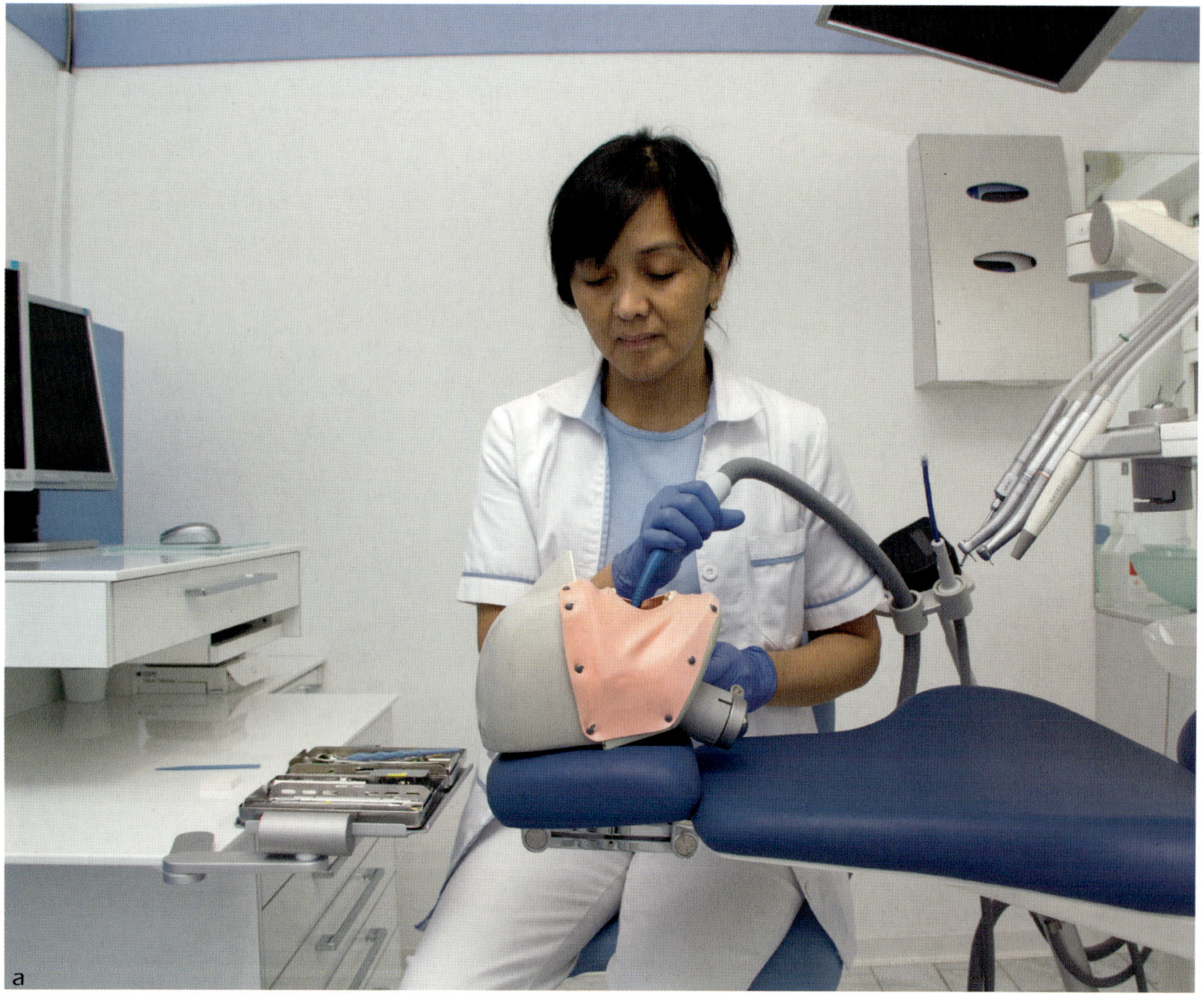

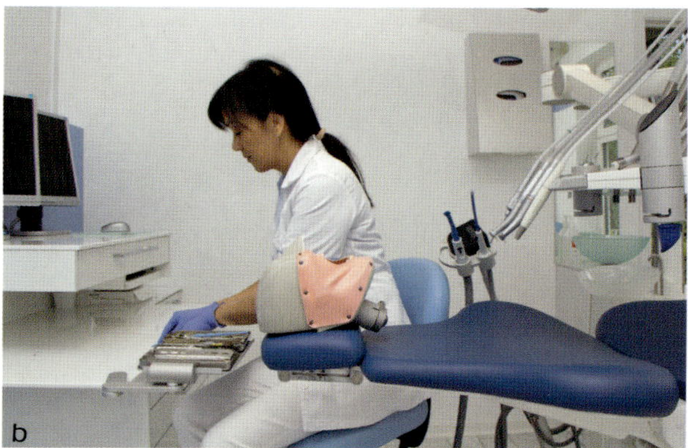

图2-38 （a和b）助手的身体随着座椅向右转，直到能正对工作台面进行调拌材料。

的下方。这种工作习惯并不符合最佳的临床工作方式。

时代在变化。助手的着装由宽松的长裤取代了裙装，并以平衡态坐姿保持大腿稍前倾。这是人们在30多年前就已普遍接受的标准坐法。所以建议牙医与助手的腿部可以交错摆放。这样能降低助手在工作时扭转后背扭转引起的健康风险，也方便助手拿取强吸管（摆放在靠近综合器械的位置），以及有利于助手同时拿起强吸管和三用枪（或其他综合设备的器械）。

帮助患者接受水平卧位

逐渐适应和习惯

首先请患者坐上椅位，多数情况下从椅位的侧方落座是最方便的。在简单问候之后，牙医准备开始检查牙齿。

为了满足口内检查视野和牙医良好体位的要求，希望患者呈平卧体位。但是，椅背后仰的过程可能会引发患者强烈的焦虑等情绪反应，因为后仰容易让人联想到坠落的感觉而且完全不知道何时会停，负责控制平衡的前庭系统会被激活。当患者还没有准备好随着椅位一起后倾，就会维持着坐姿，即使椅背已经开始向后倾斜。

在他人面前保持平卧体位，会略带有“屈服、顺从”的意味。这可能也是引发患者焦虑的原因。此外，有些患者由于体位性血压的关系也需要一点时间来慢慢调整和适应到水平卧位，如果椅位后倾得太快就会造成他们身体的不适感。

此时要如何应对患者的焦虑情绪呢？可以参考以下的对话：

牙医：“Miller太太！我们先来简单地为您做个牙齿检查……”（短暂停顿，保持眼神接触）

“可以吗？好，我会逐渐把椅背往后放平，希望您不会介意。因为这样会方便我检查每颗牙齿的情况。”（停顿一会儿，给患者处理信息和思考的时间）

牙医：“好，我们开始一点点把椅背放平，您可以慢慢适应这个过程。我会一直坐在您的右手边，有任何问题可以随时告诉我。”（停顿片刻，让患者有时间想象一下这个体位变化的过程）

如果患者情绪非常焦虑，牙医在放平椅背的过程中可以轻轻触碰患者的右肩（在大多数文化背景下，这个肢体触碰在可接受的范围）。

牙医：“Miller太太，您准备好了吗？”

随后，牙医踩下脚控开关，椅背开始慢慢后倾。牙医坐在患者的身边，并准备随时中止椅背的自动化运作。

椅背后倾将近过半时中止大约15秒，允许患者从身体和情绪上感受和适应一下当前体位。在过程中， 牙医要注意观察Miller太太的表情。如果有紧张和焦虑的征兆，就提前中止椅背的自动后倾。

如果患者看上去已准备就绪，那么牙医就询问是否能继续放平椅背，这是为了有更好的操作视野。然后，椅背继续后倾直到放平，或者也可以在头托距离水平位10cm时再次中止，观察和询问患者的感受，最终再放平椅背。

头托表面应当非常柔软，令患者头部舒适。对年长患者来说，头托往往过低。有些人在日常睡觉时都会在头部下方垫2个枕头。

有些牙医碰到过不能接受水平卧位的患者，而有些牙医几乎从没碰到过这样的情况，无关乎患者、国家和文化背景的因素。其中的原因更多在于牙医而不是患者。只要学习和尝试以充满关爱和同理心的方式与患者沟通，逐步给予患者鼓励和适应的时间（比如Miller太太的例子），那么所有患者基本上都能接受在水平卧位的口腔检查和治疗。

保持精力集中：血糖控制和管理

食物的血糖指数（GI）

大脑的重量约占人体体重的2%，血流量占心输出量的15%，耗氧量占全身总耗氧量的20%，以及全身血糖的10%。

健康成年人的血糖平均在4～8mmol/L，一天当中会有起伏波动，波动水平因人而异且差异很大，可能还会受饮食影响。

工作的注意力和专注度，与血糖水平通常有密切联系。有些人容易对低血糖敏感，常见表现包括注意力不集中、脾气易怒、疲劳、视物模糊、饥饿感和对甜食的渴望。在摄入糖或其他甜食10～15分钟后，低血糖的表现就会消失。但随后血糖水平又可能会迅速降低。

为了在工作日一直保持注意力集中，维持血糖水平稳定相当重要，尤其是对低血糖敏感的人群。在饮食上，选择吃一些能缓慢提升血糖的食物（低GI食物）。其次，与其吃一顿大餐或者正餐，还不如每隔2～3小时吃一些由低GI食物构成的加餐。

第3章

诊疗操作的精细视觉

PRECISION VISION

双眼和精细视觉

拥有精细视觉是精细操作的必要条件，牙医应当要了解视觉的基本功能和临床相关知识。

作为牙医，你在工作中一定会遇到后文提到的视觉问题。选用普通的视力矫正眼镜或放大镜，对牙医的肩部和颈部会造成明显的健康风险。本章将会阐述如何规避这些风险的基本知识并在购买和配镜时可以明确告诉眼镜商你的具体要求。根据经验，这些要求只能由牙医自己提出来，因为几乎没有眼镜商了解牙科视觉这方面的知识。

视力或“视觉敏锐度”及其“分辨力”指的是一个人的视觉能清晰视物的水平。视力的衡量单位是弧分，即两条黑线之间的最小可辨别间隙。正常视力是1弧分。通常视力可以通过一些图表来检测，最常用的是斯内伦（Snellen）视力表，它上面排列着很多行大小不等的字母。

根据斯内伦视力表， 6/6用以描述“正常视力”，是指当距离斯内伦视力表6m时你能看到的和“正常视力的人”相同。如果视力是6/4，说明当距离斯内伦视力表6m时你能看到和“正常视力的人”站在4m远时看到的一样。这意味着你的视力在平均水平之上。

如果视力是6/8，说明当距离斯内伦视力表6m时你能看到与“正常视力的人”站在8m远时看到的一样。这意味着你的视力在平均水平之下。

美国采用英尺（feet）作为度量单位，6m约等于20英尺， 所以标准视力换算后就是“20/20”。

所谓“正常视力”（6/6）是指人站在6m远（20英尺）的情况下能分辨出两条黑线之间最小的间隙是1.75mm，相当于1弧分。当眼睛到物体的距离为30cm时，1弧分换算后（0.0875mm）略小于0.1mm。

双眼内聚

当人看着一个物体时，双眼的视线都会朝向这个物体。这种聚合现象与眼睛的调节能力有关。当看向一定距离之外的某物时眼睛的内聚和调节会自主发生。

斜视

斜视是指双眼无法看向相同的方向， 眼部肌肉会在一定程度上产生代偿。

如果有隐性斜视，那么为了让眼睛看向目标物肌肉会产生紧张，由此眼睛可能就无法朝斜下方45° 看了。隐性斜视可能还会导致在短视物距离下的视觉疲劳。

如果操作使用放大镜，提高了工作距离（比如，从30cm提高到40cm）， 那么也许不失为一个解决办法，还能减少眼部肌肉为了双眼内聚而产生的肌肉紧张。

瞳孔

瞳孔（虹膜）收缩有两方面的作用：一方面，当环境光线较强时瞳孔收缩可以降低进入眼内的光线强度；另一方面，瞳孔收缩能将入眼光线汇聚到晶状体中央从而形成更精确的光折射，同时将光线聚焦到视网膜最敏锐的部分——黄斑区。

晶状体的调节

晶状体是通过纤维悬吊在环形睫状肌上。当睫状肌松弛时纤维就会收缩牵拉，晶状体呈扁平状，凸度减小。

当睫状肌收缩紧张时晶状体的纤维就松弛，晶状体的凸度和折射能力增加，眼睛就能在近处聚焦。如果眼睛看向侧方，左眼和右眼与物体的距离不相等，所以双眼的晶状体就不能适应性调节。

此时双眼就不能实现精细视觉。为了获得更精细的操作视野，口内视野必须要在牙医头部的正中矢状面上。

光学矫正

如果人体的眼睛屈光系统不能在视网膜上清晰地成像，那么就需要佩戴框架眼镜或者角膜接触镜

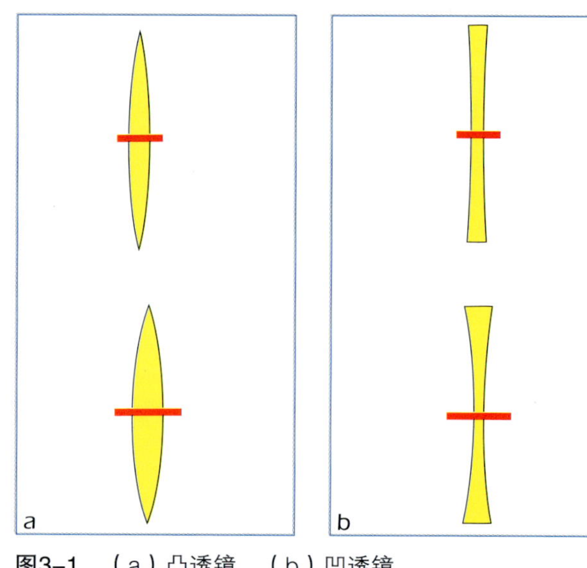

图3-1 （a）凸透镜。（b）凹透镜。

进行光学矫正。

晶状体既可以起凸透镜的作用（图3-1a），也可以表现为凹透镜的效果（图3-1b）。表面曲率以屈光度（diopter）来衡量，是指晶状体对一束光线的聚焦或发散能力。

如果晶状体将一束平行光线聚焦在后方1m处（焦点），那么屈光度就是+1D。如果一束平行光经过晶状体表面发散直到遇到另一束光线聚焦在晶状体后方1m（焦点），那么屈光度是-1D。

儿童眼睛的晶状体调节能力在15～20D，25岁的成年人大约有10D，而到了50多岁晶状体调节能力就下降到大约1D。

球面像差

球面像差是视野发生了扭曲变形，类似透过棱镜看到的物像。

色差

色差是一种"彩虹效应"，常见于物体边缘或线状物。从棱镜中看也可以明显观察到这个现象。

"棱镜效应"像差会发生在视线斜向下看到镜片边缘的时候。镜片的屈光度越大，这种效应就越明显。

远视

在远视眼的情况下，物体会成像在视网膜的后方。这种情况可以通过佩戴凹透镜来矫正。视线从镜片的光学中轴穿过可以获得最清晰的视网膜成像。

如果视线是斜着看向物体，尤其当视线穿过镜片边缘时，就会产生具有干扰性的球面像差和色差了。镜片屈光度越大，这个现象越明显。

近视

在近视眼的情况下，物体会成像在视网膜的前方。这种情况可以通过凸透镜来矫正。视线从镜片的光学中轴处穿过可以获得最清晰的视网膜成像。

与远视一样，如果视线是斜着穿过镜片，尤其是在镜片边缘，那么就会产生具有干扰性的球面像差和色差。这个现象随镜片屈光度增加而越发明显。

散光

散光可以伴随近视或远视同时存在。散光的原因是角膜或晶状体的表面不规则和曲度不均匀，有些区域平坦而有些区域陡峭。散光无论是哪种类型都会引起人眼的视力模糊。

最好的解决方法就是佩戴视力矫正眼镜，通过镜片的曲度来改善眼睛的视物功能。散光度数越大，就更加要注意，当视线从镜片的光学中轴穿过时才能获得最清晰的成像。

老视

由于年龄的增长，晶状体会发生弹性下降，调节能力也随之减弱，导致双眼在一定范围内的失去聚焦的能力。

当睫状肌收缩时晶状体的支持纤维松弛，晶状体处于放松状态且凸度增加。而如果晶状体本身弹性降低，那么这个现象就会减弱。比如，年轻人的晶状体从20cm至无限远的范围内有适应性调节能力，但老年人在视近物时晶状体调节能力下降。有经验的验光师可以测量和估算出人眼晶状体的调节幅度。

在配视力矫正镜片时，由于晶状体调节幅度决定了眼镜视觉范围的上限，所以视觉范围从30cm作为最短视物距离开始计算。比如，矫正视力的视觉范围在30～120cm，那么这副眼镜既能满足你在患者口内精细操作的要求，又能满足日常与人交谈时能看清对方的脸部。

但这副眼镜却没法让你看清更远的物体了。如果只是临床工作的话，这副眼镜还可以被接受。然而如果有远距离视物的需求，那么就需要配双光眼镜（bifocal）。这种眼镜的上半部分可以用来看远处物体，下半部分可以用来看近处物体。

随着年龄的增长，即使佩戴视力矫正眼镜，晶状体的调节幅度也会变得越来越窄。比如，调节幅度只有30～38cm。戴着矫正视力眼镜大概也只能清晰地看到30～38cm范围内的物体。此时牙医清晰视物的距离至少也应有30～32cm，这是最低限度。晶状体的调节幅度还会影响到牙医的工作体位。正常的阅读距离40～60cm，那么视觉范围30～38cm的眼镜就不能用于阅读，距离太短了。此时要配两幅眼镜，一副用于牙科操作，另一副用于日常阅读。有时需要看向距离80cm远的计算机屏幕，你额外还要再配一副眼镜。

精细视觉在临床牙科工作中不可或缺，这是牙医正确诊断和操作治疗的先决条件。因此，牙医应当定期检查视力（理想情况下每年至少1次），如有需要就定制视力矫正眼镜。

眼镜和工作体位

健康风险

牙医在工作时头部倾斜的范围仅10°左右，如果要进一步倾斜，那么脖子就会发生弯曲。脖子（颈椎）弯曲进而引起颈椎间盘前份受压迫，经年久月每天长时间都这样的话就会导致关节炎和/或颈椎间盘部分或全部的器质性破坏，也有可能发生颈椎间盘突出压迫到神经。再者，即使肌肉的不适感持续时间很短，也可能引发肌紧张和疼痛。为了规避这个现象，牙医在工作时眼睛应在舒适的范围内尽可能（也必须是）向下倾斜看。

市面上，眼镜的设计会受到潮流文化的影响。时而流行宽大的镜框；时而以小巧眼镜为主流；时而流行无边框眼镜；时而盛行粗框眼镜。这些常规眼镜往往会干扰牙医操作时斜向下看的视线。

如图3-2～图3-6所示，牙医佩戴眼镜工作时应当要注意的一些地方。

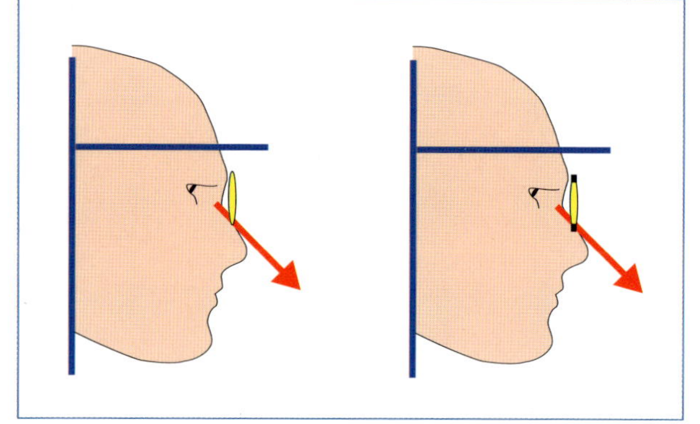

图3-2 镜片下缘的位置过高，无法实现视线斜向下45°。眼镜边框过厚。

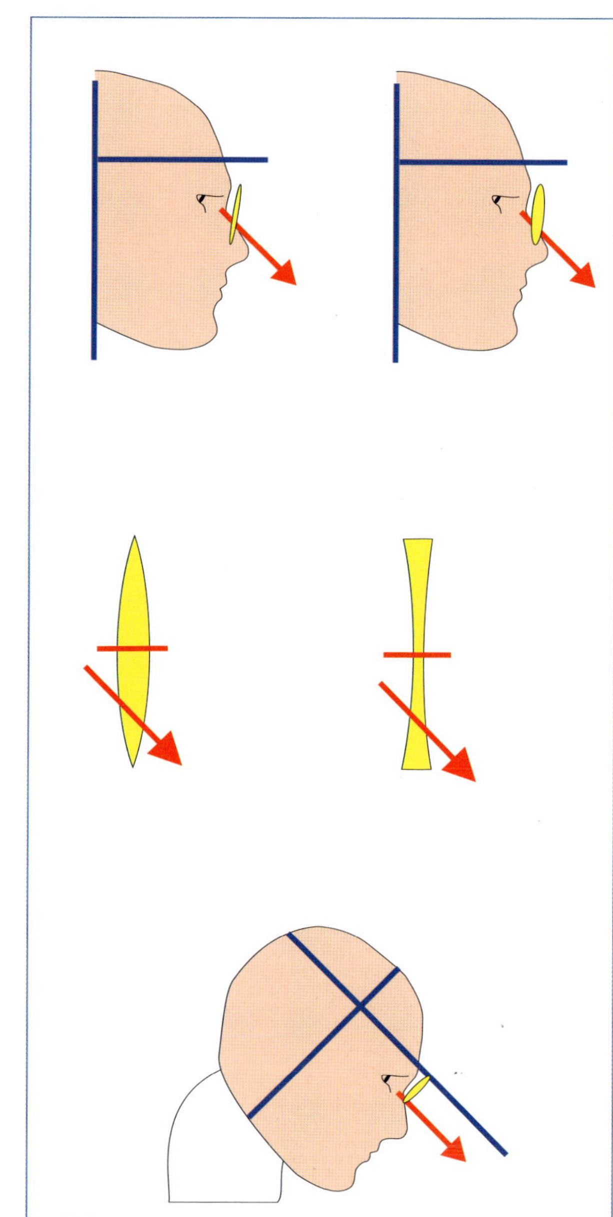

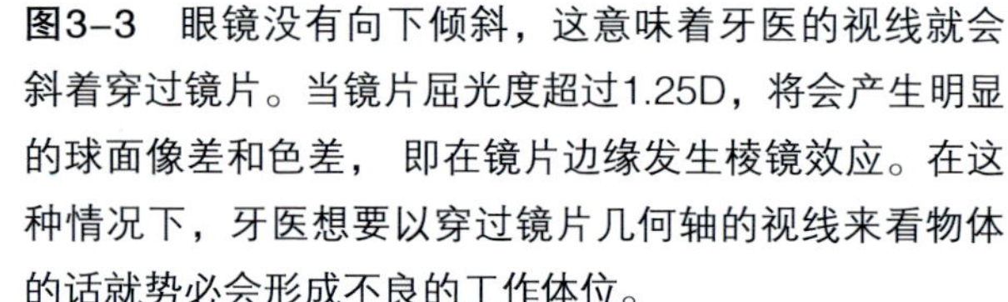

图3-3 眼镜没有向下倾斜，这意味着牙医的视线就会斜着穿过镜片。当镜片屈光度超过1.25D，将会产生明显的球面像差和色差，即在镜片边缘发生棱镜效应。在这种情况下，牙医想要以穿过镜片几何轴的视线来看物体的话就势必会形成不良的工作体位。

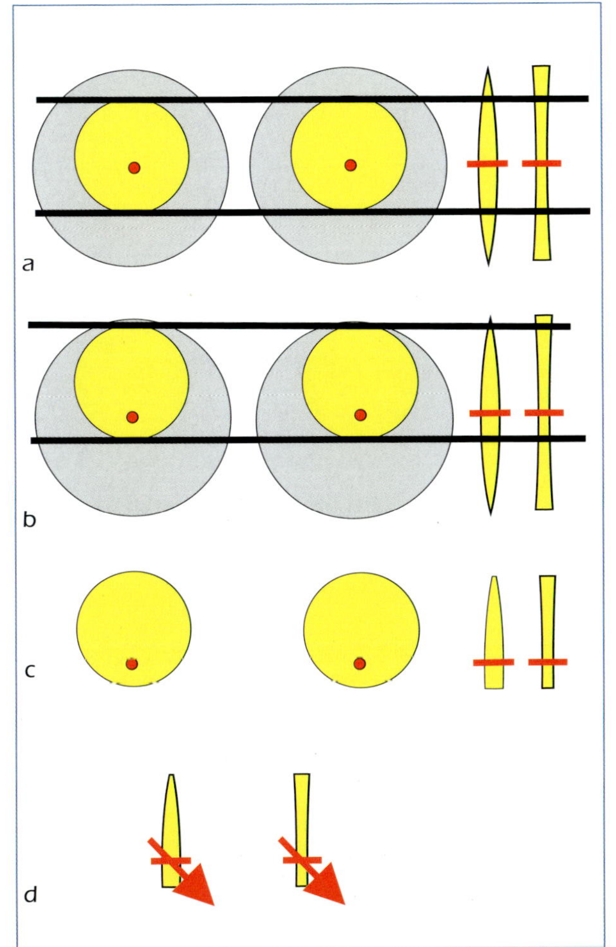

图3-4 镜片（黄色）可能是在工厂从大块透镜（灰色）上切割下来的。（a）镜片光学中心（所谓的“瞳孔点”）距镜片下缘的位置不够低。（b和c）切割下来的镜片光学中心低于水平面40°～45°。（d）这也意味着当视线斜向下时会产生最小限度的球面像差和色差。

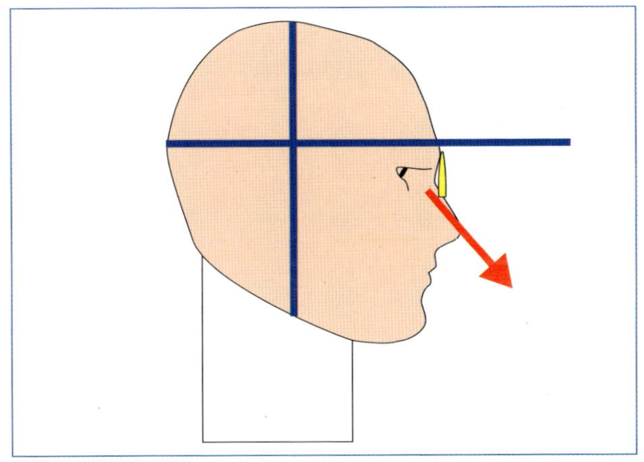

图3-5 镜片下缘的位置过高，与斜向下的视线之间还有间隙。牙医需要低头和弯曲脖子才能以斜下45°的视线穿过镜片（想象一下，如果目标物在眼睛正下方，那么牙医将会是什么样的体位）。

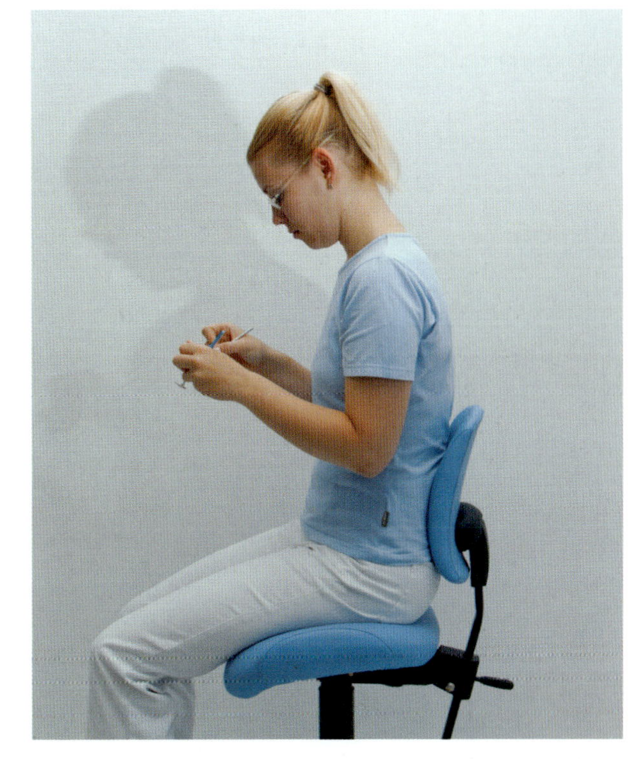

图3-6 牙医佩戴的眼镜满足45°斜向下视线的要求（图3-8）。

牙医的责任

也许你会认为眼科医生或验光师肯定有所有问题的解决方法，但事实并非如此。

牙医必须要为牙科工作设计和定制合适的眼镜，这是牙医自己的责任。

符合牙科工作要求的眼镜

首先，眼镜要满足的一点是牙医能以斜向下45°的视线清晰地看到物体。镜片下缘的位置尽量低一点，几乎与牙医的面颊部接触。镜框要非常细或者无镜框。由于每个人面颊的外形大小不同，镜片下缘的高度位置也不会完全一致，因此标准的镜

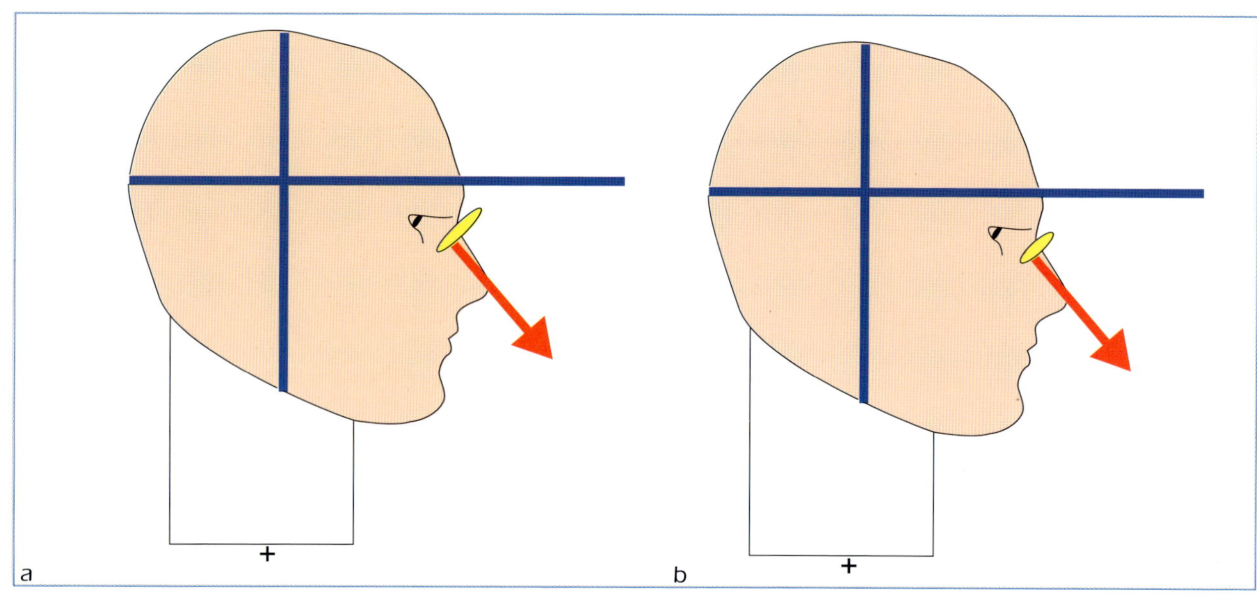

图3-7 （a）理想的情况是镜片下倾的方向与视线方向保持一致。（b）凹透镜发生球面像差效应会更加明显。

框通常都不合适。无镜框是一种解决方法，在个性化设计之后再去掉镜架下缘边框。

理想的情况是视线穿过镜片的方向可以与镜片几何轴一致。如果不能满足这一点，那么透过眼镜看到的物像就会变形（图3-7）。

物像变形的原因是由于光线折射引起的“球面像差”。“球面像差”在凹透镜（屈光度是负值）会表现得更为明显，因为镜片在边缘处比较厚。

镜架的选择要多注意，除了满足视线能倾斜的要求，还要考虑到鼻托宽度。

如果镜架由钛合金丝弯制而成，那么可以弯曲镜腿在耳朵承托区的部分以达到最理想的眼镜下倾角度。眼镜的光学中心应当下倾35°，这样当视线穿过镜片光学中心时所成的物像不会出现变形。

头部保持直立，镜片向下倾斜

举例来说，有一种专为牙医定制的镜架：

- 前倾45°，镜片的光学中心低于水平并成35°。
- 镜架是个性化定制和手工弯制而成。
- 重量大约4g，戴着几乎感觉不到分量。

镜架的原型是由笔者使用1mm的正畸钢丝手工弯制的。镜片尺寸能够令牙医看到患者“整个头部”。如果要佩戴防护面罩，那么这副眼镜的使用也完全不受影像。而且大部分患者会认为戴着这种**迷你眼镜**的人看起来更有智慧、更专业。

笔者为很多同行制作过这种**迷你眼镜**。如果要在操作时保持头部直立，那么可以考虑选择这种眼镜。更多相关信息请访问网站www.netergonomie.com。

如果除了迷你眼镜，还需要有一副矫正视力眼镜作为非精细操作之用，那么这二者可以结合佩戴，迷你眼镜的下缘位置会高一点。迷你眼镜的镜片斜向下，所以镜片的光学中轴向下倾斜35°，眼睛透过镜片看出去的视线方向与水平的夹角是35°±10°，也就是25°~45°（图3-8和图3-9）。

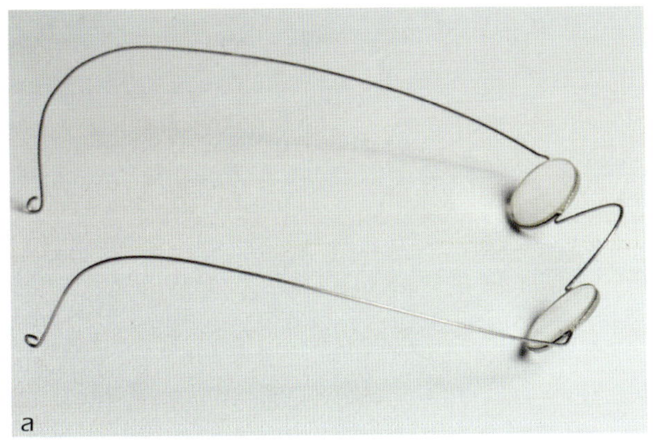

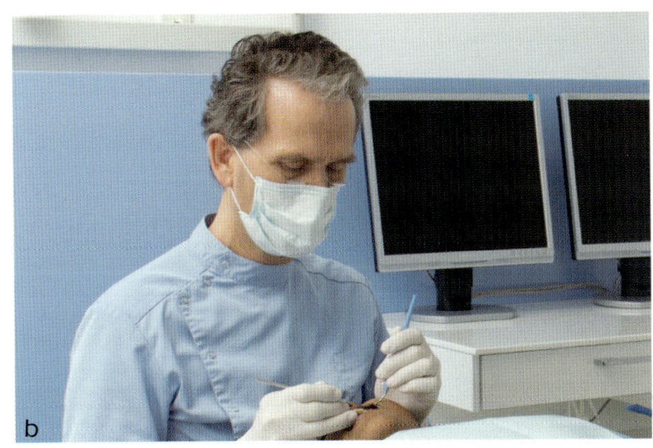

图3-8　（a和b）镜片向下倾斜。

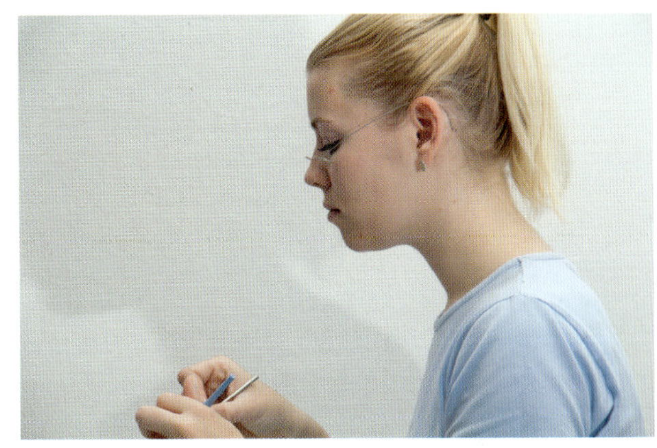

图3-9　牙医佩戴“工作专用眼镜”时头部的朝向。

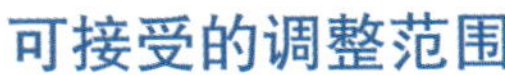

可接受的调整范围

当凸透镜片的屈光度不超过1.25D时，迷你眼镜可以在一定范围内调节：

- ▲ 适当弯曲金属的镜腿以调整镜片下倾角度。
- ▲ 镜架下缘几乎碰到面颊。
- ▲ 光学中心斜向下，与水平的夹角成35°。

如果凸透镜片的屈光度超过1.25D，那么斜向下的视线会产生明显的球面像差和色差。

此时，有3种选择：

1. 迷你眼镜仍然可以结合常规眼镜使用，但戴的位置更高一些，而常规眼镜的下缘位置要低一些。
2. 佩戴放大镜。放大镜系统要能满足视线斜向下45°的要求，参见第47页。
3. 当工作距离的要求是35cm（或是你的晶状体调节幅度），可以佩戴角膜接触镜。如果再结合一副有屈光度的眼镜，那么就能看清比35cm更远的物体。

迷你眼镜的下缘位置会高一点，从而不会干扰戴着角膜接触镜时斜向下看的精细视觉。佩戴角膜接触镜的目的是为了工作距离35cm的精细操作需要，所以治疗结束就可以取下接触镜了。

牙医通过两种镜片来矫正视力：一种是用于精细操作的角膜接触镜，另一种是可以满足更远视物距离的眼镜。

双光眼镜

那么两种镜片是否可以结合成一副眼镜呢？如果可以，要怎么实现？

如果牙医的精细视觉范围比较大，那么他头部稍微侧向或上下移动一点都始终有清晰、良好的视线，这有助于放松牙医肩部和颈部的肌肉。如图3-10和图3-11所示的眼镜有两种视觉调节范围，即所谓的双光眼镜。精细视觉的下方视野几乎与镜片下缘接触，主要用于视近物时的精细操作。精细视野的光学中心在牙医头部水平面的斜下方35°。当眼镜向前倾斜，镜片下半部分的屈光度不超过1.5D，那么视野内产生球面像差和色差就会小很多。

一些眼镜厂商可能会劝你尝试其他方案，但你

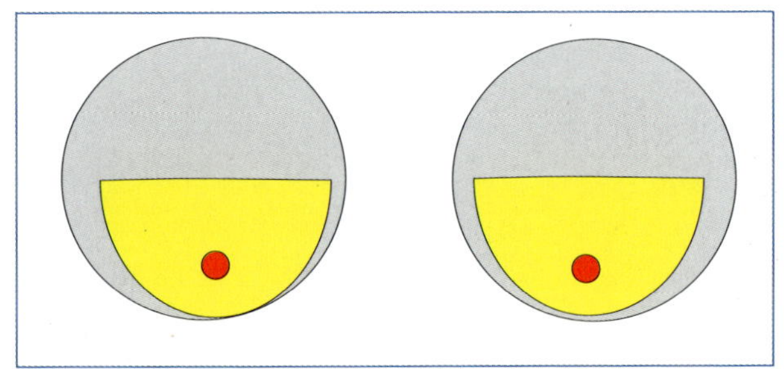

图3-10 双光眼镜：下方视野范围比较大，允许牙医头部可以适当移动而不影响精细视觉（推荐）。

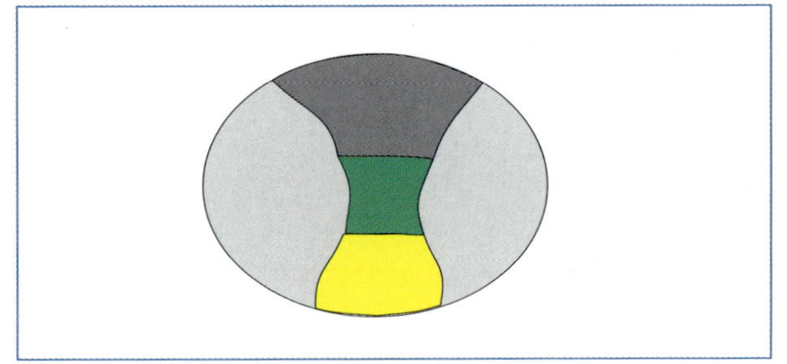

图3-12 渐进镜片的视野。

要坚持自己的需求。或者再找找其他能提供这种双光眼镜的厂商。

渐进镜片

如果眼部晶状体的调节幅度因为老视而下降（参见第36页），那么需要配制一种渐进镜片，这种镜片的屈光度会随着眼球不同的视物距离而变化。

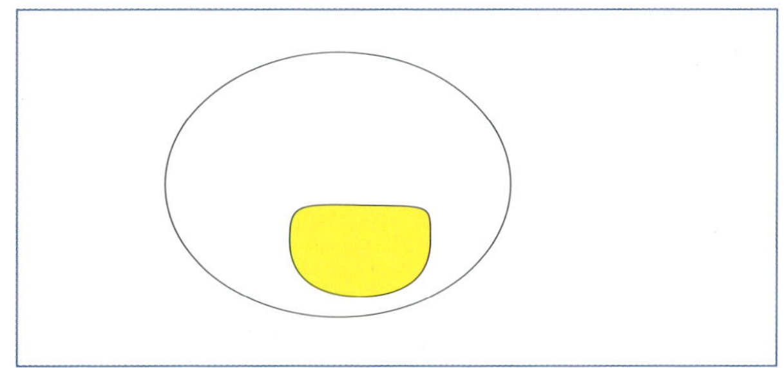

图3-11 下方视野范围很小，牙医稍稍移动头部就会失去操作的精细视觉（不推荐）。

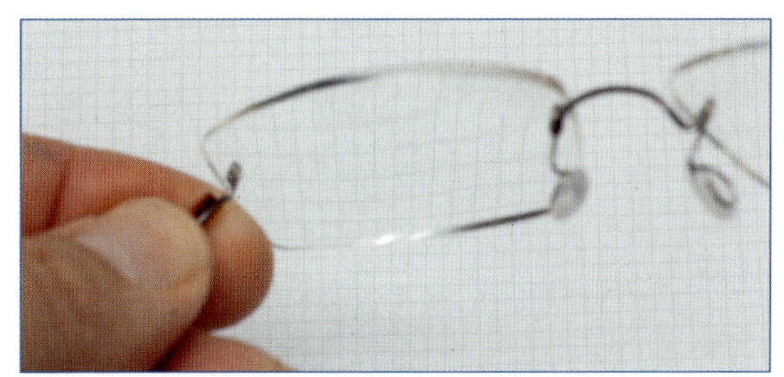

图3-13 佩戴渐进镜片时的斜视视野会产生严重变形。

渐进镜片是否适合牙医佩戴?

当眼睛视线斜着穿过渐进镜片时，视野会产生严重的扭曲变形（图3-12和图3-13）。渐进镜片的视野呈沙漏状，镜片屈光度并不均匀一致而是逐渐发生变化的。

上半部分视野比较宽，中间部分窄，而下半部分视野又增宽了。视野两侧的中间部分到下半部分的视野是模糊和扭曲的。

因此对牙医来说，渐进镜片会产生的问题是：

- ▲ 牙医戴着眼镜的侧向视野狭窄受限，可能只有保持眼睛原本的视线方向不变并转动头部才能从侧面看清物体。
- ▲ 如果牙医晶状体的调节幅度下降，那么工作距离（眼睛到物体的距离）就会取决于渐进镜片在某一个精准角度方向上的屈光度。

如果以大幅度下倾的视线角度透过渐进镜片，那么眼睛到物体的工作距离就会比视线倾斜更少的情况短（看同一个物体）。

如果牙医的眼睛有老视（增龄引起的晶状体调节幅度下降），那么渐进镜片会使他为了斜向下看并适应变短的工作距离而不得不低头操作。如果视线方向下倾的幅度小一些，那么牙医头部的位置可以保持在相对高一些的位置，因为此时的工作距离比前者更长。

持续低头工作在很短的时间内就会引起肌肉紧张和疼痛，因此选双光镜片取代渐进镜片。如果屈光度调节范围很大，那么装有两副镜片的眼镜可能也是个解决办法（图3-14）。

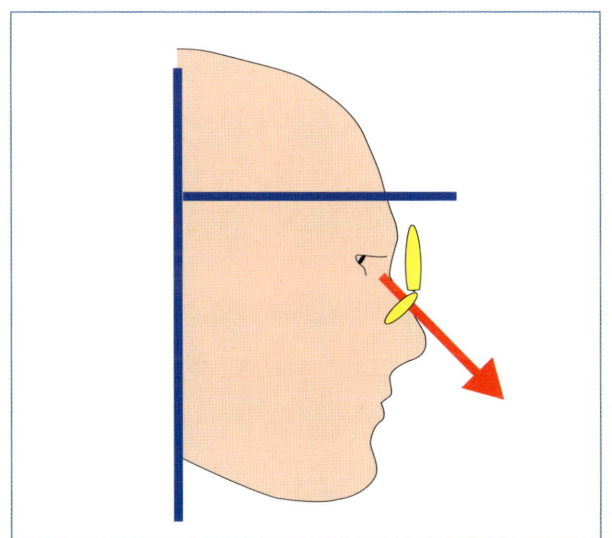

图3-14　有两副镜片的眼镜：精细视觉的下方视野方向与光学轴一致，上方视野可以满足日常视物需求。这个设计理念还未完全在临床普遍应用。

放大镜系统

如果使用放大镜系统的话，视线方向和前文所述一致，应向下倾斜45°（参见第36页）。

视网膜

眼睛屈光系统最终会在视网膜上成像。视网膜上对光敏感的部分是视杆细胞，视杆细胞对暗环境下的光线敏感。此外还有3种类型的视锥细胞，它们分别对3种颜色的光最敏感。

视网膜的中央有一个小凹陷，称为“中央凹”。这部分0.3mm大小的区域内没有视杆细胞，仅密集分布着60亿～70亿个视锥细胞。

视锥细胞

有3种类型：

- “红色”视锥细胞（64%），对波峰564nm的红光敏感。
- “绿色”视锥细胞（32%），对波峰533nm的绿光敏感。
- “蓝色”视锥细胞（4%），对波峰437nm的蓝光敏感。如果蓝光强度与其他颜色的光强相近，那么蓝光的弱信号会在大脑处理视觉信息时增强放大。

视锥细胞能为我们提供高分辨率视野，负责辨识颜色。3种视锥细胞以不同的组合形式接收信号刺激，然后大脑经过信息处理，我们就能看到五彩缤纷的颜色了。

“红色”和“绿色”视锥细胞集中在中央凹，而“蓝色”视锥细胞虽然最敏感，但它分布在中央凹的外围。所以“蓝色”视锥细胞在视觉中的作用更小一些。也就是说，我们的视觉辨别力主要基于“红色”和“绿色”视锥细胞。

视锥细胞对光线变化的适应时间大约为数秒。

视杆细胞

中央凹外侧有大约1200亿个视杆细胞，视杆细胞对暗环境的光线更敏感，但不能辨别颜色。它们对波峰498nm的绿光最敏感，负责周围视觉和昏暗环境下的夜视力。周围视觉主要负责辨别动作和空间定位。夜视力达到最佳的适应性调节大约需要半小时。

色彩感知

彩虹的光谱与光线的波长一一对应，色相与光谱颜色的波长有关。但很多混有不同波长光线的颜色看起来是一样的，即色相一样。

由两种完全不同的颜色构成白色光，这样的颜色组合方式有很多。虽然肉眼所见都是白光，但当这些白色光照到有色物体（吸收了其他颜色）时，该物体就会有不同的颜色表现。这在临床治疗会影响到比色结果。

饱和度

完全饱和的颜色不混有白色成分。光谱里既有完全饱和的颜色，也有混合了不同波长的颜色（比如品红色）。

亮度与对比度

有色物体表面的亮度取决于入射光的强度和物

体表面的反射特性。但我们对亮度的感知和反射并不成线性关系。

物体（整体或局部）的颜色对比度，以及观察者对对比度的敏感性会影响到人的视觉。对比度敏感性又因人而异。

低对比度和低对比度敏感性会减弱人的视觉。通常来说，物体的对比度和观察者自身的对比度敏感性要比正确的颜色感知重要得多。

学会忽略不重要的视觉信号

年轻牙医需要学会的一项重要任务是如何忽略眼睛余光所接收到的与手头操作无关的视觉信号。这也意味着，正在临床操作的牙医，他只使用和专注在整个眼睛视野中的很小一部分。

视觉感知和反应时间

视觉感知指的是眼睛从周围环境光线中获取信息后能够加以解读和处理的能力。

视网膜上的视锥细胞和视杆细胞将神经电冲动信号传递至大脑后侧的视觉皮质。视觉皮质负责处理视觉信息。

从初级视觉皮质层开始，视觉信息流会沿着皮质层结构传递。有些神经元组负责处理视网膜上特定区域的线性和方向信息，有些神经元组会负责处理复杂信息，还有些神经元组会负责处理人脸或其他特殊信息。根据“双流假说”（尚存争议；译注：一个很有影响力的视觉信息神经处理模型。“双流假说”认为人类大脑中拥有两种视觉系统，视觉信息从枕叶传出后经由两条路径传递），背流（“在哪里”）参与处理空间位置信息，而腹流（“是什么”）参与物体的识别。

从上述内容来看，可以发现其实大脑高度的活跃性和复杂性都是由视觉信息输入所引起的。

反应时间

那么问题来了：视觉输入后的动作反应时间要多久?

反应时间长短要根据具体的场景来衡量。比如，在使用综合器械时通过脚控来调整器械的转速或停止运作，这个过程就好比司机在开车时的反应时间取决于司机的“警觉”程度。

经过测算，司机在车内从脚抬离油门到踩上刹车踏板的反应时间是都包括了脚移动的时间：

- ▲ 警觉且有预判的状态是700毫秒。
- ▲ 没有预判的状态是1250毫秒。
- ▲ 紧急突发的状态是1500毫秒。

手的动作时间比脚快150～300毫秒。因此，如果估算手部对“某事或物”做出反应的时间，那么推算结果如下：

- ▲ 警觉且有预判的状态是450～550毫秒。
- ▲ 没有预判的状态是750～1000毫秒。
- ▲ 紧急突发的状态是1000～1150毫秒。
- ▲ 再加上“选择反应”时间（choice effect）。选择反应时间指的是选择某种特定反应所耗费的时间，为500～1000毫秒。

视觉反馈需要耗费一定的时间。如果器械的操作动作由视觉反馈来控制，那么大部分甚至全部的动作可能在视觉反馈到达大脑意识之前就已经完成了。

请记住在器械的操作动作完成之前是来不及接收到视觉反馈的。所以不可能基于视觉反馈来完成口内的精细操作，因为视觉反馈的速度太慢了！

临床解决方法参见第4章。

光线

光是人体肉眼可见的一种电磁辐射现象，可见光波长范围从蓝光380nm到红光740nm之间。光有3种描述方式，每一种都采用国际单位制。国际单位制在很多国家和地区都通用，美国除外。

光通量［流明（lm）］：每单位时间内由光源发射出的光线总量。度量单位是流明。

照度［亮度：勒克斯（lx）］：每单位面积所接受可见光的光通量。度量单位是勒克斯。

1流明等于每平方米1勒克斯。

1 lm=1 lx/m^2

如果一束1000lm的光线照射在1m^{2}表面，那么照度就是1000lx，照射在10m^{2}表面那照度是100lx。

照度举例

- 太阳直射光线：32000～130000lx。
- 日光（非太阳直射）：10000～25000lx。
- 多云：1000lx。
- 阴天：100lx。

反射系数

当光线照到物体表面，有部分光线会向观察者的方向反射回来。物体颜色越浅越白，反射光线就越多。

色温［单位：开尔文（K）］

色温大于5000K，称为“冷光”；在2700～3000K，称为“暖光”。

色温举例

- 蜡烛火焰或日出、日落：1850K。
- 白炽灯：1700～3300K。
- 日光：5000K。

全光谱

全光谱的光在肉眼看来呈白色。前面提到不同颜色的组合都可以被人眼感知为白光。但是，当它照射到有色物体表面时该物体就会表现出不同的颜色。

如果一束混合波长的白色光不含绿光，那么当它照到绿色物体时人眼就不能正确辨认物体的绿色。临床进行比色板比色的前提条件是用全光谱的光源，因为全光谱所有颜色的强度均等。

有些光源（比如荧光灯管）通过磷涂层可以发射出特定频率波长的光线。

LED光源发射的光线在光谱中通常仅有一个频率波长。为了使LED光源有更均匀的频率分布，人们也尝试在LED表面应用磷涂层。

但是，荧光灯或LED灯都无法发出全光谱的光线，而全光谱光适合作为比色光源。只有经过严格的科学实验才能判断一束光源是否能用于比色。

操作灯

操作灯照射出的光线一定区域内有均匀的光通量，比如治疗时的患者口内。根据“常识”来看，当照度在22000lx时牙医和助手的瞳孔会缩小，因此光线只能汇聚通过眼睛晶状体的中央，然后在视网膜上精确成像。虹膜缩小使光线充分汇聚穿过并达到最佳的视力和对比度敏感性（视网膜黄斑区的视锥细胞）。

假如光线过强则会减弱观察者的对比度敏感性，甚至产生晕眩（对比度也是视觉的一部分）。操作灯的色温应当有4000K。

“无影反射灯”

为了避免视野受到物体阴影的干扰，将很多小的反射灯排列组合成一个大光源，即“无影反射灯”，确保不同角度的光线都能照射到术区视野。这也意味着物体是处在不同方向光线交错汇集的位置，因此几乎不会有阴影。

无影反射灯的面积越大，光源和操作视野之间的物体（器械、手指等）产生的阴影也越少。

聚光灯（射灯）在术区视野会形成很明显的阴影，已退出市场30多年了。

反射灯还可以过滤光线，所以红外光谱中有热量的光线可以穿过反射灯而不会被反射到术区视野。

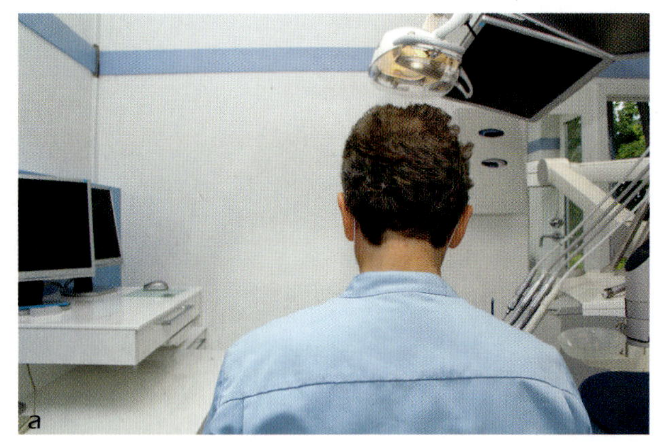

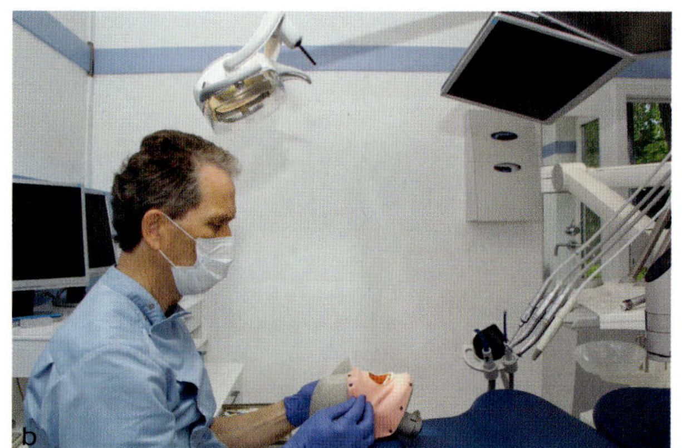

图3-15 （a）操作灯靠近牙医的头部。（b）牙医坐在12点位。

光线的方向

在有些牙面或窝洞，视线入路很狭窄或是“隧道视野”。为了让光线到达牙面或窝洞内，操作灯的位置要保证光线尽可能靠近视线方向。

也就是说，操作灯要尽量靠近牙医头部，这样光线就能沿着“隧道视野”到达需要看清的牙面（图3-15）。

操作灯的支撑臂要足够长，方便调整操作灯的摆放位置，确保光线方向与视线方向一致。这一点对牙医在12点位操作也很重要，此时的视线方向是他从患者后方眼睛斜向下35°看向口内术区。

操作灯头部的支撑臂要比患者椅水平位的头托再长出30～35cm。在口镜视野下操作时，操作灯依然要靠近牙医头部，光束朝向口镜表面，然后由镜面反射到洞底，为牙医提供了清晰的视野。为了使光线和视线方向一致，操作灯有时需要向侧方倾斜，在这种情况下只要将操作灯90°侧向旋转就可以了。

操作灯发出的应当是全光谱光线，色温与日光相同。如果是卤素光源，那么反射灯要有光线过滤的作用，这样有热量的红外光就不会反射到术区而是直接穿过反射灯。

操作灯也可以带有一个调光器，在复合树脂治疗时可以减少光线对树脂聚合的影响，因此树脂堆塑和充填的操作时间就相应延长了。

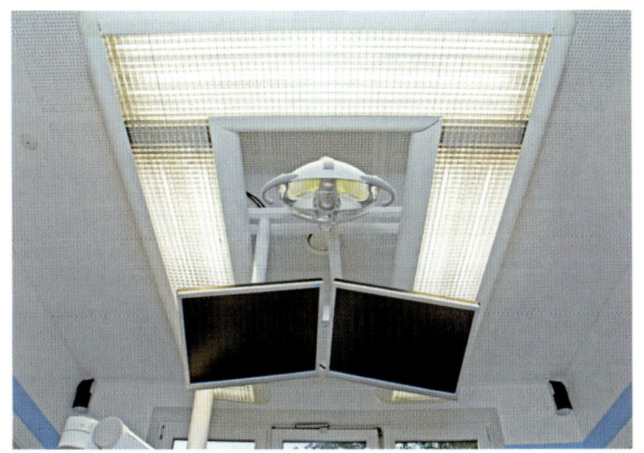

图3-16 诊间的荧光灯管电枢呈“U”形。在上图的情况下，患者有两台计算机显示屏，一台用于显示X线片、口内照片等，另一台用来播放休闲、文娱节目。

诊间的常规照明

荧光灯管电枢在诊间可以提供最佳的光线照明。

重要性

- ▲ 使用稳定的高频电枢和荧光灯管，这样发出的光线不会出现“频闪”。
- ▲ 荧光灯管内部有5层荧光磷涂层，可以提供良好的接近日光的光线，或者可以结合卤素光。
- ▲ 当操作灯有高光通量时，应当注意避免操作者在看向患者口腔周围时产生眼睛的眩晕。

牙医和助手在诊间的视线区主要包括患者口周的物件（比如胸前的铺巾）、牙医与助手穿着的衣物、部分地板和墙壁。笔者根据临床经验得出的总体原则是，这些视线区的光线照度是口内术区的10%，这些表面的反射系数应尽可能高。也就是说，表面要看起来是白色或是非常浅的颜色。

有些诊间的荧光灯管电枢不能照亮墙面，那么此时可以用独立的灯管实现墙面照明。这些区域表面得到照亮就有充足的反射光线，如此一来当牙医在患者头部后方看向口内时就不会有任何影响视线的照明问题了（图3-16）。

为了避免患者在治疗时眼睛直视荧光灯，灯管电枢设计成“U”形，中间的空间可以令患者眼睛放松不受光线刺激。诊间的光线如果分布均匀，会给人留下一种比较沉闷的印象。可以用卤素射灯来照射墙面，这样整个诊间看起来会更生动和有活力。同样，助手的工作站也可以用这种途径来增添生气。

放大镜系统

- ▲ 使用放大镜能提高你的精细视野。
- ▲ 工作距离可能会缩减（放大镜到牙面VS眼睛到牙面）。
- ▲ 结合与放大镜匹配的LED光源结合，患牙能得到理想的照明。

牙医使用放大镜的健康风险

有很多放大镜系统的问题是下倾角度不充分。相比不用放大镜的情况，牙医在工作时颈椎要多弯曲20°～30°。这就可能会引起明显和持久的肌肉疼痛及不适，久而久之危害到颈椎椎间盘的健康，甚者造成永久性功能障碍。

放大镜系统的下倾角度充分对牙医的健康至关重要。一般来说，牙医经过短期训练就能学会在放大镜45°下倾的条件下操作了。当放大镜系统的结构能满足45°下倾的要求，那么前面所提及的健康风险就不存在了。牙医的头部可以尽量保持直立。放大镜系统的重量可能也会带来使用时的不便。

放大镜通过放大物像来提高精细视觉。在牙医老视的情况下（参见第42页），视野放大2.5倍意味着与眼睛调节幅度减少2.5倍，也就是说，要除以2.5。牙医在治疗时要注意选择正确（眼睛到物体的）工作距离。

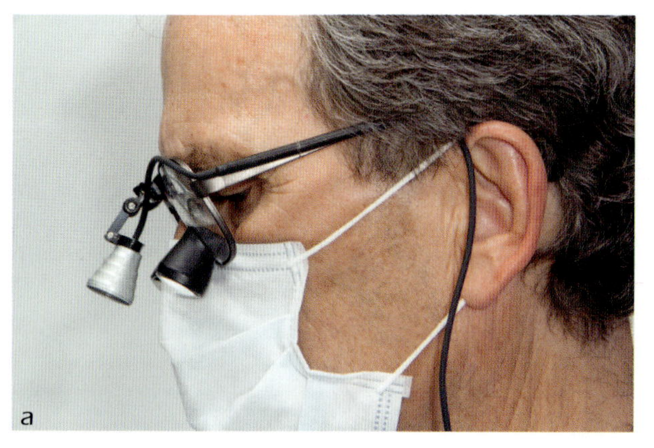

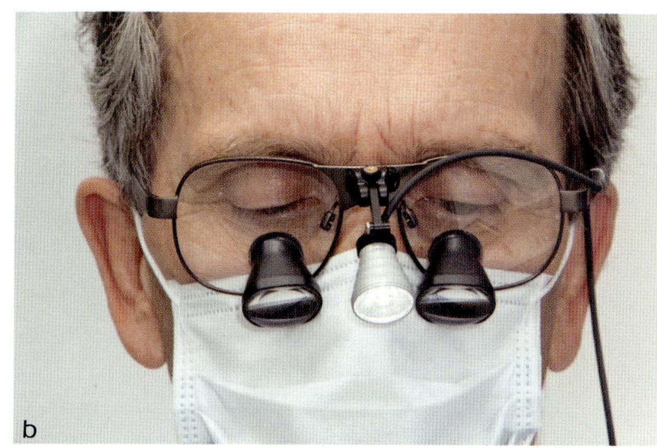

图3-17 （a）TTL放大镜，45°下倾。（b）牙医头部直立，眼睛视线向下看。

这种放大镜系统是支撑在眼镜框架上，即镜片的前方表面上。镜片起到视力矫正和/或护目的作用。术者可手动调节放大镜的位置。

又或者也可以在镜片表面穿通一个孔洞，眼睛视线可直接进入放大镜，即所谓的“TTL”（through the lens），眼镜可以有或者没有视力矫正作用。TTL放大镜的目镜距离眼睛更近，这能增大视野（图3-17）。透过放大镜的视线无论对物体的立体知觉还是远近知觉都会有所下降。

使用TTL放大镜的要求是有非常精确的工作距离、视线方向、双眼的内聚运动和瞳孔距离。这些可以请有经验和技术娴熟的验光师检查、测量。

在眼睛调节幅度降低时，工作距离就要相当精确。比如说，当眼睛调节幅度在10cm，工作距离32cm时，戴着2.5倍放大镜的视野幅度仅有4cm。这个幅度过小，以至于当视野要从中切牙转移到第二磨牙而改变工作距离时牙医通常要低下头部。这样操作很不方便而且也可能造成肌紧张。此时，比较好的解决方法是调整患者椅位的垂直高度。

放大镜采用的屈光系统主要有以下两类：

Galieian系统

- 由3种透镜构成，包括：物镜的凸透镜、目镜的凹透镜、放大倍数为1.5～3.0的消色差透镜。
- 视野中央的成像最清晰。

Keplerian系统

- 相对更长和更重一点。
- 放大倍数为4～8倍。
- 由多种透镜构成的复合系统：物镜和目镜都是凸透镜、消色差透镜。
- 除了透镜，系统内还有阿贝-柯尼棱镜（Abbe-Koenig roof prism），主要用于补偿视线上下或左右转向的需要。
- 整个视野的分辨率都很清晰。

Skovsgaard放大镜系统

笔者研发了一种新型放大镜系统，能显著改善牙医在放大镜下操作的工作体位。这种系统内部采用了多种棱镜，允许穿过放大镜的视线可以向下倾斜。比如，当眼睛视线下倾20°（或更多）时，成像不会有色差和球面变形。牙医既能看清患者口内又能保证头部位置比不使用放大镜时高出20°。这很明显地改善了牙医的工作体位。

在2013年这个放大镜系统还处于原型研发阶段。更多详细信息请访问网站：www.neter-gonomie.com。

放大镜和工作体位

当戴着放大镜时，侧向或上下视线方向是受到限制的，只能通过移动头部位置来实现。没有放大镜的情况下，当看向物体时头部朝其他方向稍微移动一点后仍然还能看清物体。但戴上放大镜后，头部就不能移动，也就是说头部与物体的位置关系固定不变。这对操作很不方便。

所以，放大镜可能仅限于某些视野需要放大的操作阶段。使用放大镜的前提是牙医保持着绝对良好的工作体位：头部直立，眼睛在舒适的情况下视线尽可能看向斜下方（参见第17页）。

光源和放大镜

在操作一些狭窄窝洞时，比如牙髓治疗的开髓步骤，即使操作灯已经很靠近牙医的头部（上方），操作灯光线和视线方向也一致，但光线还是很难照到洞底。

解决方法是在放大镜的支架上和/或挨着放大镜的位置上装一个小光源（LED）。这个LED小光源的光线方向始终与放大镜视线方向一致，因此用放大镜看一切物体都能有理想的照明条件。**建议放大镜和光源结合使用。**

盲区

放大镜视野的外围存在宽约5cm的环形盲区。形成原因是放大镜在放大视野的同时也遮盖了这部分放大视野周围的区域。助手为牙医传递手用器械和牙髓治疗器械的位置都落在了盲区内，所以牙医和助手要掌握器械的传递技能（参见第212页）。

放大镜下的视野

放大镜下的视野取决于放大倍率。如果是2.5倍放大镜，那么眼睛到物体的工作距离约为35cm或40cm。由于TTL放大镜距离眼睛更近，所以牙医的视野可能有患者张开的嘴部那么大。

放大镜和凹面口镜的双重放大作用

有一个相当简易、有效的方法可以将放大镜的倍率提高到2～3倍，就是在常规的口镜手柄上组装一个凹面口镜。

不过这种方法只能以单眼来观察视野，而且只有中央成像是清晰的。对于探查狭小的根管口来说，这不失为一个非常好用的辅助手段。如果放大镜是2.5倍率，那么结合凹面口镜后总放大倍率可以达到5～6倍（取决于凹面口镜在口内摆的位置）。

放大镜的使用时机

使用时机取决于牙医的眼睛功能。每个人的视力和对比度敏感性都不相同（参见第44页）。

有些人认为在整个治疗过程都使用放大镜会很有帮助，而有些人会在治疗的某些操作阶段使用，比如牙髓治疗中探查根管口或牙体制备。当找到根管口并用根管开口锉（比如，初步塑形锉或其他类似器械）建立了操作入路后，牙医就可以取下放大镜，因为此时根管开口很容易就能看清了。

建议

采用Galieian系统的放大镜

- TTL放大镜，这种放大镜的目镜距离眼睛更近。
- 放大镜45°向下倾斜。
- 放大镜的位置要经过精确的测算。
- 目镜尽可能接近眼睛，以获得更大视野。
- 使用2.5倍率。
- 建议工作距离40cm（身高160cm以下的牙医工作距离35cm）。
- 放大镜要配备LED光源。
- 如果有更高的放大倍率需求，那么使用Keplorian系统的放大镜：工作距离、下倾角度等如上。
- 放大镜的视觉系统采用向下倾斜的形式可以改善牙医的工作体位。

放大镜系统的举例见图3-18和图3-19。

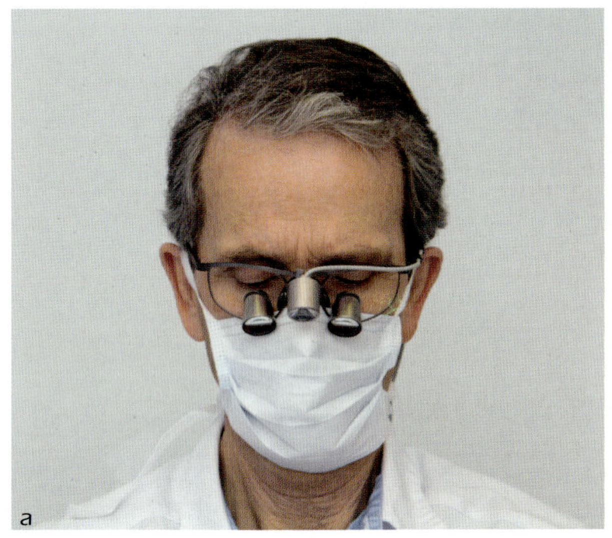

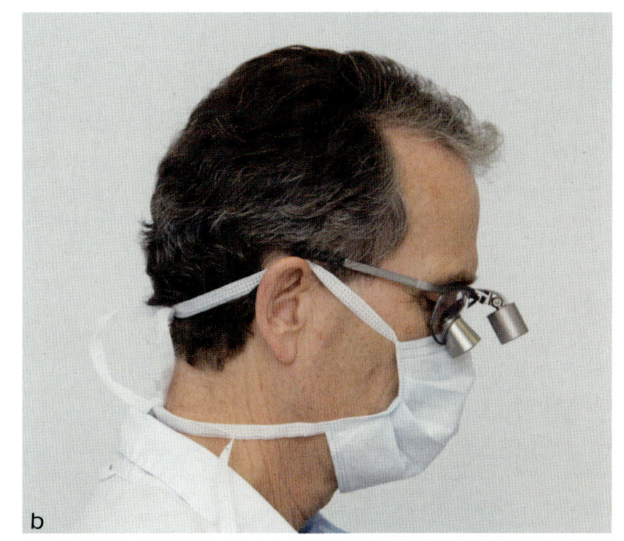

图3–18 （a和b）ExamVision放大镜系统，下倾45°。

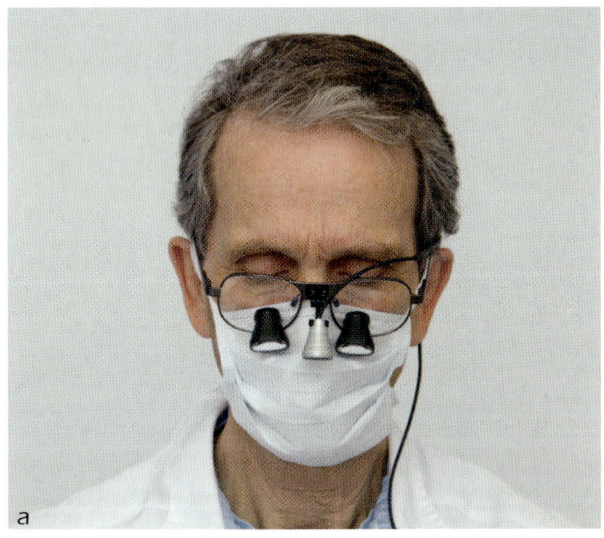

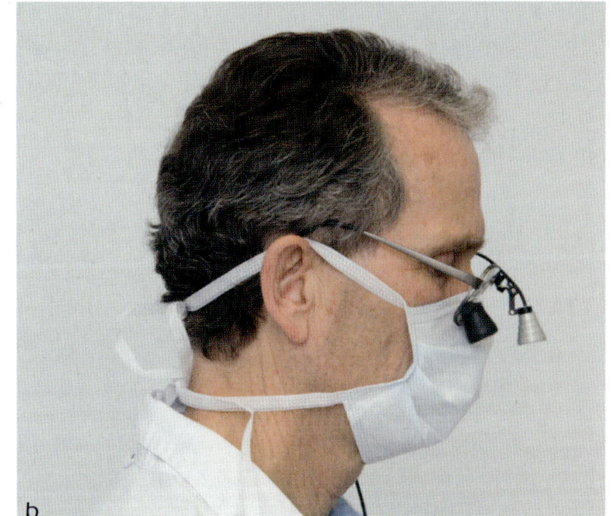

图3–19 （a和b）Orascoptic放大镜系统，下倾45°。

第 4 章

诊疗操作的质量

QUALITY

器械对手部操作的影响：微人体工程学

本章主要讨论手用器械、钨钢车针和金刚砂车针在微人体工程学方面的一些重要知识。

视野

“十二基本准则”中的第3条，无论窝洞所处的牙面和牙位，牙医在操作时应当都能看清窝洞所有的外表面和内表面。这也是第1条准则（良好工作体位）的重要组成内容。

操作

本章内容结合第1、第3和第5条准则，讨论精细牙科操作。精细牙科操作，需要牙医能合理利用手中的工具。这些工具的外形和结构，关系到操作者要如何用手来握持和操作，也关系到操作者手臂和躯干的动作或姿势。

手用器械和旋转器械的工作端应当有一定的外形和角度以满足不同牙面的操作要求，同时保证牙医有良好的操作视线和工作体位。此外，本章还根据第5条准则，列举了具体的治疗场景。

符合微创治疗的理念

要满足以下条件：

- 在操作时有良好的视野看清治疗窝洞的所有牙面。如果需要，再结合相关的微创技术和方法。
- 微创的技术方法对手用器械和旋转器械的外形、尺寸和握持朝向都有专门的特殊要求。

旋转器械的相关术语

- rpm：每分钟旋转次数。
- 扭矩：旋转能力，切削能力。
- 运动神经模型：神经支配肌肉产生位移运动。比如，手指或手部在操作时的运动由神经支配。

涡轮手机（气动马达）

涡轮手机是由压缩空气来驱动的，它是首个能实现金刚砂车针和钨钢车针运作的高转速器械。车针在高速手机上空转而不接触其他物体的情况下，理想的最高转速有400000rpm。但是临床上并不能达到这个最高转速，当车针接触牙面后转速会明显下降。由于扭矩很低，金刚砂或钨钢车针的切削能力非常弱。大多数涡轮高速手机的转速尚可，160000rpm，扭矩很低。当空气压力降低，手机转速也随之降低，此时的切削能力基本生就无法满足要求了。基于上述特定，涡轮高速手机都不能调节转速。

涡轮手机在运作时的声音刺耳，这是因为低扭矩处在高转速下而产生的（未与牙面接触时是理想的转速）。当车针和牙面接触后，涡轮手机转速降低，声音频率也随之下降。

由于涡轮机的扭矩较低、切削能力弱，许多牙医为了提高工作效率会尝试将金刚砂车针或其他旋转器械抬离牙面，等涡轮手机恢复到理想转速。凭借提速后的惯性，增强一点切削能力，直到转速再次明显降低。在这个过程中，涡轮手机的典型声音是：空转时的理想转速是高频噪声，而转速降低又变成低频噪声。

“接触–抬离”的操作方法

如果不希望涡轮手机的转速慢下来，那么手部在操作时的施压力度就要小。但这样一来很多牙医的手感受不到器械与牙面的接触。如果增加操作施压，那么触觉反馈会提高但涡轮手机的转速会降低。当涡轮手机离开牙面，它的转速又会恢复。

因此，熟悉使用涡轮手机的牙医会在操作过程中采用“接触–抬离”的方法，每次抬离都是为了用视线检查制备的牙面（因为手部触感反馈几乎没有），这样来来回回重复很多次。“接触–抬离”的操作模式无疑会阻碍操作运动的自动化进程。事实上，只在三维操作运动的规划和分解训练时会反

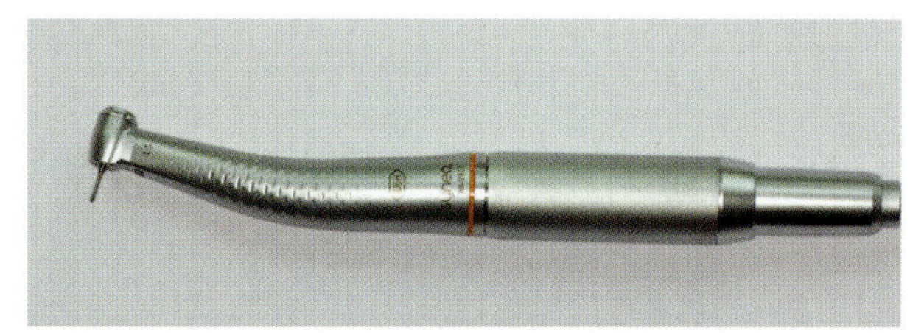

图4-1 与电马达连接的红色圈高速反角手机。

复用到“停止–开始”这种操作方法。

连接电马达的高速反角手机

基本原则

“诊间所有的牙科设备都要匹配和支持牙医最优的工作方式”而不是反过来，由设备来决定牙医的工作方式。1∶5转速倍增的反角手机（红色圈）连接在电马达上运作，也可称其为“高速反角手机”。

电马达在牙科临床的应用可以追溯到20世纪90年代，电马达的最高转速达到40000rpm。高速反角手机连接电马达之后，操作的最高转速可实现5倍加成，即200000rpm（图4–1）。

高速反角手机通常都以红色圈标识，安插的车针与气动涡轮手机用的各类旋转工具通用（金刚砂或钨钢等其他硬质金属车针）。手机的实际转速取决于电马达，而不会因为操作施压而波动，转速范围为1000rpm～200000rpm（不超过电马达的最高功率）。

如果手机和旋转器械有合适（根据不同的诊疗项目）且恒常的转速，旋转器械与制备表面能保持恒定的轻压接触，那么牙体制备就能以一系列流畅而精准的操作运动高质量地完成。当旋转器械的转速恒常时，金刚砂车针对牙面的切割能力就只取决于操作的施压。因此临床上，牙医要根据安插在高速反角手机上的车针不同属性及作用、具体的诊疗项目和制备介质，选择相应的手机转速。

气动涡轮手机的扭矩较低，高速反角手机的扭矩则远远高于涡轮手机。虽然不可能精确测算它们在实际操作中的扭矩，但高速反角手机至少是气动涡轮手机的10倍。在使用金刚砂车针（比如直径1.2mm的）操作时，高扭矩是十分理想的操作条件。

比如，使用高速反角手机搭配银汞切削车针去除大面积银汞充填体（体量近似全冠），可能仅需半分钟。电马达及其连接的反角手机，对牙医而言，优势远远超过传统的气动涡轮手机。

连接电马达的高速反角手机，相比气动涡轮手机，有如下优势：

扭矩更高（切割能力更强）

根据临床需要，高速反角手机的切割效能远高于气动涡轮手机，不过也要注意同时提供充足的水冷却。

转速更高

高速反角手机的最高转速可达200000rpm，转速稳定且只取决于电能控制，而不受旋转器械与制备表面的接触压力大小的干扰影响（涡轮手机的转速就会低很多）。高转速和高扭矩保证了反角手机的高效能表现，同时一定要有充分水冷却。

视操作需要而准确调节转速

牙医根据具体操作的要求，通过脚控调节电马达反角手机的转速。不同操作内容，需要的转速不同。比如，以卵圆形金刚砂车针给树脂充填体的殆面修形，车针转速应在180000～200000rpm。而以火焰状金刚砂车针调修靠近树脂充填体边缘，转速就应在30000～40000rpm。

手指触觉更敏锐

施力在旋转器械上的压力越大（扭力），器械与制备表面的触感，传导反馈到手部也会更明显。因此，牙医在用高速反角手机制备牙面时手部对牙面的触感反馈更敏锐了。在视线入路比较困难或受限的情况下（比如，制备上颌末端磨牙的远中邻面），牙医此时可以通过调低器械转速，从而进一步获得更好的手部触感反馈。

安全性更高

如果金刚砂车针在牙面运动得过快，牙医视线“监控”器械工作端有困难，那么牙医可以选择降低转速直到感到“安全”（译注：能保证视线始终监控着器械运动）。

旋转向心性更佳

由于高速反角手机的机械力学驱动原理，安插其上的车针在旋转工作时的向心性更佳，不会有微小的侧向偏移。因此，牙面经由车针到手部的触感反馈更“直接”。车针除了传统的金刚砂车针，也可以安插适用微创治疗的细长和窄径的金刚砂车针。

操作简单

从大量的牙体制备实操课程经验来看，牙医使用高速的电马达反角手机，更容易制备出高质量的预备体。

更有效支持操作训练

高速反角手机很适合作为手部操作运动技能的训练工具。在训练时，可以在高速反角手机上安插金刚砂车针或钨钢车针，然后完成一系列三维方向上精确的操作动作，重复练习直到不假思索的动作“自动化”。

重量平衡

电马达及其连接的高速反角手机在重量上高于气动涡轮高速手机。如果综合器械具有重量平衡设计，那么这个重量就会得到补偿，与抵消，牙医在操作时也不会感受到电马达及其反角手机的重量影响。

涡轮手机和反角手机的厂家一定知道这二者在耐用程度上没有差异。

高速反角手机取代涡轮手机

数十年来，一些国家的牙医普遍接受了临床以高速反角手机取代涡轮手机，但也有国家的牙医甚至还不了解高速反角手机的优势。

为了完全取代气动涡轮手机，建议临床配置两个电马达端口。位置比较靠近助手侧的端口连接1：1转速蓝色圈的反角手机。方便助手更换车针、砂石或抛光碟等器械。另一个端口靠近牙医侧，适合连接1：5倍速红色圈的反角手机，替代涡轮高速手机。

脚控

旋转类器械的转速

在不同的治疗操作中，对旋转类器械也相应有不同的转速需求。旋转类器械包括有金刚砂车针、钨钢车针和抛光碟等。

确定合适的器械转速要考虑以下要素：器械的直径和表面颗粒粗糙度、操作内容、操作动作的安全性、牙医的技能、操作的牙面、器械外形、切削力和水雾冷却。厂家可能会给出临床使用建议，但最佳的转速指导可能还是在于牙医手部（和脚）的感知力。

在窝洞去腐时，如果采用低至每分钟数百转的转速，那么球钻钨钢车针能为手部提供良好的触感反馈。当牙医的手部通过器械感受到来自牙本质坚硬的质感且操作阻力增加，那么这说明窝洞去腐接近完成，停止旋转器械后用探针检查。

转速举例：

- 牙体制备时的转速为160000～200000rpm。
- 牙本质钉道制备时的转速200rpm。
- 窝洞去腐时的转速为300～1500rpm。
- 卵圆形金刚砂抛光车针在树脂表面的转速为140000～200000rpm。
- 火焰状金刚砂抛光车针在树脂表面的转速为30000～40000rpm。
- 抛光杯的使用转速为800～2000rpm。

那么，转速的选择和调节又是怎么实现的呢？预先设定一个转速值并不能有效满足临床需求，因

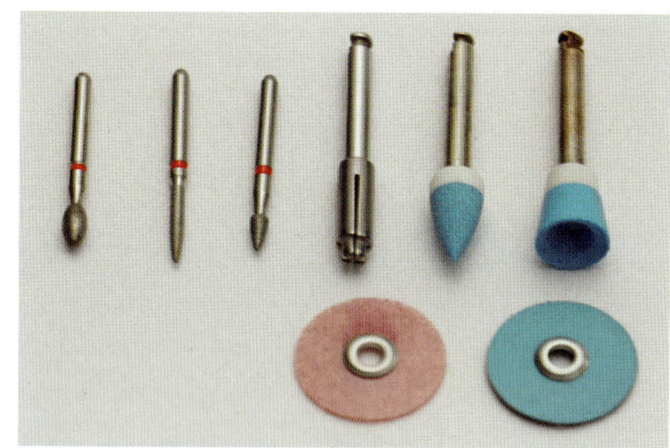

图4-2 用于抛光的旋转类器械。

为有的旋转器械可能会用到上述转速范围内的高转速，有的可能会用到上述范围内的低转速。

转速调节的传统方式

脚控能实现电马达全转速范围内的调节。首先，牙医踩下脚控踏板开启马达，然后慢慢调节并找到最符合当下这个治疗的器械转速。有时要提高有时又要降低，直到调节到最佳转速为止。

操作一会儿后，停止马达运作，检查牙面或窝洞。然后又重新启动马达并逐渐调节到最佳转速，接着操作，直到下一次停下来检查牙面或窝洞。

这个过程可能会重复很多次，每次都要重新再找到最佳转速。整个过程令人感到相当疲惫和注意力分散。

为不同的操作治疗设置转速范围

当然，有人会考虑到可以为每种旋转类器械预先设定最高和最低转速的程序模式。在每个程序内，牙医以脚控来调节转速。以树脂抛光这个操作治疗为例，操作过程可能会以下这些旋转器械（图4-2）：

- ▲ 卵圆形金刚砂抛光车针。
- ▲ 火焰状金刚砂抛光车针。
- ▲ 尖头金刚砂抛光车针。
- ▲ 抛光碟。
- ▲ 抛光杯和含金刚砂的硅胶尖。

根据具体的诊疗操作，每种旋转器械都有其相应的转速要求。比如复合树脂充填的治疗，牙医可能会用到5种以上的旋转器械，如果要靠手去调节每种旋转器械的转速程序，那就太过繁琐；靠脚控去调节也会有同样的问题。而且脚部的反应时间比手部更慢，通常在1秒以上。因此，我们对脚控的操作功能，越简单越好。既然手和脚都不是最佳的转速调节方式，那么临床就要寻找其他解决方法。

基于神经支配肌肉运动的原理，简化脚控的操作功能

首先，牙医踩下脚控踏板；然后踩着踏板的同时脚向侧方移动以调节转速，直到调节到当下这个治疗的最佳转速（图4-3）。

当牙医要停止器械运作并检查窝洞时，只要抬起脚松开踏板，马达就会停下来，但此时踏板的位置并没有变化。检查后继续器械操作时，牙医轻轻踩下踏板，马达即刻又运作起来并且维持了最佳的器械转速。这就像是一个“或开或关”的按钮，不需要每次都重复最佳转速的调节过程，大大简化了整个治疗过程（图4-4）。

简单地说，就是通过侧向移动踏板来调节和选择转速。重复轻踩和松开踏板可以实现马达的开启和停止。如果要改变转速，那么用脚侧向移动踏板就可以了。

自动形成短暂气流的功能

这个功能是由笔者在1970年发明和提出的，目的是便于在旋转器械停止运作后有清晰的视野供牙医（或用探针）检查术区。

为了在操作过程中检查术区，牙医的操作习惯通常是先停止电马达，然后拿起三用枪吹干窝洞或牙面，检查，接着放回三用枪再继续使用电马达操作。这个过程在每个治疗操作中都会重复出现数次。

为了减少或避免这个烦琐且令人疲惫的过程，笔者将水雾系统设计成在马达停止运作后

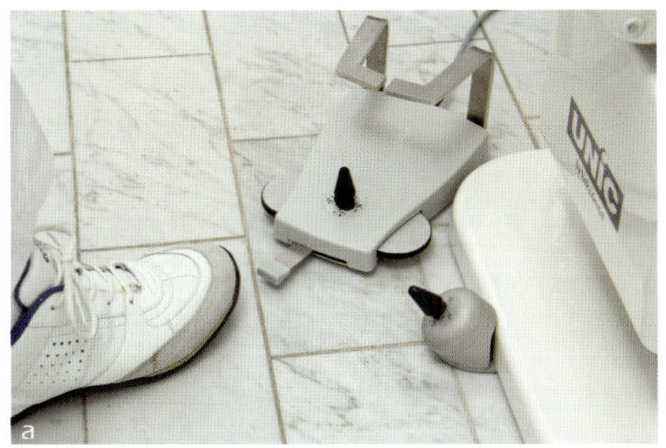

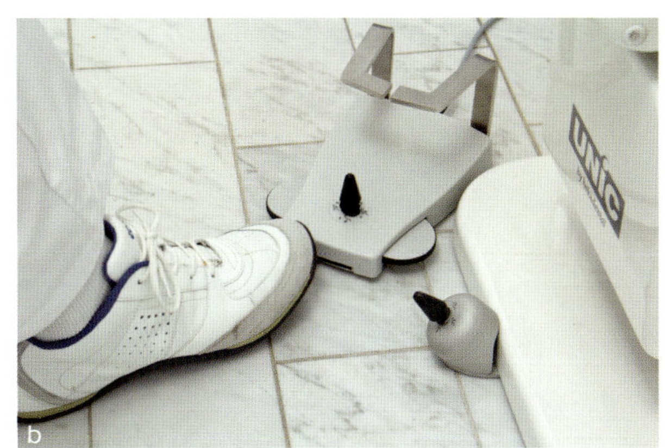

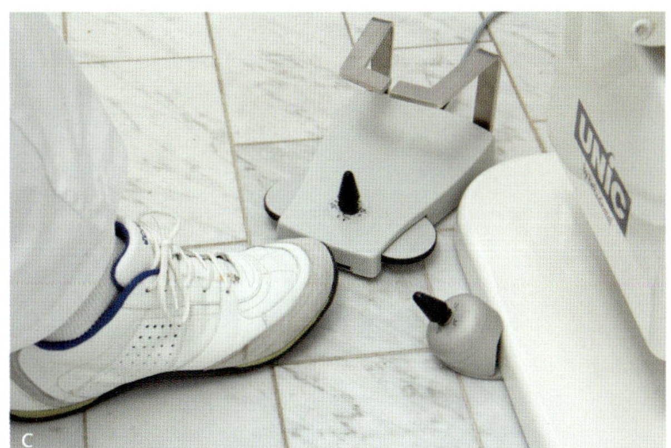

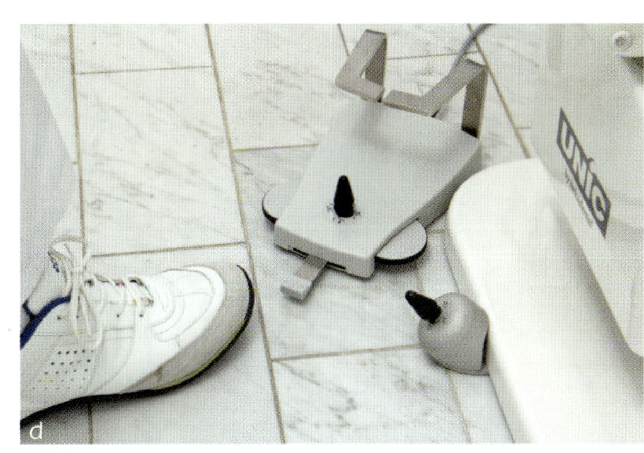

图4-3　（a）脚控踏板。（b）用脚踩着踏板，同时脚向右侧移动，以调节转速。（c和d）抬起脚，踏板保持位置不变。

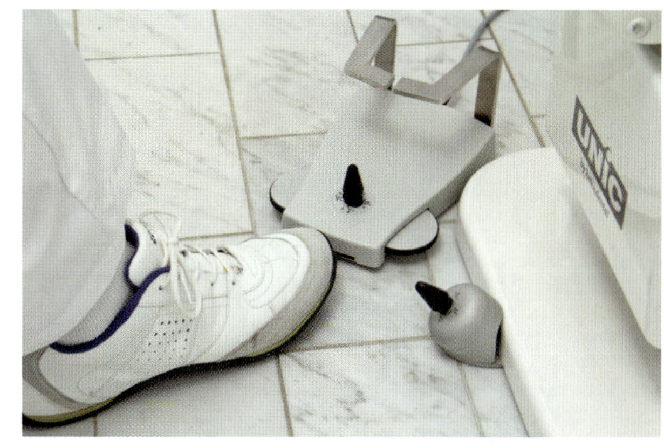

图4-4　踩下踏板，马达重新开始运作而且保持了之前调节的转速。踏板此时就像一个“或开或关”的按钮。

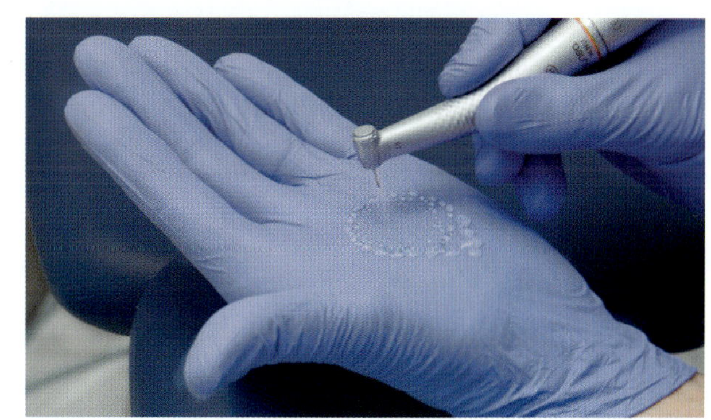

图4-5　自动形成短暂气流的功能。

继续喷气0.8～1秒，目的是吹干窝洞或牙面。这样就不必来来回回拿取三用枪了（图4–5）。自动形成短暂气流的功能也大大简化了整个治疗过程。

旋转类器械：钨钢车针和金刚砂车针

接下来介绍一些符合微人体工程学和微创理念的旋转器械。这些器械可以在牙体或窝洞制备的工作流程中使用。

专用于快速去银汞的钨钢车针

这是一种专门用来去除银汞充填物的钨钢车针。它的质地很坚硬，表面独特的切割刃形貌可以极快速地将口内残缺的银汞充填物切割成小块状，而金刚砂车针则只能在银汞表面起到研磨的作用，产生很多粉末颗粒。所以这种钨钢车针不仅去银汞效率很高，而且还能减少汞蒸气等有害物质的释放。由于高速反角手机（连接电马达）的转速高且扭矩大，所以器械的切割运动能保持稳定而持续（图4–6）。

这种去银汞的专用钨钢车针产生的振动非常小，在操作时通常不会与牙体的窝洞壁有接触。如果还有少量银汞在窝洞内残余，那么可以再用钨钢球钻或者宽0.9mm的微制备金刚砂车针进一步去除。

钨钢球钻

大部分在1：1转速的蓝色圈反角手机上使用的所谓钨钢球钻与常规的钨钢车针并不相同，区别是它不能沿着牙体轴向切削牙体组织。

钨钢球钻的每条切割刃都呈闭环交汇于一点（图4–7），所以在牙体轴向上无切割力，不属于真正意义上的钨钢车针（burs）。从本质上讲，它其实是球形的切削针（round miller）。

在窝洞去腐时，钨钢球钻的运作只能呈“Z”形移动下行，也就是说利用了刃的侧向切割作用。即使当窝洞范围很小，从牙体轴向上来说钨钢球钻的运动轨迹也依然是呈“Z”形下行的，那么小窝洞就会被不必要地“扩大”。

如果选用的钨钢球钻直径是1.4mm，那么制备后窝洞直径至少有1.6mm。这种情况在临床其实很常见。比如，在充填后牙的窝沟龋时，窝洞就很容易会被无谓地扩大成“大”窝洞。

窄柄且有轴向切割力的钨钢球钻

市面上有一种全新的钨钢球钻（H1seM，Komet）可以插到蓝色圈电马达反角手机上且具备在牙体轴向上的切割力。切割刃从表面横穿而过交汇于球钻底部，所以在牙体轴向上就不必再以“Z”形移动切割了。同样在小窝洞的情况下，这种钨钢球钻在充分的水雾冷却下就可以直接沿着轴向移动完成去腐操作。

如图4–8所示的这种新钨钢球钻，质地坚硬而且车针柄细窄，窄柄更有利于球钻在窝洞内的侧向移动，所以说无论从牙体轴向还是侧向，这种钨钢球钻都有良好的切割表现。

在窄窝洞的情况下，窄柄可以为牙医提供更大空间的视线入路以及侧向移动切割。如前所述，这种车针可以直接沿着牙体轴向发挥切割作用，因此不需要再以“Z”形移动下行（图4–9）。钨钢球钻作为牙科治疗的基础工具，这一改进对临床而言相当有价值，而且也为牙科微创治疗提供了有力支持。

深窝洞

当牙体的窝洞很深时，电马达反角手机的头部就会距离牙齿很近。这会干扰或者完全阻碍牙医看向窝洞的视线。

此时，牙医或者短暂“盲目”（无法看到窝洞内的车针运作）操作后停下来检查窝洞，又或者为了看到窝洞内的车针而扩大窝洞入口。实际上，还有第三种解决方法可以替代上述这两种方法。

第三种方法是选择用加长柄的车针，车针柄比标准车针柄（21mm）长5mm，即26mm 。这样一

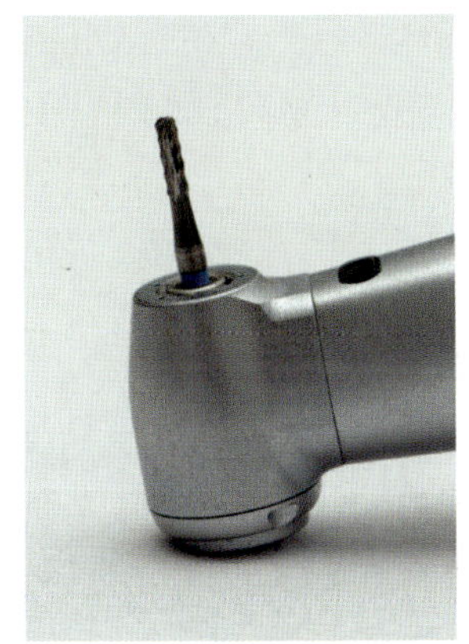

图4-6　专用于快速去银汞的钨钢车针。

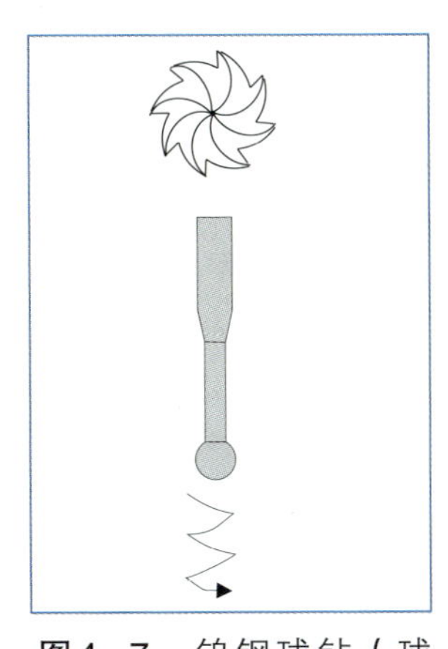

图4-7　钨钢球钻（球形切削针），操作时呈“Z”形移动下行。

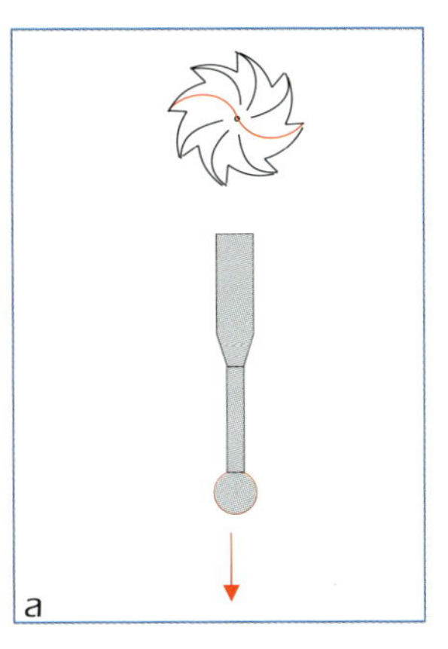

图4-8　（a和b）一种新的钨钢球钻，可以沿着牙体轴向切割组织。

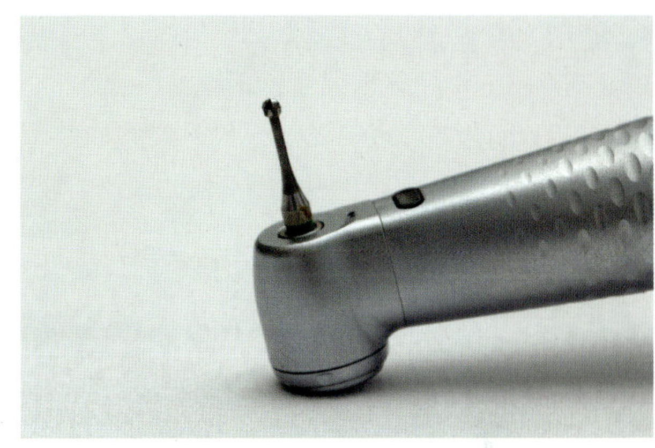

图4-9　从侧面看，新的钨钢球钻车针柄窄细。

来，操作时就能看到钨钢球钻的工作端了。

窝洞制备的金刚砂车针以及微人体工程学

很多牙医手边的车针架上通常安插着各式各样用于窝洞制备的金刚砂车针。这些车针基本上直径都很大（1.4mm或以上）（图4-10a），而且车针柄也很短（图4-10b）。

大直径车针

在使用大直径车针时，窝洞的最小宽度无疑至少有车针直径的大小，甚至更大。如果窝洞整体或者局部龋损的范围很小，那么车针在制备时不应该无谓地扩大窝洞。此时，小直径的金刚砂车针会更有优势。

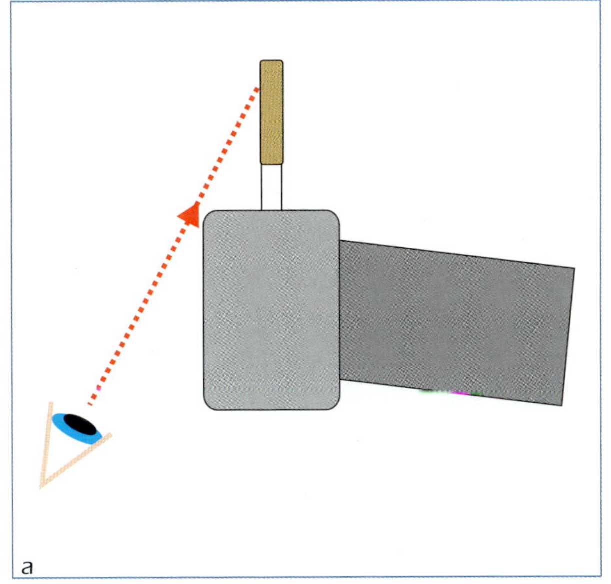

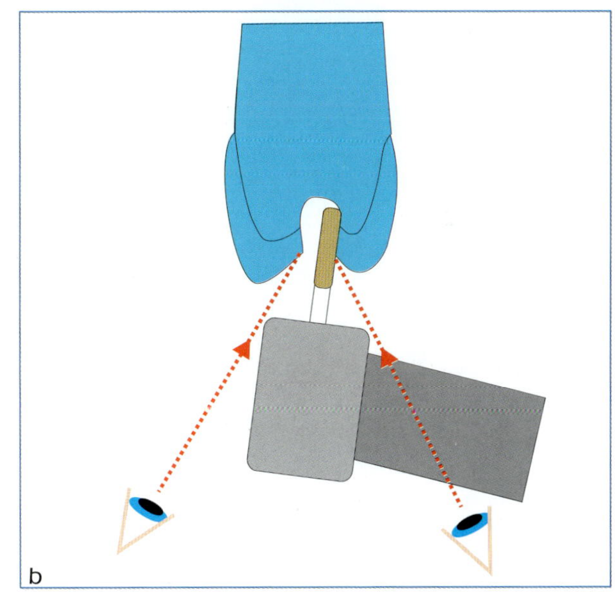

图4-10　（a）常规用于窝洞制备的金刚砂车针。（b）常规车针的柄很短，操作时电马达反角手机的头部干扰了牙医的视线。

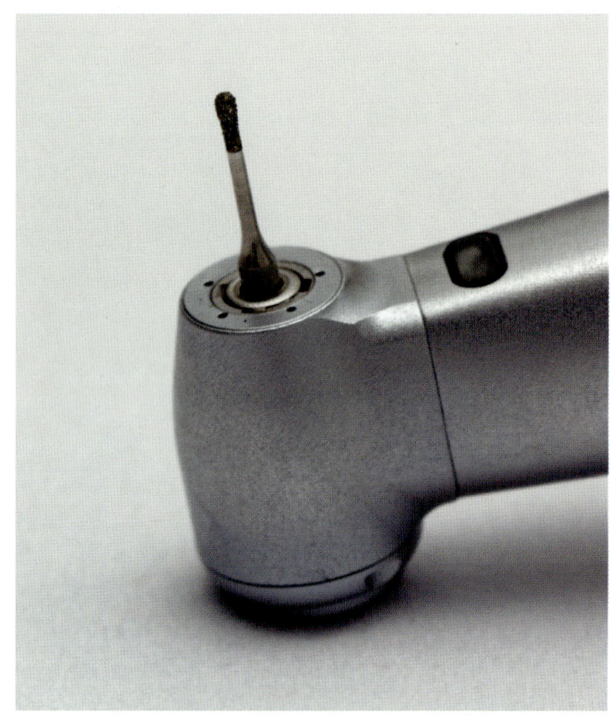

图4-11　0.9mm微制备金刚砂车针。

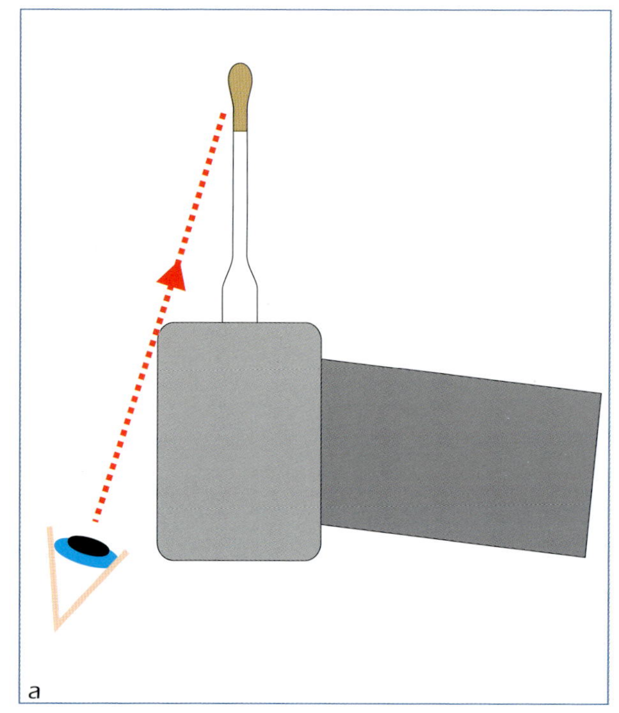

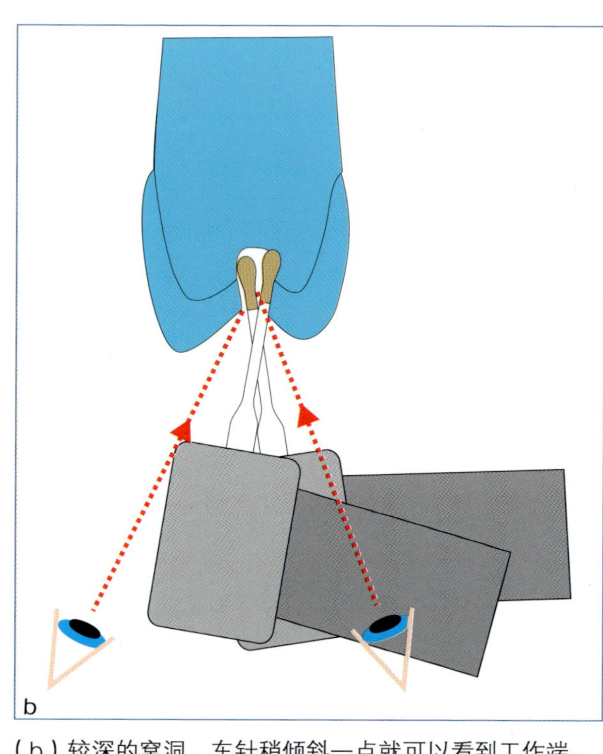

图4-12　（a）车针柄窄长，术者视线可看到车针的工作端。（b）较深的窝洞，车针稍倾斜一点就可以看到工作端。

- 大直径金刚砂车针制备出的窝洞比较大。
- 小直径金刚砂车针制备出的窝洞比较小。如果临床有需要，也可以使用小直径金刚砂车针制备较大窝洞。

短柄车针

如果金刚砂车针的柄很短，这就意味着操作时电马达反角手机的头部会距离牙面很近，那么牙医的视线就不能一直观察着正在旋转运作的车针工作端（图4-10b）。窝洞越深，这种视线阻碍就会越发明显。为了改善（看到窝洞内部的）视线，牙医不得不侧向倾斜反角手机的头部，但这样一来窝洞入口就会被过度制备。

使用短柄金刚砂车针更容易出现过大的窝洞入口。这种现象常常发生在邻面深窝洞。

微制备金刚砂车针

使用微制备金刚砂车针（或称为“迷你制备金刚砂车针”）不容易过度制备，适用于龋损比较小的情况。这种车针的长度是21mm，比常规的窝洞制备车针更长，而且它的柄窄细（图4-11）。

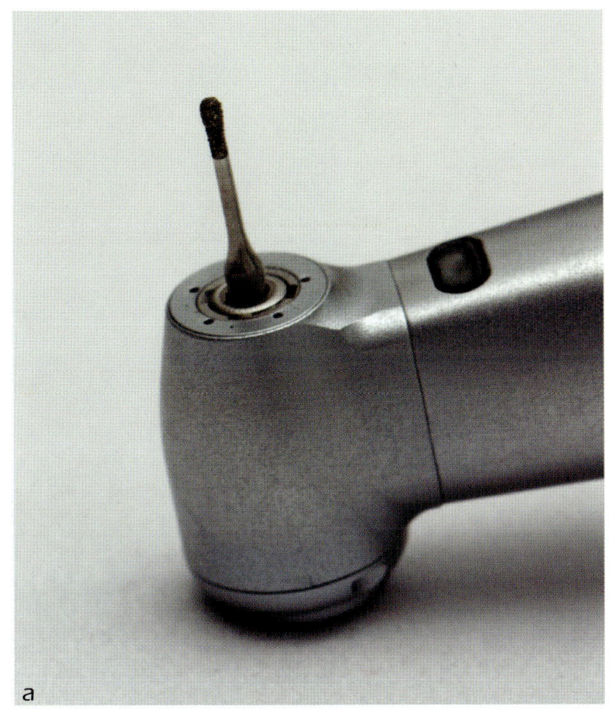

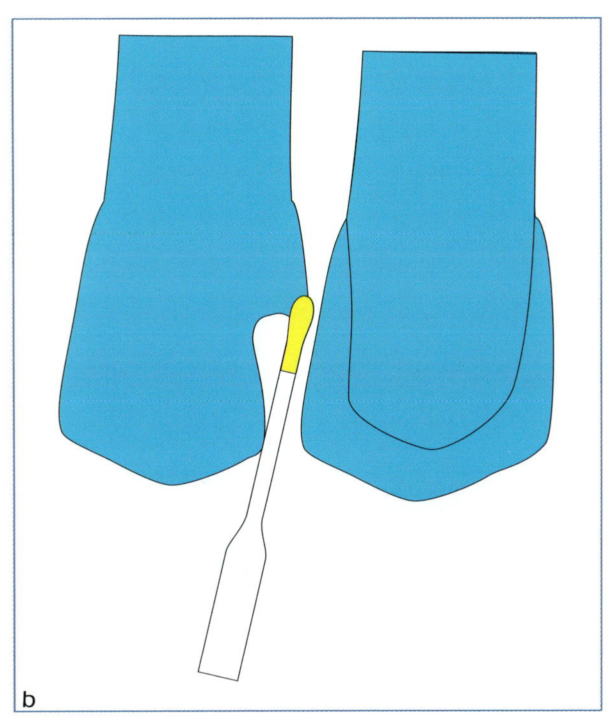

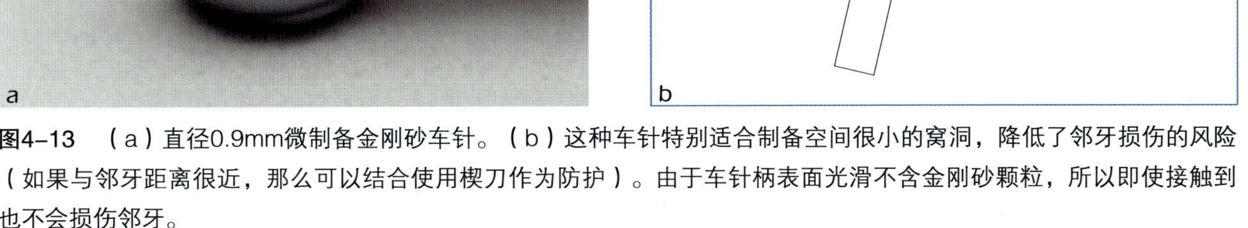

图4-13 （a）直径0.9mm微制备金刚砂车针。（b）这种车针特别适合制备空间很小的窝洞，降低了邻牙损伤的风险（如果与邻牙距离很近，那么可以结合使用楔刀作为防护）。由于车针柄表面光滑不含金刚砂颗粒，所以即使接触到也不会损伤邻牙。

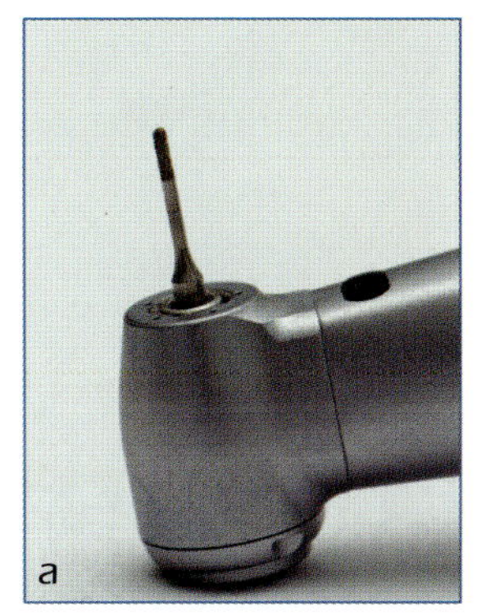

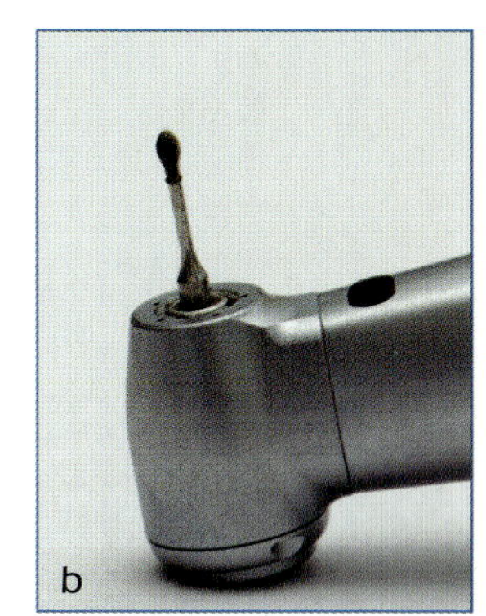

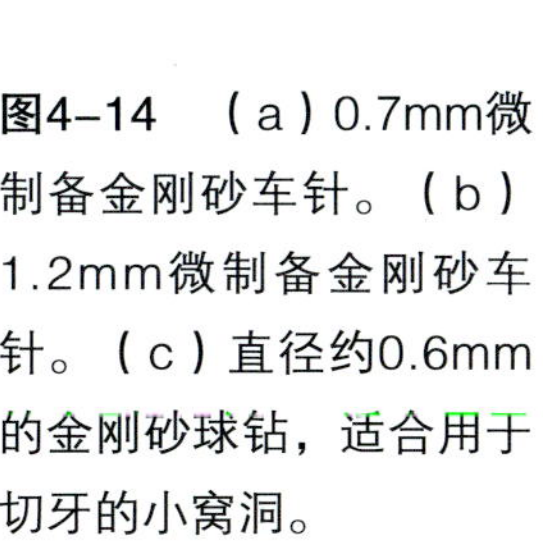

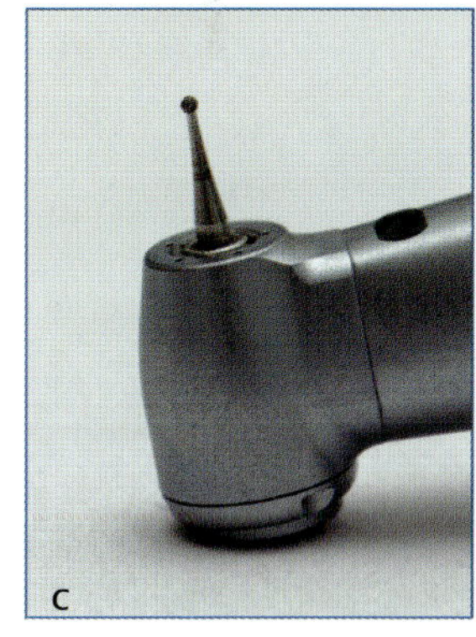

图4-14 （a）0.7mm微制备金刚砂车针。（b）1.2mm微制备金刚砂车针。（c）直径约0.6mm的金刚砂球钻，适合用于切牙的小窝洞。

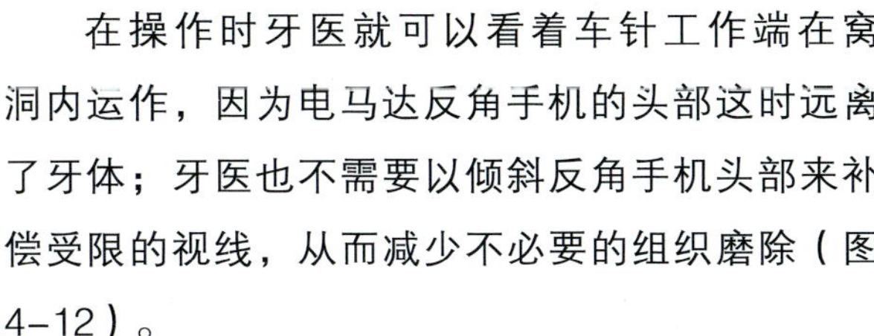

在操作时牙医就可以看着车针工作端在窝洞内运作，因为电马达反角手机的头部这时远离了牙体；牙医也不需要以倾斜反角手机头部来补偿受限的视线，从而减少不必要的组织磨除（图4-12）。

切割刃长度是2.2mm，比大部分窝洞制备的金刚砂车针都短，这也是它独特的优势。在制备较深的窝洞时（比如邻面窝洞），微制备金刚砂车针可以在洞底2.5mm深的范围内切割。即使车针接触到了窝洞入口也不会有过度制备的风险，因为车针柄表面光滑不含金刚砂颗粒，无研磨、切削作用。不仅能避免洞口被无谓扩大，还能降低邻牙损伤的风险。建议0.9mm微制备金刚砂车针（图4-13）可以常规用于轻度龋坏的治疗（较大龋洞可以选用直径1.2mm微制备金刚砂车针，图4-14b）。

如果窝洞范围极小，那么建议使用直径0.7mm微制备金刚砂车针（图4-14a）。在切牙操作，直径0.6mm的窄柄金刚砂球钻是合适的选择（图4-14c）。

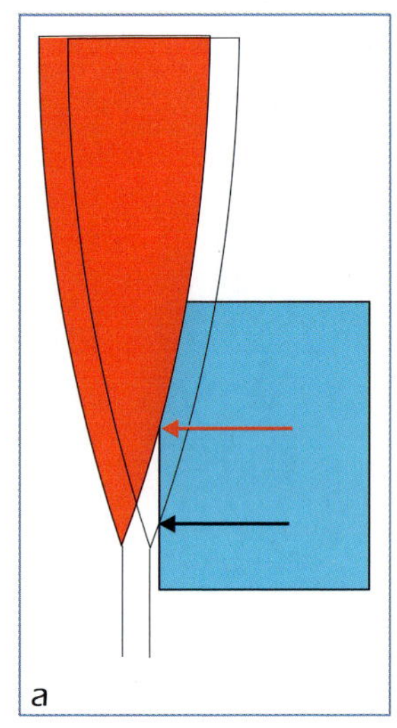

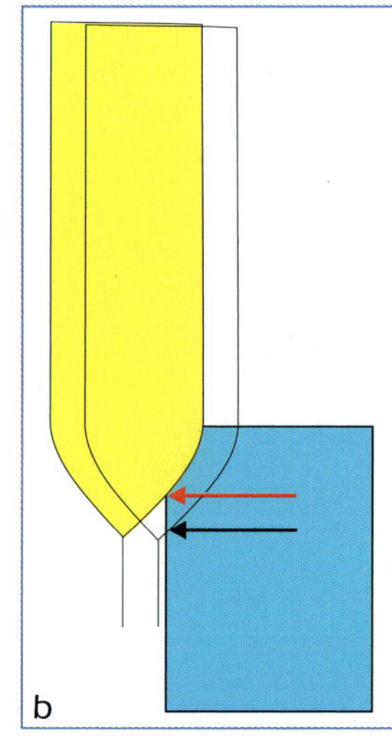

图4-15 （a）火焰状金刚砂车针侧向移动0.1mm（垂直向的位移是侧向的4倍）。（b）浅凹边缘专用车针。

微人体工程学（microergonomics）

金刚砂车针的外形和牙体边缘的制备

牙体制备，是由牙医使用有三维设计的器械，在三维方向上操作运动，从而得到有三维几何形貌的牙体组织（预备体）。在制备过程中，牙医手部的操作动作其实并不能完全靠意识实现精准的掌控。手部动作发生极细微的偏差或偏移实际上是神经肌肉运动的结果。当这种细微偏差或偏移的幅度小于0.1mm时，人类肉眼（不借助放大镜或显微镜的情况下）是根本察觉不到的。

但是，这些极微小的操作动作会在预备体上产生放大效应。比如，使用火焰状金刚砂车针制备全冠预备体的边缘，它所形成的边缘我们有时会称为“刃状边”，主要用于金属的修复体边缘（比如金属烤瓷冠）。

由于火焰状金刚砂车针的切割工作面与其顶端的角度较大，当车针在操作过程中发生微小的侧向位移，比如0.1mm，那么其制备的边缘在牙体轴向上的位移就可有4倍之差（0.4mm，图4-15a）。这就导致边缘制备很难有精确的把控，尤其还有精修边缘的步骤，即第二次甚至第三次调磨边缘。牙医几乎不可能通过看或感觉来保证精修操作之后边缘位置在牙体轴向上还能维持不变。

结果预备体的边缘不够明确（通过表面粗糙度来辨别），又或者为了获得更清晰的边缘而倾斜车针方向，这会导致车针聚合度超过理想的12°。

当金刚砂车针表面与尖端的夹角是45°，那么尖端向侧方发生0.1mm的细微运动时预备体边缘在垂直高度上也移动了0.1mm。

这种车针即所谓的“浅凹边缘专用车针”，它形成与水平面成45°的浅凹边缘而不是肩台边缘（图4-15b）。此时，牙医不仅可以用探针感受到边缘或沿着牙体轴向上看见边缘，也可以在同一牙体位置上重复器械的操作运动（制备或精修）。浅凹边缘的宽度取决于修复体类型。根据培训经验，使用直径小于1.0mm的车针制备浅凹边缘对大部分牙医而言会比较困难，直径1.2mm的“浅凹边缘车针”会更容易操作。

因人而异

在操作时，器械的细微运动幅度取决于牙医的视力水平（能看清器械细微运动的程度）。

肩台边缘的微人体工程学

一般来说，大直径金刚砂车针用于肩台的边缘制备（译注：肩台边与水平面平行，浅凹边缘与水平成45°），但是这种车针往往容易接触或损伤肩台附近的牙龈。而牙龈的撕裂损伤又可能会引起组织退缩。

不损伤牙龈的肩台制备

不损伤牙龈的肩台制备步骤：

- ▲ 如果拟制备宽度1.4mm的肩台，那么先用直径1.2mm头部半圆形的柱状金刚砂车针进行初步制备（图4-16）。
- ▲ 然后继续向着牙面方向制备0.2mm的宽度，远离牙龈，车针轴向几乎与牙体长轴平行。
- ▲ 边缘制备要符合牙龈缘的弧形曲线（排龈操作也一样）（图4-17）。
- ▲ 使用一种仅在末端表面有金刚砂颗粒且头部稍有弧度的车针精修肩台（图4-18）。

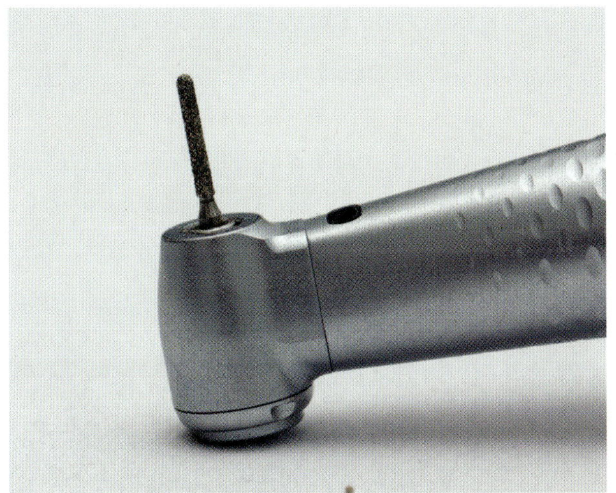

图4-16　头部半圆形的柱状金刚砂车针。

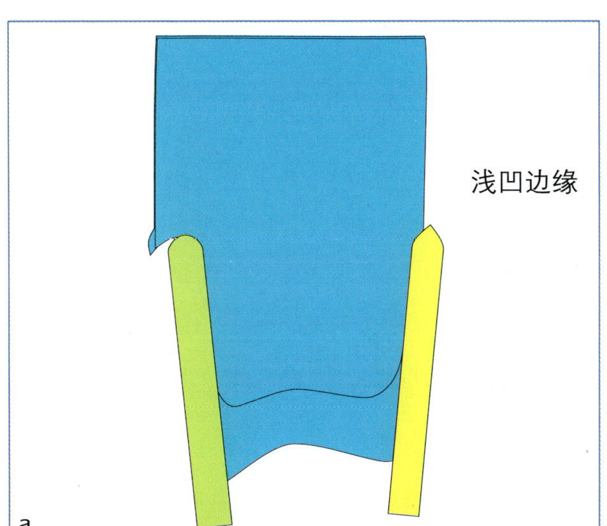

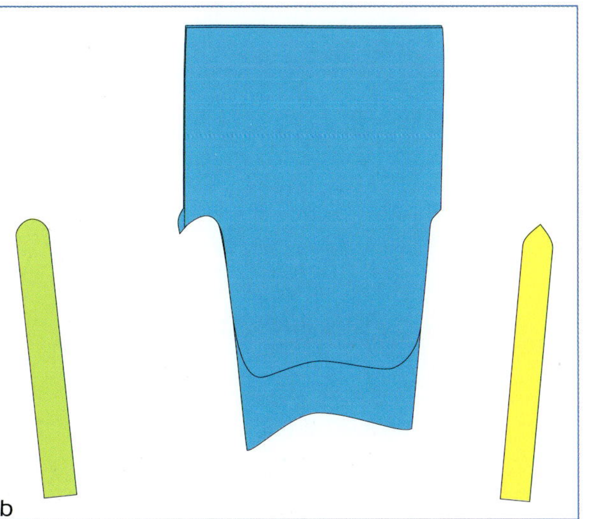

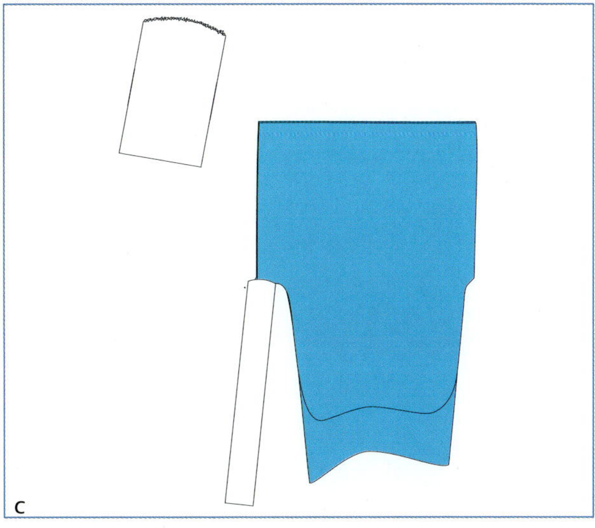

图4-17　（a和b）初步制备后的边缘。然后头部半圆形的柱状金刚砂车针继续朝着牙面方向（远离牙龈）制备0.2mm的宽度。（c）使用一种仅在末端表面有金刚砂颗粒且头部稍有弧度的车针精修肩台。车针除了末端表面有颗粒其他表面都很光滑，所以完全不会损伤到牙龈组织（在操作前先要用细排龈线进行排龈）。

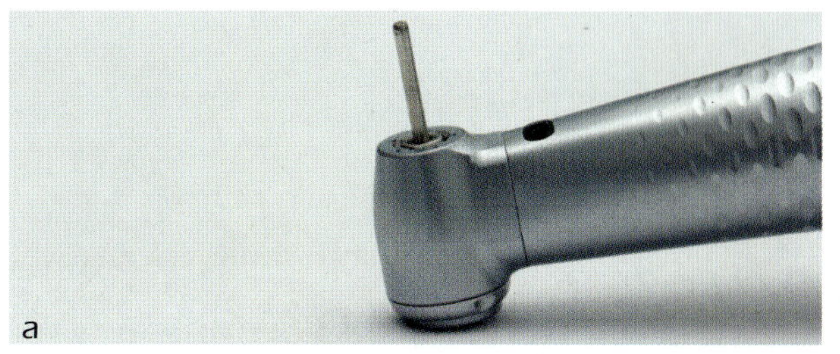

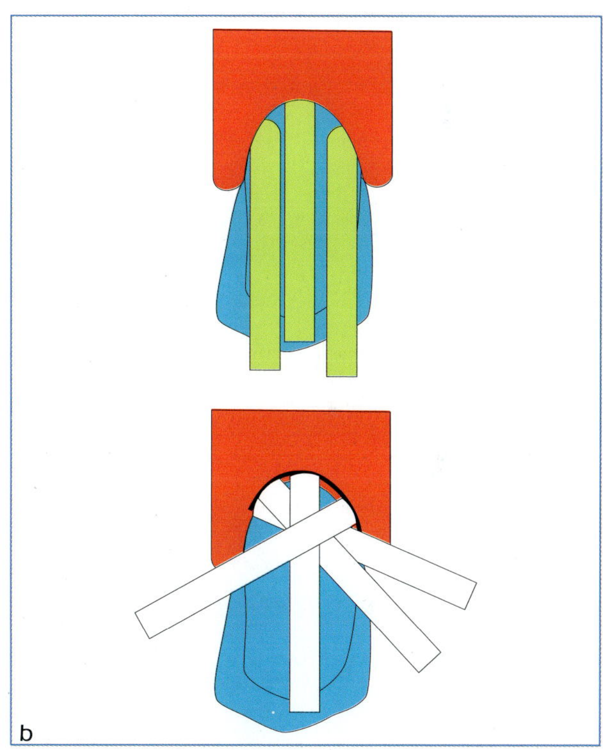

图4-18　（a）在初步制备时，车针轴向始终与牙体长轴保持平行。（b）使用精修车针制备肩台的外侧缘，车针轴向与肩台外缘垂直。最终的肩台内侧线角圆钝，肩台外缘与龈缘曲线一致且顺滑连续。

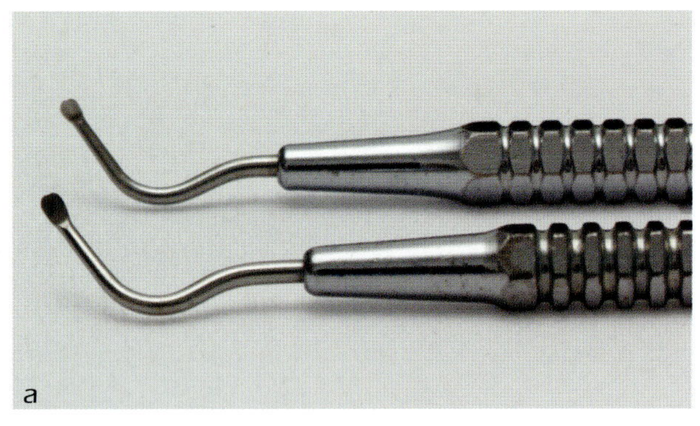
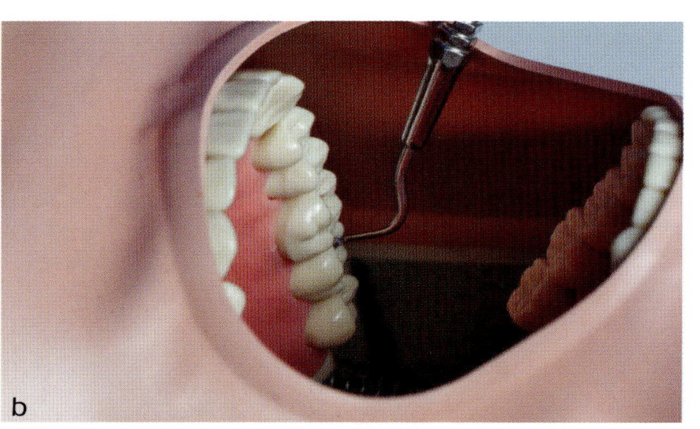

图4-19 （a和b）Maillefer手用挖匙的工作端充分弯曲（工作端与手柄的夹角45°）而且外形设计也方便操作，即使是远中窝洞的情况。

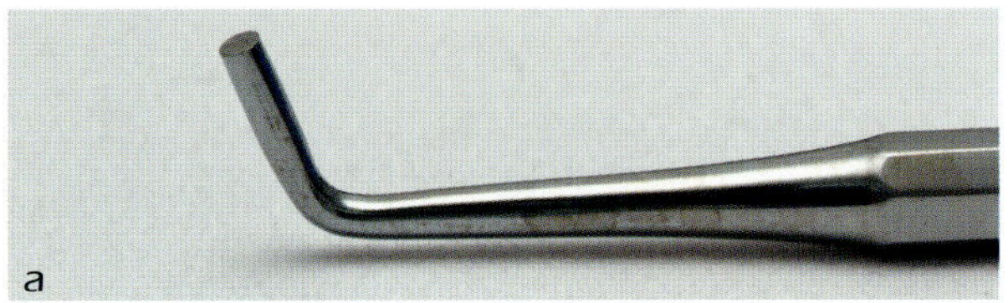
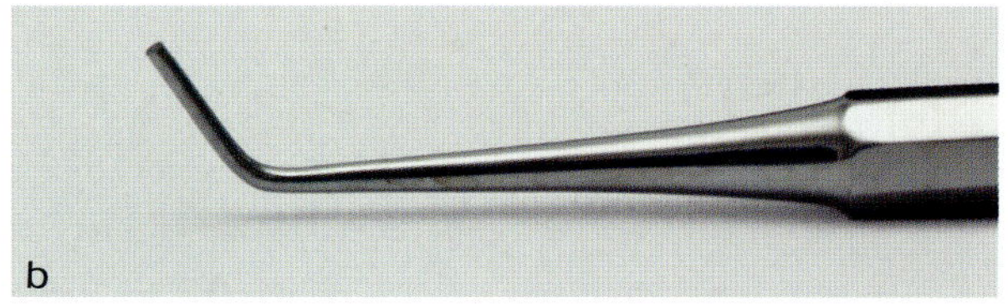

图4-20 （a）复合树脂充填器应当有充分的弯曲角度（工作端与手柄夹角110°），以满足远中窝洞的操作需要。有一端头部能进入0.9mm的窝洞。（b）手柄与工作端约成110°角。

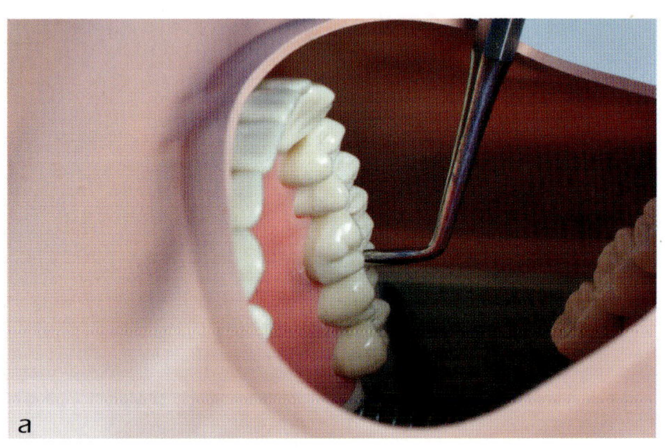
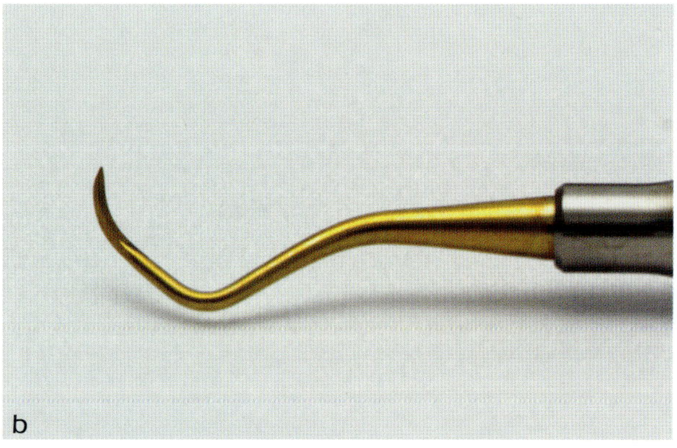

图4-21 （a）在远中窝洞，使用树脂充填器操作。（b）手用洁治器的工作刃侧向倾斜45°角。

- ▲ 精修车针始终与肩台的弧形曲线（与龈缘曲线一致）垂直。

手用器械的工作端外形和角度很重要

手用器械都有特殊的形态和工作端角度，这关系到牙医是否能在良好的工作体位下完成牙面或窝洞的操作。下面将以两种手用器械来举例说明。

手用挖匙

手用挖匙非常适合用来去除牙本质腐质。牙医在去腐的同时能有精细的触感反馈。能通过挖匙感受到腐质的松软和牙本质的坚硬。其实，手用挖匙的去腐速度很快，而且安全、简单。

只不过大部分手用挖匙的工作端在长度和角度上都很难进入深窝洞操作，尤其远中窝洞。这可能也是为何许多牙医都不愿意使用挖匙的原因。

Maillefer手用挖匙的工作端具有特殊的外形和角度，操作方便即使是远中窝洞的情况（图4-19）。复合树脂充填器的工作端角度应当也能满足远中窝洞的操作要求（图4-20），而且有一端头部能进入最小0.9mm的窝洞操作，手柄与工作端夹角约110°。

手用刮治器

龈上刮治器的工作刃应当侧向倾斜45°角，这样牙医就能（保持良好体位）坐在11点位刮治下颌前牙舌侧，而且患者的鼻子和牙医右手大拇指之间也可以有充分的空间（图4-21）。

然而，鲜有手用刮治器的设计遵循了上述原则。因此在使用这些刮治器，尤其操作下颌切牙舌侧时，牙医就不得不采取错误的工作体位。

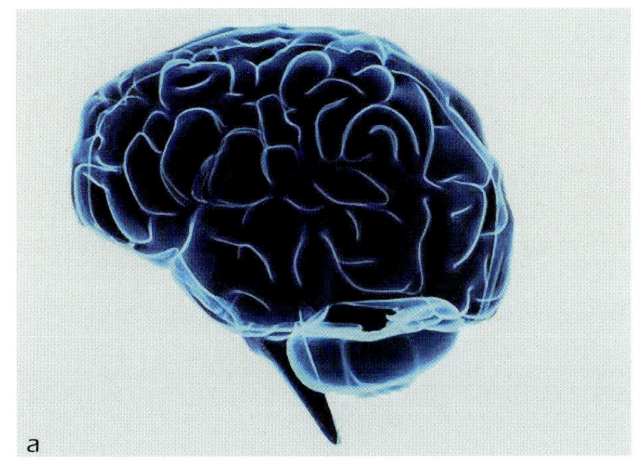

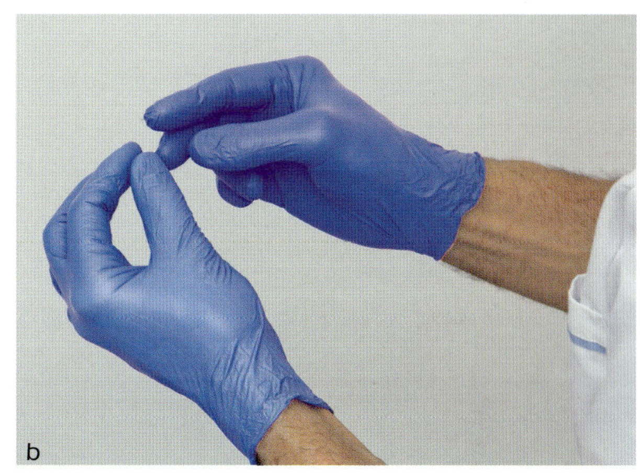

图4-22 （a）大脑是控制所有运动功能的中枢。（b）当训练双手时，其实是在同时训练双手和大脑。甚至可以直接在大脑想象操作动作以实现训练双手的目的而不需真的动用到双手。

双手和大脑的训练

几乎没有人愿意主动挑战或改变自己日常的行为习惯。对牙医而言，这些习惯构成并体现了我们对自身专业能力的自信心。一旦习惯受到质疑，就意味着我们的专业能力和信心也受到了质疑，导致我们对下一步要做什么或者还要学习什么新技能产生了焦虑感和不安全感。从这个逻辑来看，处在熟悉的“舒适圈”似乎就可以完美避开这些问题了。

那么，有没有可能在治疗患者的同时训练并学会新的操作技能？很难，除非有一些明确而客观的学习目标。治疗患者要求牙医集中注意力在当下的操作，如果将此作为训练新技能的时机那么无疑会分散在治疗上的注意力。

而且患者也很容易感受到牙医没有在以他常规的操作流程治疗，操作动作充满了尝试和迟疑。结果患者的治疗体验不会好而且也不利于塑造牙医的专业形象。再者，新的操作技能需要经过多次重复训练，不可能通过治疗一位患者就熟练掌握了。

“技能（skill）”是由一系列操作动作组成的。训练前要把仿头模固定在牙椅上，然后在头模上练习，又或者在家人、朋友和同事身上模拟操作。

首先，将某个技能拆解成一系列明确的操作动作，动作数量不宜过多，通常5～10个或15个。然后，就可以开始练习了。刚开始需要对照书本上的图示纠错自己的每个动作细节。一遍一遍地重复演练，直到每个动作细节都能精确完成。

当这项技能可以准确地重复10次左右时，操作速度会快起来。通常在重复到15～20次时会出现一些小失误和搞混的情况。此时可以稍作休息和放松，接着再重复练习。比如，花费10～15分钟再练习50次。然后放松休息1小时，继续重复50～75次。第二天接着重复练习，直到慢慢进入“自动化”状态，也就是说可以不假思索地精确完成一系列动作流程。从事技能类职业的人，比如音乐家、舞蹈家或运动员，无一不是花了大量的时间和精力来刻意训练的。

牙医也是一样的。

牙科临床的技能训练，其实就是一种手法操作的训练。更确切地说，在这个过程中大脑得到的训练要多过双手的训练（图4-22）。

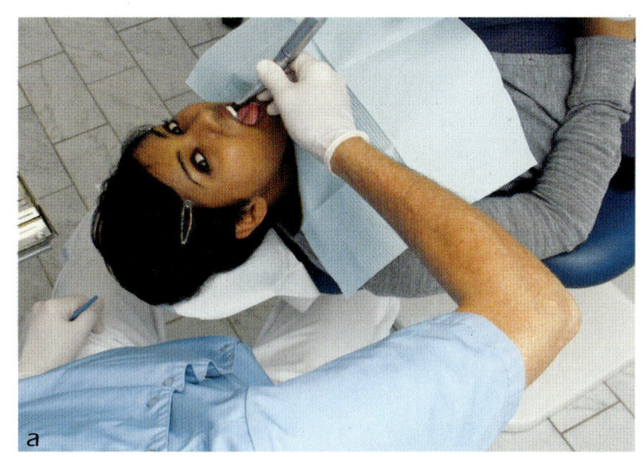

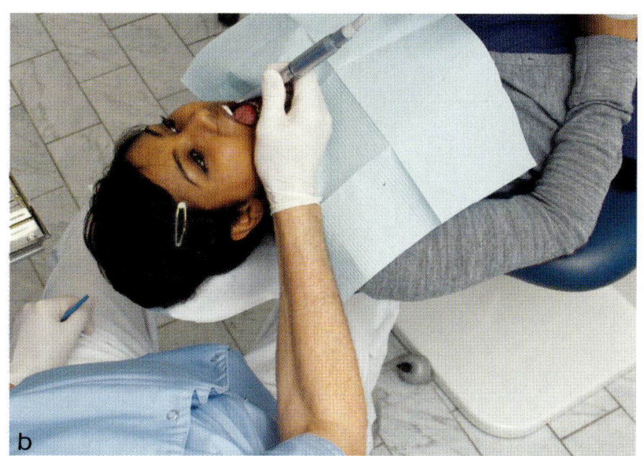

图4-23 （a）由于牙医手部与器械柄的角度，操作时肘部抬高了。（b）改变手与器械柄的角度后，肘部与身体保持轻接触。

操作动作的意象训练，即大脑训练!

临床技能的习得需要我们能反复练习手部操作动作。而大脑意象训练可以作为手部动作训练的一部分，这种方法很常用于运动员掌握技能的过程。简单来说，就是你在大脑内想象和完成技能操作的所有动作和连贯流程（参见第73页）。虽然意象训练看似只是在大脑内发生的神经活动过程，但其实它的训练效果与手部操作的实际练习是一样的，只不过意象训练没有激活你的运动回路。所以即使你坐在家中的扶手椅上，也依然可以通过意象来训练牙科操作技能！结合实操训练与意象训练，学习掌握的效果会更好。

手部的精细操作

当牙医握持器械进行患者的口内操作时，以下这些因素之间都会发生相互影响：

1. 牙医坐的钟点位由操作的视线方向决定，无论是直视还是口镜视野。而操作的视线方向又由术区牙面或窝洞内面的朝向决定。
2. 患者的头部位置由操作牙面（窝洞内面或牙面）的视线入路决定（参见第78页）。
3. （眼睛到牙面的）工作距离的需求和牙医眼睛到手肘的距离，关系到操作时牙医前臂的上倾程度（参见第67页）。

此外，以下3点决定了器械柄的握持方向：

4. 器械的工作端（手用器械、电马达反角手机的车针、超声或声波洁治手柄的工作尖）有正确的口内摆放位置和朝向，保证牙医在操作时能始终看到正在运作的工作头。
5. 工作端的外形和角度，与柄呈一定夹角关系，器械柄是牙医操作握持的部位。
6. 器械的口腔入路、术区入路和软组织的牵拉阻挡。

器械在手部和口内的具体位置（根据不同的操作牙面），参见第217页。

以下这个因素关系到牙医手指、腕关节和前臂的位置：

7. 器械的握持方法，包括握持角度（柄与手的夹角）。

第10章提到牙医的肘部应当与身体保持轻接触，右肩放松且自然下垂。这一点要通过正确的器械握持方式来实现（图4-23）。图4-24列举了一些不同的器械握持方法。

正确的器械握持是良好操作和使用器械的基本原则，并能同时为牙医良好的工作体位提供支持。握持角度（柄与手的夹角）可以在一定程度上补偿

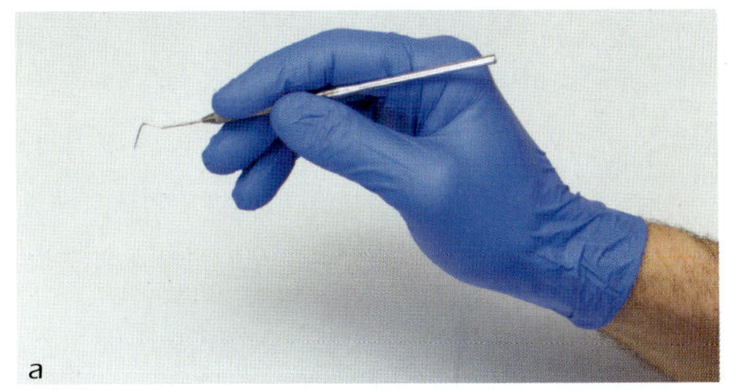

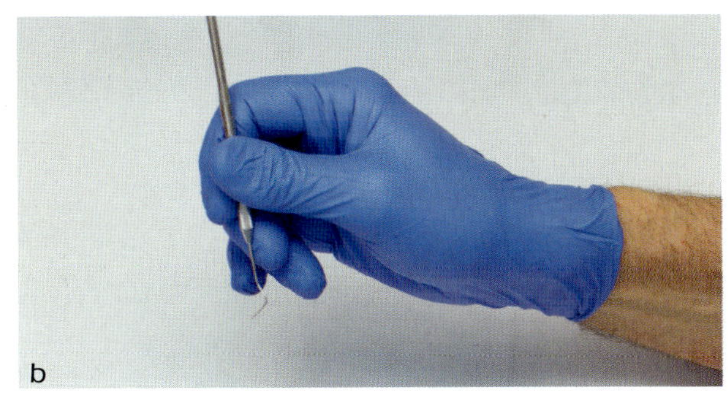

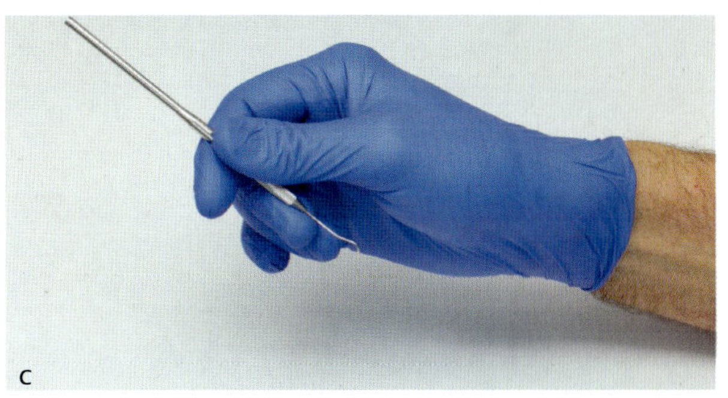

图4-24 （a~c）不同的器械握持方法（柄与手的夹角）。

前臂上倾，从而降低或避免抬高肩部的风险。

8. 为满足精细操作的工作距离（约32cm），牙医的前臂上倾。身高越高的牙医（准确地说，眼睛到肘部距离越远），前臂的上倾程度越大。小个子牙医前臂的上倾程度相对较小。

前臂能为牙医的手部提供稳定支撑。当手部或手指不够稳定时，手臂肌肉就会开始通过收缩为手或手指建立稳定支撑。也就是说，连接肩部、上臂和下臂的大肌群产生收缩，与它们的拮抗肌共同发挥作用。此时肩胛提肌肌群在收缩维稳手部的同时还要承担整个手臂的重量，所以它们产生肌肉疼痛的风险很高。解决方法是建立可靠的手部或手指支点，那么肌肉疼痛的风险就会小很多了。

9. 手部和/或手指支点：强烈建议牙医在操作时右手始终保持稳定的支点。右手支点（对右利手牙医而言）是精细操作的关键和前提条件。同样地，左利手牙医的左手支点也相当重要，它有利于放松牙医左肩部及其周围的肌肉，这些肌肉承担着手臂的重量。牙医在手部/手指支点的辅助下能够实现更为精细化的操作动作。所以根据上述要求，牙医在操作时可以灵活选择合适的支点类型。

手部支点（右利手）的类型

右手的手指支撑在牙面作为口内支点

如图4-25所示，以右手无名指作为口内支点，左手食指代表提供支撑的牙齿。在制备右侧上颌磨牙的窝洞时，右手无名指支撑在棉卷上，而棉卷位于口内前庭（最好选择窄长型的棉卷）（图4-26）。

右手的手指背面支撑在患者面部或皮肤作为口外支点

如图4-27所示，以手指背面支撑在患者面颊作为口外支点。

右手支撑在左手作为支点，而左手支撑在患者面部或皮肤

该支点用在与右侧上颌后牙颊面平行的操作治疗。左手食指支撑在牙槽突，同时右手中指支撑在左手食指上（图4-28）。

左手小指支撑在患者的右侧面颊，牙医拿着口镜牵拉阻挡软组织（图4-29）。

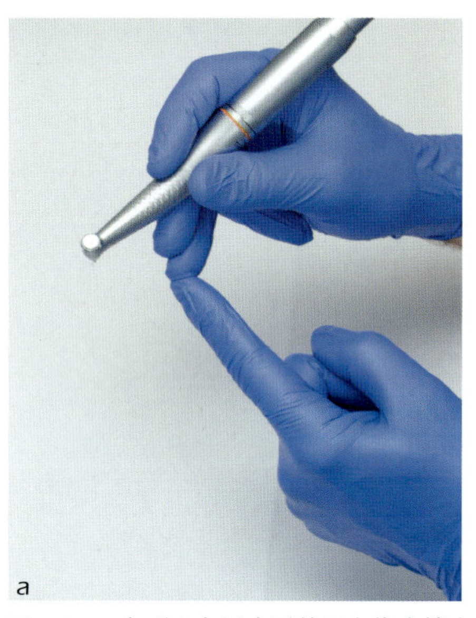
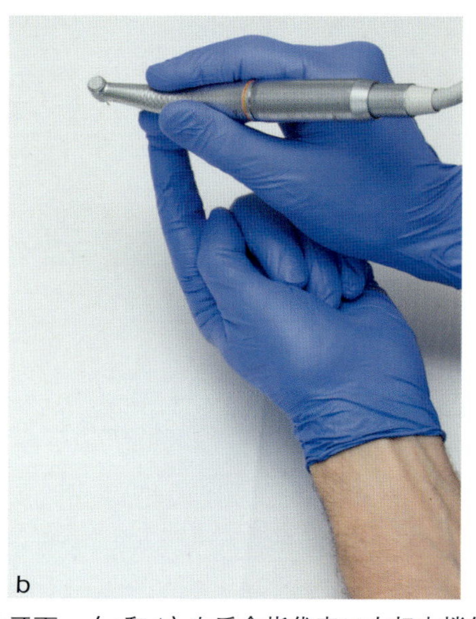
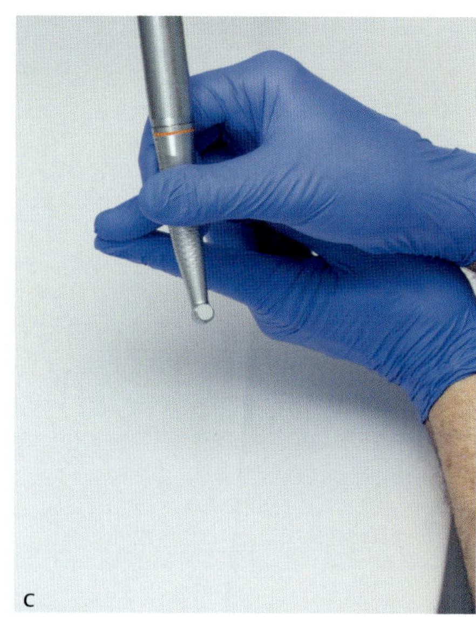
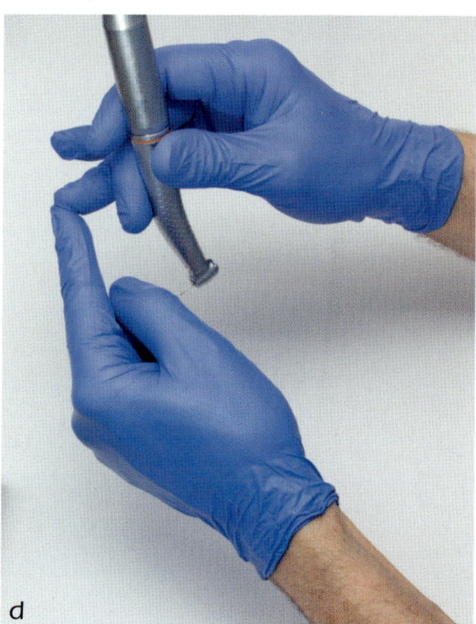

图4–25 （a和b）以右手的无名指支撑在口内牙面。（c和d）左手食指代表口内起支撑作用的牙面。

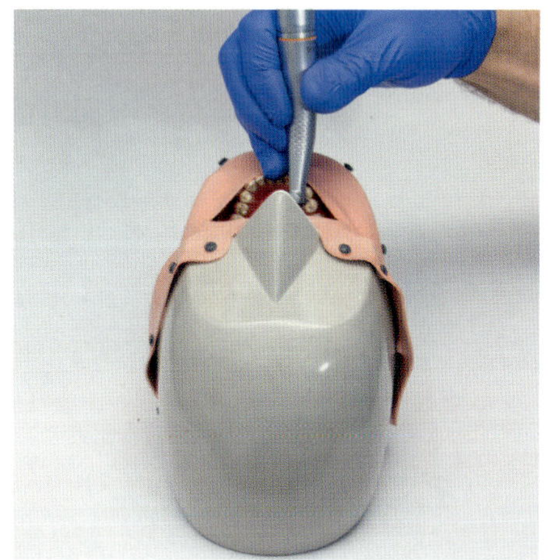

图4–26 右手的无名指支撑在口内牙面。

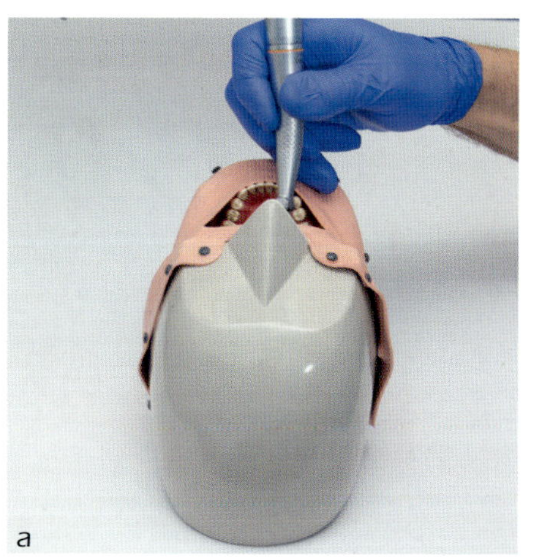
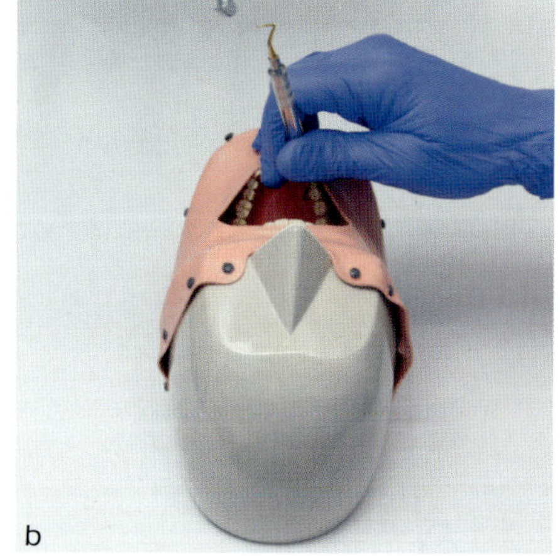
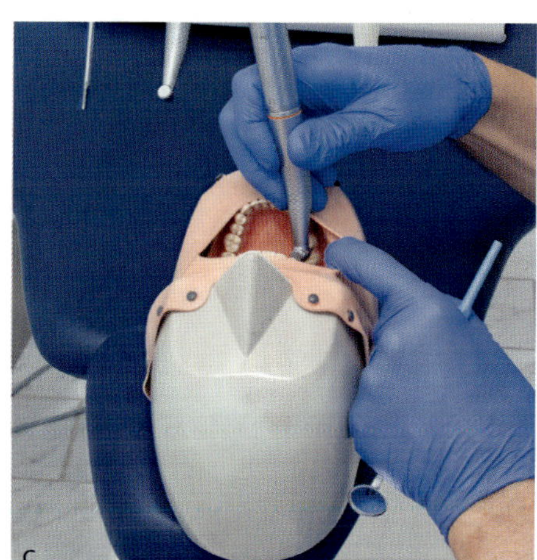

图4–27 （a～c）口外支点（右手手指的背面支撑在面部或皮肤）。

10. 在治疗时，一系列操作动作的生物力学基础。

在后文分析操作动作的生物力学和神经生理学时（参见第71页），我们还会讨论到手指和手部支点。

理解和掌握这方面的内容会感到困难，也是正常的。手法操作本身由很多细节构成，而这些细节都需要理解掌握和反复训练。有些牙医能根据自己的“直觉”找到很好的工作方法，但对大部分牙医来说通过学习知识和勤加训练也能充分掌握。

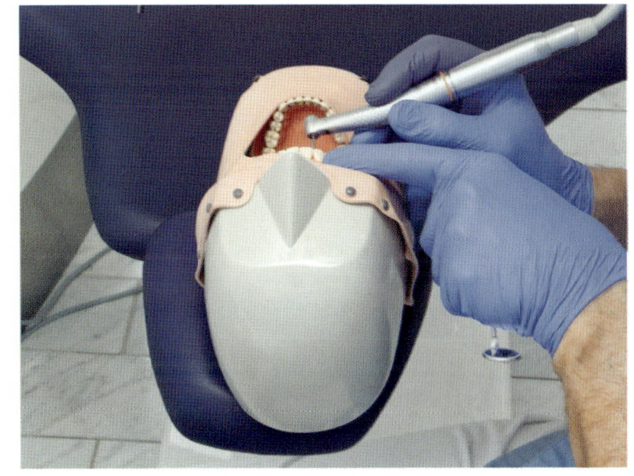

图4-28　左手食指支撑在牙槽突上，同时右手中指又以左手为支点。

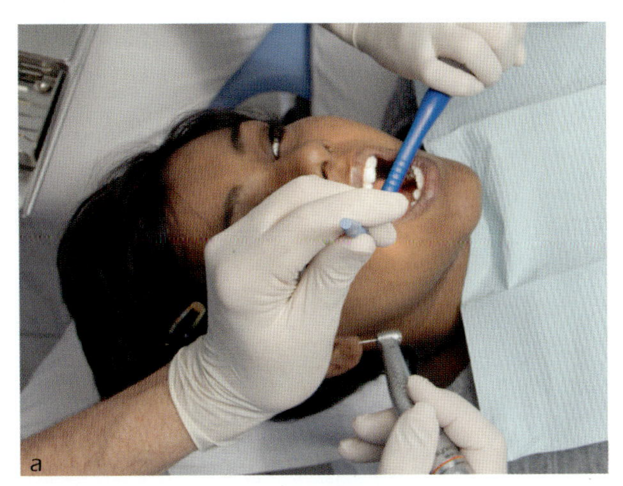

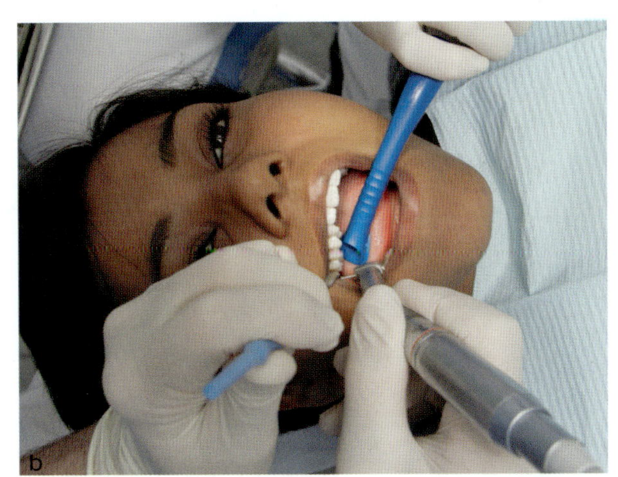

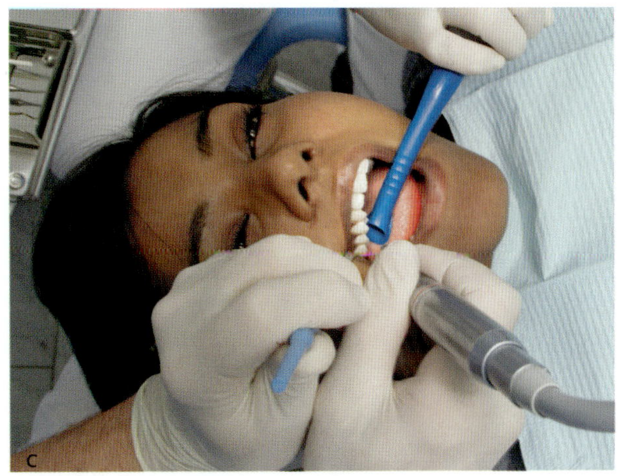

图4-29　（a）牙医的左手支撑在患者右侧面颊。（b）电马达反角手机在口内的正确摆位。（c）左手稍稍向右侧移动，这样右手就能与左手建立多点的接触支撑。

器械的操作运动

在观察牙医工作时的手部动作时，会明显发现同样治疗内容的操作动作完全不同，当然从操作的结果、时间和疲劳程度上来说也很不一样。

运动输出和感觉反馈

动作的产生是由运动神经和相应的感觉反馈系统相互作用的结果。

感觉反馈是由本体感受系统控制的，而本体感受系统包括了：

- 肌梭是一种感受肌肉牵张的本体感受器，其长度变化反映了骨与其表面附着的肌肉二者之间的关系（角度）。其次，肌梭还能感受动作的快慢和加速度。
- 腱梭（高尔基腱器）负责感受肌腱的张力变化。肌腱张力可以作用于肌肉收缩。
- “运动感觉系统”（“运动觉”），有时这个词的内涵包括了本体感觉系统和皮肤的触觉以及压力觉。触觉和压力觉的反馈主要来自皮下组织感受器。

当动作全部或部分完成后，反馈信息才能被接收到。运动感觉系统根据完成的动作产生反馈信息。本体感受的反馈需要80～120毫秒，但视觉反馈的耗时更长。

完成某个动作后，我们会得到一个视觉系统的反馈信信息。也就说，你必须先完成动作然后才能看见。视觉信息的反应时间（RT）为150～180毫秒，再算上动作的反应时间，加起来超过500毫秒。在动作反应之前，还有“选择某个反应”的时间，即所谓“选择效应”，这大概又会耗费500～1000毫秒。**事实上，视觉反馈太慢了。在下一个新的视觉信息到达之前，快速的操作动作可能就已经完全南辕北辙了。**因此，这说明仅仅依靠视觉、本体感受及触觉反馈还不足以实现高效的临床操作，它们在信息接收和反馈方面速度都太慢了。实际操作动作执行之前就应当在大脑中先规划好，称为**“前馈控制”**（feed forward control）或**“超前控制”**（anticipatory control）。

前馈控制是基于在反馈感受器被激活之前获得的信息。这个机制对快速操作运动来说必不可少。

手指的运动

根据实操培训的经验，有一个操作现象在牙医当中极其普遍。在使用旋转或其非旋转器械时，有些牙医的精细肌肉运动都表现为支撑器械的手指在运动。

然而，通过手指运动实现器械的操作运动是有问题的！实际上，器械的运动是三维方向上的复合运动。当手指位置持续变化时，肌肉和本体感受器的参与次数就会大大提高。每一次手指发生了运动，新的本体感受和触觉反馈信息就会产生并且被传递到牙医的大脑。

反馈信息的持续涌现导致感受“传递”的神经通路出现“带宽”过度负载，结果就失去了本体感受和触觉感受。

在全冠牙体制备时，始终维持金刚砂车针的轴向在运动中不变是很困难的，牙医要一直以视觉控制整个过程。这也使得操作动作的训练和实现“自动化”变得相当困难。器械的操作运动其实是一种复合形式的运动，因此将它们先拆解成一系列标准的具体操作动作（这就是“技能”的定义），然后通过学习训练并达到动作“自动化”的目的。

这个过程中会用到视觉反馈并且把控每个操作动作。可以很容易地从短暂和频繁停顿的过程观察到本体感受及神经传递的滞后性，还有视觉反馈的“选择效应”。此时的器械运动不是流畅、连续的过程，而是按提前规划的明确动作一步一步执行。这也可称为**“停止–开始”（“stop–go”）的技术方法**，由一系列有序动作构成的器械运动（技能）被拆分成很多小部分。

为了取代通过移动手指实现器械运动的方法，我们可以采用一种生物力学简化法。这种方法指导下的器械运动更加精确、操作更快、疲劳感更少，

而且也完全能作为一个技能通过训练掌握。

生物力学简化法指导下的器械运动和技能训练

以生物力学为指导的方法可以简化器械的操作运动，取代手指在三维方向上复杂的精细动作。

- **手指握持住器械。**
- **牙医通过手指感受操作的触觉反馈。**
- **以“器械–手指–手部–前臂”作为单位，进行类似平行测量时的操作运动。**
- **支点可以灵活地选择：以右手无名指支撑在牙面，或者以手部/手指支撑在患者面部皮肤。**

这些文字可能读起来比较抽象，不易理解，后文还会反复提到并进一步阐述。不过，操作实践起来还是容易的。

通过手指获得触觉反馈

手指握在正确的器械拿持位，工作端（电马达反角手机上安插的钨钢或金刚砂车针，洁治手柄的工作尖或者手用器械工作端）在口内的朝向和位置也正确。手指在操作过程中，位置不再改变。

除了手指，腕关节也保持固定。这意味着大脑不会受到由于手指移动而形成的大量本体感受和触觉反馈信息的干扰。

由于手指在器械柄上的握持位置不变，所以手指感受到的触觉只产生于器械与操作牙面的接触。此时的器械运动完全处于触觉反馈的控制之下，不会受到其他输入信息的干扰。手指的握持位不仅要在运动中保持不变，还要满足操作者有最佳视野、工作体位和精细治疗的要求。如果手指相对手部来说是静止状态，那么手指的敏锐度会提升。

也许有很多牙医凭借“直觉”早已开始应用这种工作方法：

- **将手用器械或电马达反角手机摆放在口内理想的操作位置上，以手指握住器械。**
- **不移动手指握持或手部的位置，取而代之的是以“器械–手指–手部–前臂”作为单位整体运动。**

灵活选择支点，实现精细的操作运动

- 以右手手指支撑在牙面作为口内支点。
- 以右手支撑在患者面部或皮肤作为口外支点。
- 以右手支撑在左手作为支点，左手同时支撑在患者面部或皮肤作为支点。

类似平行测量的操作运动

如果手指和腕关节在操作时都不能有移动变化，那么器械的操作运动要怎么实现?

举个例子，设想有个非专业人士正在使用一把锯子。他的手握紧锯子把手，然后锯子开始运作。在工作过程中，手握的位置和/或与腕关节的角度可能发生改变，从而锯子的运作方向也就随之变化。当锯子的运作方向变化，切割出来的表面就开始歪斜。

此时，发生的歪斜和错误已经明显肉眼可辨，接下来便是尝试纠正锯子的切割方向（但有些情况下为时已晚）。

为了避免锯子切歪或偏斜，专业的操作方法是：手指握住锯子把手并且与上臂平行。手指和腕关节就不再有移动变化。锯子的运动只通过前臂和上臂来带动，这很像平行测量的动作，切割结果保持了平直。在手指握持和腕关节的位置都没有变化的前提下，锯子的运功方向也很理想地没有发生改变。我们可以称这种运动为一种“类似平行测量的操作运动”（parallelometer–like movement，图4–30）。

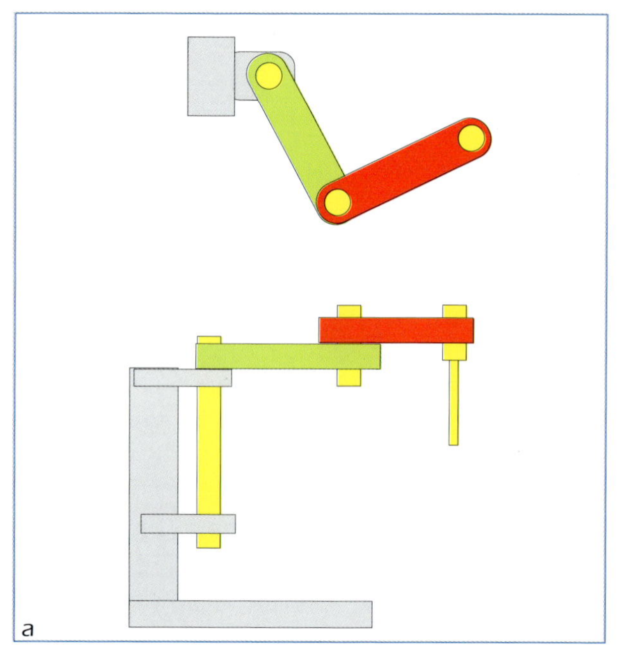

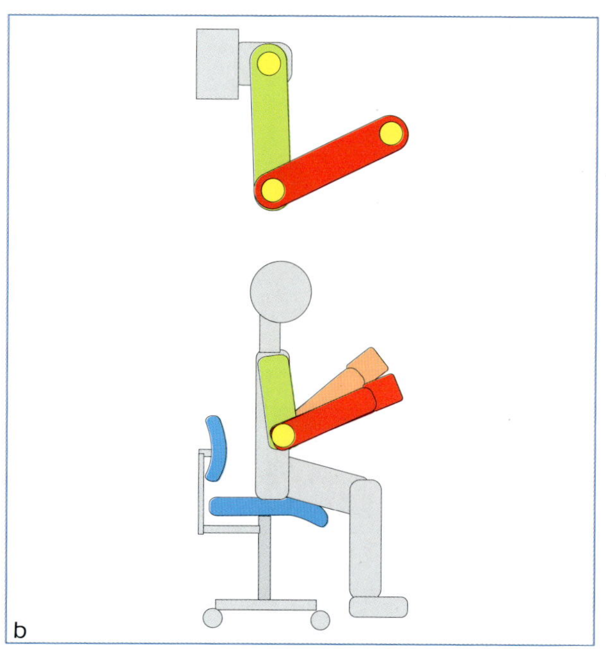

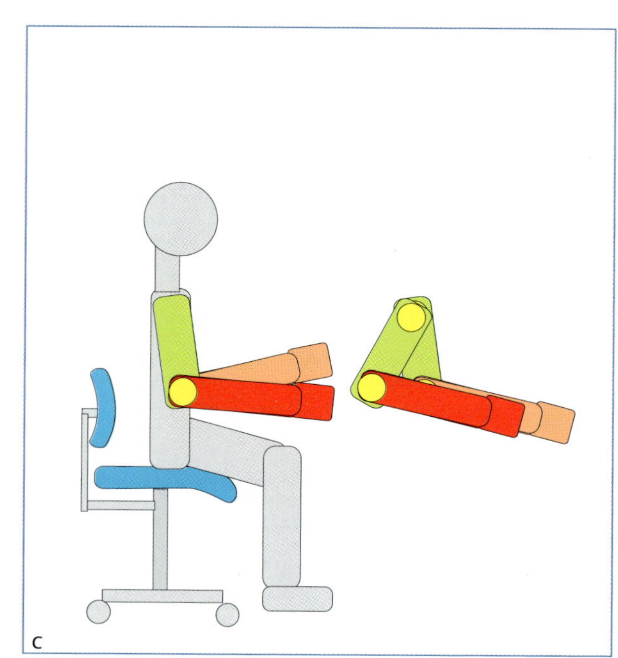

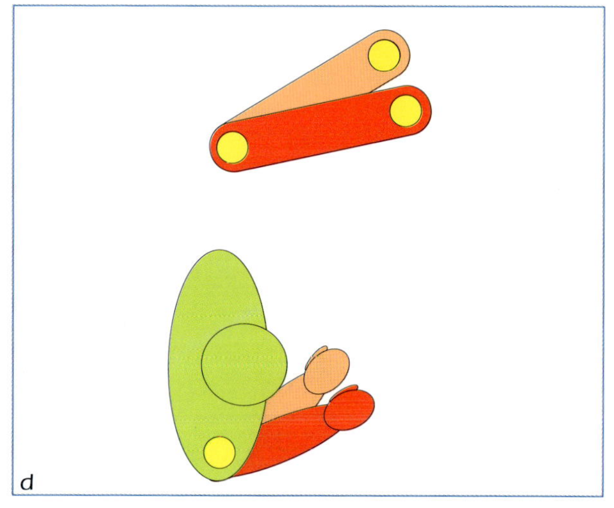

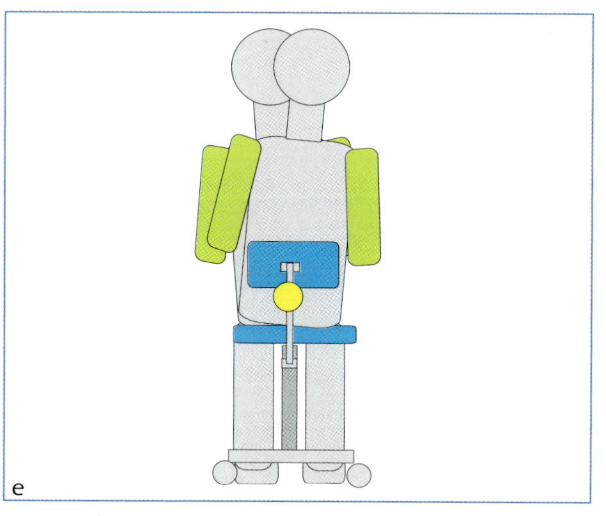

图4-30 （a）平行测量仪。（b）平行测量仪在垂直向上运动。（c）平行测量仪在水平前后向运动。（d）平行测量仪在水平左右向运动。（e）更大幅度的左右运动，比如，在上颌前牙固定桥的制备时，有可能需要侧向移动身体。

类似平行测量的操作运动应用在全冠的牙体制备

牙医的手以正确的握法（柄与手部的交角）握住电马达反角手机，制备肩台或浅凹边缘的金刚砂车针此时摆放在正确的口内操作位。随后的操作过程中，手指和腕关节都不再移动变化，甚至腕关节的位置也没有扭转或弯曲。器械运动是以上臂和前臂控制，支点灵活选择右手无名指支撑在牙面或者手部支撑在患者面部皮肤。

这种生物力学简化法的操作运动能缓解牙医的压力，它是从生物力学的角度来训练控制器械的运动。牙医的手指触觉负责感受操作时器械与牙面的接触，不必关注器械的操作运动而可以将更多注意力放在器械头部所处的位置（图4-31；译注：操作时牙医的视线要始终能“监控”着正在运作的器械头部）。

这种平行操作运动的技术可以应用在以下操作流程：全冠和固定的牙体制备（最终调整预备体的轴壁聚合度）、嵌体的牙体制备、树脂充填的牙体制备，以及树脂或银汞充填体的表面抛光。当然，手部的操作运动也取决于手中的器械。比如，在用手用挖匙操作时，手腕要有一点小幅度旋转。

前馈：在执行实际动作之前就已知道结果

对操作动作进行详细计划，要在三维空间规划操作运动时，先在大脑中从三维空间上将整个动作过程形象化。这是第一步。

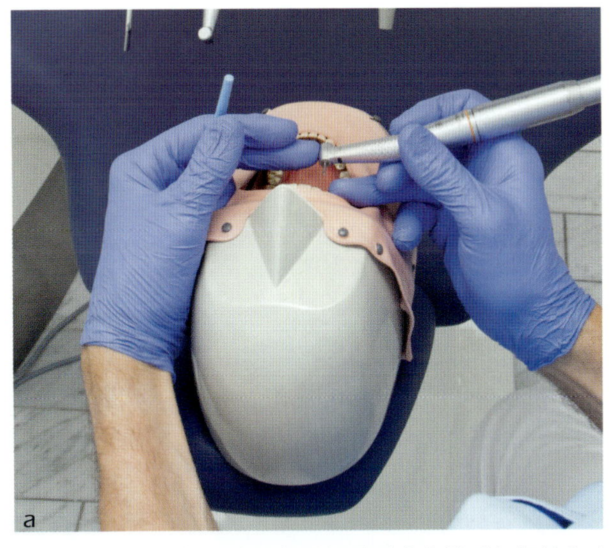
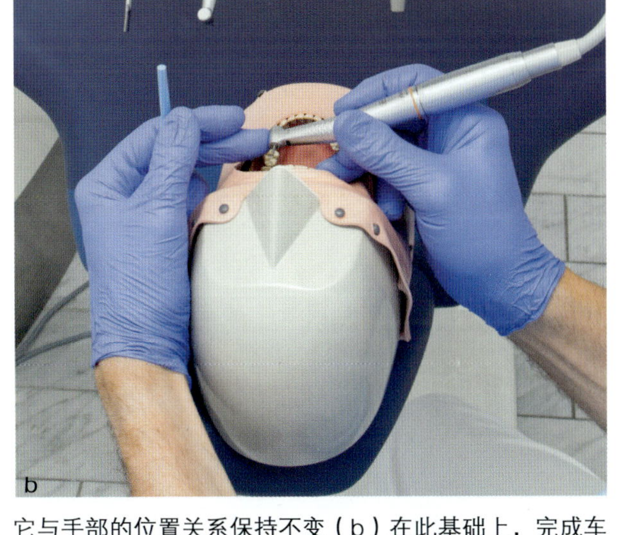

图4-31 （a）电马达反角手机受到稳定的手部握持和支撑，它与手部的位置关系保持不变（b）在此基础上，完成车针左右向5～6mm的牙体制备。

但仅有动作“形象”并不意味着能“准备开始实际操作”了。事实上，还必须要将实际动作在大脑中具象化。“想象”（imagine）一词不准确，因为“想象”指的是在脑海中形成一个画面或场景。这不是我们所讨论的情况，事实是在实际操作前我们**先要在大脑中将动作做意象训练**，称为“三维意象演练”。在实际的手法操作之前，三维意象演练很关键且必不可少。我们也可以将它理解为是“大脑对操作运动的规划”。每个操作动作都需要在执行前做好大脑的意象规划。直到动作被重复得足够多，可以实现“自动化”的操作水平。甚至也可以利用意象模型来反复训练某个技能的一系列操作动作，以达到训练双手的目的。

视觉输入信息会干扰到意象演练

视觉信息比其他感受输入信息更占主导优势，所以必须要将视觉形象化有意识地从意象演练的过程抽离开。

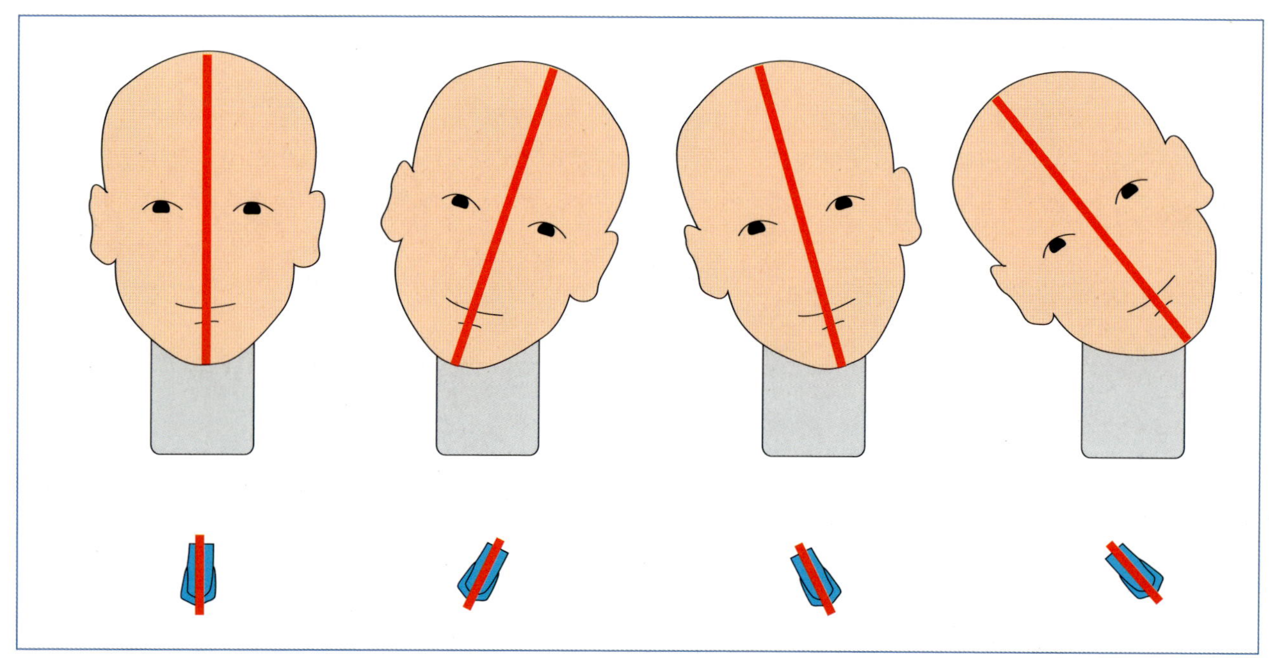

图4-32 将头部轴向与牙体轴向保持一致时会导致不良的工作体位。根据生物力学简化法训练器械操作能解决上述问题。

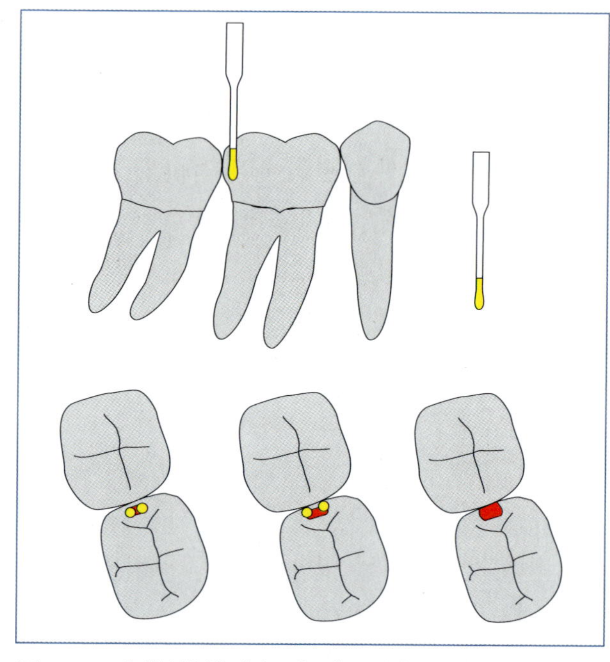

图4-33 在微创制备窝洞时，打开龋坏洞口。

执行动作之前，在脑海先想象一个三维空间，然后从三维方向上通过意象演练每个动作的运动过程。由于有生物力学简化法以及经过简化的感受反馈，因此才能在手部实操前进行大脑内的演练并且规划每个动作的执行。

意象演练必不可少

想象一个物体在三维空间内的运动，对有些人来说很困难，但对有些人来说却很简单。这可能是基因方面的差异。

有些人可以根据房屋的二维图像在脑海中毫不费力地想象出它三维立体的模样，而有些人却很难想象。有些人在城市出行能始终保持着方向感，而有些人却很难做到有方向感。缺乏三维空间的想象和感知力不足会在临床上出现**"对准问题"**。

比如，在全冠制备时一些牙医习惯将头部轴向与预备体轴向保持一致（图4-32），这通常会导致不良的工作体位。习惯一旦养成，通常就不可能被遗忘。只能想办法以新习惯去替代它。不过根据生物力学简化模型，操作时的牙体轴向只受器械握法以及手指或手部支点控制。这样一来，牙医就能自由选择舒适、方便的头部位置了。

- ▲ 视觉或视觉形象化容易主导意象演练。
- ▲ 大脑思考也会干扰大脑演练的过程。

▲ 视觉和思考与三维演练激活的大脑区域相同。

这也是为什么我们在本书开篇就鼓励读者在操作时“停下大脑思考，享受你‘舞蹈’的手”的原因。在生物力学简化法的指导下，手指正确握持器械后就不再有移动变化，器械以类似平行测量的方式操作运动。这种方法的操作简单、容易掌握。

建立意象模型

视觉反馈的速度很慢，即动作只有在被执行或者结果出现后才能被看见。而所谓技能是指由一系列动作构成的操作运动，它可以通过不断重复的方式来训练掌握。开始一项操作任务之前，会先在大脑中想象操作的结果。随后，转换大脑的功能开始规划每一个动作。这个过程就是为运动建立意象模型或意象演练，由此便能实现对某个实际动作的预期或“前馈”。在实际操作时，牙医只要以视觉来监控器械的运作就可以了，如果有需要就做出针对性的调整。

微创制备窝洞的标准化步骤

还是来举例说明，请读者先想象以下场景：

▲ 在咬合翼片上发现牙齿有邻面龋坏，拟复合树脂充填治疗。殆面牙釉质仍然完整。

▲ 为了简化（和实现“自动化”）的窝洞制备流程，采用如下的技术方法。这也可以称为“微创制备窝洞的标准化步骤”。

先在电马达端口连接高速的反角手机，再安插微创治疗使用的金刚砂车针。车针头部的直径是0.9mm，呈倒梨形，含金刚砂颗粒的表面长度是2.5mm。目标是以最小限度制备牙体（不是为追求微小或极少良制备），打开窝洞口（图4-33）。

操作时，车针在近远中向和颊舌向分别制备宽度1mm和宽度1.5mm的“沟”，深度为1.5～2mm，并且与邻牙保持0.2mm的安全距离，或在邻间隙放楔刀作为邻牙保护。小幅度移动金刚砂车针，直到去除距离邻牙的0.2mm牙釉质。然后，以视线和探针检查窝洞，用钨钢球钻或手用挖匙继续去腐。修整牙釉质龈壁边、侧壁和殆面洞壁边。有时为了去腐的操作入路，窝洞口可做适当扩展。微制备金刚砂车针的切割表面很短，所以在制备深窝洞时不会损伤或无谓地扩大窝洞入口。最后，精修及完成窝洞制备。

根据微创制备窝洞的标准化方法，能通过训练来掌握和实现操作运动的“自动化”：操作准确、快速，并且是微创。

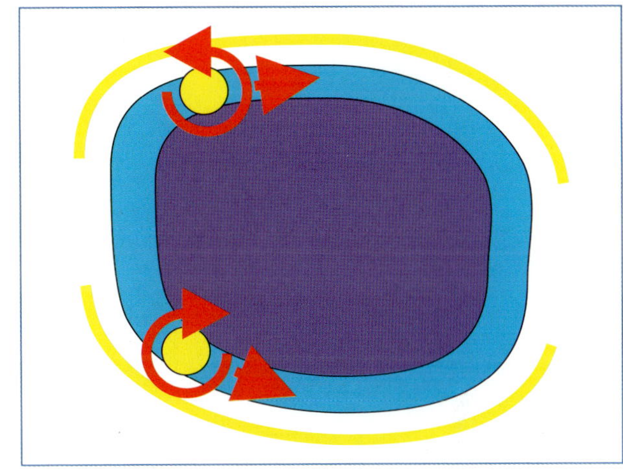

图4-34　牙釉质切削运动。

金属烤瓷全冠牙体制备的颊侧肩台

再举一例，瓷熔附金属或氧化锆全冠的颊侧边缘制备。

初步制备

同样采用类似平行测量的操作运动，车针向牙面聚合人约12°，器械有两类运动状态。

初步制备的牙体磨除采用粗糙颗粒度金刚砂车针（150mm颗粒度的“浅凹边缘车针”），在釉牙本质界处车针减慢速度，同时伴最大限度的水雾冷却。这类运动状态是“牙釉质切削运动”。

“牙釉质切削运动”是一种“拉”的运动状

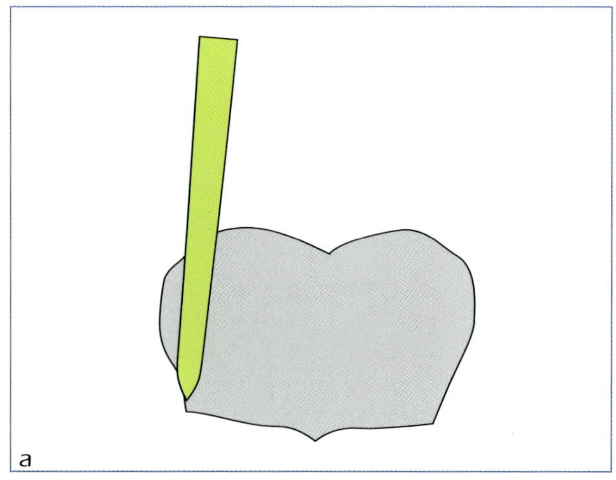

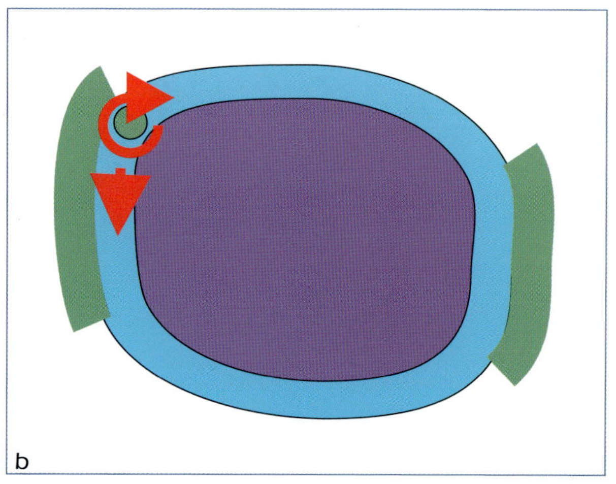

图4–35 （a和b）用小直径且粗糙颗粒度的浅凹边缘金刚砂车针分牙，距离邻牙有0.2mm的安全距离。

态，高速反角手机的旋转方向能稳定制备的深度（图4–34）。

颊侧边缘的初步制备用直径1.2mm的肩台车针（参见第62页），龈向内聚大约12°。在下颌，另一类运动状态在操作幅距上更大，而且车针要像上颌磨牙一样有明显的倾斜。先以粗颗粒度（约150mm）且小直径的金刚砂车针安全打开邻面，距离邻牙0.2mm，随后再使用直径1.2mm的浅凹边缘车针。

最终制备

精修车针制备的表面在粘接时有理想的粗糙程度（而不是光滑程度）。一般来说，金刚砂车针的颗粒度为75～100mm时，制备的表面粗糙度为25mm。

同样采用类似平行测量的操作运动，车针轻轻接触牙面，并且快速而连续地来回移动。邻面边缘与颊侧或舌侧边缘也是以精修车针来相接连续。以上这些操作运动在实际执行前都经过多次意象训练（并在空中比画演练）（图4–35）。

操作视线：直视视野或者口镜视野

以下图例中所选择的患者口角都比较小，要获得良好的操作视线难度会相对较大。

高质量牙科操作的基本条件

- 应看到治疗窝洞的所有外表面和内表面，无论是哪颗患牙，同时还能保持良好的工作体位。只是看见患牙还远远不够，还要能够看清需要操作的牙齿外表面或者窝洞内表面。第10章详细描述了如何才能实现这一点。
- 其次，牙医要了解和掌握很多器械的握持方法和支点选择。这是在任何牙面或窝洞操作的前提。在良好的工作体位下，尽可能采用直视视野。否则就借助口镜的间接视野（某些操作牙面无法看到，或者为了操作视线采取糟糕的工作体位都不可取）。
- 牙医需要掌握在上颌使用口镜视野的方法并将其融入日常工作，适应在下颌后牙远中窝洞操作时口镜中倒置的成像。

无论是通过阅读来理解文字，还是通过图示来大脑想象，这些理念的学习都是复杂而系统的过程。

视线方向和坐的钟点位

牙医看向患者口内的视线方向是由牙面方向、在牙齿表面还是窝洞内面操作所决定的。

在良好工作体位的前提下，直视视野包括不同的视线方向，它们取决于：

- 牙医坐的钟点位。
- 患者的头部位置。
- 患者的张口度大小和口内是否有充分的视线入路，助手对软组织的牵拉阻挡（有时可能需要牵拉对侧软组织），以及牙医对软组织的牵拉阻挡。

牙医坐的钟点位

牙医不需要扭转或弯曲脊椎和身体就能获得直视视野，而这同时取决于牙医选择的坐姿钟点位和患者头部位置。

为了看清患牙的各个表面，牙医要变化不同的视线方向。在不扭转脊椎或者转动头部的情况下，这就要求改变钟点位来实现，即牙医应当在9点位到12点位操作。

为了满足这一点，患者椅的底座体积必须小巧，这样脚控的摆放就不会限制牙医的坐位。脚控的位置如图4-36所示。牙医在9点位、10点位、11点位和12点位时都可用右脚来控制踏板和拨杆，或者在12点位用左脚踩控。

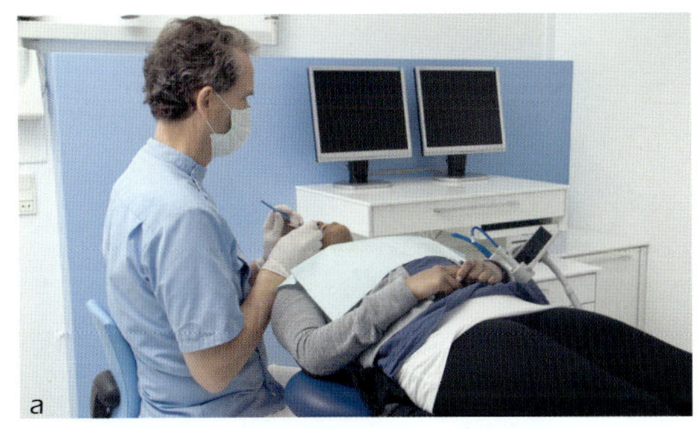

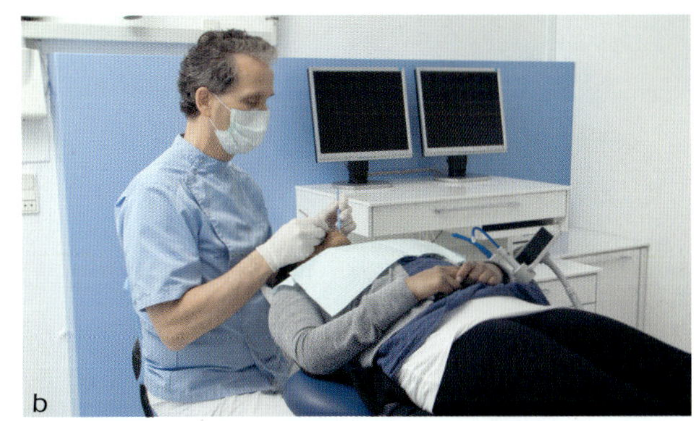

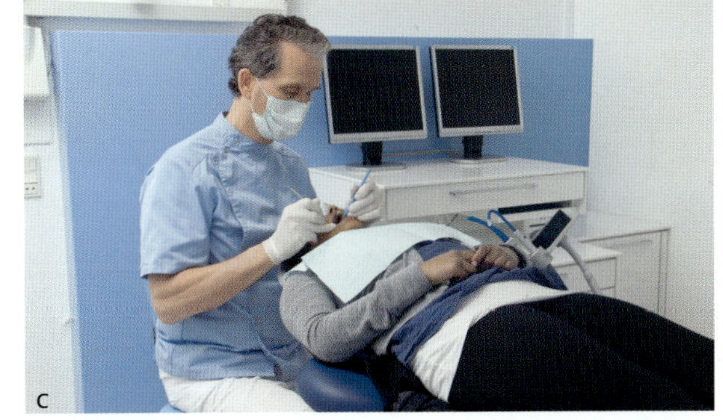

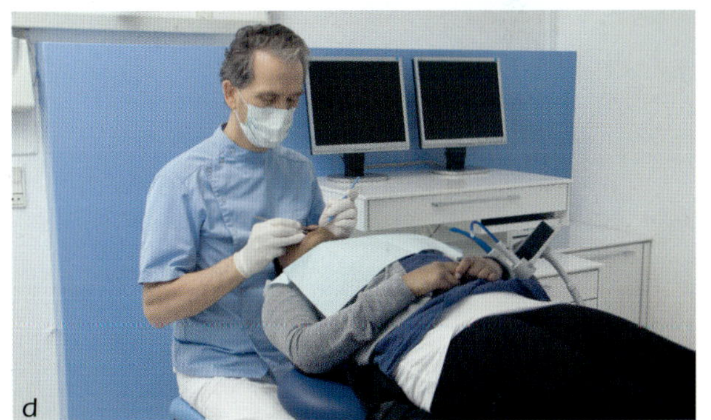

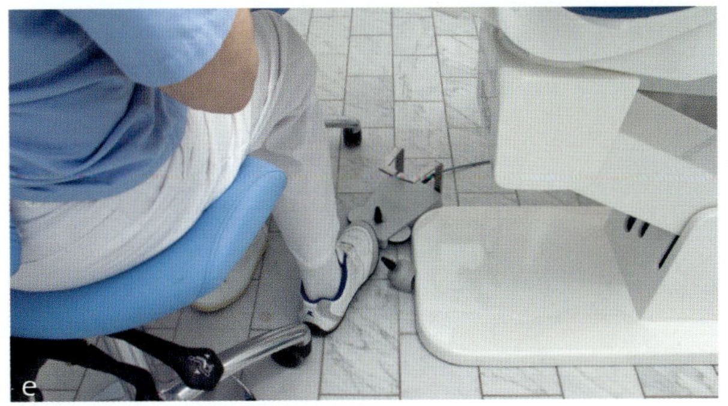

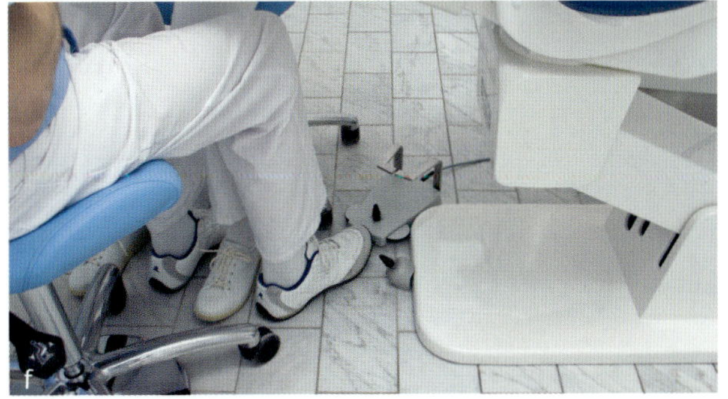

图4-36　（a~d）牙医坐在9点位、10点位、11点位和12点位操作。（e~h）牙医在9点位、10点位、11点位和12点位时都可以用脚踩踏脚控。

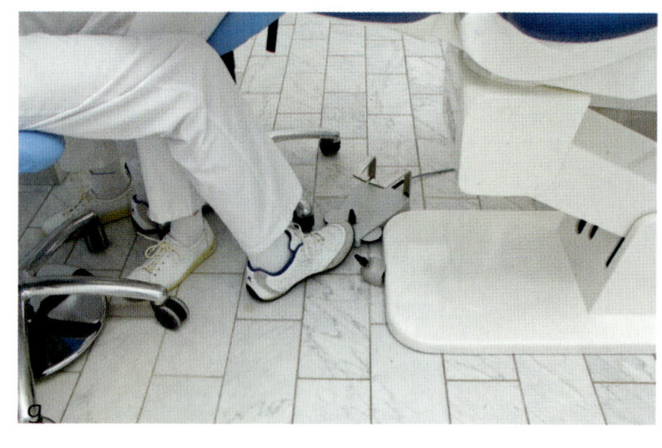

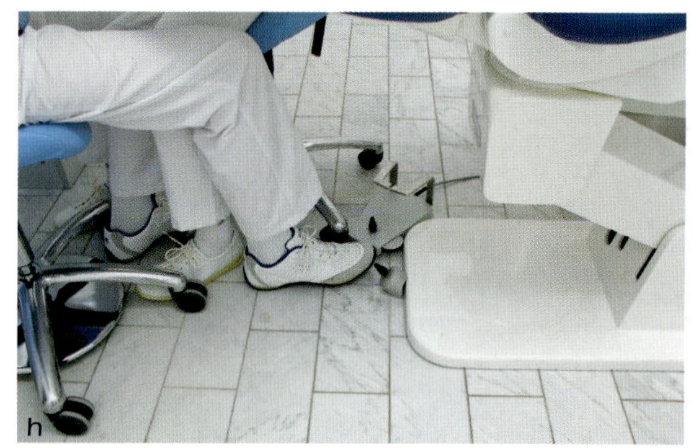

图4–36（续）

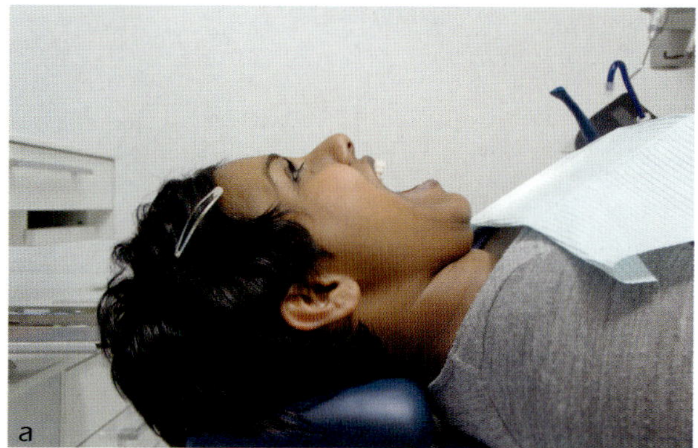

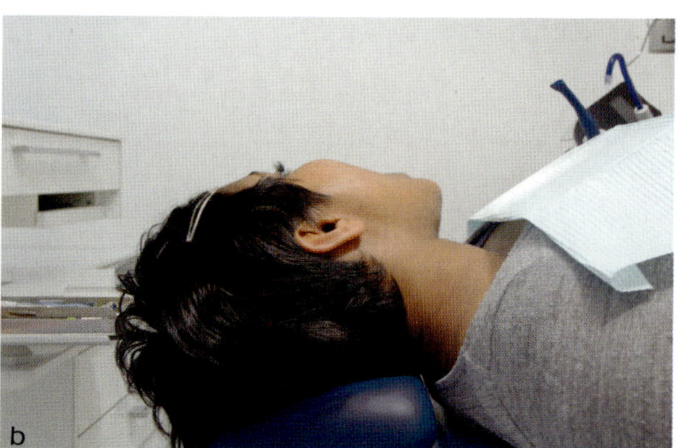

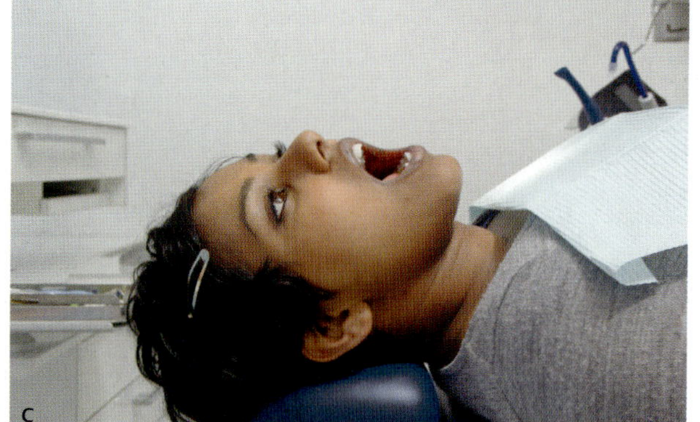

图4–37　（a）患者头部可以向前倾斜。（b）向左转。（c）向右转。（d）向后仰。

牙医和助手的大腿略向下倾斜，保持平衡态坐姿，这样他们能在任何钟点位都实现腿部交错摆放。

患者水平卧位

患者的水平卧位是实现牙医良好的操作视线和工作体位的前提。

患者头部的位置

患者头部可向前倾、左转、右转或者后仰（图4–37）。

患者头部的承托

如果牙科综合设备的头托表面平坦，除了调节头托的倾斜度和高度（图4–38），也可以灵活考虑添加几个小枕头来辅助承托患者的头部（图4–39）：

1. 非常柔软的乳胶泡沫小枕头（比如Tempur乳胶枕，图4–39，红色）。

2. 再添加一个高度4cm的聚醚泡沫小枕头(图4-39,黄色)。
3. 继续添加一个高度8cm的聚醚泡沫小枕头(图4-39,橙色)。

为了整个操作术区都处于医生身体中线，同时医生还能维持良好的工作体位，在治疗每颗（或每个区段）牙齿的每个牙面时，都需要结合考虑医生坐的钟点位和患者的头部位置。

朝向右侧的牙面

▲ 右侧后牙的颊面，左侧后牙的舌腭面。
▲ 左侧前牙的近中牙面。
▲ 右侧前牙的远中牙面。
▲ 牙医坐在9点位到10点位直视视野（图4-40）。患者头部稍向左转（幅度取决于牙医是否获得了充分的视线入路）。

朝向左侧的牙面

▲ 左侧后牙的颊面，右侧后牙的舌腭面。
▲ 左侧前牙的远中牙面。
▲ 右侧前牙的近中牙面。
▲ 牙医坐在11点位到12点位直视视野（图4-41）。患者头部稍向右转（幅度取决于牙医是否获得了充分的视线入路）。

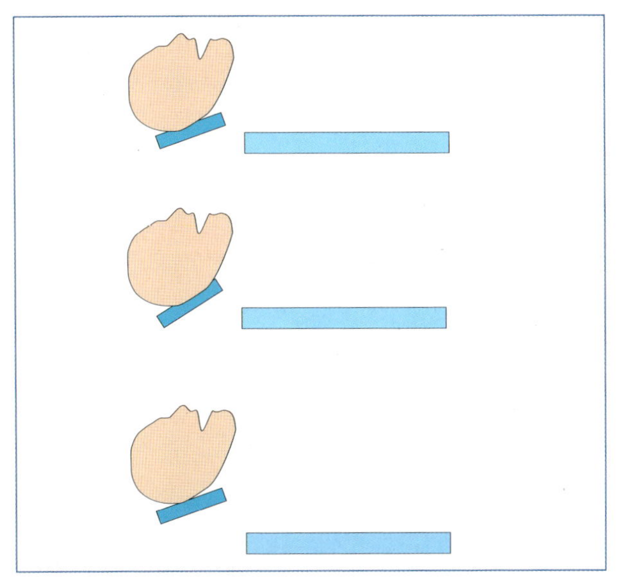

图4-38 头托调节后倾，倾斜幅度取决于患者后脑的高度。如果患者后背有圆肩或颈部前倾的问题，那么可以适当抬高头托12～15cm。有双关节可调节的头托就能满足这样的临床要求。

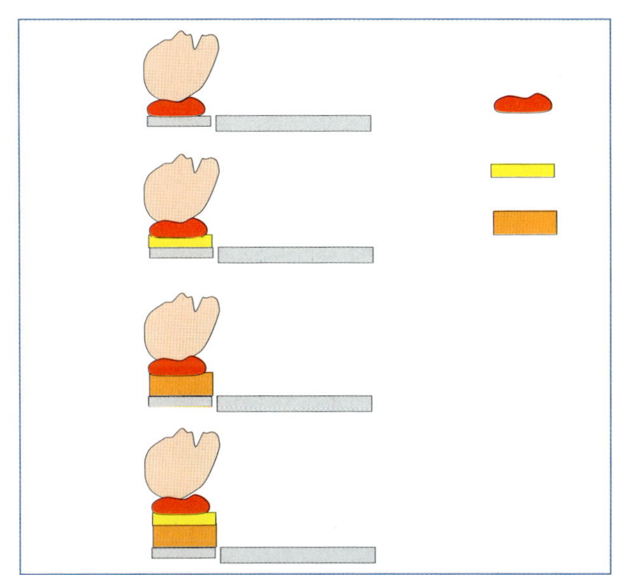

图4-39 如果头托很平坦，可以灵活添加几个小枕头来为患者提供头部承托：非常柔软的乳胶泡沫枕（比如Tempur乳胶枕，红色）；再添加1个高度4cm的聚醚泡沫小枕头（黄色）；继续添加1个高度8cm的聚醚泡沫小枕头（橙色）。

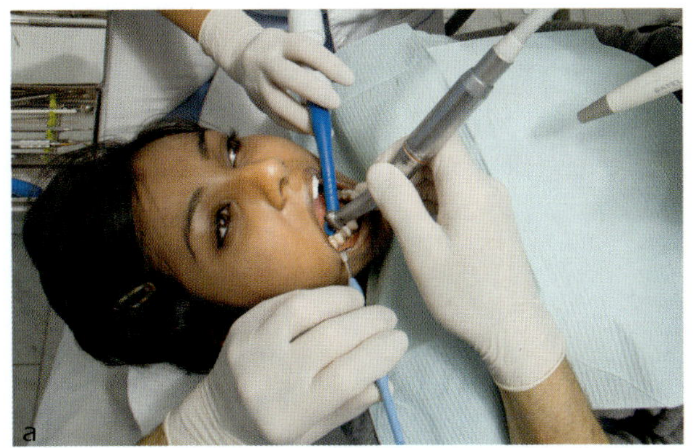

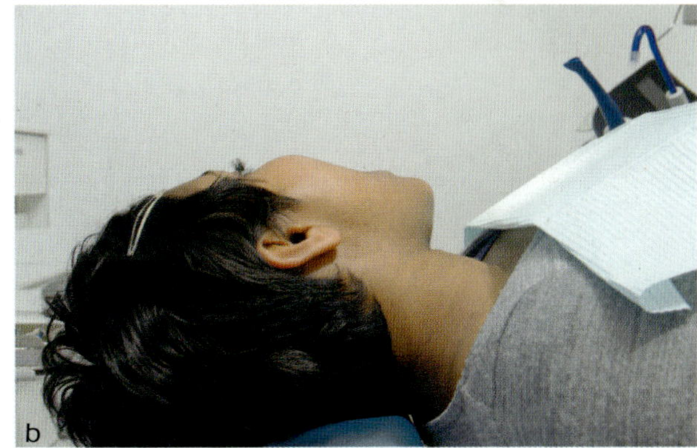

图4-40 （a）朝向右侧的牙面，患者头部稍向左转。（b）牙医坐在9点位到10点位。

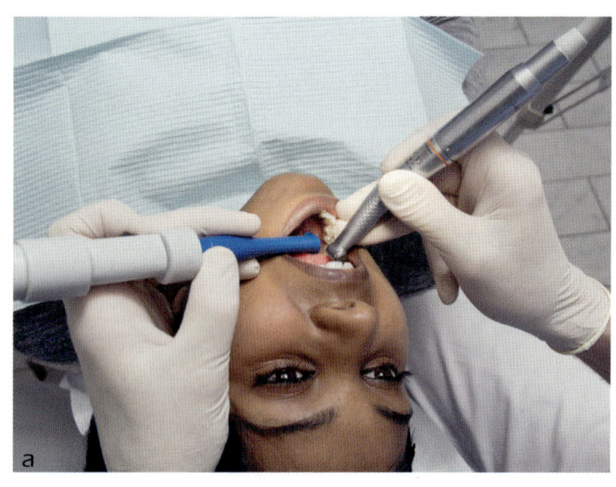

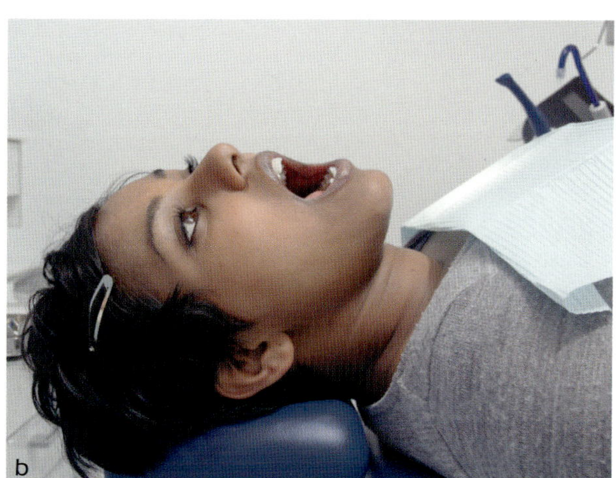

图4-41 （a）朝向左侧的牙面，患者头部稍向右转。（b）牙医坐在11点位到12点位。

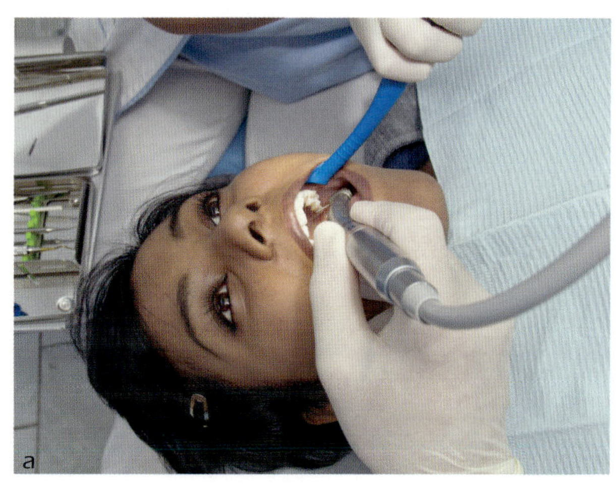

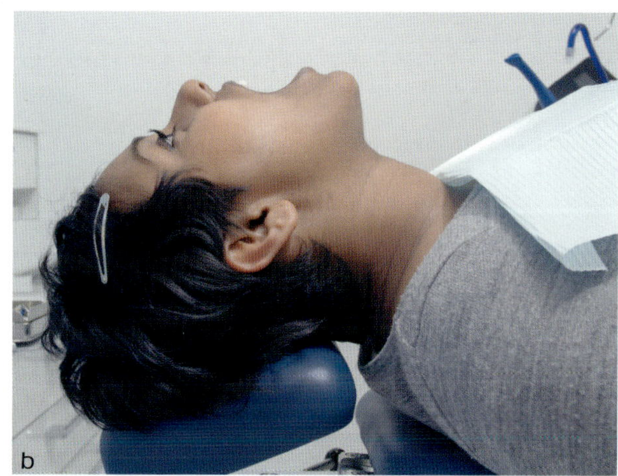

图4-42 （a）患者头部后仰。（b）牙医坐在9点位。

上颌牙：殆面和近中牙面

- ▲ 磨牙和前磨牙的直视视野。
- ▲ 患者头部后仰（图4-42）。
- ▲ 如果患者头部可以大幅度后仰。
- ▲ 通常年轻患者有可能做到大幅后仰，而超过25岁后仰幅度相对更少。
- ▲ 上颌磨牙殆面和近中牙面操作并不总是能够直视。但如果条件允许，直视是首选。
- ▲ 牙医坐在9点位操作。

如果窝洞不是很狭小，那么我们在直视下有可能看清窝洞的所有内壁。但如果窝洞窄深或者位于远中，那么就需要口镜的辅助了。

上颌牙：口镜辅助

口镜的位置应可能远离上颌牙（几乎要碰到下颌牙），略微在上颌患牙的前方。患者面部正对上方。

- ▲ 牙医大部分时候坐在11点位，但也可以在9点位、10点位、11点位和12点位工作（图4-43）。
- ▲ 观察上颌牙的殆面、远中面和近中面，口镜朝向殆面。
- ▲ 观察上颌牙的侧面，口镜就朝向侧方。
- ▲ 观察上颌牙的切端、切牙和尖牙，口镜方

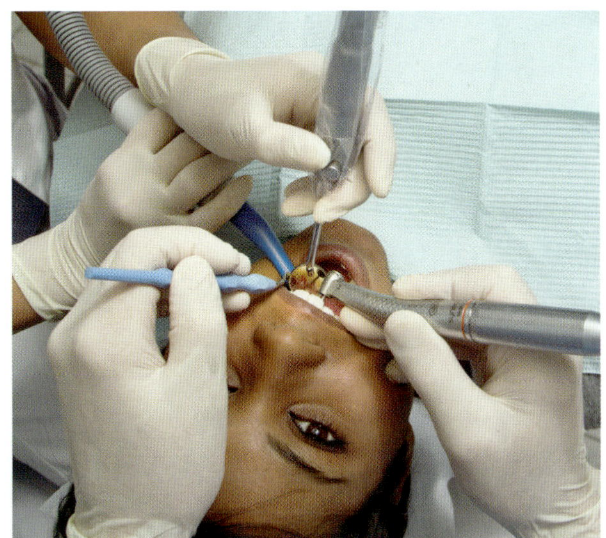
图4-43 在口镜辅助下，操作左侧上颌牙。

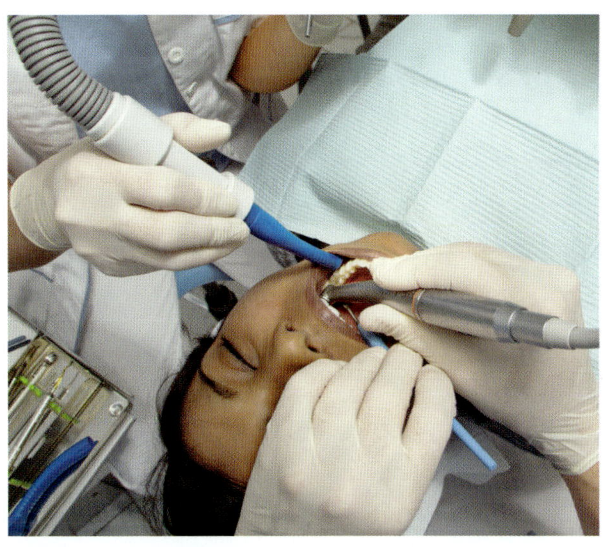
图4-44 在直视视野下，操作左侧下颌牙。

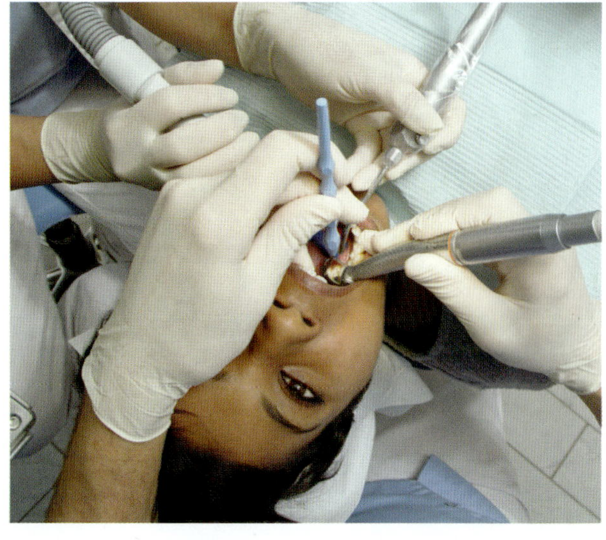
图4-45 在口镜辅助下，操作右侧下颌牙的远中窝洞。

向由切端朝向腭侧。

下颌牙：直视操作

- 殆面和近中面有充分的视线入路。
- 牙医坐在11点位。
- 治疗前磨牙时患者头部稍向前倾。治疗磨牙时头部稍后仰（图4-44）。
- 磨牙窝洞狭窄无法直视下看到窝洞内面（有时是前磨牙），需要口镜辅助。

下颌牙：口镜辅助

- 在下颌牙和上颌牙使用口镜的方法从根本上来说是完全不同的。
- 为了看清下颌前磨牙的远中面、殆面和有些近中面狭窄窝洞的内面，操作必须借助口镜。
- 口镜摆放在窝洞的远中，患者头部后仰。口镜的牙齿/窝洞成像是上下倒置的（与直视视野或上颌口镜视野不同）。

大部分牙医都需要花费一点精力来训练大脑与双手，以掌握在口镜成像且上下倒置的情况下如何完成治疗操作。在治疗下颌牙时，患者仍然是水平卧位，方便牙医能看清术区视野内的“一切”并保持良好的工作体位（图4-45）。口镜摆放在下颌牙的远中殆方。

注意：在下颌磨牙的口镜视野下，牙医的视线方向几乎垂直向下。

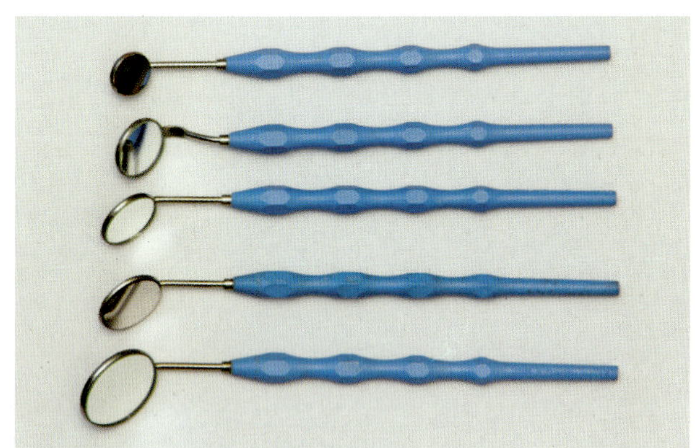

图4-46 口镜有不同的类型。

利用口镜操作

在良好的工作体位下，如果不能以直视视野看清牙齿表面和/或窝洞内部或是软组织，那么就需要利用口镜。

口镜有不同的类型

- 直径15mm的迷你口镜。
- 直径20mm的弹性口镜（SE Flex Hahnenkratt），颈部工作端可以弯曲至与手柄成45°角。
- 直径20mm的凹面口镜，有局部放大的作用。
- 直径20mm的正面涂层口镜。
- 直径25mm的大尺寸口镜。

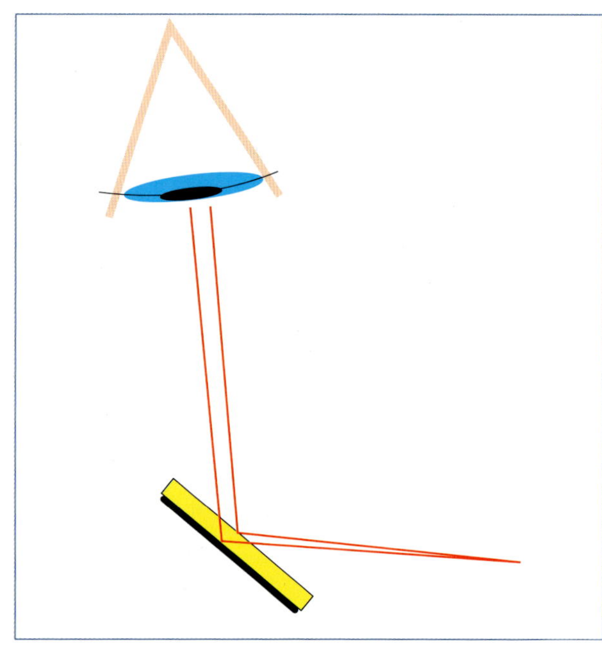

图4-47 “双重”影像是由玻璃正面和玻璃背面的反光涂层所共同形成的，这种情况常见于当入射光与镜面夹角比较小的时候。

直径15mm的迷你口镜

如果口内摆放口镜的空间很狭小（患者口角小或者最后一颗磨牙周围的软组织较多）那么用直径15mm的迷你口镜就很有优势了（图4-46），这种情况会占临床的5%～10%。而我们常规使用的口镜直径为20mm。

直径20mm的弹性口镜

这种口镜的颈部工作端有弹性，两根手指就可将其弯曲到与手柄成45°角，主要可以改善口镜在口内的使用入路。

直径20mm的凹面口镜，适合用于牙髓治疗

凹面口镜可以放大所看的目标物体。它在临床不常用，但摆放在合适的位置和物距之下就能将很小的操作视野放大数倍。操作者只能通过单眼来观察镜内的物像，适合短时间操作使用，比如探查细小的根管口。它的放大倍数大约是3倍。

因此，在牙髓治疗的手用器械盒内可以配置1个凹面口镜。如果再结合放大镜，那么比如牙面上的一个点就可以放大到6～8倍。

直径20mm的正面涂层口镜

传统口镜的正面是玻璃，玻璃背面覆盖有反光涂层（图4-47）。

有些情况下，比如当入射光线与镜面的夹角很小，口镜表面可能就会反射出两个物像。这是因为在玻璃背面会反射出一个主物像，而玻璃正面又会反射出一个物像。

如果玻璃正面有一层反光涂层，那么就不会产生有两个物像的结果了。口镜表面最常用的是一种含铑的涂层，但是经过数次高温、高压消毒后镜面会表现出轻微的棕褐色。眼睛“透过”含铑涂层的口镜观察物体，这感觉就好像是戴着太阳眼镜看东

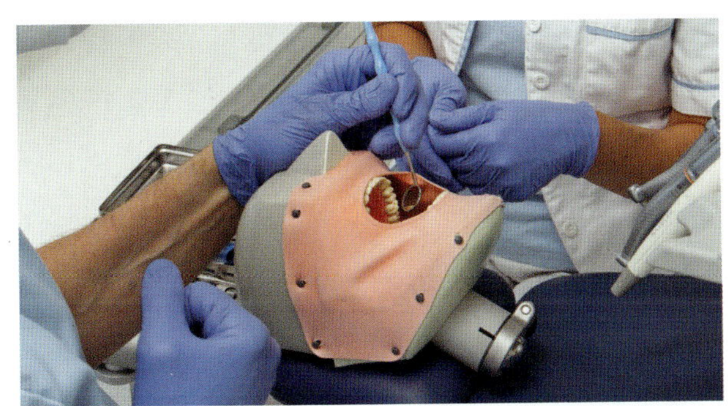
图4-48 口镜的传统摆放位置会很靠近患牙。当牙医左手拿着口镜牵拉患者口颊时，他的左手置于患者头部左侧，此时左肩膀或手肘可能不得不抬高。

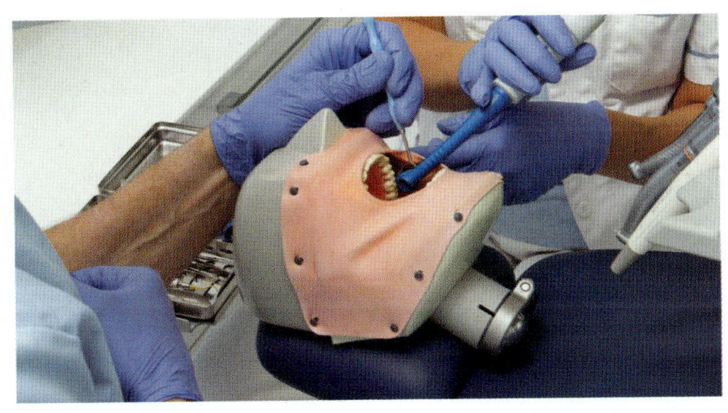
图4-49 如果先将口镜放入口内，那么强吸管与口镜的位置就会冲突。

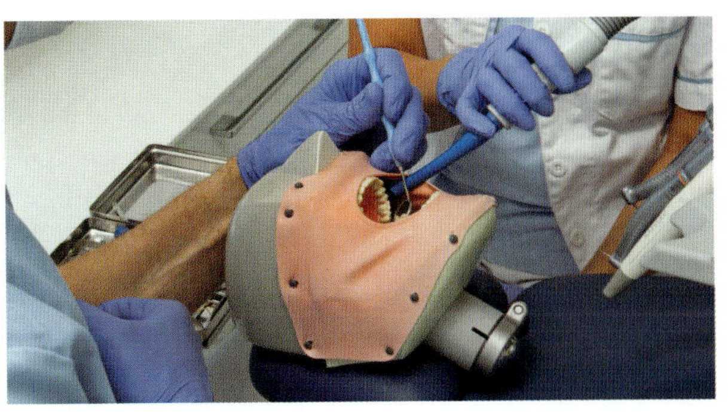
图4-50 如果先将强吸管放入口内再放口镜，那么二者就不会有冲突了，但牙医的左手仍然在患者头部左侧，操作不便。

西，视觉的精细度会下降。有一种最新的涂层是由钛合金基材料构成的，它可以反射几乎所有的入射光线，是一种更好的口镜选择。

直径25mm的大尺寸口镜

这种口镜一般用于检查固定桥的预备体。

口镜的握法

口镜的手柄应有足够的长度，这样操作者就可以握持在手柄的不同部位。

以上颌左侧磨牙为例来说明口镜的常规摆放位置（图4-48）：

- ▲ 牙医手上的口镜起到两个作用，一是牵拉阻挡口唇和面颊部软组织，二是获得术区视野。此时助手有可能处于“待命”状态。
- ▲ 牙医的左手和手臂必须环绕过患者头部。在这样的情况下牙医的左肩膀通常会稍前倾，左手肘抬高。牙医还必须用一定的力气牵拉开操作视野周围的软组织。

很多牙医承受的左肩肌紧张和疼痛会比右肩更明显。可能是由以下原因共同作用的结果，左手握持的口镜牵拉软组织，身体长时间向左侧扭转以看清术区，患者未完全躺至水平位。

如第6章所述，在四手操作中助手的主要职责之一就是用强吸管牵拉其一侧的患者口面部软组织。这会减轻牙医工作时的负担。

治疗上颌左侧磨牙时，如果先放置口镜，强吸管和口镜的摆放就会冲突，影响面颊部软组织的牵拉（图4-49）。

但是，如果先在患者口内放置强吸管，口镜和强吸管的摆放就不会产生冲突了（图4-50）。

因此，口镜的握持方式要做改变。牙医不再需要其牵拉软组织，可以握持在口镜柄的末端，不必用力握持，而是两指或三指轻松握住即可。牙医的手部可仔细地支撑在患者前额部，这是左肩和左手臂维持轻松姿势的基本前提条件。对于牙医良好的工作体位而言，这一点非常重要。

助手采用“握拳式”，稳定而有力地握住强吸管，牵拉软组织。手和强吸管朝向助手身体的方向。

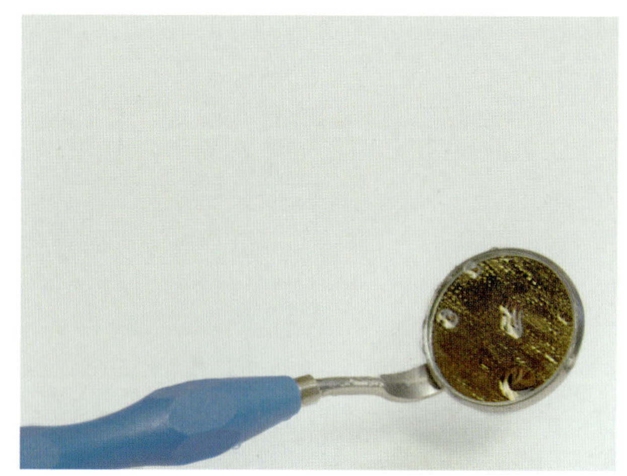

图4-51 口镜视野下操作，同时也有水雾。

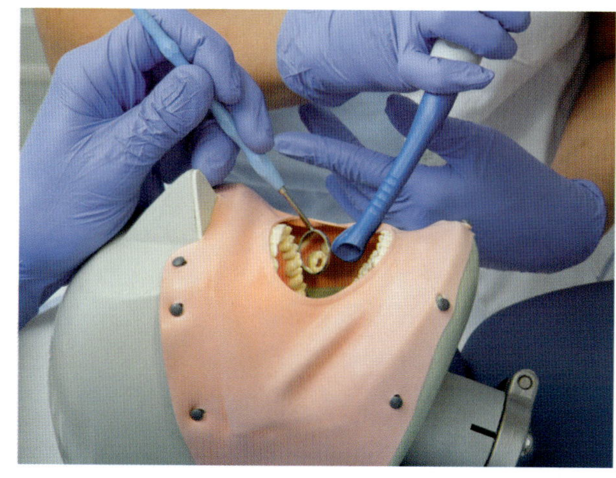

图4-52 口镜的传统放置位：靠近术区患牙，同时离水雾源头也很近。

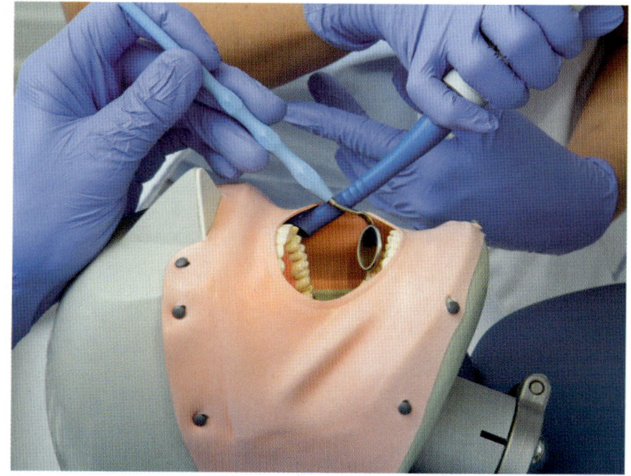

图4-53 口镜位置尽量远离患牙和电马达反角手机，这样镜面的水雾就很少或几乎没有了。

口镜的握持角度

作为常规一般检查之用，口镜柄与镜面之间的角度是45°（标准口镜的镜面和手柄交角是30°，可能是为半坐位患者检查而设计的）。

牙医握持口镜时以患者前额部为支点的话，要满足两点要求。口镜柄要足够长，手柄末端的外形设计应方便握持。

如何在口镜视野和水雾条件下操作

牙医借助口镜，在水雾下操作（例如上颌牙）时，电马达反角手机喷出的水雾会很快布满口镜表面（图4-51）。

在过去，操作形成的水雾由较大的水珠构成，这些水珠在镜面汇聚起来形成水膜，透过打湿的镜面或多或少也是可以看得清镜像的。

如果用清洁剂液处理镜面形成极薄膜层，那么即便表面有水膜，视线清晰度也会得到改善。对四手操作比较有经验的人可能知道最早有种称为“Mirror-clair”的产品（或者临床也可以将1滴洗碗清洁剂溶入0.25L水中）。

目前临床使用的超声洁治器，构成水雾的水珠直径大，所以上述这种技术方法就会很有用，如果超声洁治时需要用到口镜视野。

电马达反角手机产生的水雾是由空气和水混合而成的，水珠更小，很难甚至不会在镜面汇聚起来形成水膜。针对这种情况，如何在水雾下操作能有清晰的口镜视野就需要考虑其他解决方法了（图4-52）。

如果口镜和水雾的距离增加1倍，那么到达镜面的水雾量将减少1/4（图4-53）。治疗上颌牙时，口镜尽量靠近或接触到下颌牙。口镜在这个位置通常能保持干燥，也不会影响到牙医获得清晰的口镜视野。

当水雾妨碍了牙医的口镜视野，助手就应持三用枪吹干镜面（图4-54）。

如何保持镜面干燥，参见第118页。

镜面反射视野的几何特性

镜面反射的几何学表现在有些情况下很复杂，但为了训练和掌握在口镜视野下的操作技能，以下将会举例说明。

在口镜视野下治疗上颌牙

在上颌牙，口镜视野的几何学表现与牙医的钟点位有关，此时牙医会坐在11点位（图4-55和图4-56）。口镜视野用于以下情况：上颌磨牙和前磨牙的近中面、远中面及殆面的窝洞，或者有些颊侧和舌侧的牙面窝洞无法在良好工作体位下获得直视视野。此外，上颌切牙和尖牙的腭侧操作也要利用口镜。

在口镜视野中：

- 向右的操作动作在口镜中看到的仍然是向右的。
- 向左的操作动作在口镜中看到的仍然是向左的。
- 向上的操作动作在口镜中看到的仍然是向上的。
- 向下的操作动作在口镜中看到的仍然是向下的。

在口镜视野下治疗下颌牙

在下颌牙，口镜视野的几何学表现同样也与牙

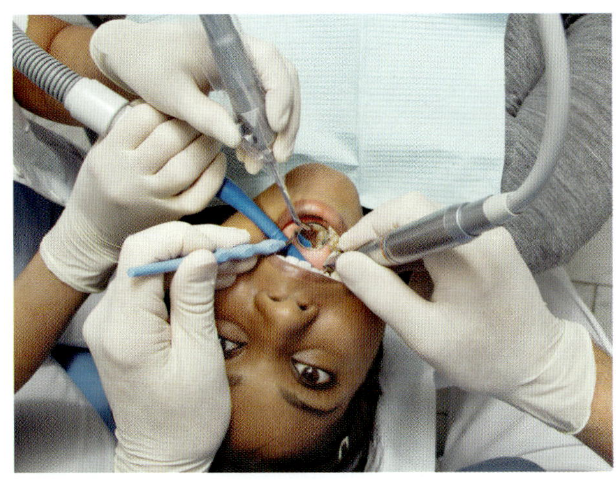

图4-54 助手吹干口镜表面。

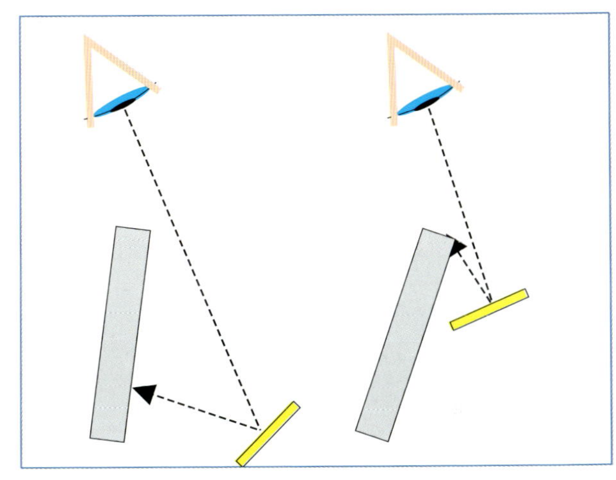

图4-55 在上颌牙，口镜反射视野的几何学表。

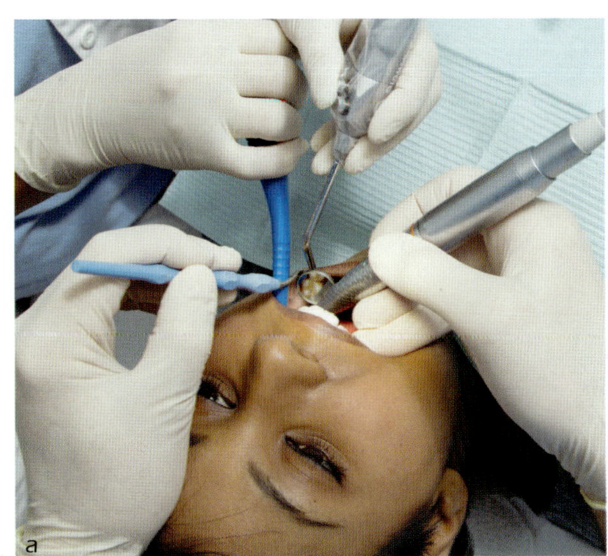

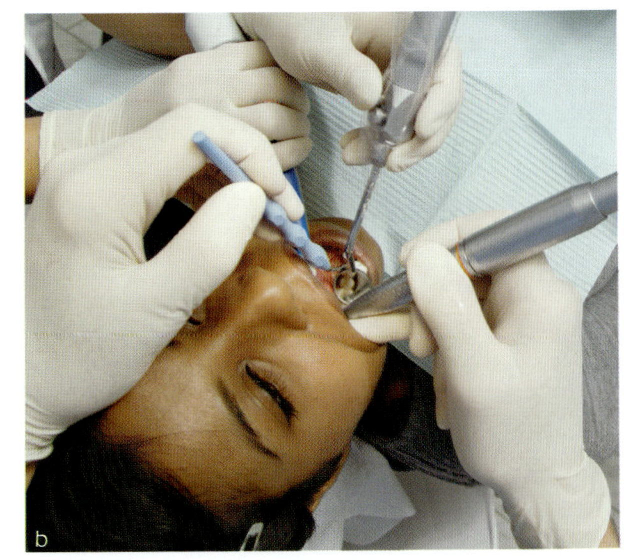

图4-56 （a和b）在口镜视野下，治疗上颌牙。

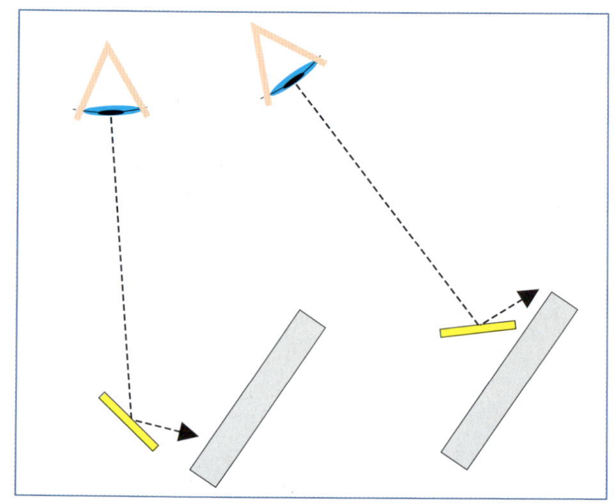

图4-57 在下颌，口镜反射视野的几何学表现。镜面中视线方向的上和下发生180° 翻转。

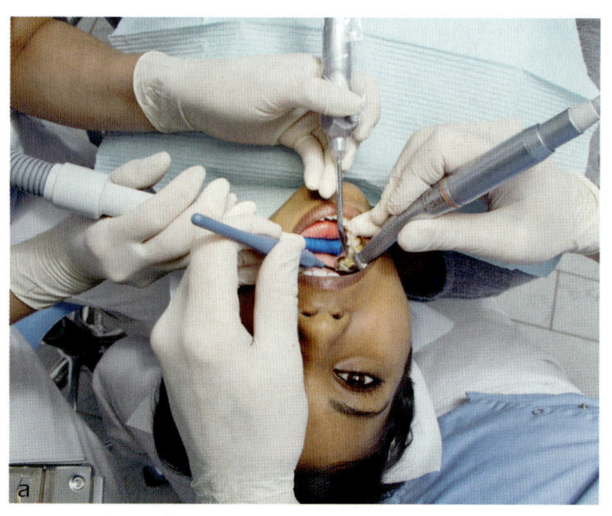

图4-58 （a和b）牙医坐在11点位，在口镜视野下治疗下颌牙。

医的钟点位有关，此时牙医坐在11点位（图4-57和图4-58）。

口镜视野用于以下情况：磨牙殆面窄深的窝洞，或者有些颊侧和舌侧的牙面窝洞无法在良好工作体位下获得直视视野。此外，下颌磨牙和前磨牙的远中面窝洞以及下颌前牙舌侧也都会用到口镜视野。

在口镜视野中：

- 向右的操作动作在口镜中看到的仍然是向右的。
- 向左的操作动作在口镜中看到的中仍然是向左的。
- 向上的操作动作在口镜中看到的是向下的。
- 向下的操作动作在口镜中看到的是向上的。
- 在下前牙区，口镜可用于获得舌侧视野。
- 向唇侧的方向在口镜中是向舌侧的方向，向舌侧的方向在口镜中就是向唇侧的方向。

我们透过口镜看到的物像发生了180° 上下翻转，这对手用器械刮（洁）治的操作技能有很大影响。所以一定要经过大量的刻意练习才能娴熟地操作。在下颌磨牙，如果操作动作是呈对角线方向（比如，从近中殆往远中颊龈的方向），那么在口镜中就会发生90° 上下翻转。对于口镜中的下颌影像发生180° 翻转，很多牙医感到很吃惊。

笔者曾经问过很多牙医，但没有人意识到这一点。笔者还调查了牙医是否能持续在口镜视野下进行下颌牙的操作动作，结果几乎没人能做到。

这也解释了在治疗下颌牙的远中窝洞时，尤其使用手用刮治器，牙医为何出现很多的坐姿问题。所以在口镜视野下操作下颌牙时牙医有必要进行“眼-脑-手”协调工作的刻意训练。

第 5 章

牙科综合设备

EQUIPMENT

牙科综合设备的设计理念从20世纪50—60年代至今的演变

基本原则：

“牙科诊间的设备必须能符合最佳工作方法的要求”，而不是反过来由工作方法去适应设备。

牙科综合设备和工作站要为医助配诊提供便利

1953年，Harold Kilpatrick提出了“口腔冲洗技术”。这项技术结合气动涡轮手机的水雾和吸引器系统，使患者可以在躺卧位接受治疗。这不仅改善了牙面的操作视野，也改善了牙医的工作体位和助手配诊，可以说是推动牙科发展的重要技术变革。

同年，在巴黎，Malencon正在研发椅背能后仰的患者椅。大约在1960年，Harold Kilpatrick到访哥本哈根、奥斯陆、斯德哥尔摩等地（笔者在巴黎、阿姆斯特丹、马德里和米兰都去见过那些曾与Harold Kilpatrick有过交流的牙医）。他积极推广牙科四手操作的理念，即牙医与助手以坐姿和四手配合的途径完成操作，同时患者平躺在一种名为“Dentaleze”的患者椅上接受治疗（图5–1）。除了患者椅，Harold Kilpatrick还用到Chayes牙科综合设备。Chayes牙科综合设备由综合器械和吸引器系统构成，二者都位于患者身体的上方，方便牙医和助手共同使用。此外，Harold Kilpatrick也分析了工作时间和手部运动，这为后来简化牙科工作的原则奠定了基础。

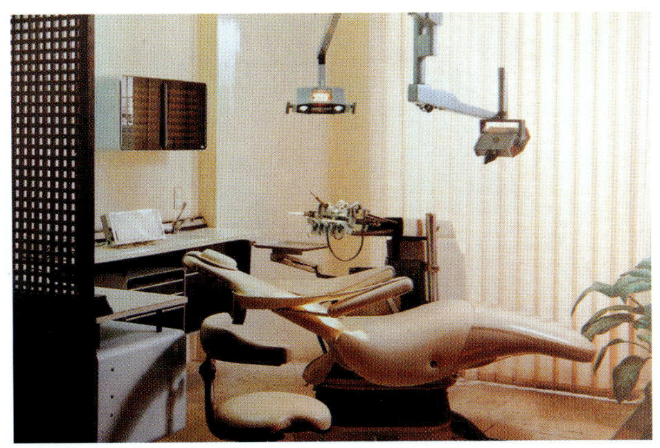

图5–1 Dentaleze患者椅和Chayes牙科综合器械放在牙医与助手的中间位，方便二者拿取。这台综设备可以支持高水准的助手配诊（图为1968年笔者的诊室）。

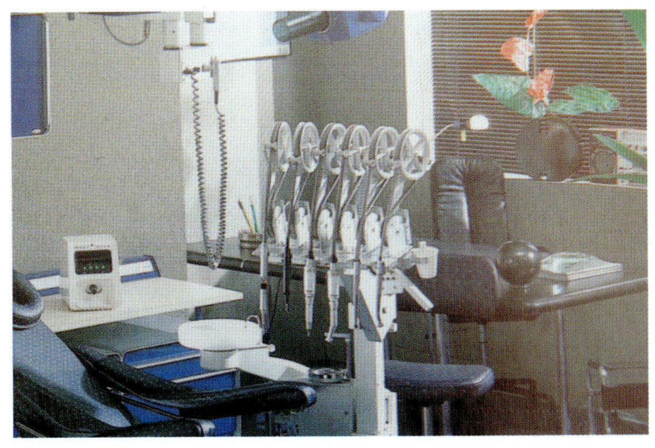

图5–2 Colibri牙科综合设备（意大利）。综合器械放在中间位并且都有重量平衡设计。牙医和助手拿取都很方便，这台综合椅同样能实现高水准的助手配诊。

这些开创性的理念得到了许多国家牙医的认可和追随。比如，1962年在丹麦成立了一个名为“Selskabet for Odontologisk Praktik”的牙科人体工程学组织。这个学会组织目前还存在，而且每年还会举办一次关于人体工程学方面的讲座会议。1963年在瑞典，Lundin研发出Anatom牙科综合椅，而且还举办了多次关于牙科四手操作的课程和培训。

1968年在意大利，牙医Carlo Gustamacchia首次引入SPRIDO系统（strumenti perdenti ricuperti inerte dobbio operabilita），并研发Colibri牙科综合设备（图5–2）。“SPRIDO”根据命名法规则翻译成英文指“hanging retractable instruments with double use（for dentist and assistant）”。意思是说牙科综合设备的结构臂有重力平衡的设计，牙医在使用综合器械时手部不必承受其本身的重量了。

1969年在丹麦，笔者设计并生产了Alternativ牙科综合设备（图5–3）。为此，笔者还去学习了人体工程设计、机械力学、工程学、气体动力学和电子工业学。Alternativ也有重力平衡设计，它完全是为了“遵循人体工程学的最佳工作方法”而专门设计的牙科综合设备。

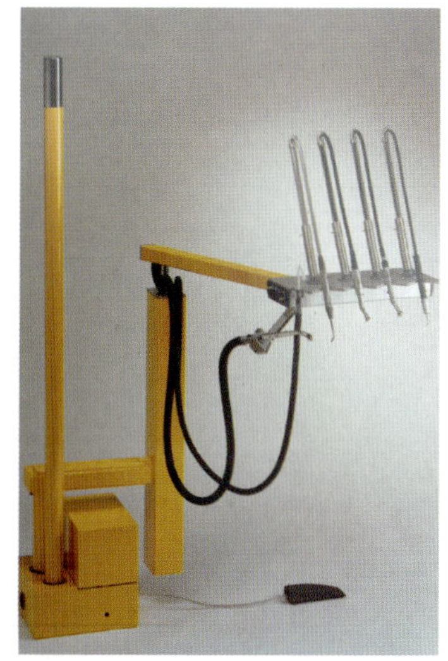

图5-3 1968—1969年生产的一台Alternativ牙科综合设备。综合器械可以放在牙医和助手的中间位，二者拿取、使用同样非常方便。另外，在综合设备上安装了吸引器支架，支架和综合器械的位置关系理想。在非工作时，综合器械的结构臂“停泊”在助手侧。器械高度是由电控的马达轴来调节的。

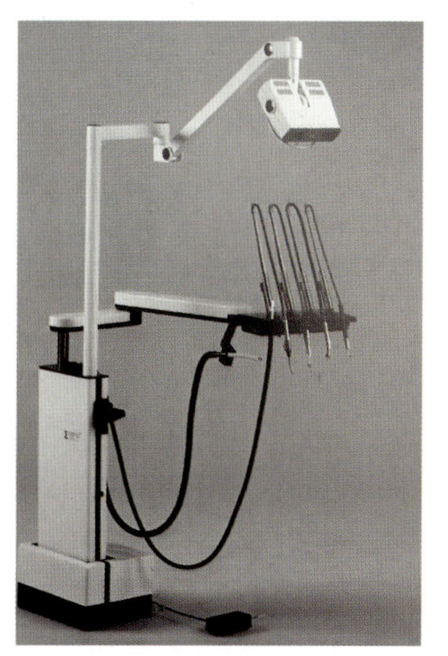

图5-4 1980年生产的Alternativ牙科综合设备。牙医可以通过在金刚砂车针或钨钢车针上施压力量的大小实现自动化控制和调节器械的转速。转速可调节的范围很广。器械高度可以伸缩调节，并保持完美的重力平衡设计。阀门和控制系统内置在结构臂。脚控的体积小巧，操作时垂直或侧向轻踩就可以。同时，脚控还能调节水雾。

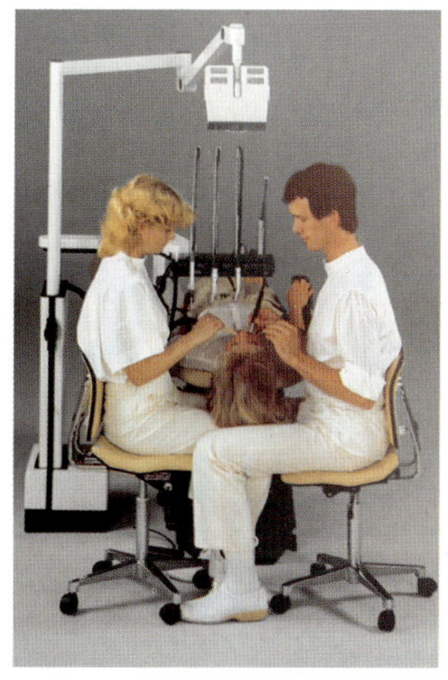

图5-5 Alternativ牙科综合设备能完美支持牙科四手操作。

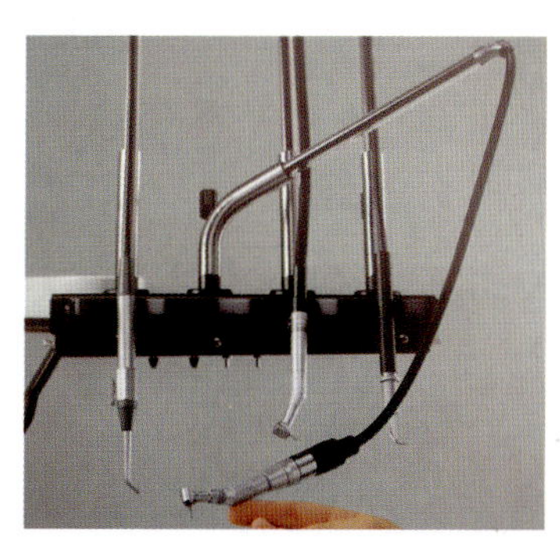

图5-6 即使综合器械做侧向操作运动，也依然能得到完美的重力平衡。

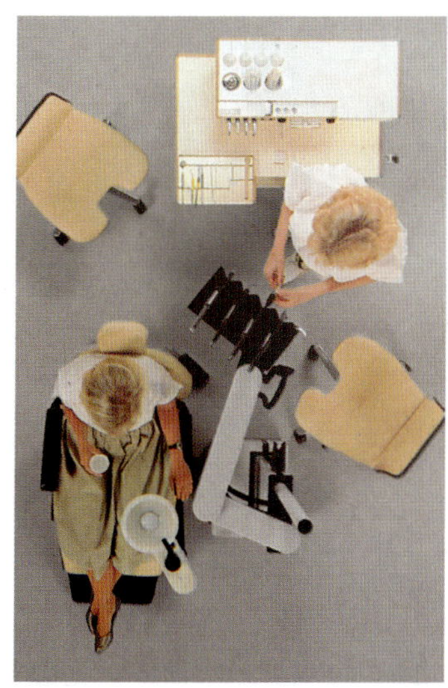

图5-7 在患者更替衔接时，处于非工作状态的牙科综合设备“停泊”在助手侧，这样助手就不必为了拆卸更换器械和擦拭消毒来回跑动了，能够集中精力在自己的工作区。漱口盆可以移动到患者坐位的前方。

Alternativ牙科综合设备的特点包括：

- 综合器械的位置在患者身体正上方，牙医和助手的中间位。器械具有完美的重力平衡设计，牙医的手部不必承受器械本身的重量。尤其器械做侧向操作运动时也依然受到重力的平衡。
- 牙科综合设备还装有吸引器支架。支架呈前倾状态，位置靠近多功能三用枪，方便助手在配诊时能同时拿取二者。
- 脚控的体积小，有启动/关闭的开关和转速调节的功能。根据踩踏力量的大小，脚控还可自动化控制每一档的转速再提高至多

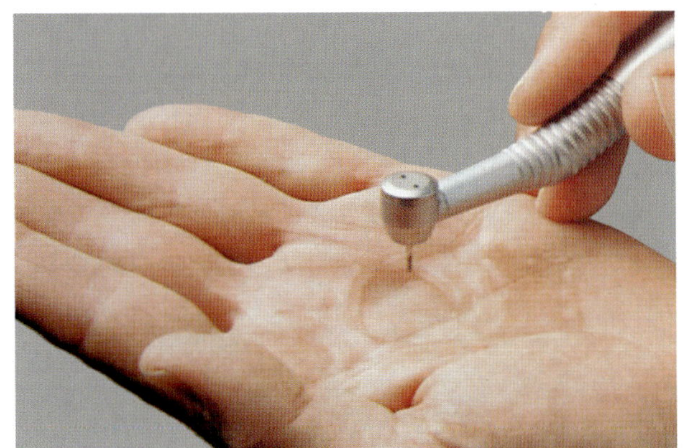

图5-8　综合器械在停止运作后会自动形成短暂气流，起到干燥牙面和窝洞的作用。这可以避免数百次地拿起三用枪来干燥牙面。既简化了操作过程，又实现控制窝洞或牙面视野的目的。

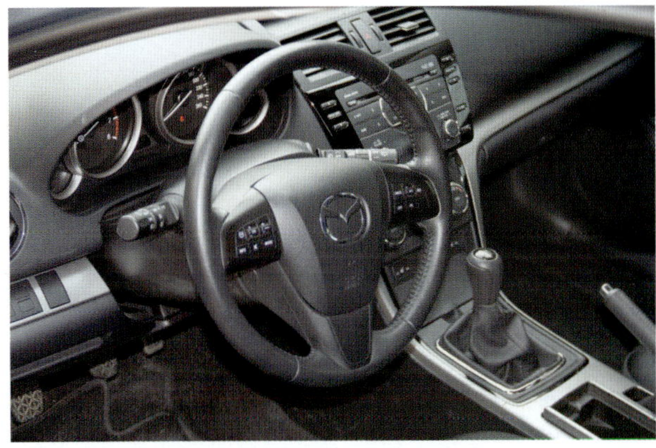

图5-9　汽车的驾驶位是理想操作环境的典范。几乎所有的功能操作都在驾驶员伸手可及的范围，因此可以完全专注在行驶的路面，不需要转移视线或者把双手从方向盘上移开。这样的操作标准和环境同样也适合牙医及其工作环境。

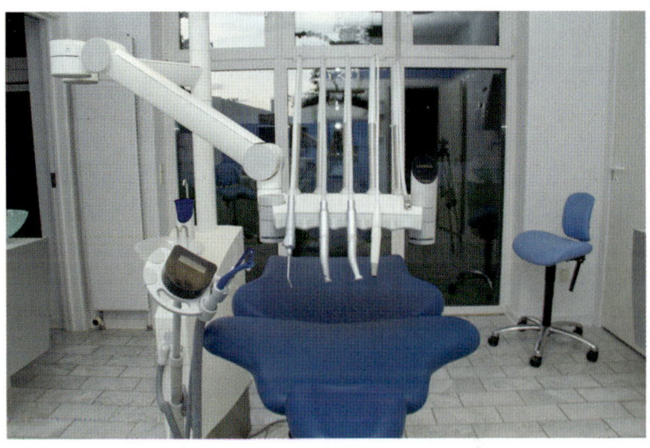

图5-10　从12点位的视角观察牙科综合设备，吸引器支架距离三用枪很近。

40%（重踩）。

- ▲ 水雾调节有两档（具有两个电磁阀）。
- ▲ 非工作状态时，综合设备“停泊”在助手侧。综合器械在停止运作后会自动形成一个短暂气流（chipblow），起到干燥牙面和窝洞的作用。

笔者在12年间设计了3代Alternativ牙科综合设备，共300多台（图5-3～图5-8）。由于出众的人体工程学特性和功能，这些牙科综合设备至今还有150～200台仍在临床使用。随后几年，市面上又出现了大量的牙科综合设备。它们的构造原理同样是以实现牙科四手操作为目的。其实这些构造原理无论在过去还是现在，大体上都通用。

50年过去了，现在的情况如何?

你可能会认为，牙科综合设备的功能原理恐怕已广为人知和得到普遍应用了吧。但实际并非如此。

牙科综合设备要能充分支持最优的团队合作

综合设备的基本功能是在诊间使用时必须能匹配最佳的临床工作方法，而不是反过来让操作者去适应牙科设备。功能良好的牙科综合设备不仅能为助手配诊提供支持，还能保证牙医的注意力不被分散（图5-9和图5-10）。而有些牙科综合设备就会干扰助手配诊和牙医的专注度。

充分发挥团队合作的优势

当牙医有椅旁助手配诊的情况下，如果综合器械在助手伸手可及的范围内，将会使团队合作提升到一个新的高度。

综合器械应摆放在牙医和助手的中间位，平卧患者的身体正上方。这一点在50多年前就已被认可，而现在也依然适用。

有些国家的牙医可能会立马回应说，患者会无

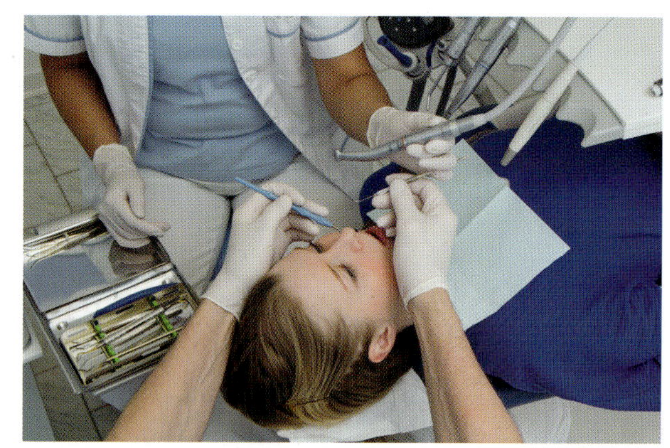

图5-11 助手为牙医传递已连接电马达的反角手机。

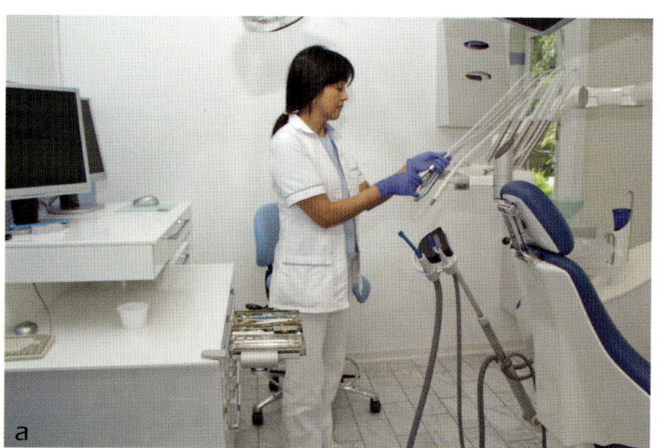

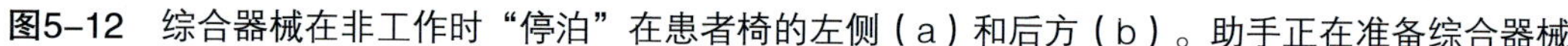

图5-12 综合器械在非工作时“停泊”在患者椅的左侧（a）和后方（b）。助手正在准备综合器械。

法接受这样的体位。那么我们就有必要解决这个问题，令患者接受。

当患者坐上椅位，综合器械如果摆放在他的右侧就会特别显眼。另外，还有一种反对的声音认为患者平卧时会看见摆放在他身体正上方的综合器械。有这种想法是因为早年患者都是以半卧或后倾体位接受治疗的。

事实是，综合器械只要高于患者前胸6cm，就完全处于患者视线之外。不过，患者有可能看见的是重力平衡臂的顶端。

那患者头部上方的大部分视线是被什么占据了呢？其实是牙医的面部。如果牙医的注意力被分散在不同方向上（比如，牙医为了拿取综合器械或者手用器械而将注意力从患者身上移开），患者在治疗过程中会有怎样的体验呢？患者可能会感到不安，因为牙医对操作的专注度被打断了。

如果牙医始终以专注而放松的方式进行口内操作，那么患者的感受就会大不相同。而且牙医一直维持着视线水平并表现出沉稳、平和，这本身也能令患者感到舒缓和放松。

综合器械放在牙医和助手的中间位，为助手配诊提供便利

当综合器械放在牙医和助手的中间位时，助手可以很方便地使用摆放在他面前的三用枪，同时还能更换电马达反角手机、金刚砂车针或钨钢车针、超声工作头等。因此，牙医就不需要为了做这些准备工作而中断当下的操作（图5-11）。

再者，助手还能为牙医传递综合器械。所以牙医完全能够以放松的状态工作， 保持专注力在患者口内，无须分神。

综合设备在非工作时的“泊位”

通常，在非工作时综合器械会从中间位被移动到牙医侧，作为“泊位”（parking position）。这是很多牙医在治疗结束后都会做的。

助手的“慢跑模式”

综合器械的“泊位”如果在牙医侧，器械距离助手的工作区就太远了。在治疗结束后，助手为了拆卸电马达反角手机、三用枪的工作头和超声洁治的工作尖需要绕着综合设备来来回回走4～5m。助手还要重复走同样的路线去完成设备的擦拭、消毒。在更换了手套之后助手第三次走同样的路线去换上经过消毒的反角手机和车针。

综合器械“停泊”在助手侧

如果综合设备的结构能实现这一点，那么助手的工作就会省力多了（图5-12）。当综合器械的“泊位”靠近助手工作站的手用器械台时，助手可以很方便地拆卸下使用完的反角手机和车针。直接放入手用器械台上的器械盘，然后一起送去消毒室。

综合器械的重力平衡设计

除了能摆放在中间位以及器械采用悬吊式以外，综合设备还有一个重要特性，就是牙医手里握持的综合器械必须有重力平衡（图5-13）。在使用时，器械会受到支撑力，所以牙医的手部就一点都不需要承担器械本身的重量了。而且器械在任何使用方向和位置上都能受到重力平衡。这一点对手部的侧向操作运动尤为重要。

器械的重量平衡不仅可以减轻牙医手部的操作疲劳，也能提高手部的触感反馈，这是实现精细操作的重要前提。最早的两台有重力平衡设计的牙科综合设备分别由以下两位牙医独立研发：

- ▲ 1968年，意大利牙医Gustamacchia研发Colibri牙科综合设备。
- ▲ 1969年，丹麦牙医Skovsgaard（笔者）研发Alternativ牙科综合设备。

注意：不是所有能摆放在中间位的牙科综合设备都具有重力平衡设计。

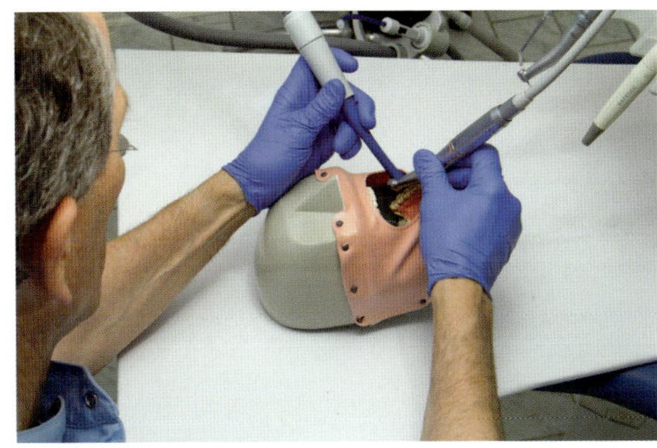

图5-13　有重力平衡设计的综合器械。

综合器械与地面的垂直距离

综合器械与地面的垂直高度要能充分满足牙医在患者平卧位身体上方操作的空间要求。

当牙医的身高属于平均水平，患者水平椅背距离地面的最大高度为80cm。如果牙医的身高在175～180cm或以上，那么水平椅背距离地面的高度是90cm（图5-14）。

综合器械应高出患者水平椅背25～30cm。这也意味着说，平均身高的牙医在工作时综合器械距离地面的最大高度是105～110cm。而高个子牙医在工作时这个最大距离是115～120cm。如果综合设备的结构臂系统在垂直向的移动幅度不够，器械距离地面的最大高度只有105cm，那么可以有两个解决办法。其一，只有身高不超过175cm的牙医可以使用这些综合设备。其二，重新安装综合器械的结构臂，位置比原来再高15cm。这样身高175cm以上的牙医也能使用了（在欧洲一些国家，50%以上的男性身高都超过了175cm）。

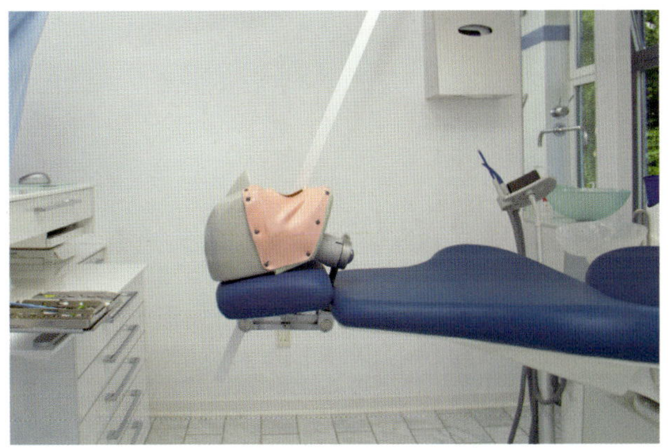

图5-14　患者椅位呈水平卧位。

牙科综合设备的结构要求

牙科综合设备的结构臂一定要够长，因为当椅背后仰至水平，综合器械还需要往患者胸区方向移动，直到距离头托25～30cm 。

重视牙科综合设备的构造

许多牙科综合设备的器械的确可以移到中间位，但其实它们还没有完全满足前述的重要原则。器械摆放在中间位的结构要求其实远比厂家所预

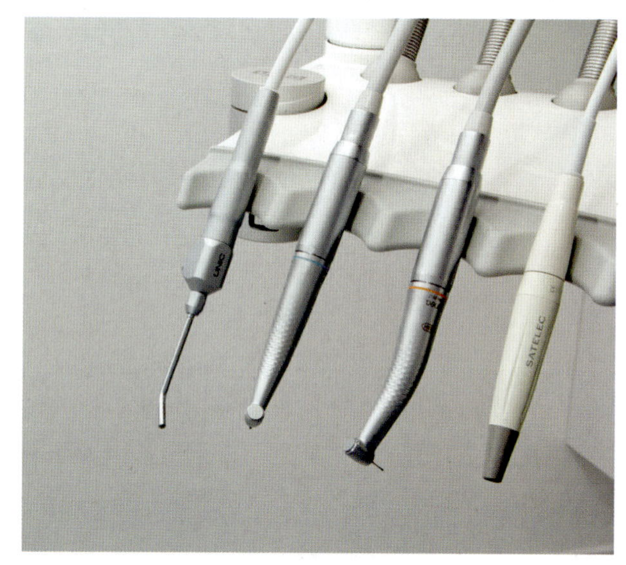

图5-15 一般配置4个综合器械（含三用枪）。其他器械则可以选择无线和可充电的款式。

想的复杂得多。这不仅仅只是“摆”在中间那么简单，还有十分精确的功能和空间考量，很多方面都有可能导致其出错或不足。

综合设备的器械

三用枪

综合设备的器械符合悬吊式和重力平衡的设计，在这种情况下三用枪就必须采用直线型，工作头也要方便拆卸和消毒。还有很重要的一点是，三用枪要有准确的气量、水量和水雾调节。也就是说以按压力量来控制不同的水雾强度：轻柔、中等和强力。在这方面，不同的三用枪差异会很明显。市面上最常见的一类三用枪（2012）就只有“无”或“最大”水雾，而没有其他可调节的强度了。

三用枪的手柄可以由专门的一次性塑封袋覆盖，然后以正畸皮圈固定（图5-15）。在患者衔接时助手只要丢弃塑封袋，再更换1个新的就可以了。

电马达及其连接5倍速的反角手机与气动涡轮高速手机的对比

第4章详细描述了以红色圈1∶5高速反角手机取代涡轮手机的好处。

用2个电马达，完全不用气动涡轮机

其中一个电马达端口连接蓝色圈的反角手机，少数情况下也可以连接其他反角手机。该连接端口处在靠近助手侧，这样方便其自如拿取和更换车针。另一个靠近牙医侧的电马达接口，连接红色圈高速反角手机。

最后一个是连接超声洁治器的端口

目前，市面上可以买到无线和可充电使用的复合树脂光固化灯。这种光固化灯的输出强度比较高，完全可以取代安装在综合设备上的光固化灯。在配诊时，它的传递方法和手用器械相同。

口腔内窥镜是非常好的信息采集工具。内窥镜既能安装在牙科综合设备上，又能通过USB接口直接连接到计算机和软件，甚至还可以无线连接。

多功能连接端口

有些患者的牙齿非常敏感，超声洁治器会引起明显的疼痛。而气动洁治器不仅工作效率高而且舒适性也好，“敏感”患者基本上都能接受。气动洁治器可以连接在综合器械的多功能端口上。这个端口还可以连接气动喷砂工作头（注意减少患者、助手和牙医的颗粒吸入风险）。

总的来说，综合器械配置4个就足够了：

- ▲ 1个三用枪。
- ▲ 2个电马达。
- ▲ 1个超声洁治器端口。

可充电使用的光固化灯和牙髓治疗马达也很常用（二者都是独立于牙科综合设备的工具）。

在电马达上连接的反角手机

电马达与红色圈1∶5高速反角手机，可以完全取代传统气动涡轮高速手机，二者使用的金刚砂车针通用（图5-16）。

综合器械的第二个电马达主要连接的是蓝色圈1∶1转速反角手机（图5-17）。

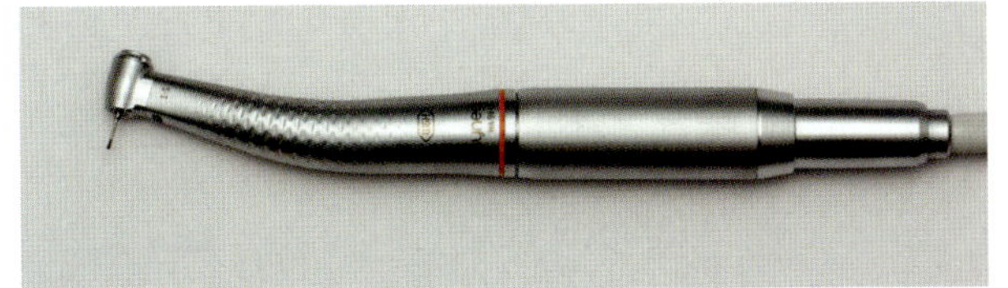

图5-16　1：5转速的高速反角手机（红色圈）。

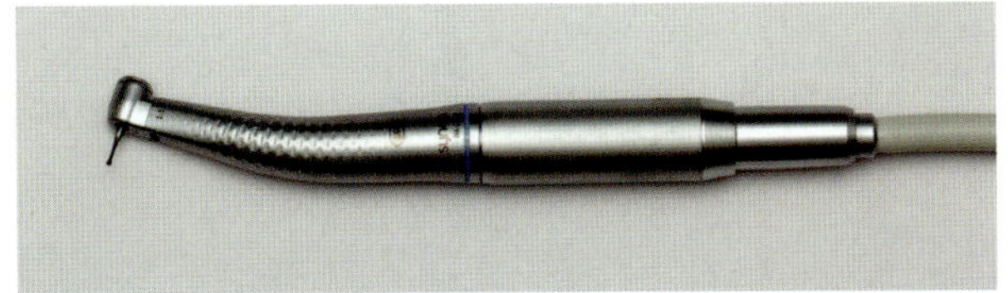

图5-17　1：1转速的反角手机（蓝色圈），临床常用。

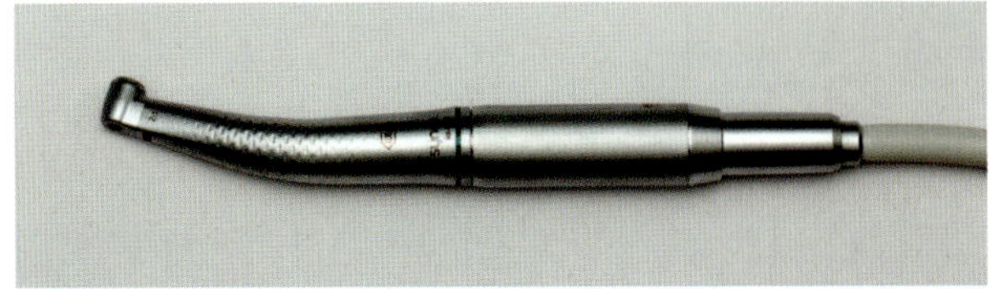

图5-18　2.7：1转速的反角手机（绿色圈）或其他类似的减速反角手机。

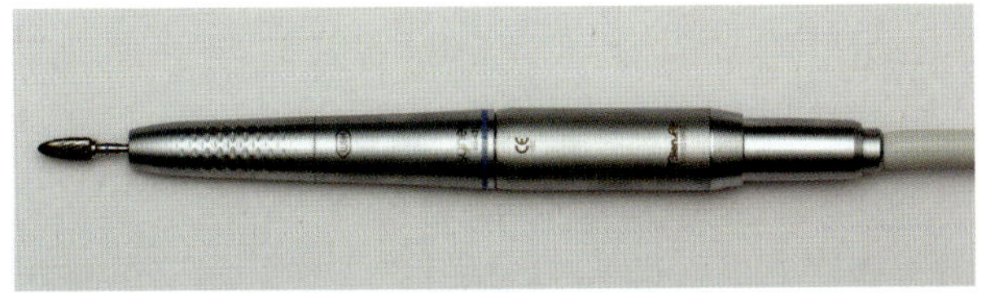

图5-19　1：1转速电马达直手机，主要用于技工室流程。

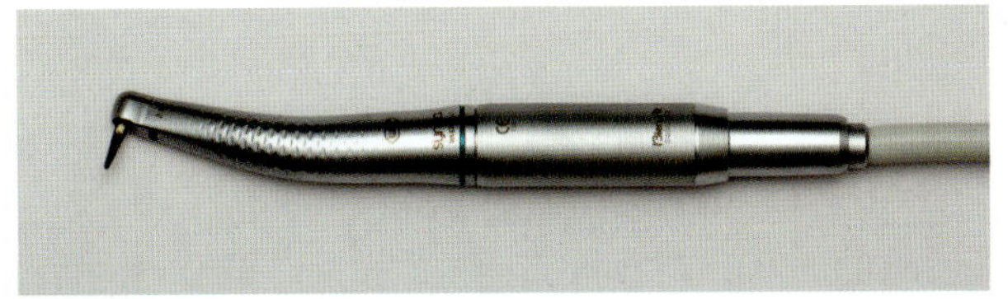

图5-20　称为“Prophin”的反角手机，头部十分小巧。

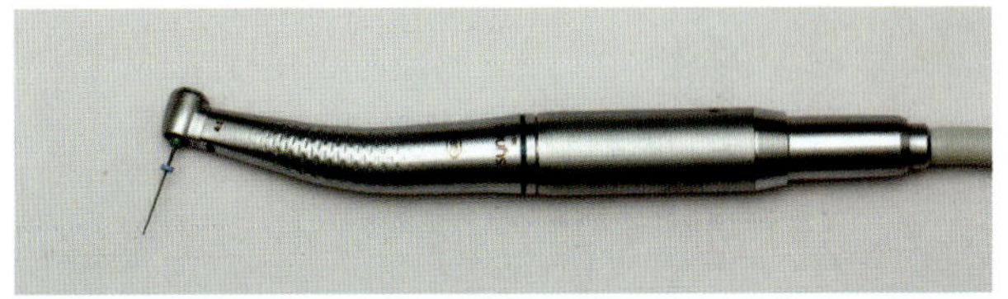

图5-21　在牙髓治疗流程使用的反角手机，可搭配不同的机用根管锉。

绿色圈2.7：1转速的反角手机（或其他减速反角手机），减速比为2.7：1，扭矩也倍增2.7。

减速反角手机适合用于制备根管桩道，或者制备平行髓腔的钉洞/道（图5-18）。

Prophy反角手机，专门用于搭配橡皮杯完成常规洁治之后的抛光操作。手机的头部非常小巧，有利于获得充分的器械入路，而且头部有独特的严密性，避免抛光膏堆积。更多内容参见第10章。

1：1转速电马达直手机，主要用于技工室流程，比如活动义齿的口外调磨。某些外科手术流程有时也可能会用到（图5-19）。

Prophin反角手机是鲜为人知却很好用的工具，可以搭配各种小巧的含金刚砂涂层的抛光尖（图5-20）。这类抛光尖大多是外形扁平，运作时呈直线式地往复运动，很适合预备体边缘的精修抛光。旋转的细尖金刚砂车针此时就会很难操作。

牙髓治疗专用的反角手机可以搭配常规锥度的机用根管锉。运作时，根管锉呈60°方向，直线式往复运动（图5-21和图5-22）。更多内容参见第10章。

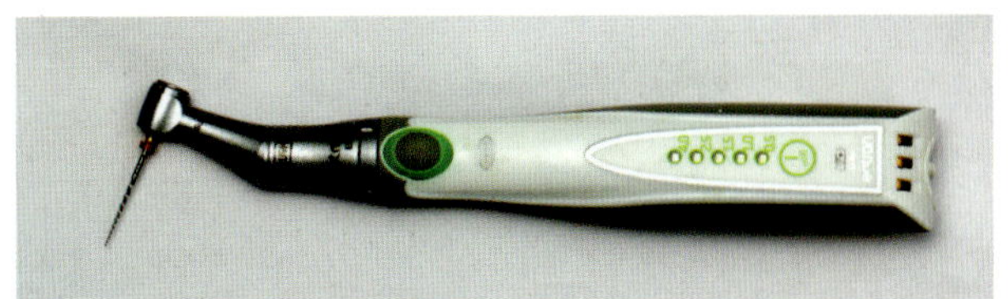

图5-22　机用根管锉配合牙髓治疗专用马达，可以固定转速和限制扭矩。

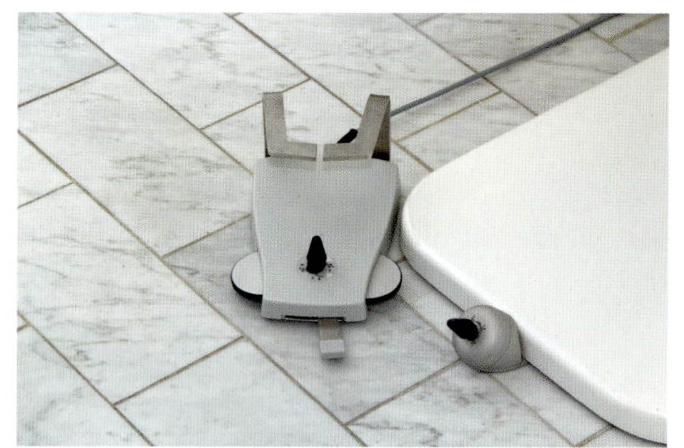

图5-23　脚控和座椅底座。

脚控

牙医在9点位到12点位必须有充分的操作空间，不受到阻挡。因此，脚控应摆放在患者椅底座后方左侧。考虑到这一点，底座体积小巧就显得很重要（图5-23）。

当底座的体积较大，脚控就不得不放在患者椅底座的右侧（图5-24）。那么牙医在9点位到10点位操作时（比如，治疗任何右侧的牙面时）踩踏脚控就会十分不便。

如果脚控能摆放在底座中线的左侧，那么牙医在9点位、10点位、11点位或12点位都能自如地使用脚控（关于转速调节和自动形成短暂气流的更多描述，参见第56页）。

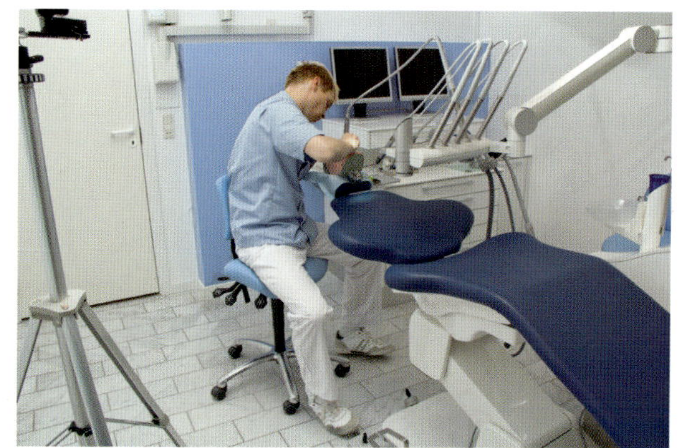

图5-24　当脚控摆放在患者椅底座的右侧时。

吸引器支架

吸引器支架是用来摆放强吸管和弱吸管的，以方便助手坐在椅旁拿取使用。强吸管有两个功能：吸抽和软组织阻挡。使用时，助手以右手从支架上拿起强吸管，左手还可以负责其他操作任务，比如拿取三用枪、为牙医传递综合器械或手用器械。

为了方便助手用右手拿取强吸管，支架必须放在三用枪（最靠近助手侧的综合器械）和助手左肩膀之间的精确位置上。

三用枪和助手左肩之间的空间并不大，所以支架体积要小。其次，强吸管管口与三用枪工作头的距离是12cm。强吸管在支架上的摆放要稍向前倾斜一点，这样助手的拿取就非常方便了（图5-25和图5-26）。

还有一些将支架摆放在其他位置的尝试，但它们都不利于牙医和助手的操作。比如，把支架设计在助手工作位的后方，那么助手就需要后退才能触碰得到。

如果强吸管在患者椅的后方，不仅牙医无法在12点位操作，还有可能会妨碍到助手摆放和使用手用器械盘（以及牙医独自工作时以左右手传递手用器械）。弱吸软管的位置靠近或高于强吸管。

从支架上拿取和放回吸管时，支架的打开和闭合要足够方便并且内壁光滑。

吸引管（tubing；译注：吸引管，以转接部件与吸引软管相接）主要有两种不同的类型。第一种轻便而且弹性好，但是内外表面都比较粗糙。吸引管会根据管内气流速度的大小发出不同程度的哨音（译注：空吸时管内只有气体的情况下）。吸引管和软管之间的转接部件如果具有滑动式关闭阀，那么可以用关闭阀来控制气流从而避免哨音。这种（含滑动关闭阀的）转接部件至少需要每天拆卸下来清洗1次。

第二种吸引管的内外表面都比较光滑，但重量更大，弹性也更差。而且“黏着性”比较明显，所以“顺势滑回”支架就会有困难。如果支架能装有小滚轮（一般是3个略带吸引力的小滚轮），那么即使是这类“黏着性”的吸引管也会比较容易拿取和放回。

独自工作模式

如果牙医需要使用强/弱吸管，那么支架应摆放在靠近牙医的位置（图5-27）。

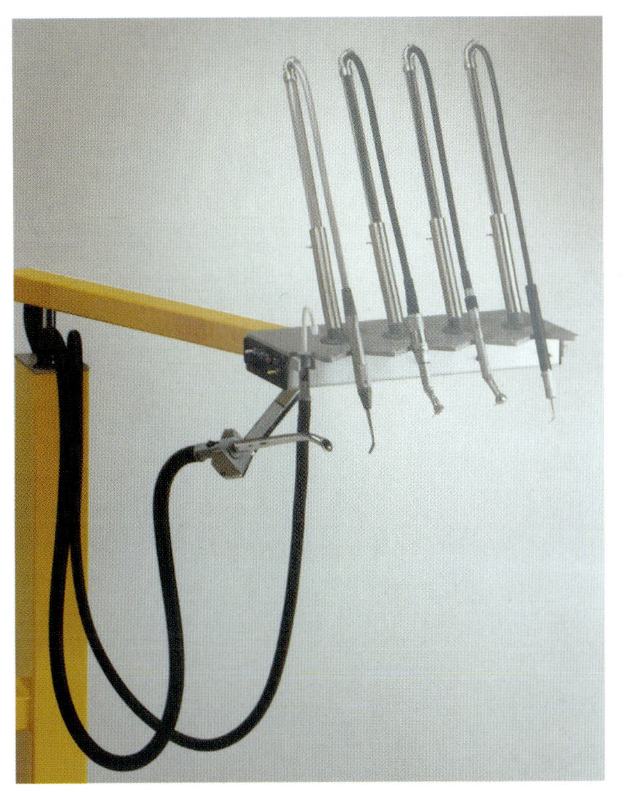

图5-25 吸引器支架的理想摆位。这是一台1972年的Alternativ牙科综合设备。支架固定在综合器械的支撑结构上，助手能很方便地同时拿取吸引管和三用枪。这也从另一方面说明，综合器械在非工作时应当“停泊”在助手那侧。

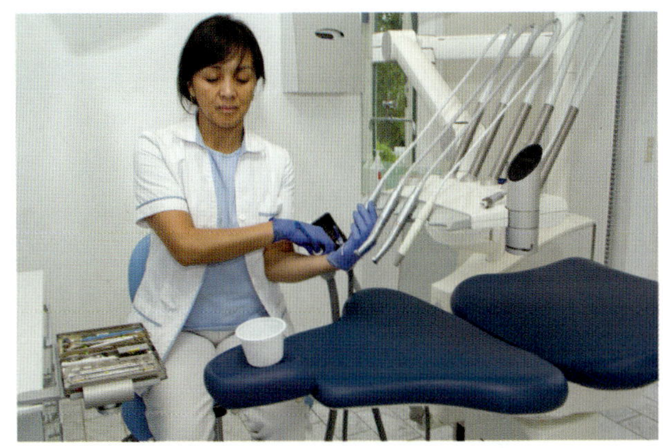

图5-26 综合器械与吸引器支架各自独立，但它们的位置要求还是一样的。吸引器支架和三用枪的距离很近，助手能同时拿起二者。患者能在水平卧位接受治疗对实现口内冲洗来说十分重要。

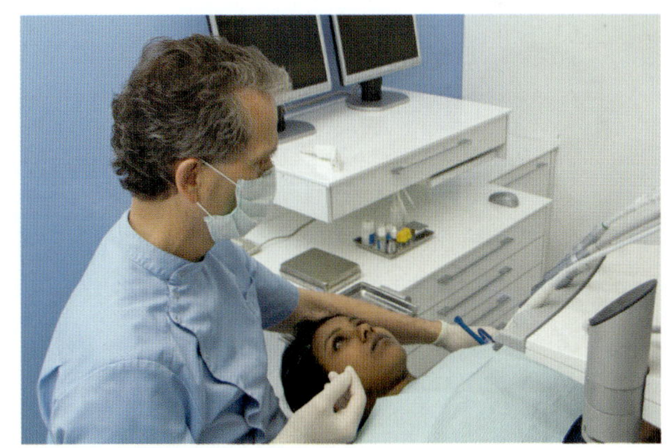

图5-27 牙医用左手拿取使用吸引管。

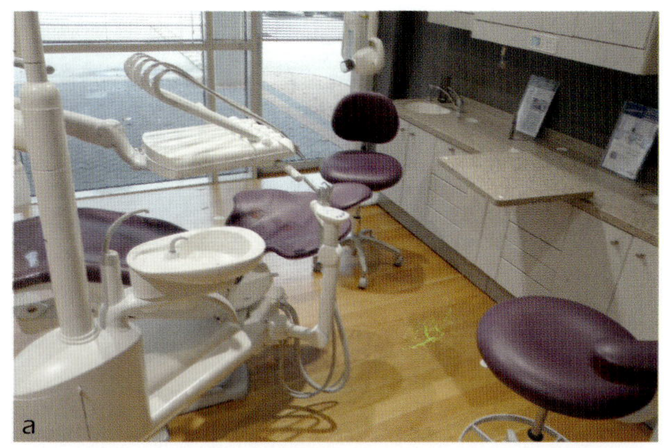

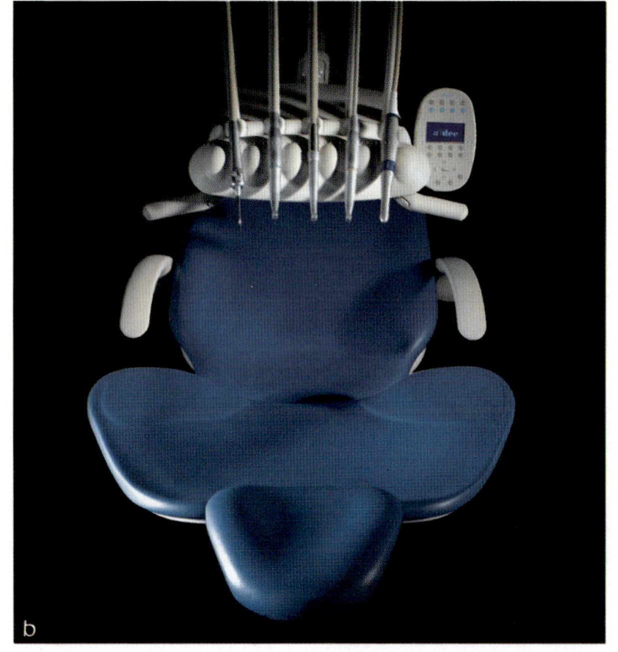

图5-28 （a和b）A-dec牙科综合设备：器械放在中间位并且装有吸引器支架。患者椅能够后倾至水平，如果再结合功能良好的工作站，那么就能为助手配诊提供良好的支持了。

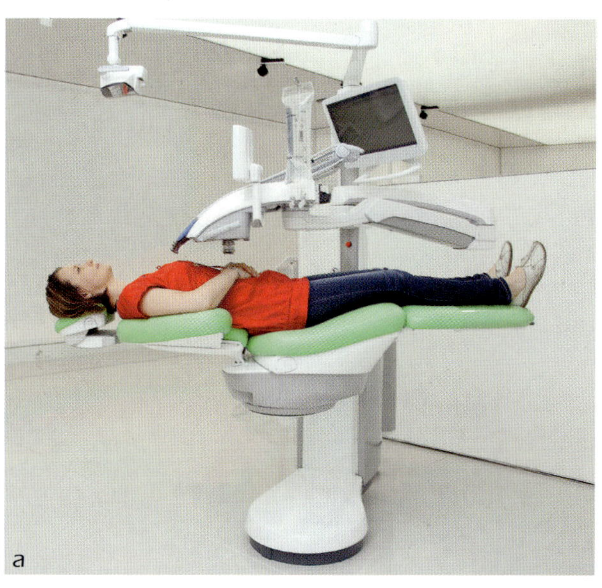

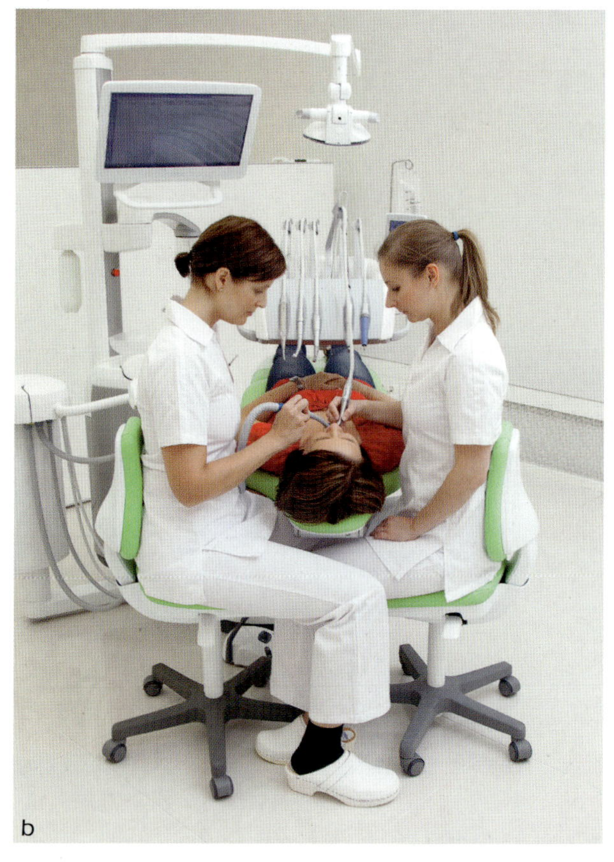

图5-29 （a和b）Planmeca牙科综合设备：器械摆放在中间位并且装有吸引器支架。患者椅呈水平卧位，如果再结合功能良好的工作站，那么就能为助手配诊提供良好的支持了。

牙科综合设备的位置

市面上有很多牙科综合设备包括了患者椅，而且从表面看都能满足前文所述的基本原则。比如，患者椅能后倾至水平＋牙医和助手都能取用综合器械＝综合设备摆放在二者的中间位。

但是，当患者椅后仰到水平时，综合设备的摆放就有问题了。原因是结构臂系统的长度过短或者位置过低，导致综合器械在患者身体正上方的高度空间不够。

市面上很多品牌的牙科综合设备都能将器械放在牙医和助手的中间位（图5-28～图5-30）。请在购买时根据本书所描述的原则和方法注意甄别。

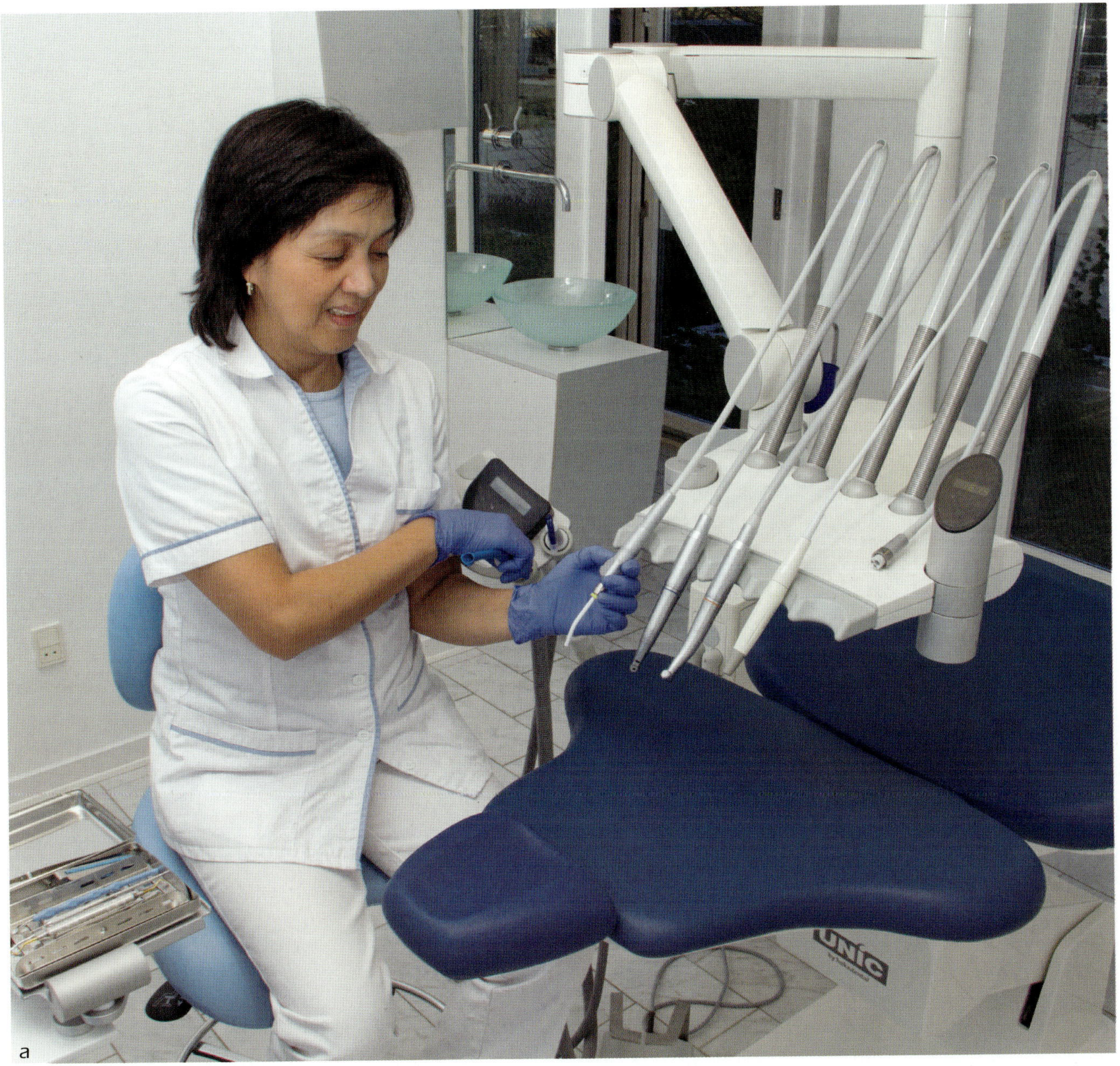

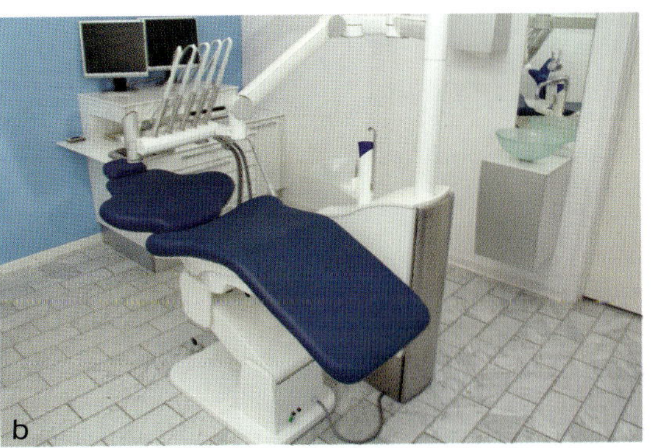

图5-30 （a和b）Heka牙科综合设备：器械放在中间位并且装有吸引器支架。患者椅能够后倾至水平，如果再结合功能良好的工作站，那么就能为助手配诊提供良好的支持了。

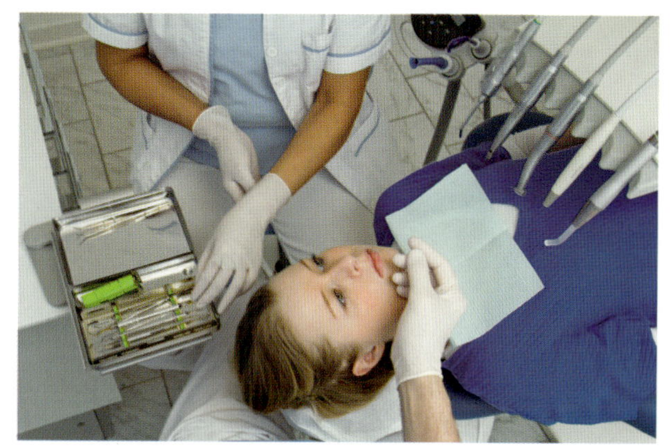

图5-31 助手拿起了1个手用器械。

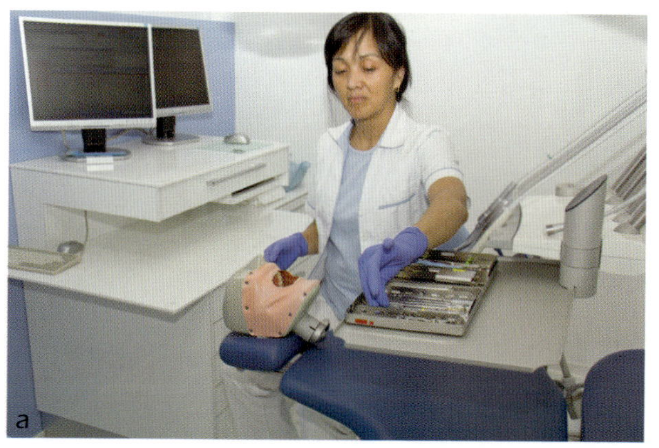

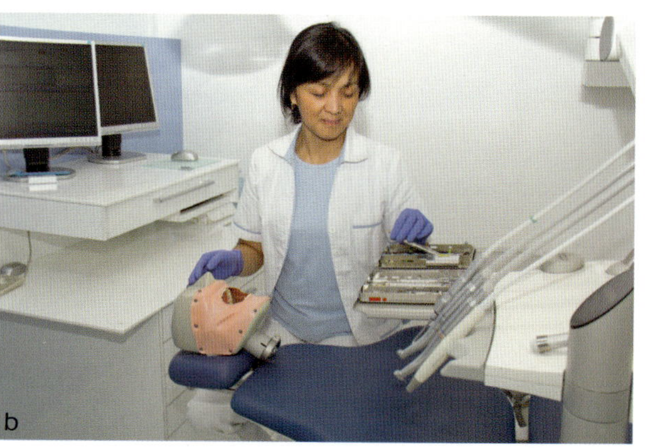

图5-32 （a）手用器械台装在了牙科综合设备的右方。（b）手用器械台在患者平卧时身体的正上方。

手用器械台的位置

分析和结论

从20世纪60年代初期开始，手用器械盘在四手操作时的摆放位置一直是人们讨论的焦点。助手在患者水平卧位时的口腔前方为牙医传递手用器械。

如图5-31所示，手用器械台摆放在患者头部后方偏左侧15cm的位置［有时也可称为“头颈部器械位”（cervical tray position）］。配诊时，助手从手用器械台面拿取手用器械或者从她的工作台面拿取材料，再传递给牙医。

当手用器械台装在牙科综合设备的右方，助手就碰不到手用器械，而只能牙医自己拿取使用。

当手用器械台装在牙科综合设备的左方，那它与强吸器的位置会有冲突。而且在患者平卧时，这个位置对助手拿取器械来说太高了，很不方便（图5-32）。

手用器械台在患者平卧身体的正上方时会妨碍到综合器械的使用。此时，综合器械就不得不移向患者椅的右侧（综合器械在患者椅右侧时的弊端，参见第6章）。

手用器械台面的大小应当能容纳得下1个完整尺寸的器械盘/盒（根据欧洲标准，大小是28.0cm×18.5cm）或者2个半尺寸的器械盘/盒（非欧洲标准，14.0cm×18.5cm）（图5-33）。

手用器械台有可调节的活动度。有时牙医需要在12点位操作，那么手用器械台就可以向助手侧移动少许（图5-34）。如果患者个子矮小，那么手用器械台需要向患者的头部靠近。

手用器械台的支撑臂大约长15cm，而工作站的转接部件又可以允许它侧向移动25cm。手用器械台距离地面的高度等于平卧椅位的头托与地面的高度。这个高度取决于牙医的身高以及其保持平衡坐姿时大腿的倾斜程度。

身高在平均水平的牙医，手用器械台距离地面

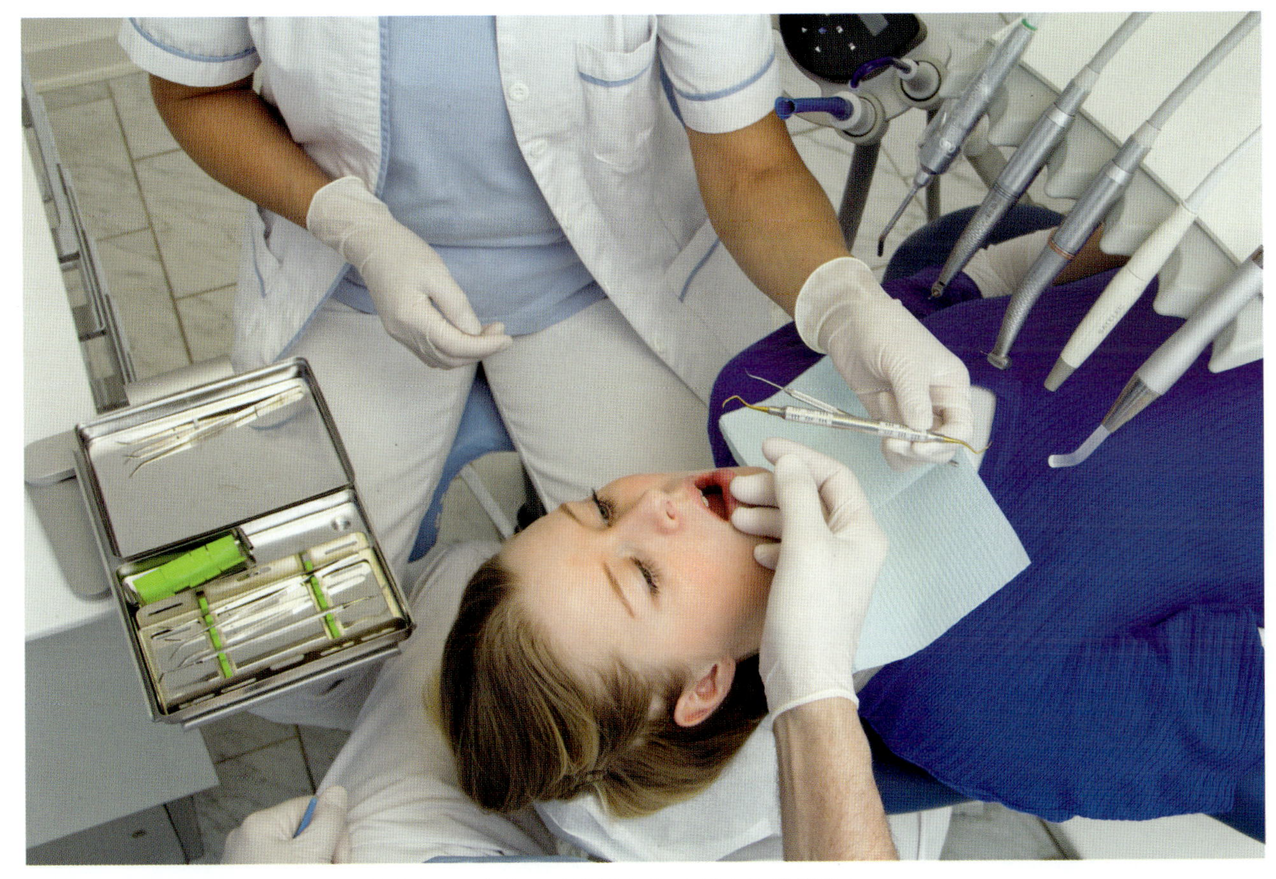
图5-33 手用器械台面的大小要容纳得下1个全尺寸器械盒/盘（符合欧洲标准）。

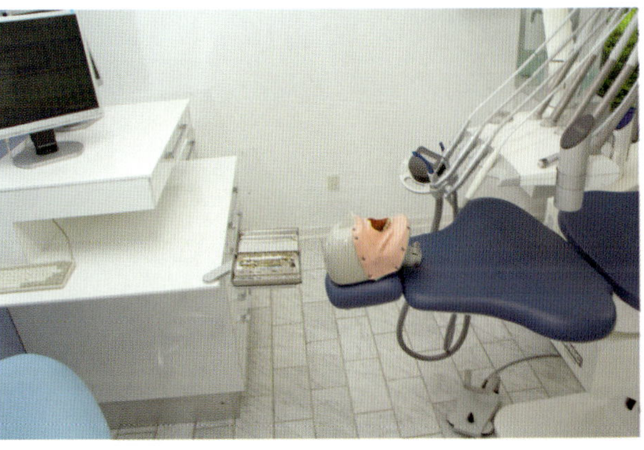
图5-34 手用器械台摆放的标准位置。

的高度为75～80cm。如果牙医身高高于180cm，那么手用器械台的距地高度就要增加8cm（在工作站上安插1个高度8cm的转接口）。

手用器械台在牙医和助手之间，所以二者都能很方便地拿取、使用。在四手操作时，助手从手用器械台为牙医拿取和传递手用器械（图5-35）。

牙医独自操作时也可以根据第135页描述的左右手传递技能来拿取手用器械。这两种手法技能分别经过50～100次的重复训练，用时15分钟就可以学会。

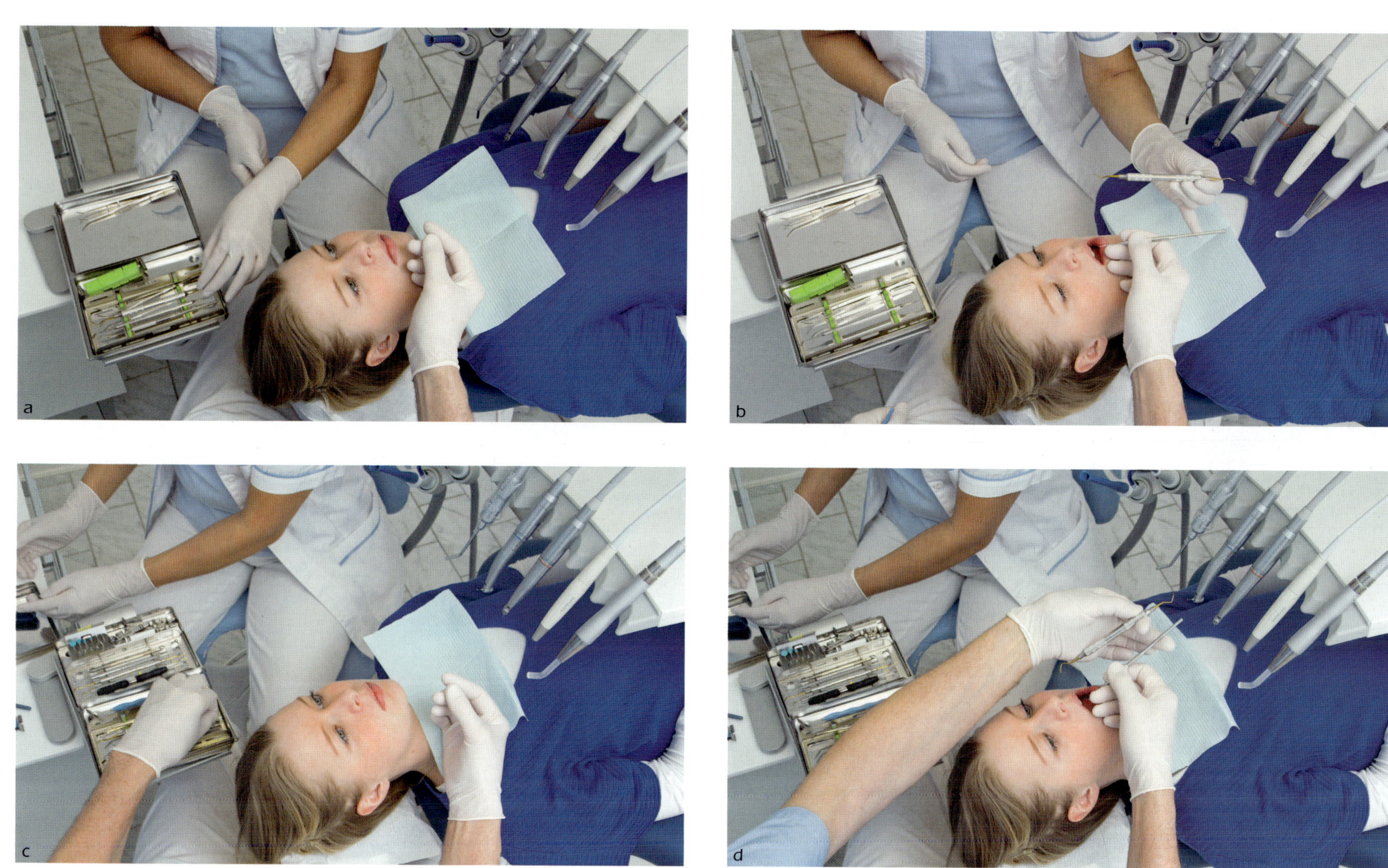

图5-35 手用器械台：（a和b）助手拿起1个手用器械传递给牙医。（c和d）牙医利用左右手传递技能自己拿取手用器械。

第6章

轻松工作——节省时间与精力

流程化管理临床诊疗

WORK RELAXED – SAVE TIME AND ENERGY

Management of practical work by protocols

工作流程

以流程为指导的工作也是实现临床质控和安全的行为系统

当牙医和助手作为团队开展某个具体治疗或其他任务时，双方都应就自己负责的内容有一致认可。

而“一致认可”的内容就是工作流程。

工作流程是治疗项目一步一步的标准步骤，包括治疗前的准备工作和治疗内容本身。通常情况下，团队成员都要遵循流程的标准步骤做事。

有时流程内容中可能会有些选择需要团队在执行过程中做出决策。

就治疗项目而言，牙医要负责制定其流程的每一步内容。大多情况下，这并不会很难，因为已经有很多被普遍接受和常规使用的治疗标准流程了。在制定工作流程时，牙医要考虑每个动作细节的相关性和目的，这样才能使流程的每个步骤合理。

在高水准的配诊工作中，助手要能够为牙医传递所有手用器械、综合器械和材料物品。

每个治疗项目或其他诊疗工作都有相应的工作流程。流程要写明过程中所有需要的一切物料，包括牙科材料、手用器械、综合器械、车针和反角手机。此外，流程也要能体现物料的选择、传递和使用方法。工作流程其实就相当于是“游戏的规则”，牙医和助手都需要遵循。如果有必要调整“规则”，一方则要提前告知另一方。

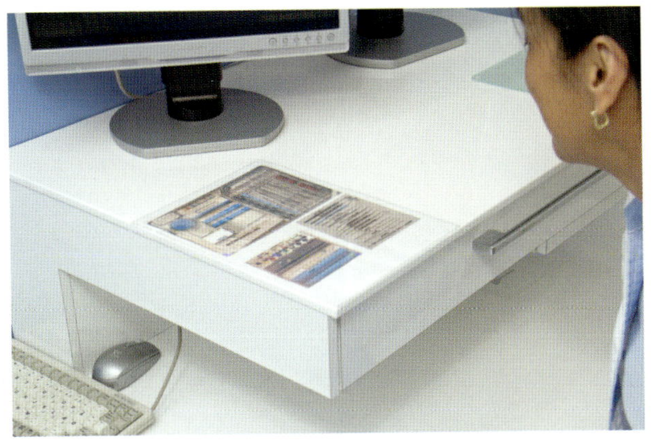

图6-1 可以通过数码照片记录每一项治疗所要用到的物品。

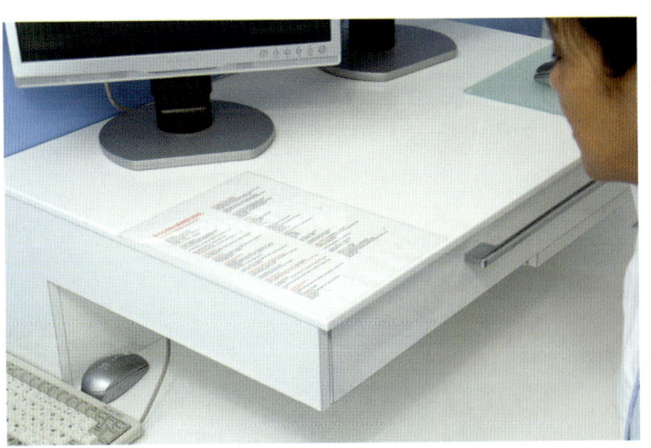

图6-2 将流程关键词打印出来，放在助手可见的位置。

工作流程有大量的操作手法和技能需要牙医和助手学习掌握。如果牙医的治疗没有明确的流程，那么助手也无法给予恰当的配诊协助。

在工作流程的指导下，牙医的治疗步骤和次序就都是可预判的，助手不需要询问就能为牙医传递下一步会用到的物料，这大大减少了治疗过程中大脑的压力和实际工作量。

工作流程的掌握

1. 用心记忆

通常只要用心和反复练习，就能很快将工作流程的内容熟记于心。

2. 流程步骤的关键词

列出工作流程每个步骤的关键词，然后打印出来并塑封好，摆放在诊间。在流程内容烂熟于心之前，这份关键词列表会很有帮助。如果有特别难记忆的地方，可以标注下划线或做记号重点突出。

3. 数码照片打印

尤其适合用于治疗前的材料和器械准备。助手可以把不同物品的名称记在手上。

4. 照片

照片可以在计算机上查看，也可以存储在“电子数码相框”里（图6-1和图6-2）。

5. 短视频

这个方法特别适合培训新助手。

工作流程在制定出来后要取得牙医和助手的一致同意才开始生效，而且今后双方对内容都没有疑义。也就是说，如果没有合理的修改原因或者事先告知的情况下，双方都应严格遵循流程工作。

流程化工作并不是说治疗不能有所变化和调整。牙医可以为某个具体治疗在不同的工作流程中做出选择，也可以提前告知助手应当要做什么。在遵循流程工作时，牙医不需要告诉助手传递什么物品器械，助手会“自动”为牙医传递所有需要的手用器械、材料物品和综合器械。

在某个具体的治疗项目，有80%~90%的时间牙医和助手都可以按照流程执行。也就是说，80%~90%的时间里牙医都不用告诉助手下一步要做什么。这样就大大减轻了牙医的工作负担，因为不必在这个问题耗费太多精力去思考。只有在10%~20%的时间里，牙医可能会要求助手拿工作流程之外的物品。这其实也是大大减轻了助手的负担，因为助手不必再忙于满足牙医提出的无限多个指令了。

有些不常发生的治疗调整和决策不会被写进工作流程，而有些常见的治疗变化和选择会需要写入工作流程。比如，助手可能会问牙医“需要哪种成型片系统”。

但即使在这样的情况下，牙医仍然可以专注于手上正在进行的操作动作。因为助手会在使用成型片系统之前就询问牙医。

执行工作流程的流程1

针对制定完成的工作流程，牙医和助手在执行时应当遵循以下流程：“遵循制定好的工作流程来执行。除非有合理的理由或在双方一致认可的情况下，才能调整流程。”

每个人的情况和状态都不一样。助手或牙医有可能会忘记工作流程的细节或大部分内容。

执行工作流程的流程2

当牙医或助手忘记了流程的部分内容，另一方就要友善提醒，帮对方回忆起忘记的细节。

以流程为指导开展团队工作具有的优势：

助手能够提前为牙医准备好需要的器械物品和材料，甚至能在牙医意识到之前就预见其下一步的动作。这会保证牙医可以始终将注意力集中在手上的治疗操作。

第3章中讲到，人的视觉感知和认知活动会更倾向于支配身体的运动觉。但是在精细治疗时牙医更需要身体运动觉来占主导。当你越少动用大脑思考和视觉感知，你就越能意识和感知身体的运动觉。

遵循工作流程开展团队工作，可以为牙医和助手都节省很多时间与精力。团队协作的大部分工作都是“自动”进行的，治疗本身可以既轻松又非常高效。

每一家诊所都应制定自己的工作流程

笔者这些年遇到过来自很多国家的牙医，他们的工作流程几乎一致。为何？因为要同时满足最优的工作方式和最佳的工作体位，流程内容和要求就很明确，并不会有太多可变之处。

补充说明

本书描述的所有工作流程都是基于牙科四手操作——助手能在最恰当的时机为牙医传递各类手用器械、综合设备器械和材料物品等。除此之外，本书还会在其他章节详细介绍牙科综合设备、工作站、手用器械、反角手机、物料和器械的高效管理、手部技能及最优工作方式等内容。

（如果需要工作流程的模板，可以发送邮件至dancinghands@mail.dk）

高水准的团队协作

牙医的工作模式有以下几种：

- ▲ 双人模式，有配诊协助。
  牙医在工作时始终都有椅旁助手配诊，参见下文。
- ▲ 双人-单人切换模式。
  牙医在工作时有时有椅旁配诊，而有时没有，参见第156页。
- ▲ 完全单人模式。
  牙医完全独自工作，参见第162页。

双人模式，实现高水准的团队协作

下文讲到四手操作的工作方法，前提是综合器械摆在患者水平卧位身体的正上方。这样就能让综合器械满足到四手操作的使用便利和要求。

如果综合器械摆放在患者右侧，四手配诊的方法参见第166页。

如果综合器械摆放在12点位，四手配诊的方法参见第175页。

椅旁助手的职责内容

如第9章所述，椅旁助手的坐位很靠近患者。

1. 能很方便地拿到靠近助手这侧的综合器械（三用枪）（图6-3a）。
2. 吸引器支架距离三用枪很近（图6-3b）。
3. 手用器械台在助手的右侧（患者头部后方的左侧）（图6-4a）。

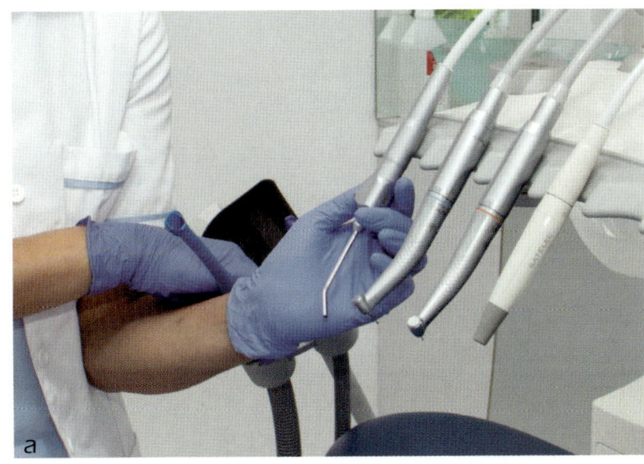

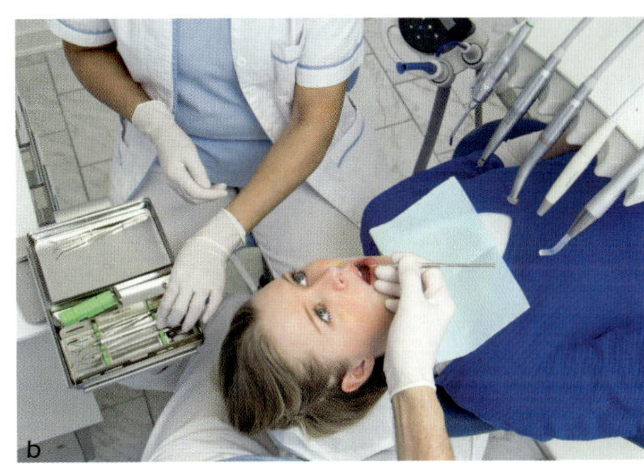

图6-3 （a）助手同时拿起强吸管和三用枪。（b）助手拿取1支手用器械。

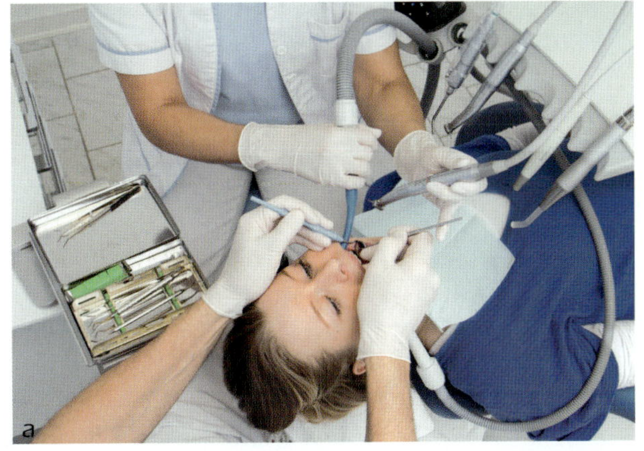

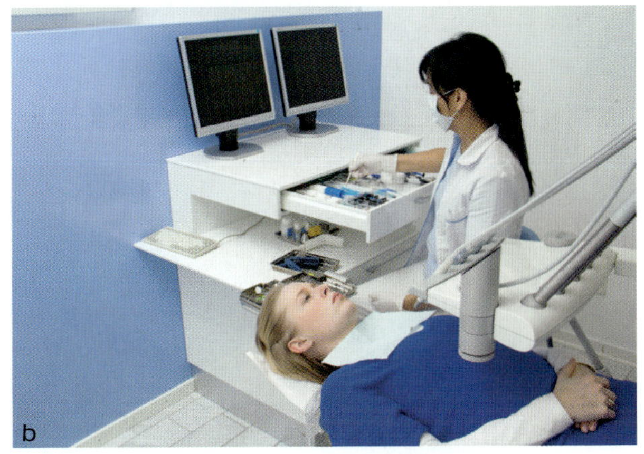

图6-4 （a）助手拿起综合器械其中的一支，准备传递给牙医。（b）助手在工作站台面上准备材料。

4. 助手的工作台面也离她很近，准备和调拌材料都很方便（图6-4b）。

本章后文还会详述手用器械台、吸引器支架和工作站，它们也是理想配诊工作的重要组成。

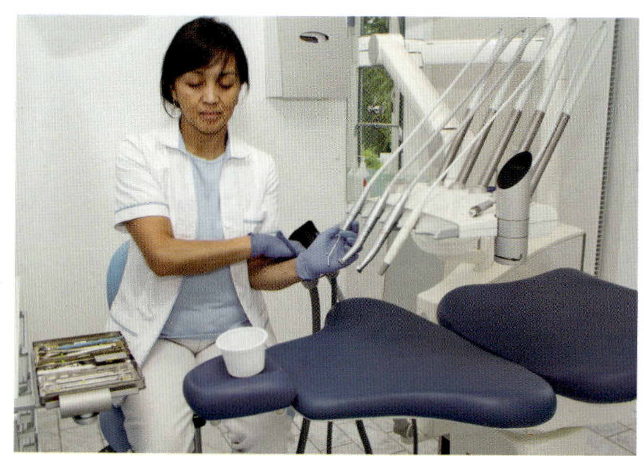

图6-5 助手的双手能同时拿起综合器械的三用枪和吸引器支架上的强吸管。

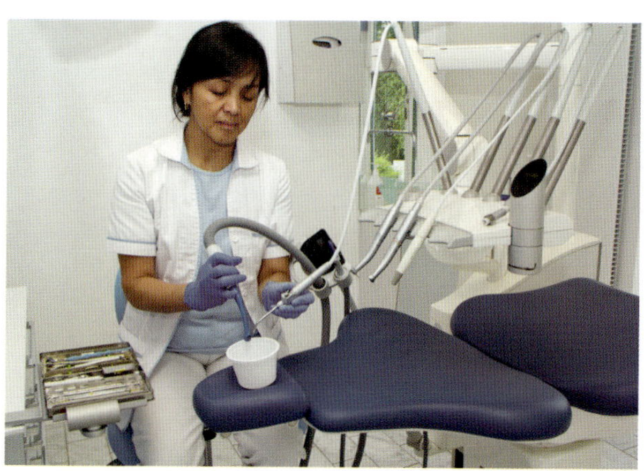

图6-6 助手的双手同时使用强吸管和三用枪。

双手同时拿起强吸管和三用枪的操作技能

以下是助手操作技能的基本训练之一：

首先，在患者椅的头托上放1个水杯。助手用右手拿起强吸管，同时用左手拿起三用枪（图6-5）。在治疗中助手的右手始终握着强吸管，而左手可以腾出来完成其他操作，比如使用三用枪（图6-6），或传递手用器械和综合器械到牙医的右手。

此刻助手的双手分别握着强吸管和三用枪准备开始训练。先使用三用枪轻吹气；然后使三用枪喷出轻柔的水雾和强劲的水雾；再然后回到轻柔的水雾，吹气；最后停止使用三用枪（图6-7）。

绝大多数的三用枪都可以通过左手大拇指轻松地控制吹气和喷水的按钮。

这个基本训练每天重复25～40次，连续3天（每天花费5分钟）。

强吸管的作用是吸水雾和牵拉阻挡软组织

强吸管的两个作用是在术区吸水雾和牵拉阻挡软组织。为实现软组织的牵拉和阻挡，强吸管的管口扩增了表面积（图6-8和图6-9）。

吸引器（强吸管）支架摆放在综合器械的三用枪和助手左侧上臂的中间。这个空间非常狭小，所以摆放位置需要相当精确。

助手以右手握持强吸管，同时左手就能腾出空来完成其他操作，比如拿取三用枪、为牙医传递手用器械或综合器械（图6-10）。一般来说，右手在拿取和使用强吸管时都是呈“握拳”姿势（图6-11），这种握法比较有力量，能防止上臂肌肉和右手手部肌肉的过度紧张。

正因为“握拳”这个姿势比较有力量，所以助手只要很小一部分的肌肉力量参与就稳定握住强吸管。如果肌肉参与等长收缩的力量低于10%，那么导致肌肉或肌腱出现症状的风险就会比较低。

强吸管的整体外形略微弯曲，所以当助手右手握持时，视线可以看到强吸管管口，保证手部不会干扰到牙医的操作视线。

一次性的强吸管

一次性强吸管的质地较软，管口没有扩增表面积，所以它不能发挥牵拉和阻挡软组织的作用。而且，由于强吸管管身整体笔直，所以助手需

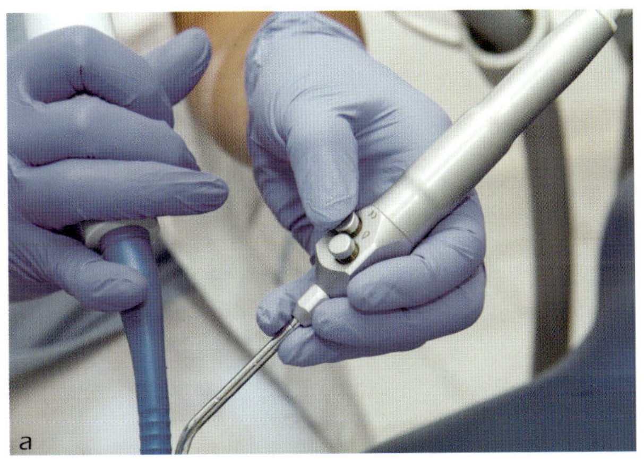

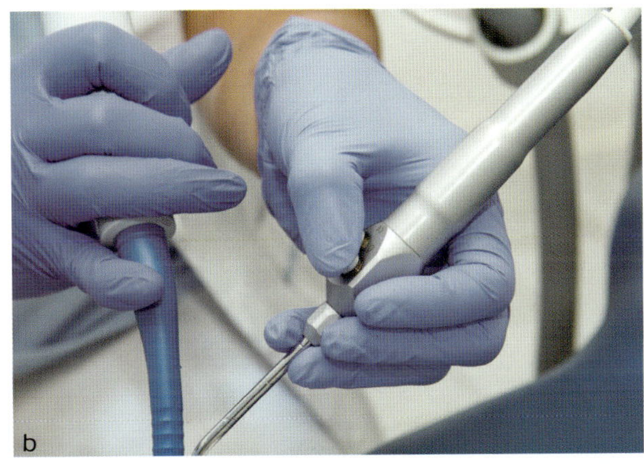

图6-7 （a）按下吹气按钮。（b）左手大拇指同时按下喷水和吹气按钮。

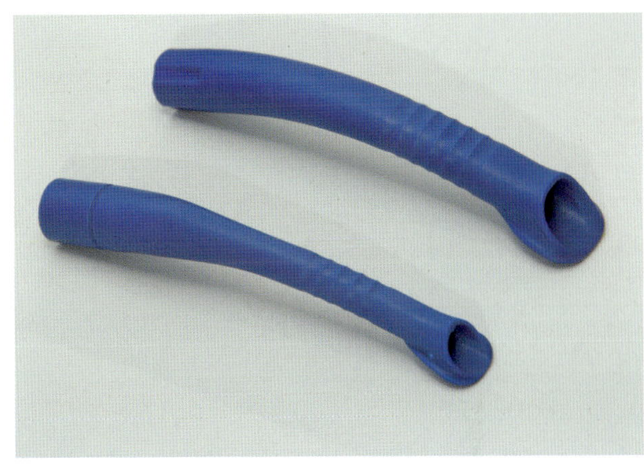

图6-8 强吸管有两种大小尺寸。

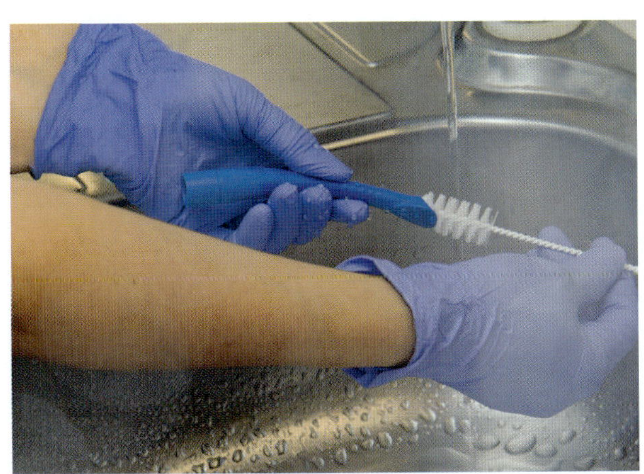

图6-9 在放入器械清洗机和高压灭菌锅之前，先用刷子手工清洗强吸管。

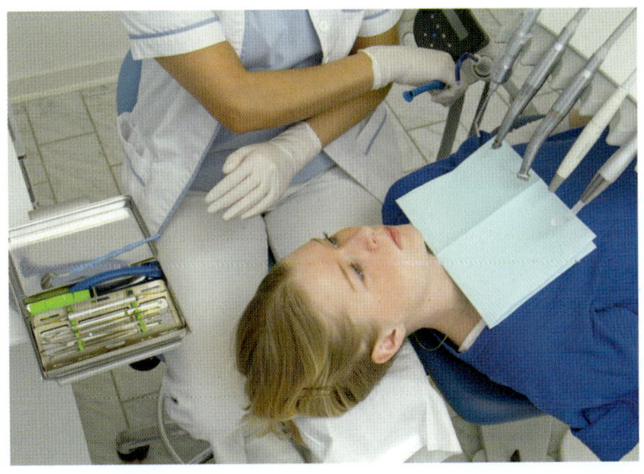

图6-10 助手的左肩与综合器械挨得很近，两者中间是吸引器支架。助手用右手拿起强吸管。

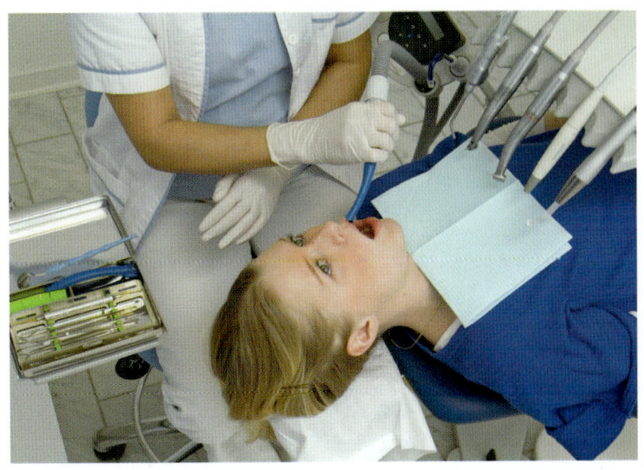

图6-11 助手的右手以“握拳”姿势握持强吸管，稳定和安全地牵拉软组织，同时吸走术区的水雾。

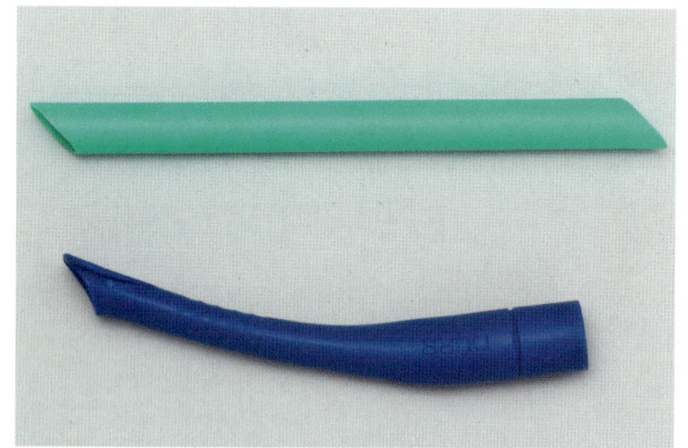

图6-12 一次性的强吸管（绿色），与可高温、高压消毒的强吸管（蓝色）。

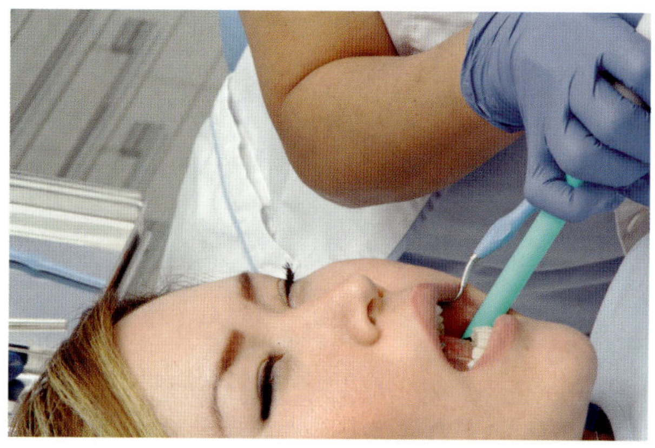

图6-13 由于一次性强吸管没有牵拉和阻挡软组织的作用，所以助手只能右手握住一次性强吸管，左手握着口镜来牵拉软组织。而助手的左手原本要完成的其他配诊工作也就无法进行了。

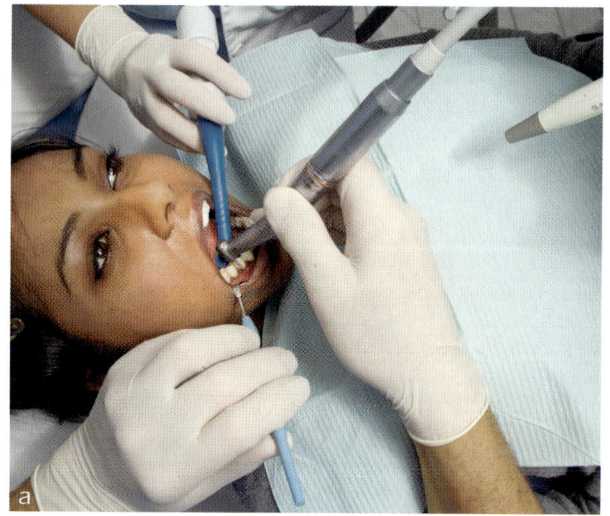

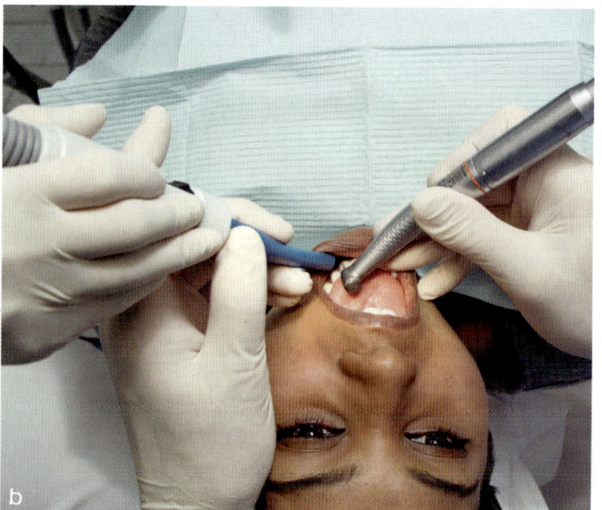

图6-14 （a）在右侧下颌操作时，强吸管管口与牙齿颊面平行。（b）在左侧下颌操作时。

要调整手部角度才能看到管口以及术区视野（图6-12）。

管身笔直的强吸管不仅有碍助手的操作视线，也不具备牵拉和阻挡软组织的作用。此时助手就需要用口镜来牵拉软组织，从而占据了原本还可以完成很多其他操作的左手。临床上应当完全摒弃使用一次性强吸管，因为它妨碍助手完成良好的配诊工作（图6-13）。

强吸管除了有吸走水雾的作用，同时还能牵拉患者的面颊、口唇和阻挡舌头等软组织（助手侧），为牙医操作提供清晰的术区视野。

当牙医操作时，强吸管管口距离术区的牙面5～7mm，管口（发挥牵拉和阻挡软组织的扩增表面）朝向根方。例外的情况是在末端磨牙，管口要朝牙面稍倾斜一些。强吸管的管口平行于靠近助手侧的牙面，管口中分在磨牙和前磨牙殆平面的高度水平（图6-14）。

小尺寸的强吸管在临床用得比较多，但有时它的软组织牵拉阻挡作用不够充分，面颊软组织或舌体会部分“卷绕”覆盖管口。此时需要使用大尺寸的强吸管。这种情况在临床会占5%～10%，所以诊所应当储备一些大尺寸的强吸管并放在助手方便拿取的地方。

牙医在患者右侧使用口镜来牵拉口唇软组织。握持口镜的角度取决于牙医的操作钟点位，原则是保证牙医的腕关节平直不弯曲，尤其在11点位或12点位。

助手在配诊时应当时刻留意强吸管是否起到了吸走水雾和牵拉软组织这两个作用（图6-15）。牙医在操作时，助手不能使强吸管失去对软组织的牵拉阻挡。否则就不符合最佳的工作方法。具体的情形如下：

- 在水雾条件下操作时，强吸管同时起到吸走水雾和牵拉软组织的作用。尽管大部分水雾会被吸走，但患者口底还是会积聚少量水雾及唾液。为了让患者感到舒适，助手会将强吸管从原本软组织牵拉的位置移到口底两侧吸走这些水雾及唾液。
- 但同时牙医就必须停下操作，等待助手重新将强吸管放回软组织牵拉的位置。
- 有时在操作综合器械并有水雾的情况下，治疗会频繁地因此而中断。

这样的情况在实际工作中相当普遍，助手为了吸走患者口底的水雾及唾液而不得不将强吸管从软组织的牵拉位挪到口底。这样一来，术区就失去了软组织牵拉和水雾吸唾。而此时牙医又恰是在有水雾和口镜视野的条件下操作，那么口镜就不可能保持干燥，从而也不可能提供清晰的操作视野。

这个问题的解决办法是使用弱吸管。弯曲弱

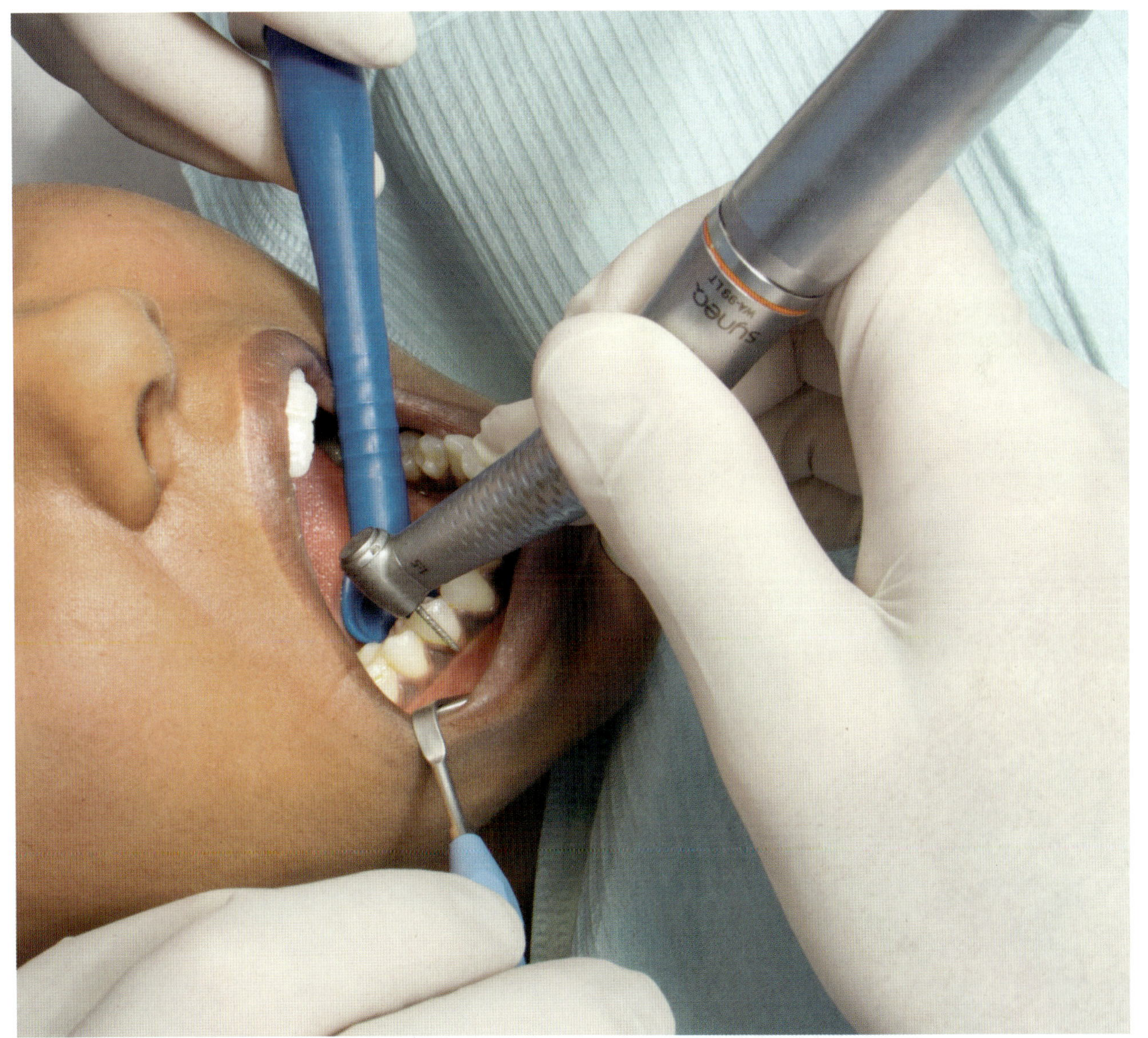

图6-15 牙医用口镜牵拉患者口唇。

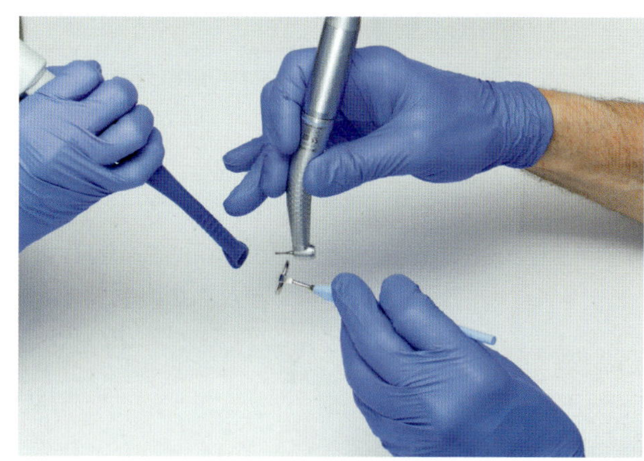

图6-16 左侧下颌牙：助手以强吸管牵拉口颊，牙医则以口镜阻挡舌体。

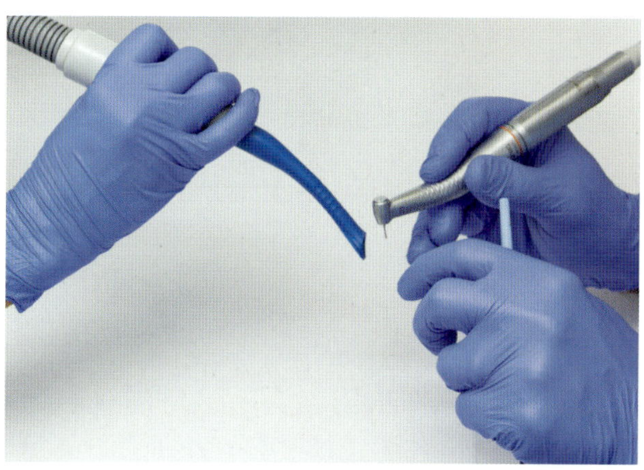

图6-17 右侧下颌牙（唇侧）：助手以强吸管压住舌体。牙医以左手食指牵拉口颊。

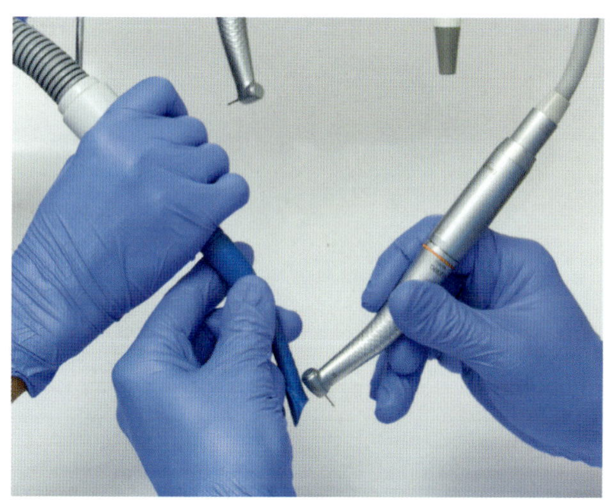

图6-18 右侧下颌牙（舌侧）：助手以强吸管阻挡舌体。如果舌体力量过大，牙医还可以用左手来辅助稳定强吸管。

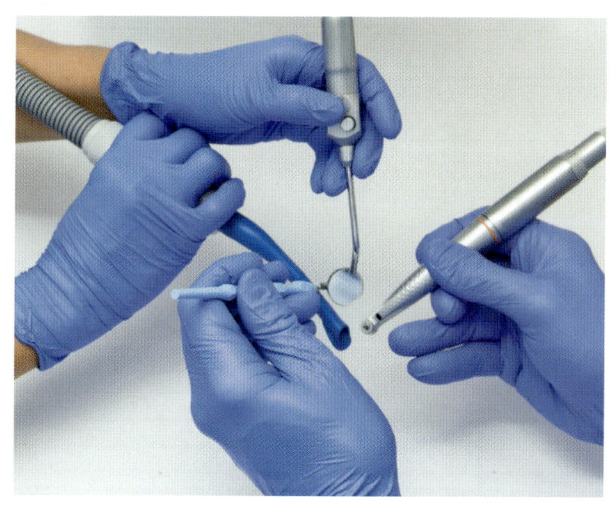

图6-19 右侧上颌，口镜视野：助手以强吸管压住舌体。牙医右手无名指以颊侧前庭放置的棉卷为支点，其他手指同时牵拉该侧口颊。

吸管的头部，然后将其放在下颌最后一颗磨牙的后方，作用是吸走口底的水雾及唾液。这样一来强吸管就可以在牙医使用综合器械时始终在术区吸走水雾和牵拉软组织了，且不需要移动位置。

图6-16～图6-26是软组织牵拉阻挡的示例。

在双人模式下，牙医对软组织的牵拉

通常双人工作模式时，由助手负责在左侧牵拉软组织，而牙医在右侧牵拉。当不需要用口镜视野时，牙医可以用口镜来牵拉和阻挡软组织，或者牙医也可以用手指来牵拉口颊。

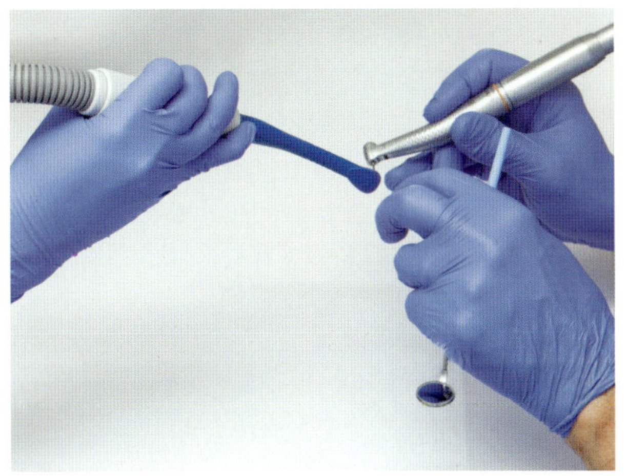

图6-20 右侧上颌，直视视野：牙医的治疗操作与牙齿颊侧平行。助手的牵拉配合同图6-19。牙医以手指牵拉患者的右侧口颊。

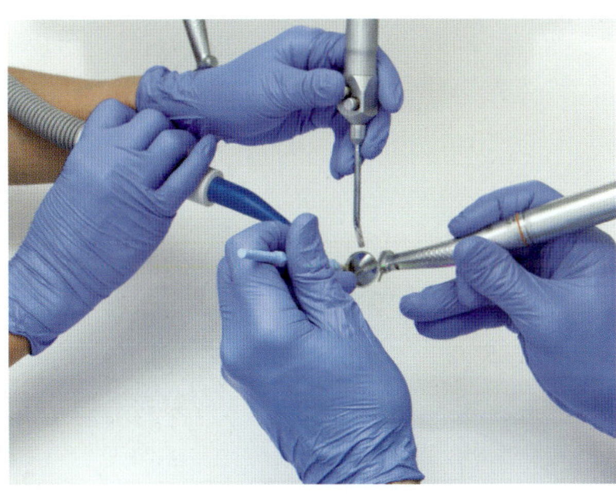

图6-21 左侧上颌：助手以强吸管牵拉口颊。牙医无须牵拉和阻挡。在需要口镜视野时，助手还要负责吹干口镜。

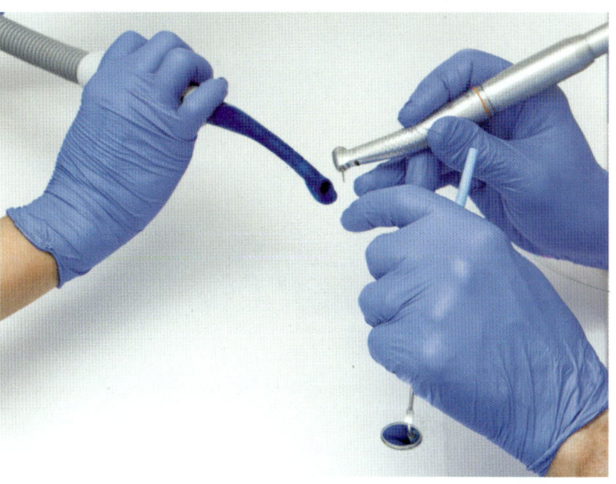

图6-22 上颌前牙：以强吸管、口镜或手指牵拉口唇（助手或牙医均可负责牵拉）。

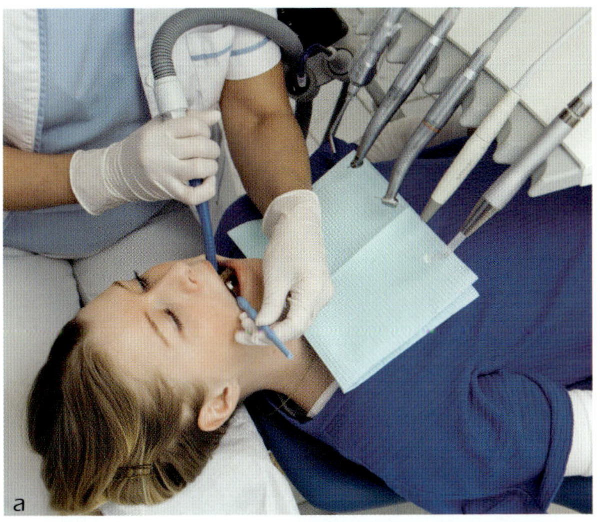

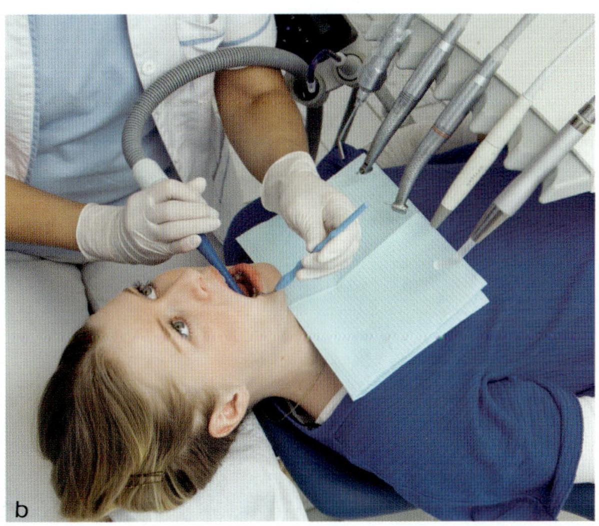

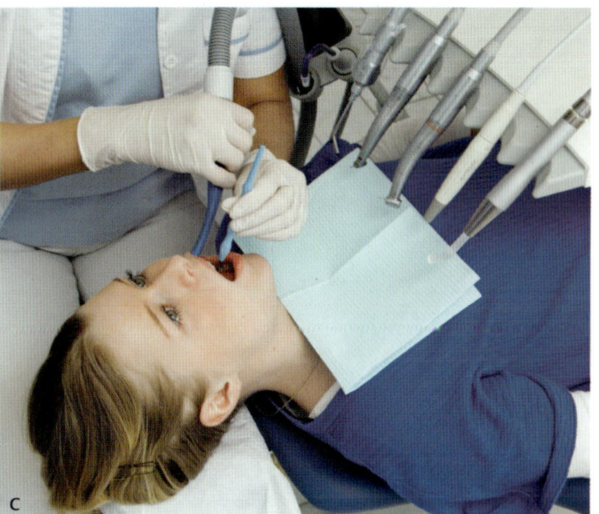

图6-23 （a～c）助手以强吸管牵拉患者左侧口颊，确保术区的视线入路和器械入路都不会受口颊软组织和舌体的干扰。有些情况下牙医会以口镜（或弱吸管）做口颊牵拉。

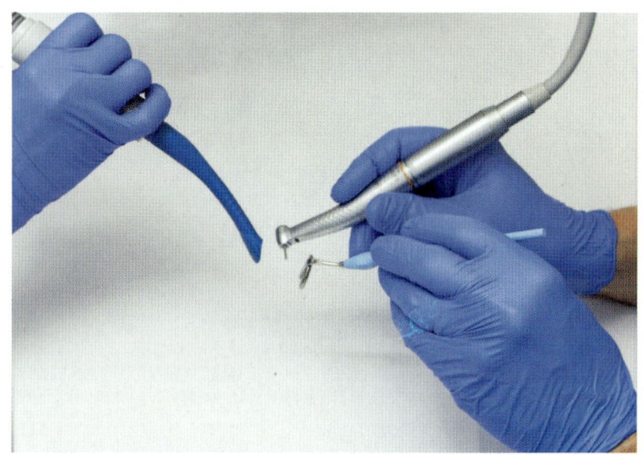

图6-24 在操作26时，助手在左侧用强吸管牵拉患者口颊并且阻挡舌体。

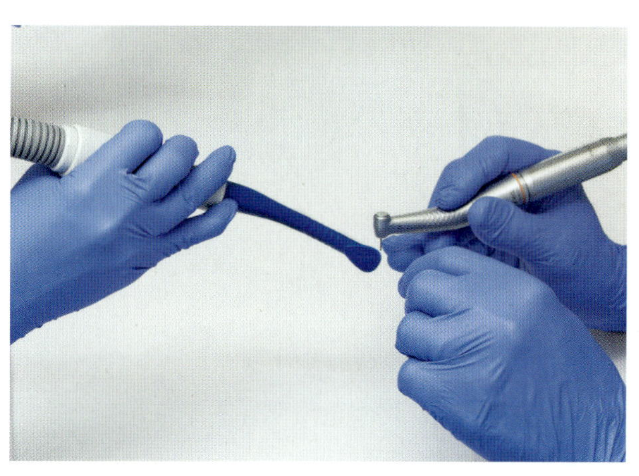

图6-25 在前牙区，牙医或助手的手指也可以牵拉口唇。

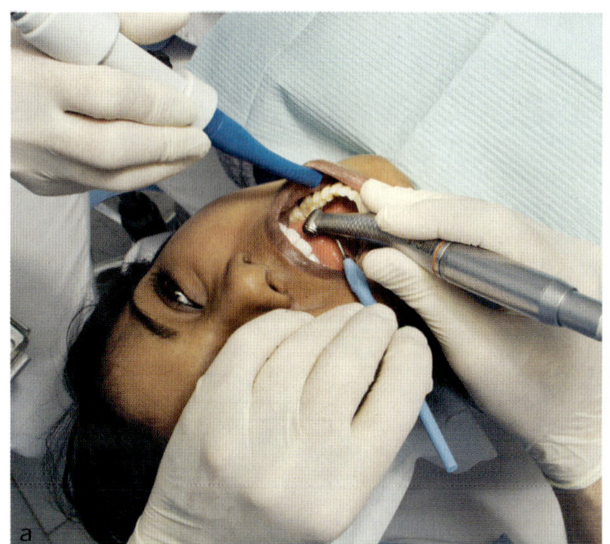

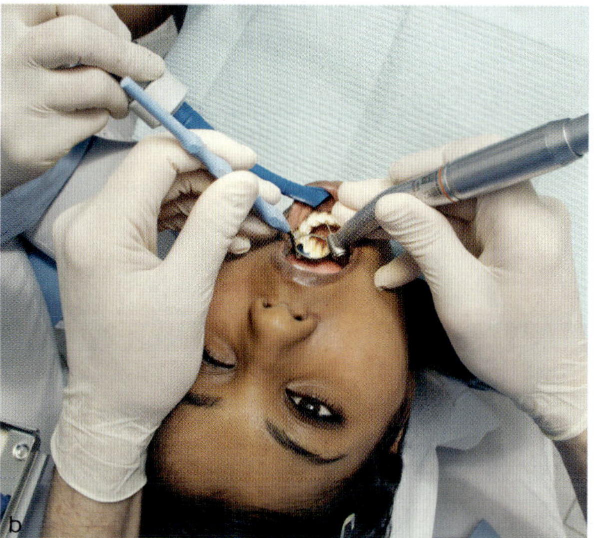

图6-26 在操作36时，牙医坐在9点位（a），利用口镜阻挡软组织。牙医坐在12点位（b）利用口镜视野操作。有些情况下，手指牵拉软组织的效果最理想。

弱吸管的使用方法

选择弱吸管的原则是，吸管头部方便弯曲而且可以轻松地拆卸下来。

在治疗中，弱吸管始终处于使用状态。它的作用是吸走患者平躺时口底的唾液及水雾（图6-27和图6-28）。摆放位置是在下颌最后一颗磨牙的后方。弱吸管在这个位置可以一直吸走水雾及唾液，但同时它的头部不会接触到舌体，从而避免引起患者的不适。

弱吸管的管体容易弯曲，所以可以在口内稳定摆放。如果患者的口角较大，那么就从比较靠近弱吸管头部的位置弯曲管体。如果患者口角较小，那么就从距离头部稍远一点的位置弯曲管体。助手也可以在治疗中手握弱吸管配诊（图6-29）。

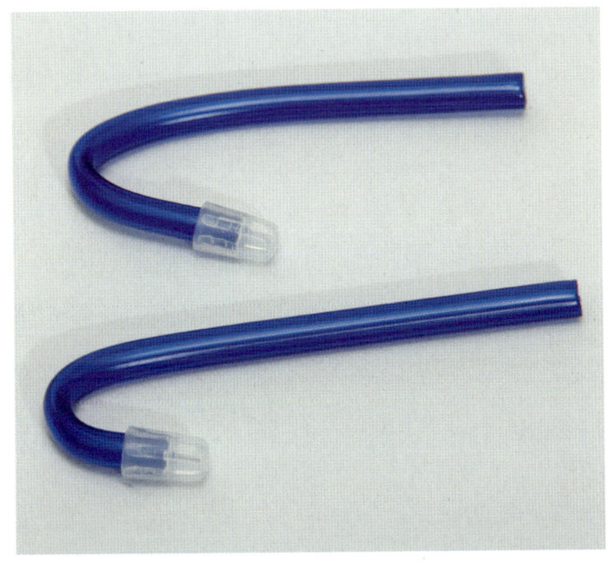

图6-27 弱吸管：图中下方的弱吸管从距离头部较近的位置弯曲管体，适合口角较大的患者。上方的弱吸管从距离头部稍远的位置弯曲管体，适合口角较小的患者。

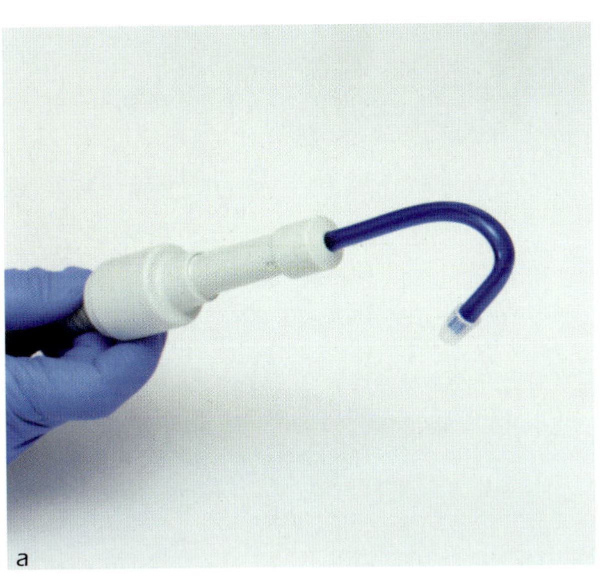

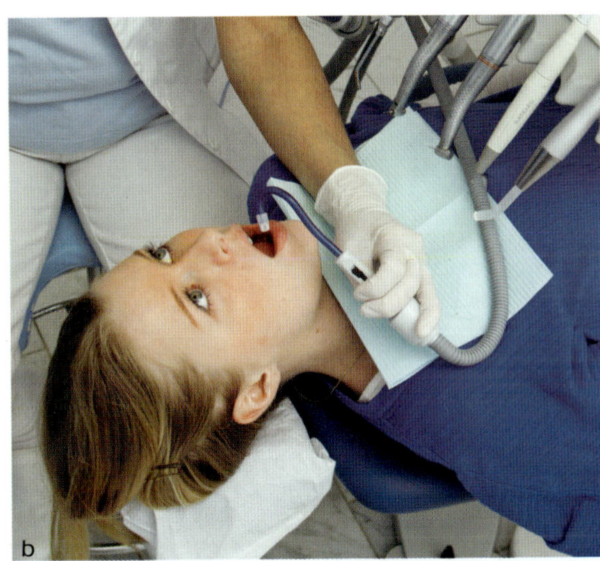

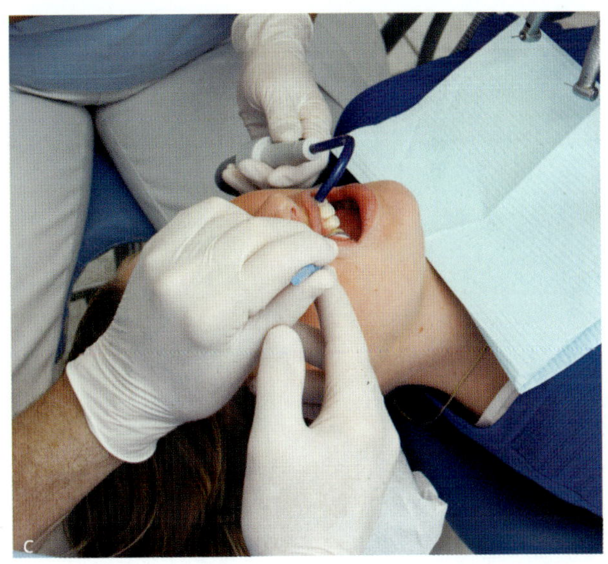

图6-28 （a）弱吸管安插好准备使用。（b）当弱吸管在右侧口角，那么部分线管会落在铺巾表面。（c）当弱吸管在左侧口角，线管则自然下垂。

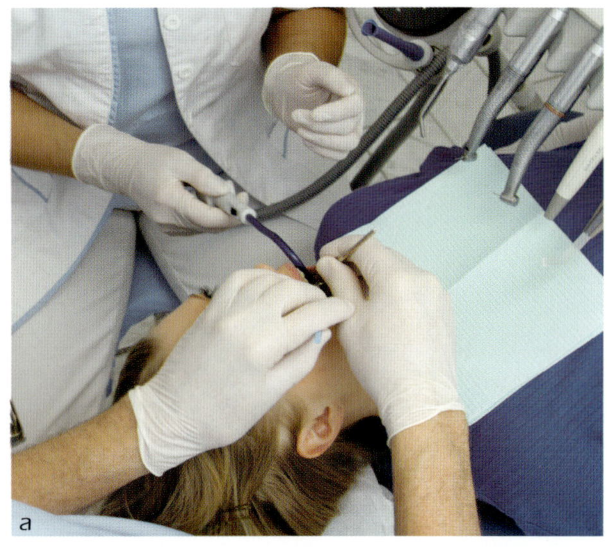

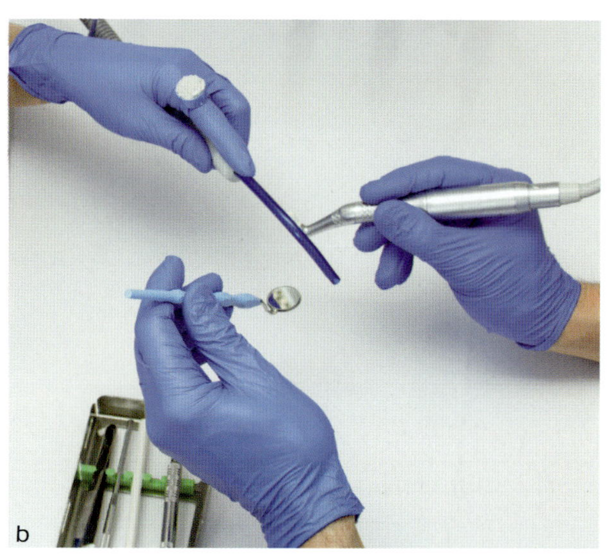

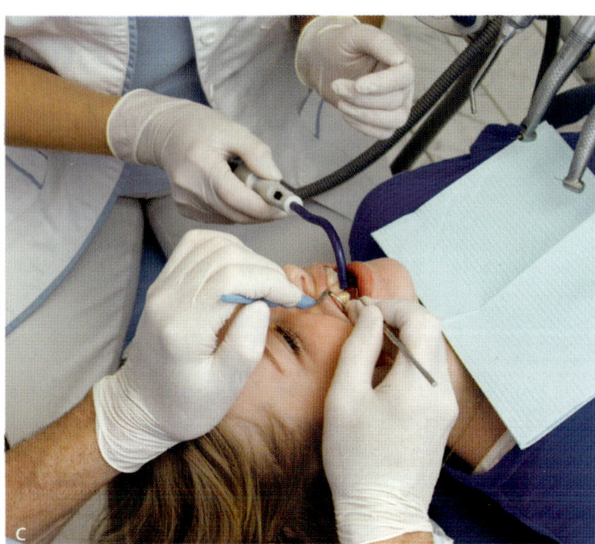

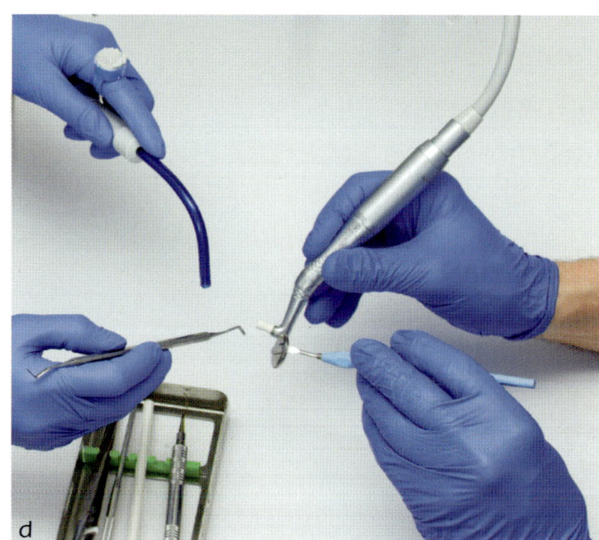

图6-29 弱吸管在上颌左侧（a和b）和下颌右侧（c和d）牙龈表面的“局部吸唾”。助手用手握着弱吸管。

如果牙医看到患者口内有小颗粒物（比如，旧银汞充填物的小颗粒）（图6-30和图6-31），那么可以采用以下简单流程：

1. 首先，牙医拿起弱吸管，由助手拆卸下弱吸管的头部。然后，牙医用弱吸管吸走口内的小颗粒物，助手将拆下的头部重新装回弱吸管。最后，牙医再将弱吸管放回口内。
2. 弱吸管还可以用于吸取和传递银汞充填时的小颗粒（银汞充填的具体操作参见第202页）。
3. 在四手操作进行橡皮杯抛光时，也可以使用弱吸管辅助（参见第215页“龈上洁治和抛光”内容）。

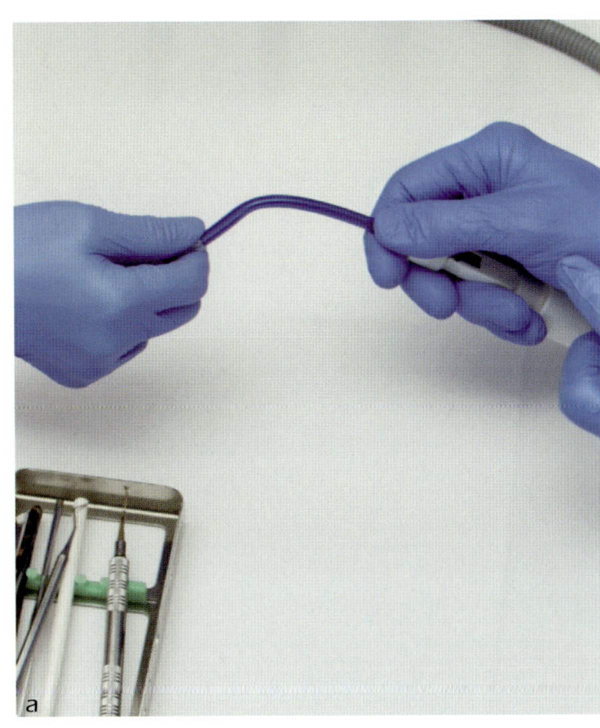

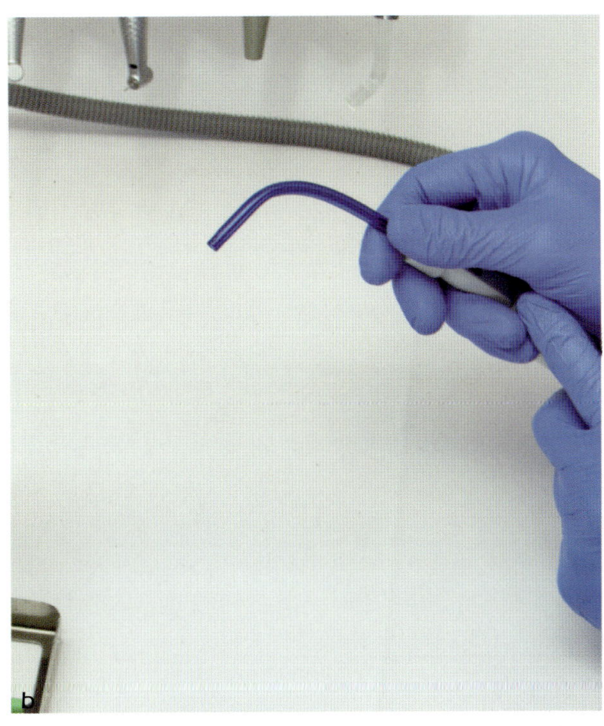

图6-30　如果牙医发现患者口内有小颗粒物，可以采用以下流程：（a）牙医由右手拿起弱吸管，（b）助手辅助卸下弱吸管的头部。

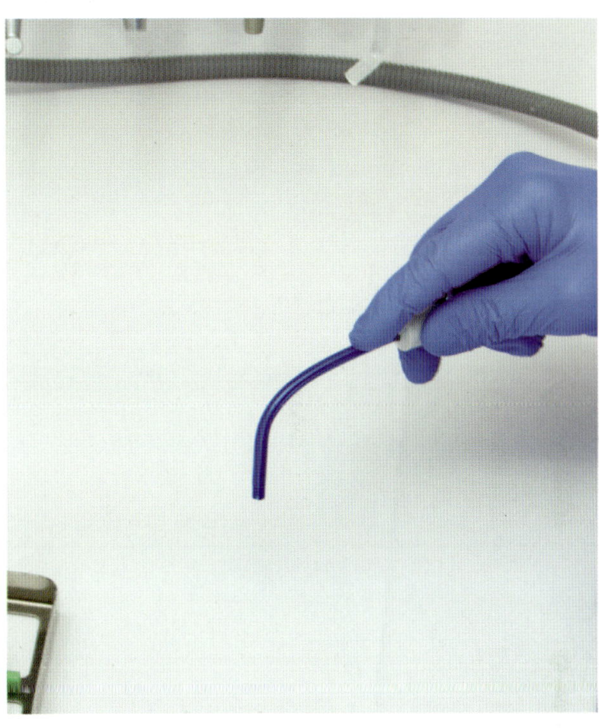

图6-31　然后牙医再用弱吸管吸走患者口内的小颗粒物。

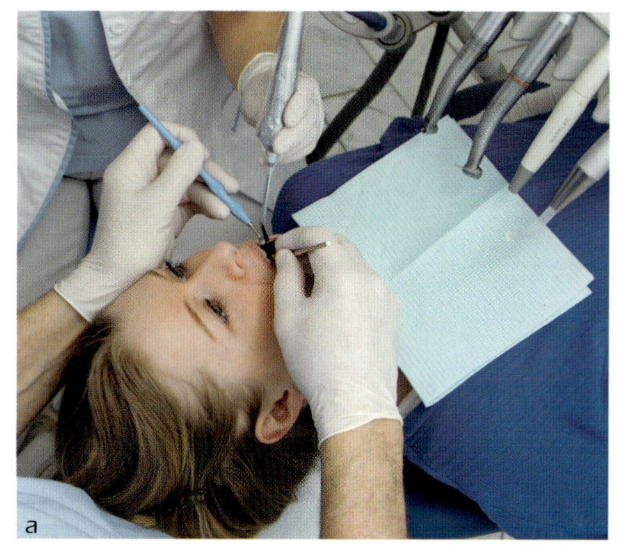

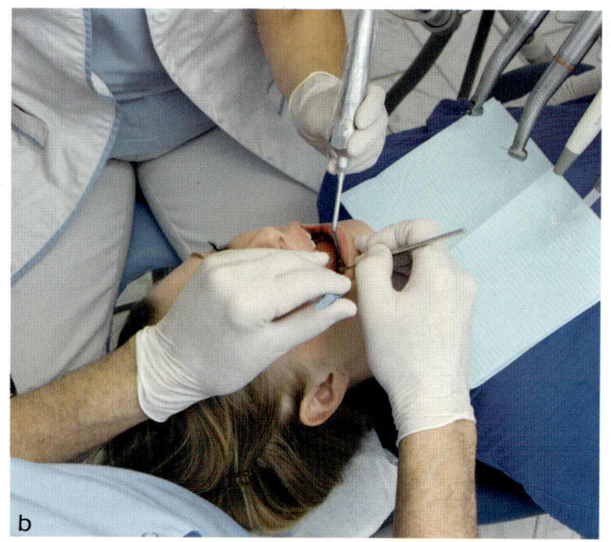

图6-32 （a和b）助手使用三用枪的吹气功能来干燥术区。

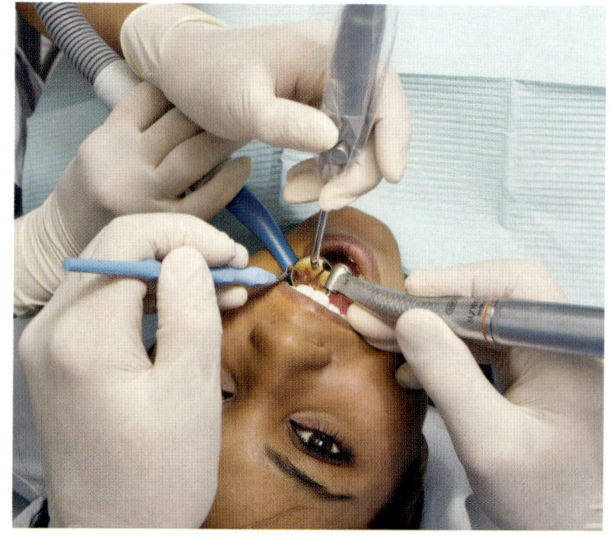

图6-33 在左侧上颌操作时，口镜几乎接触下颌牙。

三用枪和强吸管的常规使用方法

三用枪的吹气功能

在口腔检查时，助手可以使用三用枪来吹干牙面。动作是三用枪吹起的同时来回“移动”，形成气流。这样一来，即使吹气的方向不够精确（助手有时很难完全看清术区）也能干燥到牙面或窝洞（图6-32）。

助手要能想象从三用枪略有角度的头部所吹出的气流方向。这种三维空间的想象力有时可能会有难度，需要专门的训练。三用枪的吹气功能还会用在牙周探诊前先干燥牙龈表面（去除唾液和血液）。当牙医暂停使用反角手机及其水雾功能，助手就可以用“移动”吹气的方式干燥窝洞，保证牙医有清晰的视野检查窝洞。

在口镜视野和水雾条件下操作，如何保持镜面干燥

利用口镜视野

利用口镜视野操作的工作流程在临床很重要：

- 口镜的位置要尽可能远离任何器械喷出的水雾。
- 如果口镜到水雾的距离能多1倍，那么到达镜面的水雾量就会减少1/4。
- 在上颌操作时，口镜的位置就几乎与下颌牙接触（图6-33）。在30%～40%的治疗时间里，口镜都要在这个位置，而且助手要负责保持镜面的干燥和清晰视野。口镜摆放的这个位置，其实对于助手来说，可以很方便看到镜面的情况。

水雾干扰口镜视野时的解决方案

在水雾条件和口镜视野下操作时，口镜表面在短时间内就会被水珠覆盖。助手需要持续用三用枪的吹气功能来干燥镜面。

吹干镜面需要持续不断且有力的气流。有些一次性三用枪的工作头吹出来的气流量也不够。比较好的选择是购买可高温、高压消毒的金属三用枪工作头（图6–34）。

在操作时，三用枪工作头距离口镜表面1.5～2cm，如果距离太近就会干扰牙医的口镜视野。工作头与口镜表面大约成45°角，如果角度过大就会干扰牙医的口镜视野，角度过小又会无法吹干镜面。

吹气方向对着口镜中央并且以1cm的幅度来回移动吹气。这足以维持口镜的大部分表面干燥。吹气的“移动”频率大约每秒3次（每秒2次会无法吹干，每秒4次则操作难度大）。

工作头的来回移动主要依靠助手手臂的来回小幅度摆动。如果由腕关节来带动工作头，那么腕关节很容易疲劳而且操作难以持续。在治疗过程中，口镜不会一直保持完全干燥的状态，但当牙医手中的电马达反角手机及其水雾都停止后，助手在不到1秒的时间内就能完全吹干口镜。如果有组织残屑粘在镜面上了，助手可以用纸巾（比如Kleenex纸巾）将其擦干净。

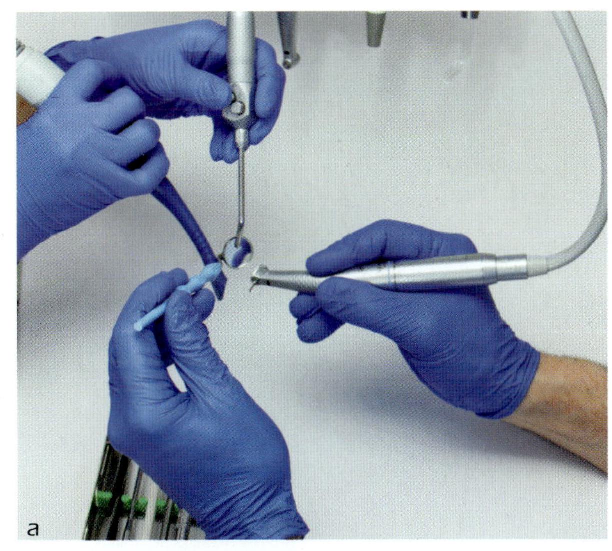
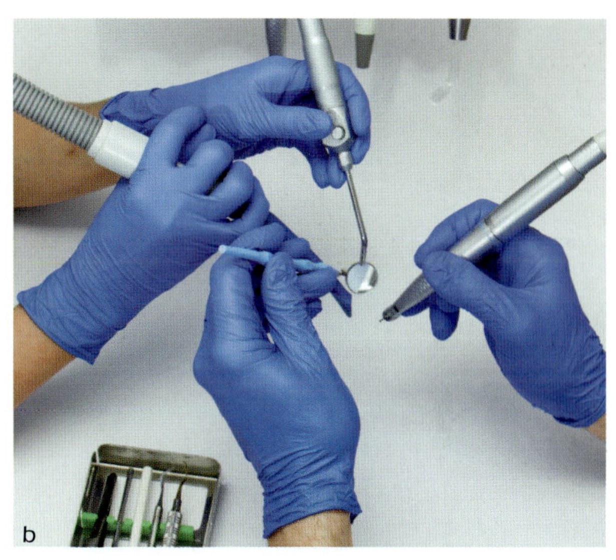

图6–34　（a和b）三用枪吹干口镜表面。

自动形成的短暂气流

当综合器械停止喷出水雾后会自动形成约1秒的短暂气流，该气流可以吹干牙面或窝洞；再加上助手用三用枪干燥了牙医手中的口镜，所以牙医要检查制备的牙面或窝洞，只要停止反角手机的运作，其他什么动作都不需要（图6–35a）。

如果综合器械不具备这种自动气流的功能，那么可以按照以下流程来操作。

当牙医手中的反角手机和水雾都停止工作后，（口镜已吹干），助手将三用枪的工作头从口镜部位离开，继而以较强气流来回摆动地吹干牙齿窝洞。即使工作头的朝向可能没有很精确，但小幅度移动形成的气流也能干燥窝洞（图6–35b）。

三用枪的水雾功能

三用枪的水雾功能应当有3档可以调节：轻柔、中等和强劲。但是，很多常用的三用枪都很难调节水雾强度。按钮按下激活的距离太短，不足以提供强度调节，几乎很难区分出轻柔和中等强度的水雾。所以临床实际情况基本上是只有“强劲”和“无”两种水雾状态。

三用枪的水雾强度应当能够容易调节（图6–36）。左手大拇指可以在两个按钮之间滚动调节。第一个按钮激活后能吹气，然后大拇指再继续

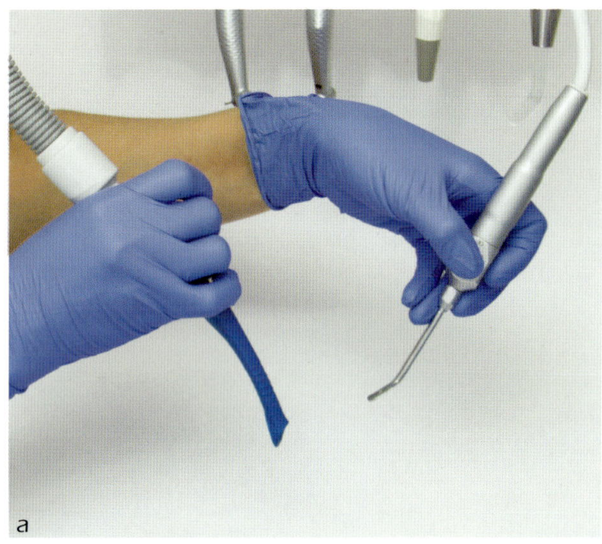

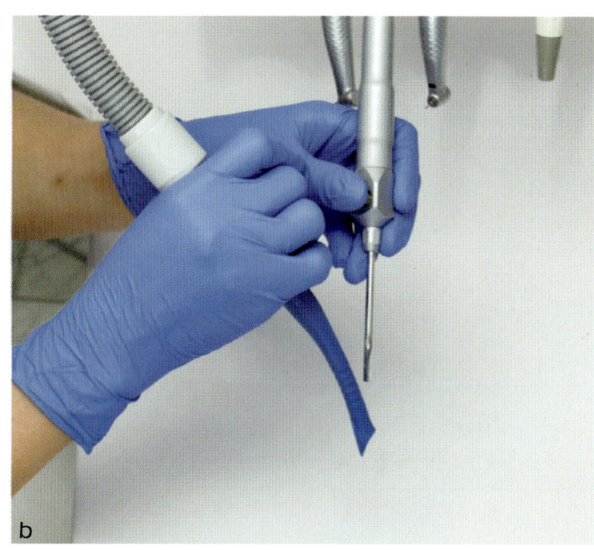

图6–35 （a）助手使用三用枪干燥镜面时的手部位置。（b）助手使用三用枪干燥窝洞时的手部位置。

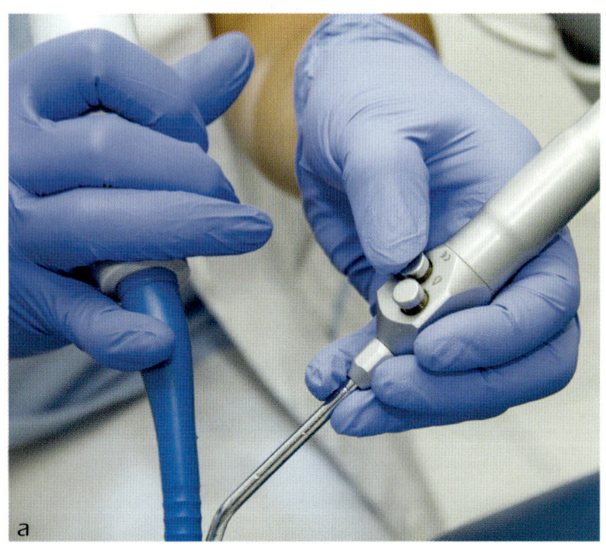

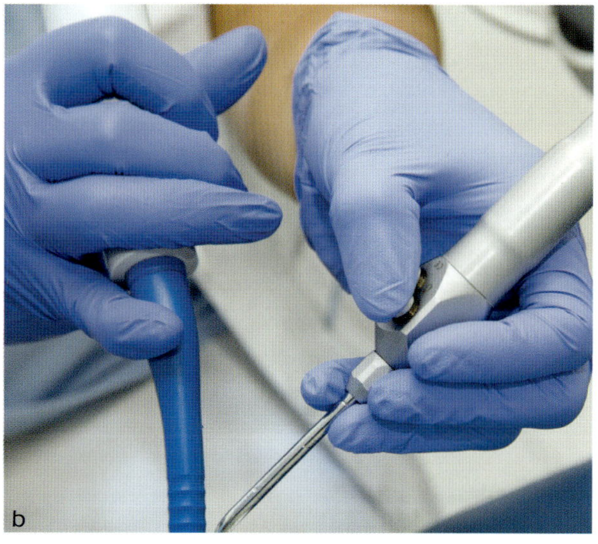

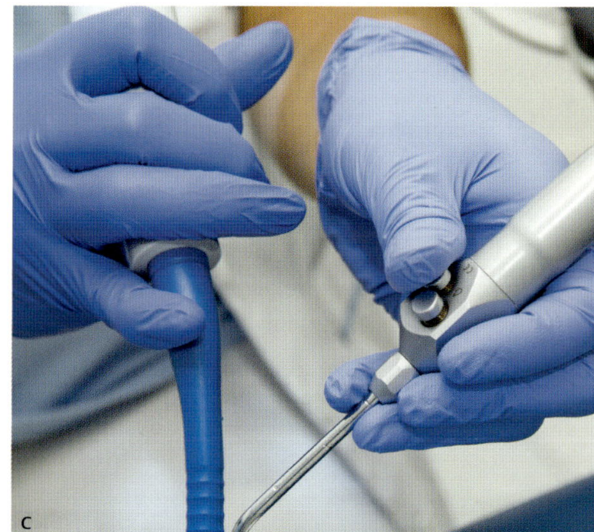

图6–36 （a）按下三用枪的吹气按钮。（b）控制三用枪喷出轻柔水雾。（c）控制三用枪喷出强劲水雾。

往前“滚”动可以逐渐出现水雾，从轻柔、中等直到强劲。

患者的口腔冲洗

如果临床能以充满关爱的方式开展工作，那么患者通常都能接受水平卧位的治疗。当患者有良好的体位，不需要起身漱口，临床每天可以省下至少1小时的工作时间。

水雾冲洗清洁口腔，可以用在以下几种情况：口腔检查（如果患者唾液黏稠度高）；牙体或窝洞制备后有组织残屑或颗粒；使用抛光膏之后。强吸管一般摆放在患者口腔靠近助手侧，而不用于口腔中央区域（悬雍垂被吸到会导致严重的后果）。在冲洗口底时，三用枪在另一侧与强吸管相对并且水雾朝向强吸管的方向。图6-37所示是口内不同的冲洗部位和手法演示。在口腔冲洗（包括口腔前庭区域）时，助手一边右手拿着强吸管一边左手拿着三用枪以中等强度的水雾冲洗，二者保持协调的移动动作。同时三用枪或者强吸管也用来轻柔地牵拉阻挡软组织。在冲洗前牙区域时，助手要注意使用轻柔的水雾强度，防止水雾冲溅到患者的口面部。

助手负责细致地冲洗和清洁患者口腔，目的是保证患者在水平卧位的治疗的舒适度。如果有需要，患者也可以提出冲洗整个口腔的要求（或是给牙医和助手一个信号）。细致的口腔冲洗对患者治疗的舒适度和水平卧位治疗的接受度都是非常重要的。

如果不能满足这一点，患者通常会自己起身漱口。这样往往会中断治疗操作，据估算每天会损失1小时的工作时间。三用枪的水雾冲洗，还可以用在牙周检查时牙龈有出血的情况。

弱吸管

如前所述，弱吸管在使用时摆放在下颌最后一颗磨牙的后方，作用是吸走患者水平卧位时口底的水雾及唾液。患者口腔冲洗是重要的临床技能，需要加强训练，包括助手单独训练以及牙医和助手作为团队的配合训练都要强化。在重复训练的过程中，可以请朋友、家人或有偿（青少年）志愿者来模拟患者。

图6-38为牙医和助手的口腔冲洗技能演示。

患者口腔冲洗的操作需要有牙医和助手在操作动作上的充分协调与配合。

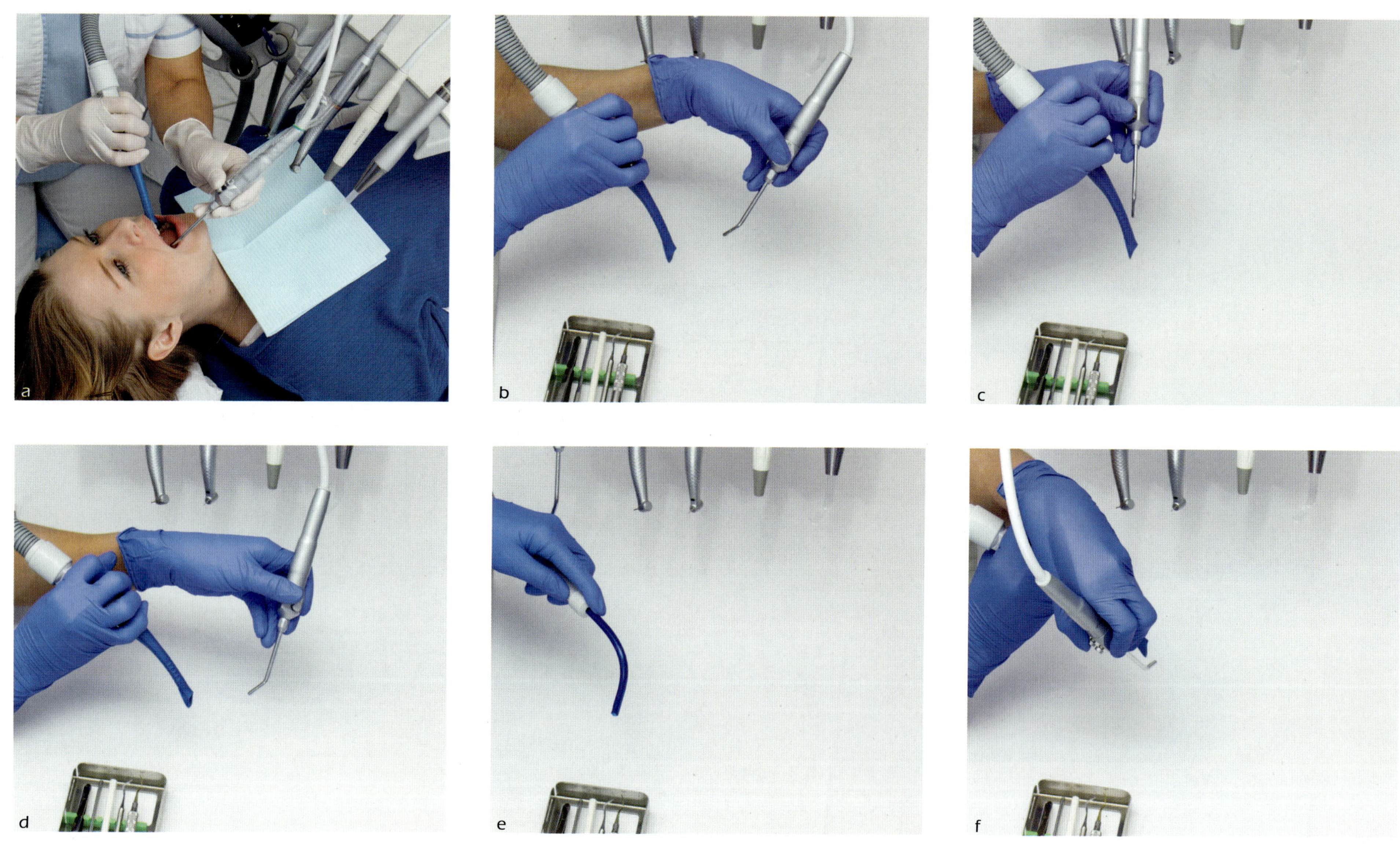

图6-37 三用枪和强吸管在口内冲洗时不同的摆放位置。（a）冲洗左侧上颌。（b）冲洗左侧上颌的侧面。（c）冲洗上颌前牙的内侧。（d）冲洗上颌前牙的唇侧。（e）弱吸管的头部拆卸后用于吸唾。（f）吹干窝洞。

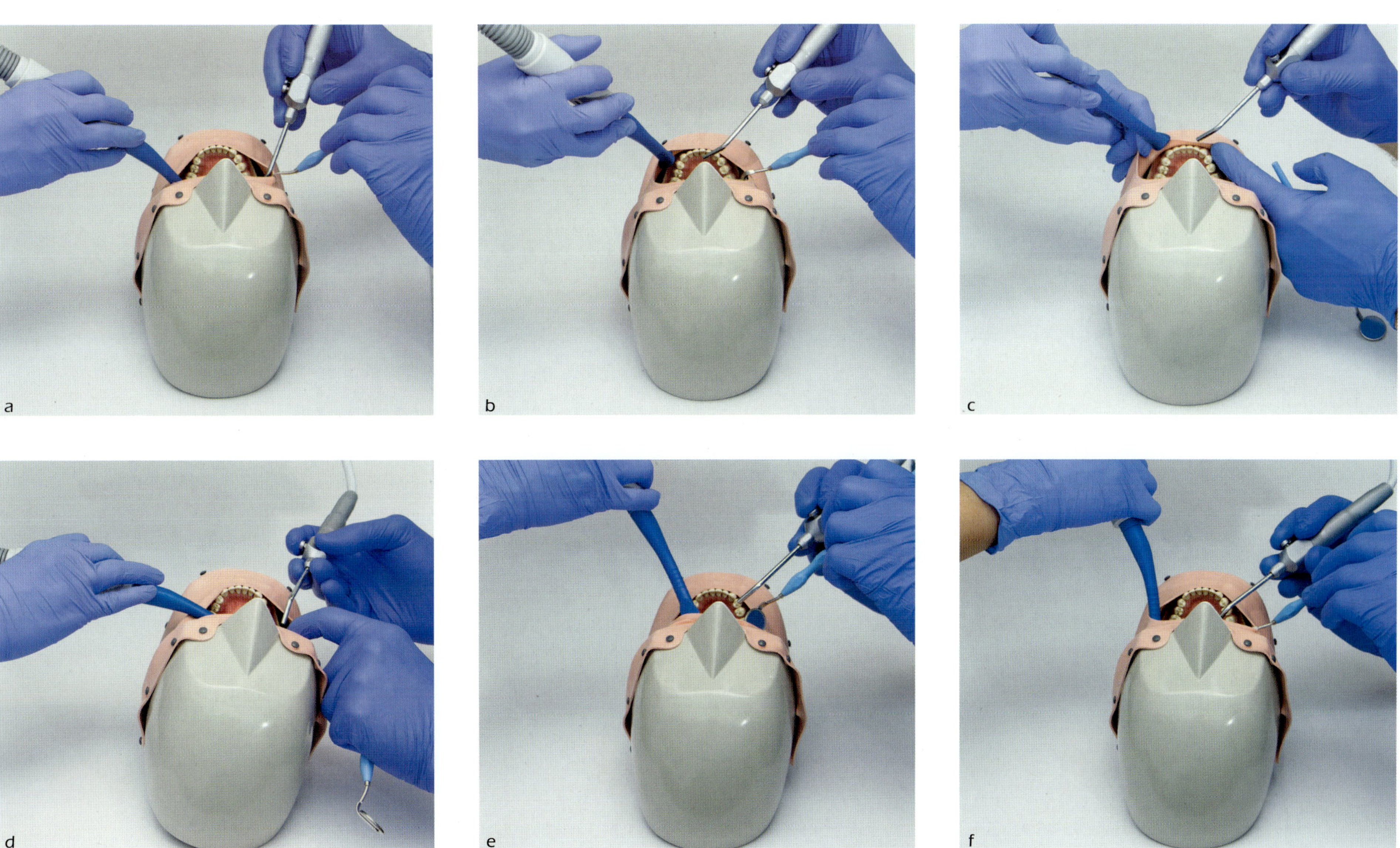

图6-38　（a～f）牙医和助手作为团队相互配合时的口腔冲洗。助手握着强吸管负责吸走水雾和牵拉软组织。牙医拿着三用枪冲洗，并且利用口镜牵拉软组织以获得视野入路和冲洗操作的入路。

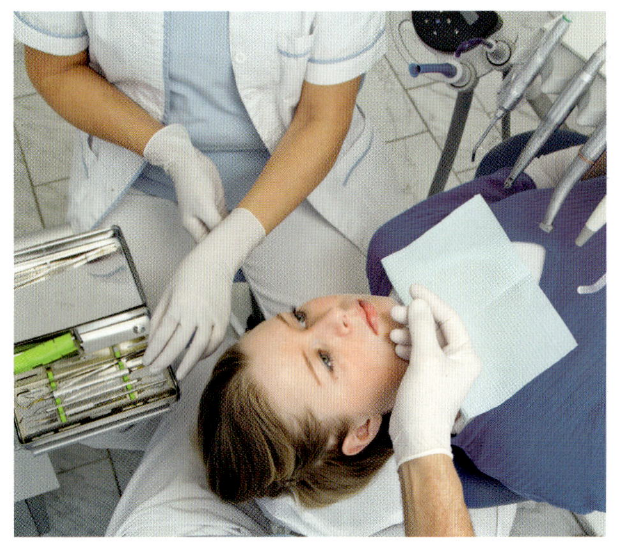
图6–39 助手拿起一支手用器械。

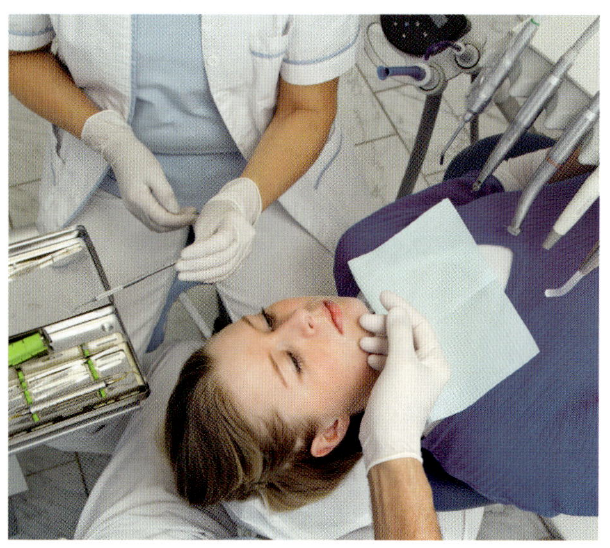
图6–40 手用器械的传递动作1。

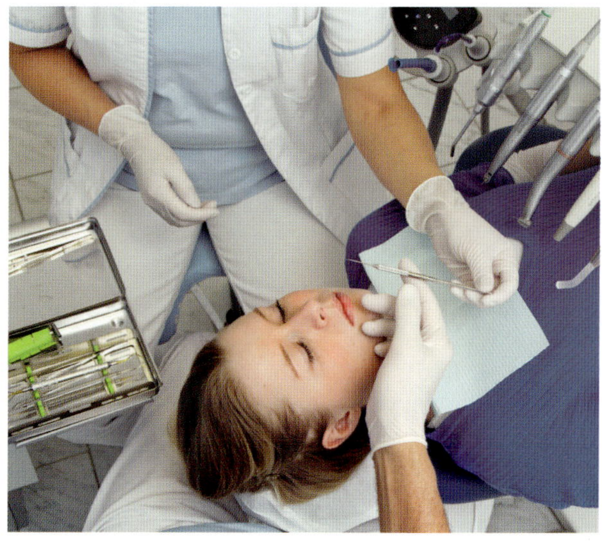
图6–41 手用器械的传递动作2。手用器械已为牙医预先摆好操作使用的方向。

手用器械盘的摆放和器械传递

助手在配诊时一般使用左手来为牙医传递手用器械（或其他物品），而右手同时握着强吸管。整个器械传递的过程在患者口腔前方完成，而且这也只能在助手伸（左）手可及的范围内完成。

手用器械盘不能放在患者水平卧身体的正上方，因为该位置是用来摆综合器械的。综合器械只有摆在这个位置，才能保证助手和牙医都能方便拿取综合器械。其次如果手用器械盘摆在患者水平卧位身体上方，对助手来说位置就过高了，拿取手用器械会很不方便，除非牙医身高低于平均水平（译注：当牙医身高低于平均，要实现最佳工作距离的话，患者椅不需要抬到距地很高的位置，那么手用器械盘即使在患者身体正上方也不会离地太高）。

所以结论是（参见第270页）手用器械盘可以摆在患者头部后方偏左的位置，在牙医与助手之间。这样助手就可以方便地用左手拿取手用器械（译注：如果有像MEGASPACE这样包含手用器械台面的工作站，就不需要在医助之间摆放手用器械盘了）。

助手拿取手用器械

手用器械盘摆放在（工作站的）手用器械台面上，所以器械的摆放轴向与患者身体方向一致（图6–39）。

首先，助手将左手移向右侧，并且手掌向下，然后左手手指拿在器械最靠近自己的那端。手指不

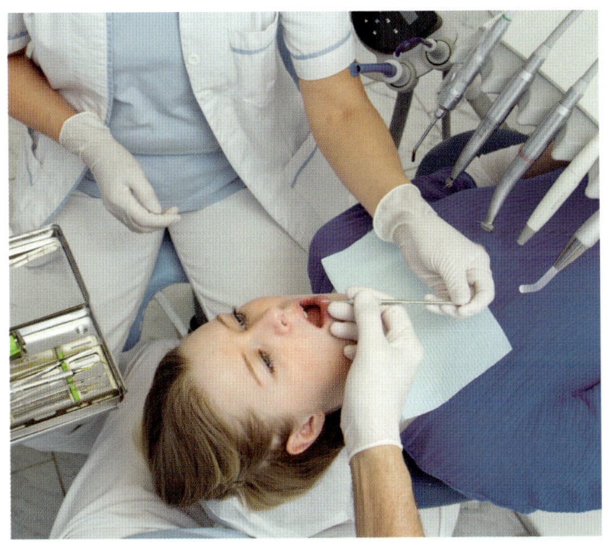

图6-42 牙医稳定地接过手用器械，并且助手握着器械的位置没有干扰牙医正确的握持器械。

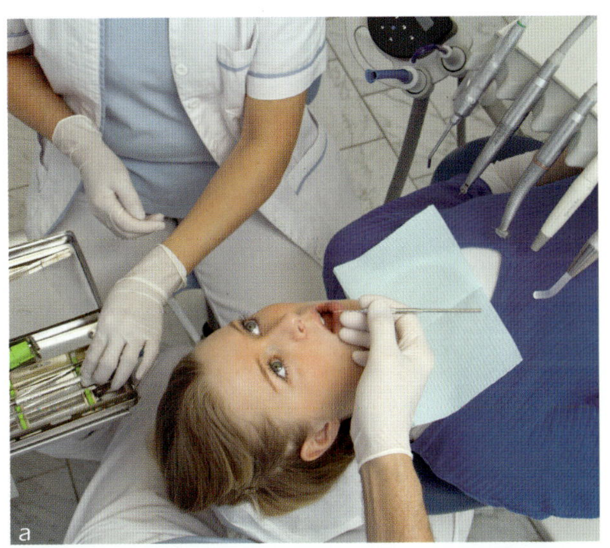

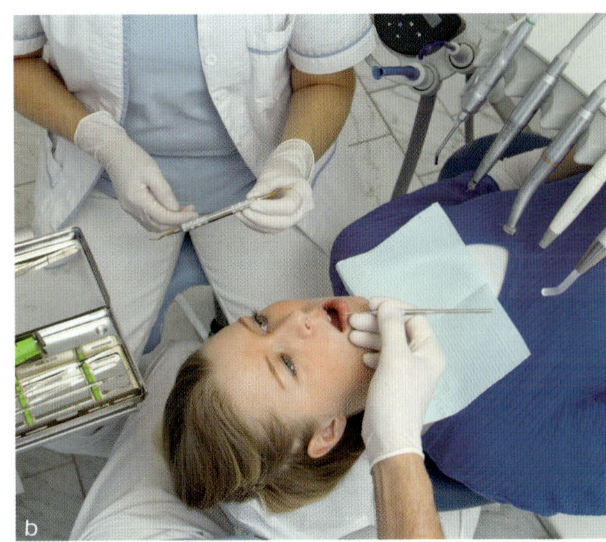

图6-43 （a）助手从器械盘拿取下1支手用器械。（b）准备传递到靠近患者口腔的位置。

能拿在器械中间的握持部位，否则会阻碍牙医正确接过以及握持器械。

随后，助手将拿着器械的左手再移向左侧。在左手移动时，器械不能高于患者头部，这样不会进入患者视线范围。助手一边移动左手，一边慢慢将手掌逆时针扭转至掌面朝上，器械几乎保持水平（图6-40）。

在左手侧向移动和扭转的过程中，手指不必紧握着器械，可以稍微松弛一些，最后掌面朝上时手里的器械几乎呈水平。这从书面文字理解起来可能有些困难，但实际上稍加训练后是很容易掌握的。

现在，助手已经握着预先摆好使用方向的手用器械，等待牙医拿取（图6-41）。这也意味着，下一支器械在传递时的握持方向与上一支器械平行，甚至连工作头的朝向也是相同的（朝上或朝下，工作头在前或在后）。器械传递的位置非常靠近患者口腔，所以牙医的手不需要远离，而且大多数时候手指支点都能保持不变（图6-42）。

预先摆好操作使用的方向

助手为牙医传递的任何物品都应根据牙医的使用预先摆好方向和角度（图6-43）。当牙医接过器械后不需要再改变握持方式就能使用。这个原则适用于传递手用器械、综合设备的器械（比如电马达及其连接的反角手机）、镊子、纸尖、牙胶尖、根管锉、被镊子夹着的楔子、装有成型环的夹钳或树脂注射枪/输送枪。

当牙医准备更换下一支器械时，将用完的器械

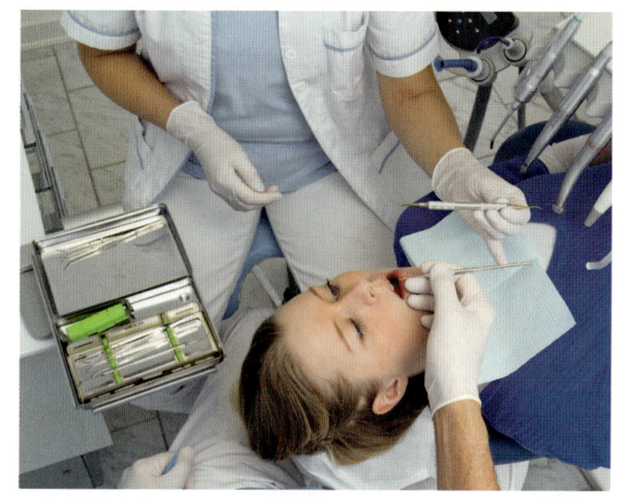

图6-44 当牙医发出更换器械的信号，助手已经准备好传递下一支手用器械，而且器械预先摆好了使用方向。

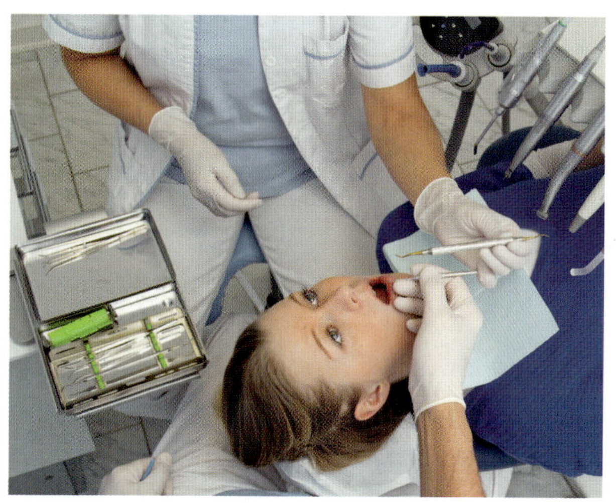

图6-45 助手用左手小指完全（闭合）握住牙医手上的器械。

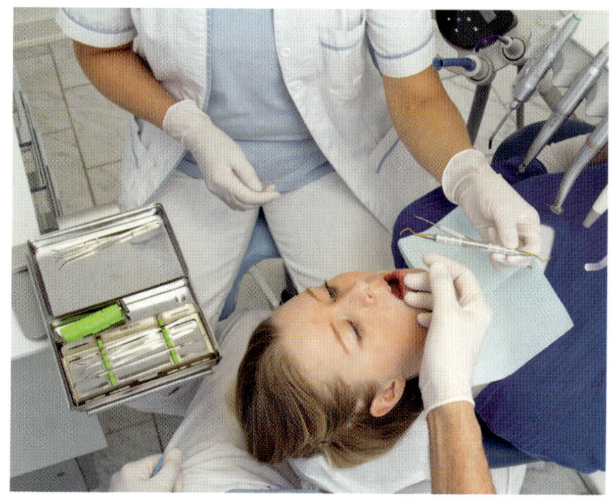

图6-46 助手将下一支器械传递到牙医手中。

从术区移到口外并稍稍倾斜（tilt）器械。这同时也是向助手发出更换器械的信号（图6-44）。在大多数情况下，牙医的手指或手部支点都保持不动。

然后，助手用左手小指握住牙医手里用完的器械（图6-45）。

同时助手再将下一支器械传递到牙医手中（图6-46），器械已经预先摆好了使用方向。助手要注意观察牙医手指在器械上的握持位置，这样在传递下一支器械时就不会妨碍牙医正确的握持。

当助手的小指完全（闭合）握住牙医的器械，这支器械就处于“安全位”并且靠近助手的腕关节，器械不会下垂接触或损伤患者（图6-47）。助手移动左手将用完的器械放回器械盘，不需要再翻转器械的方向。

助手从器械盘拿取和放回器械的技能手法需要重复训练。进阶的手法是在放入器械盘之前，助手将大拇指支撑在器械的下方（图6-48～图6-51）。

器械操作顺序

工作流程

助手为牙医提供配诊，必须知道牙医下一步使用哪一支器械。这在具体的工作流程里都会写明。助手通过反复多次的操作训练就能记住流程了。准确的传递时机＝不浪费时间。助手根据工作流程，在传递动作发生之前就已经准备好下一支器械了。如果助手不知道牙医下一步将要使用哪一支器械，那么牙医就要在使用前4～5秒告诉助手。如果牙医忘记告诉助手，那么助手要提醒牙医。助手需要掌握器械传递技能的每一个操作细节。训练第一天，助手在指导下完成100～150次重复练习，然后每天完成50次重复练习并且持续3～4天（每次训练5～10分钟）。

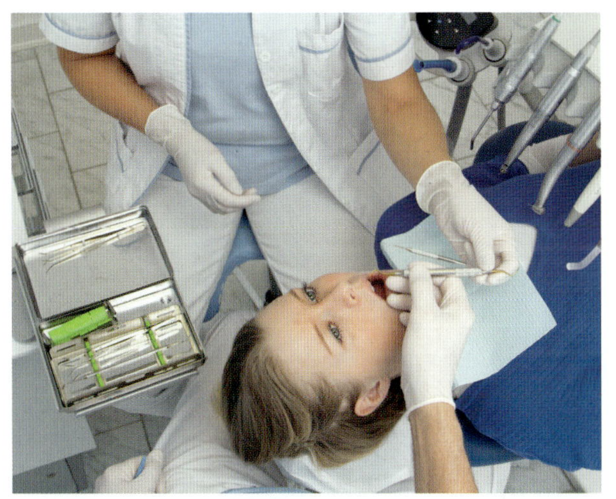
图6-47 助手接过牙医的手用器械，将其握在“安全位”。

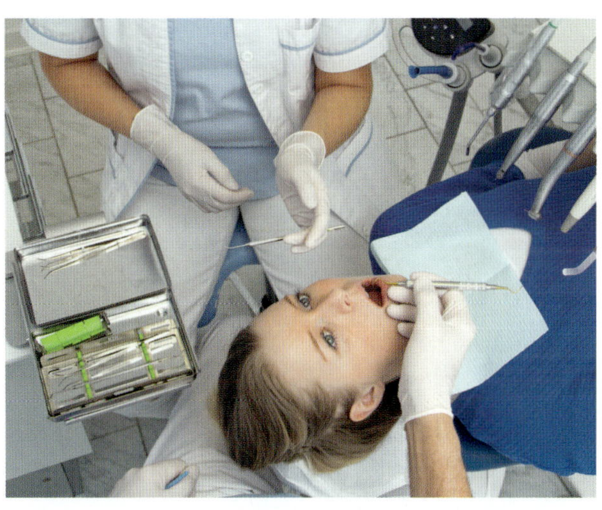
图6-48 助手移动左手把用完的器械放回器械盘。

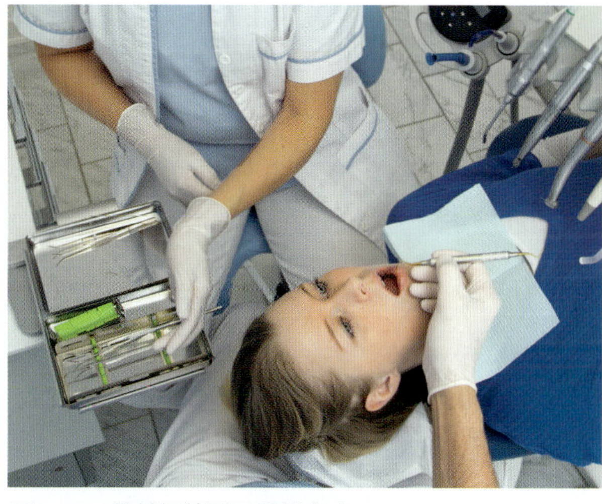
图6-49 器械摆放到了器械盘内。

两支手用器械之间的传递

当两支手用器械交替时，助手不把它们放回器械盘而是握在手里。这种改良的传递方法简单易学（图6-52～图6-56）。

手用器械和综合器械之间的传递

当手用器械和综合器械交替时，助手也不把它们放回器械盘（与前一种情况相同），而是采用一种简单的改良传递方法（图6-57～图6-60）。

这种改良传递方法很实用而且也很常用。比如，球钻去腐后要换用探针检查窝洞，或用装有

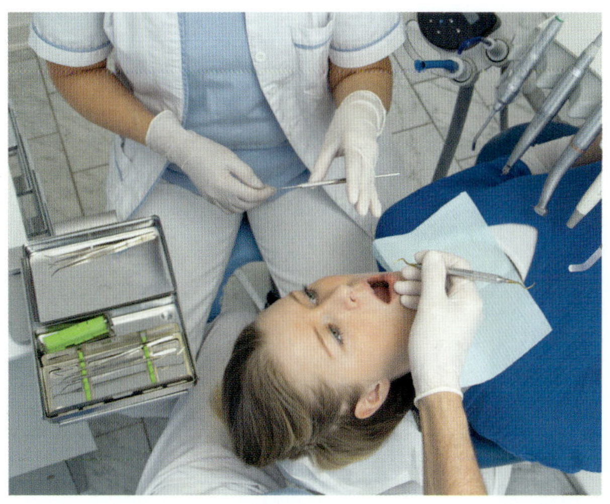
图6-50 经过训练，助手可以在将器械放回器械盘的过程中用大拇指支撑在器械的下方。

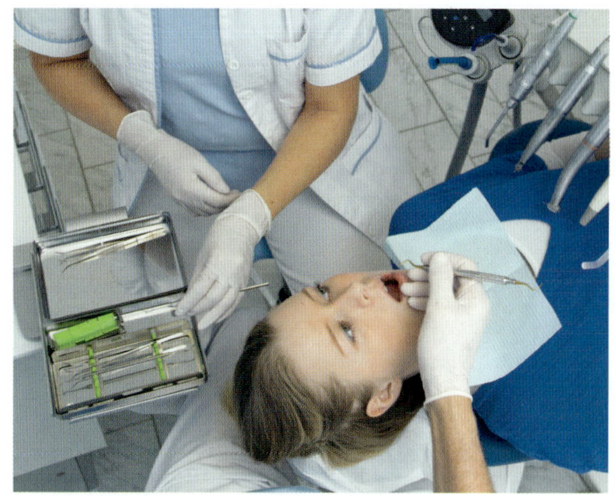
图6-51 这种握法可以让助手准确地将器械归位。

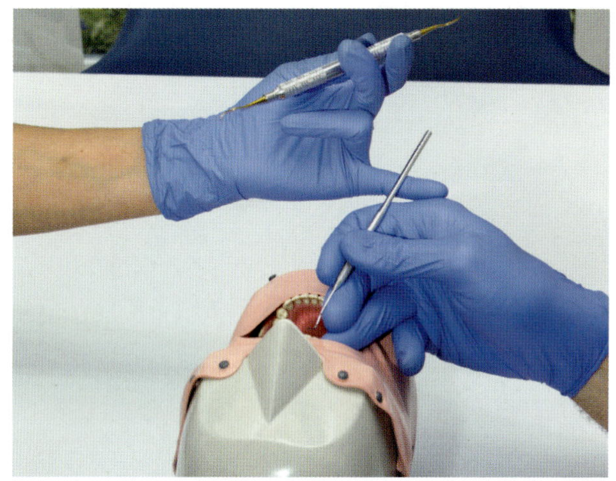
图6-52 助手准备为牙医传递下一支手用器械，同时张开小指。

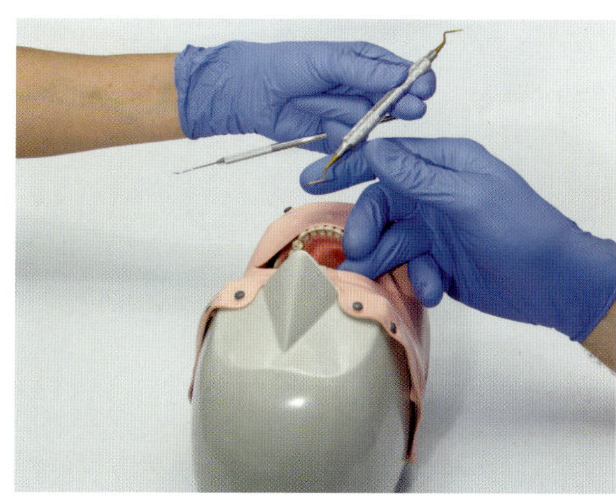
图6-53 助手接过牙医用完的手用器械。

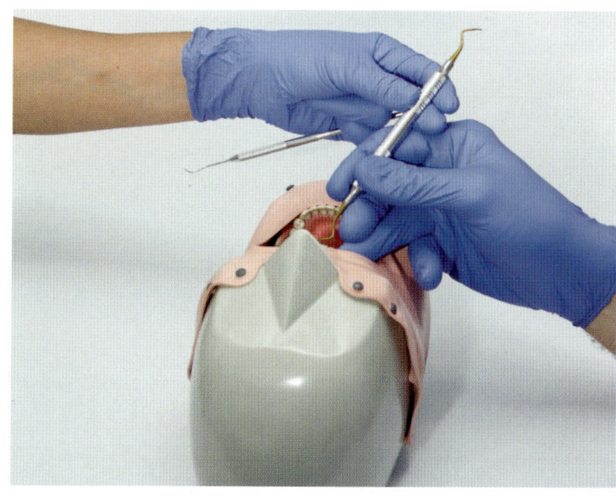
图6-54 助手将下一支器械传递到牙医手中，用完的器械则处于“安全位”。

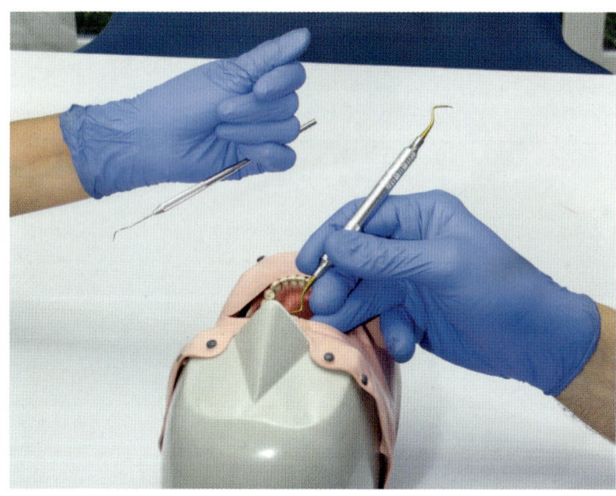
图6-55 助手小指握着用完的手用器械。牙医继续操作。

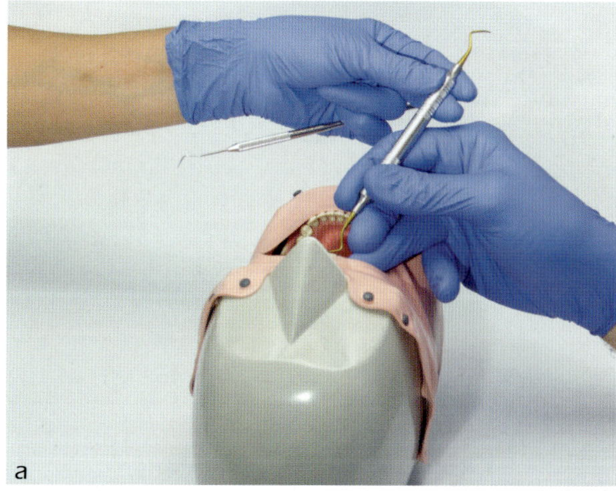

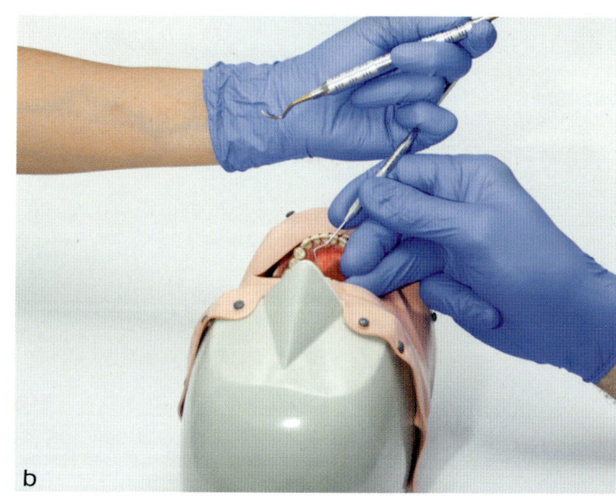

图6-56 （a）助手用大拇指和食指接住牙医手中的器械。（b）然后助手将小指握着的器械再传递到牙医手中。

火焰状车针的电马达反角手机修整邻面边缘再换用探针检查。

手用器械和三用枪之间的传递

当手用器械和三用枪交替时，也都不需将它们放回器械盘而是握在助手的手里。这种改良的传递方法并不难学（图6-61～图6-63）。

两支综合器械之间的传递

在两支综合器械交替传递时，助手不需要逐一放回和拿取的动作流程，而是可以根据改良的器械传递法单手同时完成（图6-64～图6-66）。

在水雾条件下使用综合器械，助手要负责干燥口镜和窝洞、传递探针，然后再为牙医传递综合器械

这属于高水平的配诊技能了，但它其实并不像看起来的那么难。整个流程实现了窝洞去腐和探针检查这二者之间交替的高效性。首先，牙医在口镜视野和水雾条件下操作上颌牙，助手通过三用枪干燥口镜，同时左手的小指还握着探针。

如果综合器械在停止运作后不具备自动形成短暂气流的功能，那么助手就需要用三用枪以强劲气流和来回摆动的方式干燥窝洞。

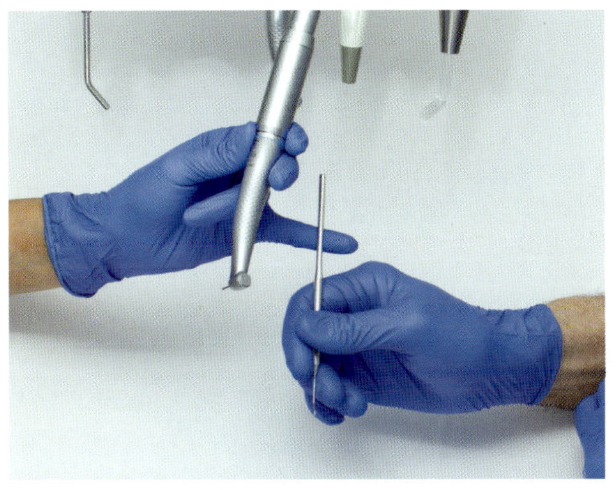

图6-57 助手握着综合器械准备传递，并且伸出小指准备接过牙医用完的器械。

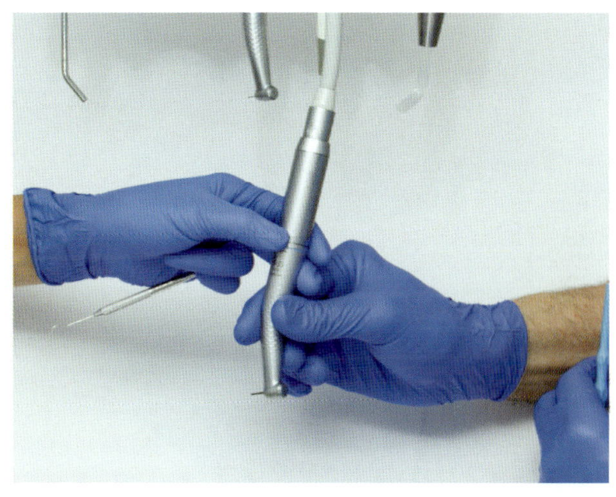

图6-58 助手接过牙医手中的器械并将其握在“安全位”，确保器械不会碰到患者；然后把综合器械传递到牙医手中。

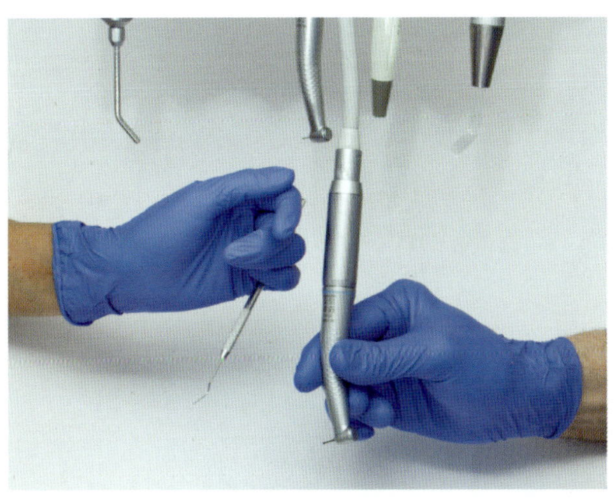

图6-59 助手的小指握着手用器械，牙医则继续用综合器械操作。

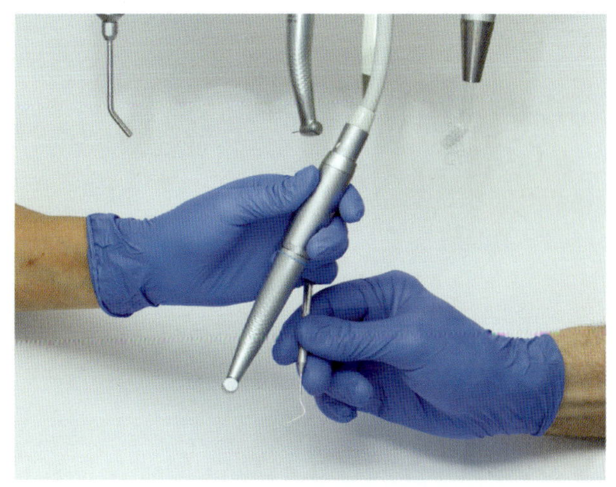

图6-60 助手用食指和大拇指接过牙医的综合器械，然后将小指握着的手用器械再传递到牙医手中。

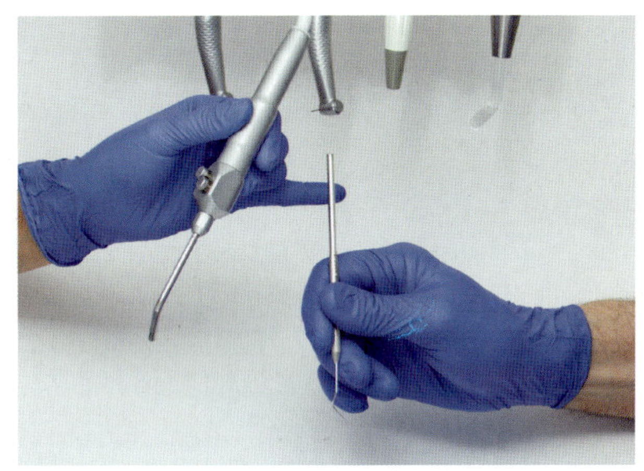

图6-61 助手准备传递三用枪，同时伸出小指。

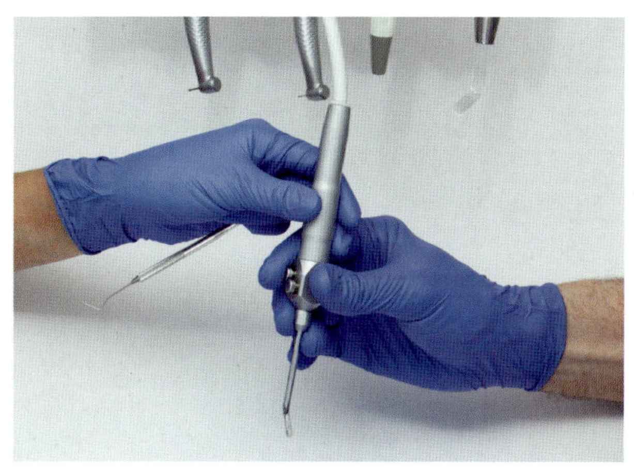

图6-62 助手接过牙医手中的器械并将其握在“安全位”，同时把三用枪传递到牙医手中。

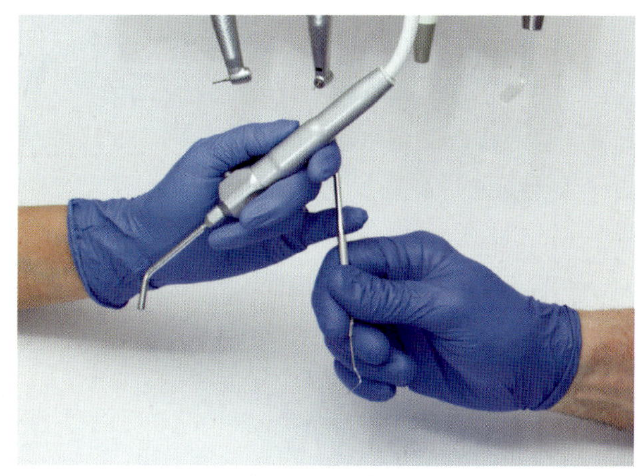

图6-63 助手用食指和大拇指接过牙医用完的三用枪，然后将小指握着的手用器械再传递到牙医手中。

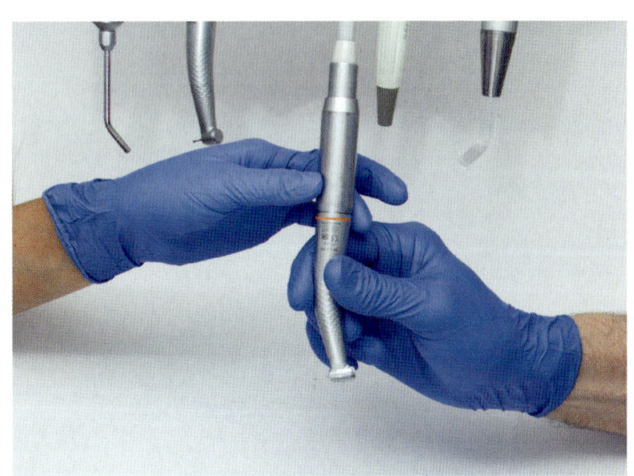

图6-64 助手再次为牙医传递红色圈高速反角手机，然后准备即将使用的下一支综合器械。

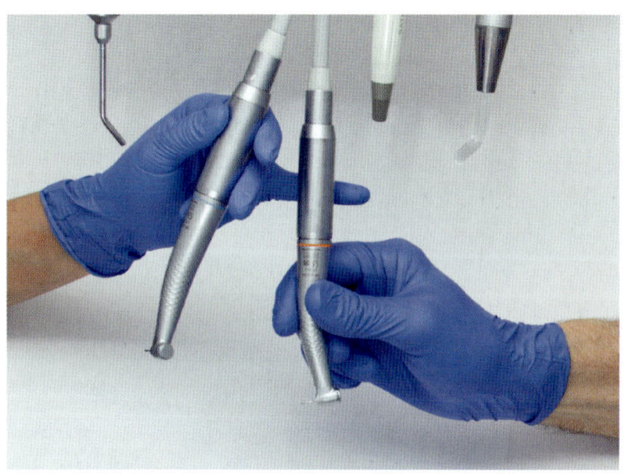

图6-65 助手伸出小指准备接过牙医用完的红色圈高速反角手机，同时握着即将传递的蓝色圈反角手机。

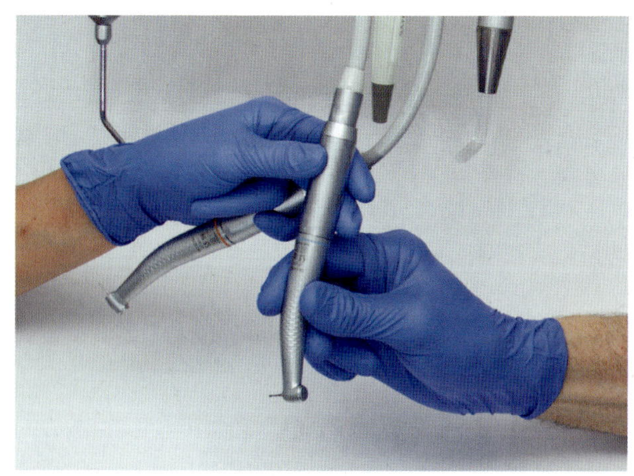

图6-66 助手以“安全位”握法稳稳传递下一支反角手机到牙医手里。

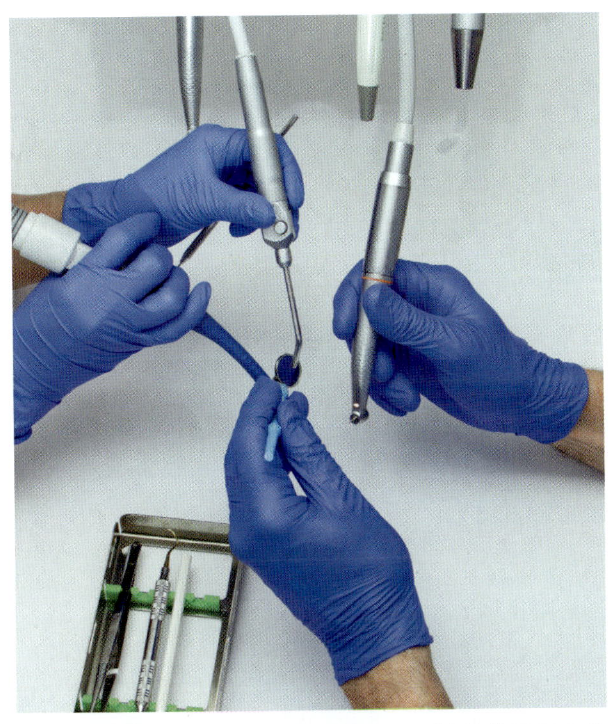

图6-67　助手的右手握着强吸管，强吸管的作用是牵拉阻挡软组织。弱吸管摆放在对侧的下颌磨牙后区。牙医在口镜视野和水雾条件下操作。助手的左手拿着三用枪负责干燥口镜，左手的小指还握着探针。

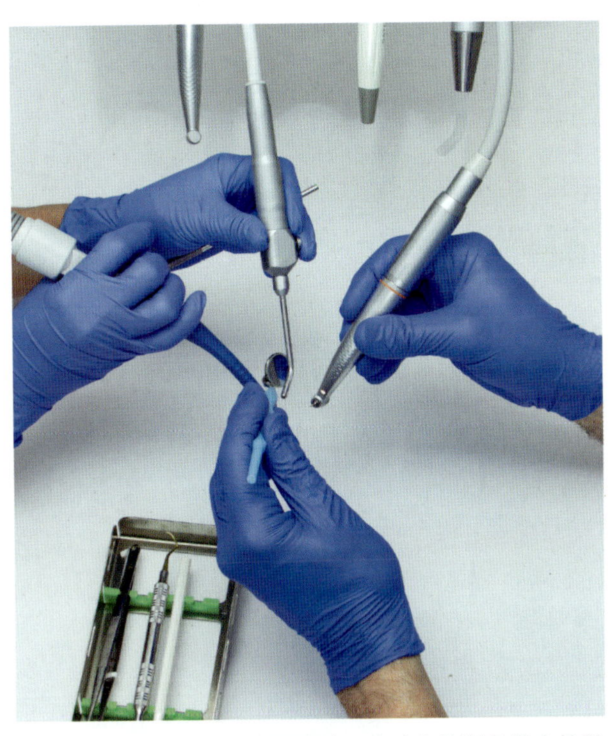

图6-68　牙医使用综合器械时，助手拿着强吸管牵拉阻挡软组织。如果综合器械停止运作后不具备自动形成短暂气流的功能，那么助手就要用三用枪以来回摆动的方式干燥牙齿窝洞，之后再把三用枪放回原位。

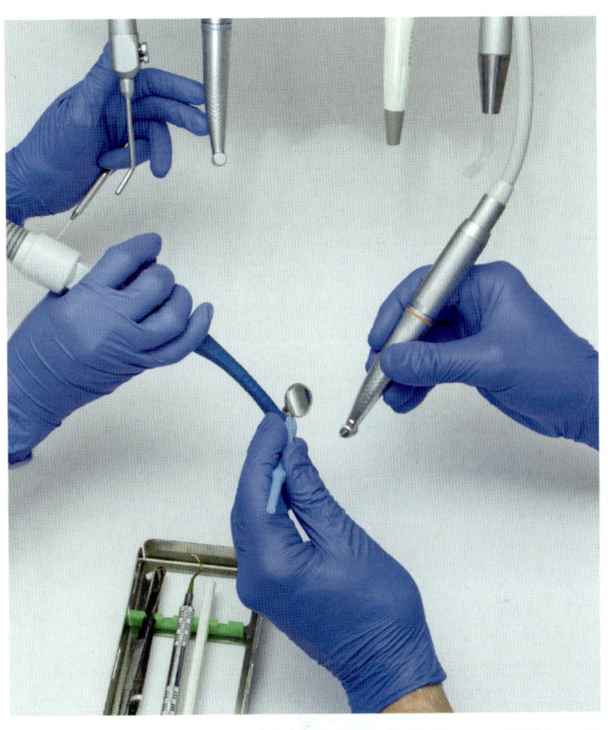

图6-69　助手一直握着强吸管牵拉软组织，左手把三用枪放回了原位。

随后，助手将三用枪摆回原位，左手接过牙医用完的综合器械，然后为牙医传递探针（完整的传递流程，图6-67～图6-75）。

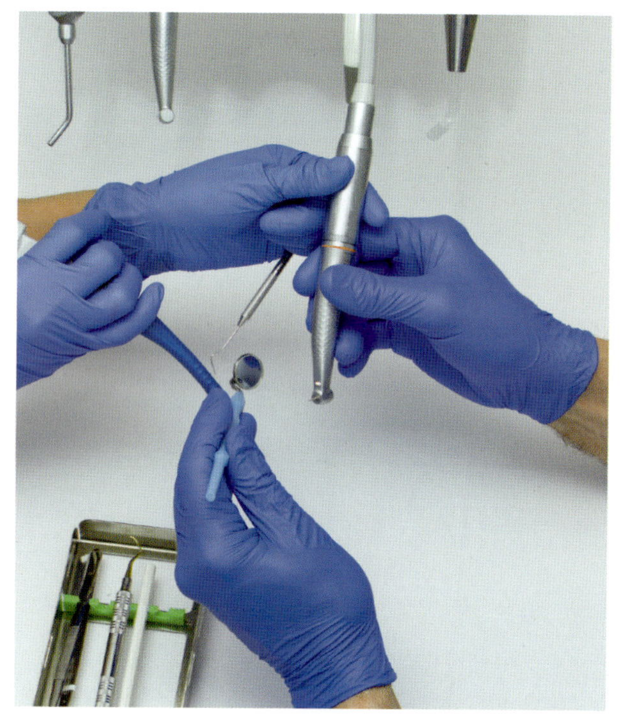

图6-70 助手的右手握着强吸管，保持软组织的牵拉；左手的食指和大拇指接过牙医用完的反角手机。

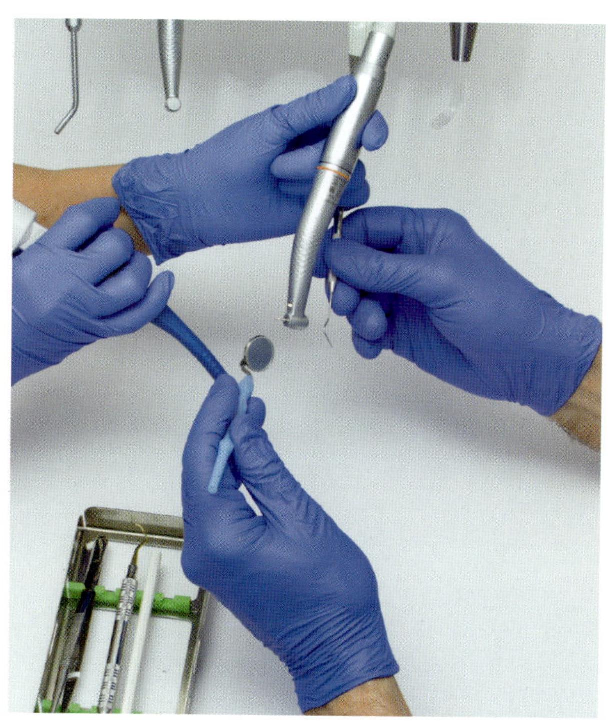

图6-71 助手的右手握着强吸管，保持软组织的牵拉；左手以“安全位”稳稳接过反角手机，同时小指传递探针到牙医手中。

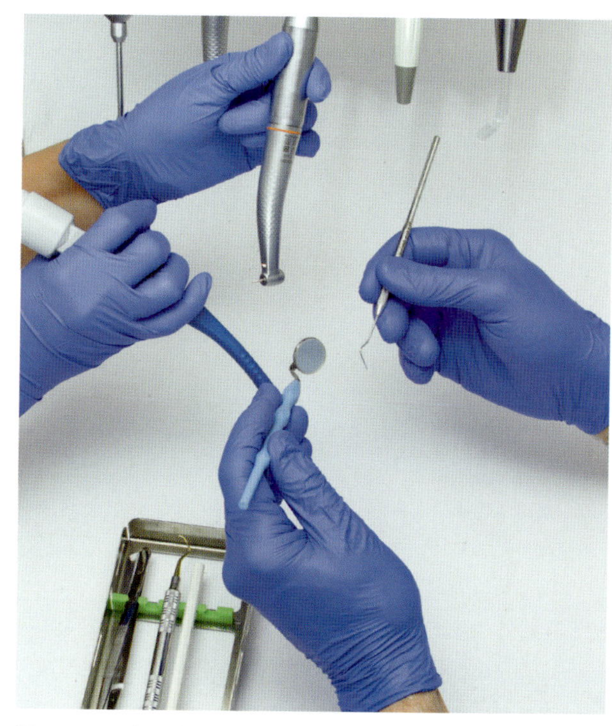

图6-72 助手的右手握着强吸管，保持软组织的牵拉。牙医继续使用探针操作。图示为助手正准备下一步接过牙医手里的探针，并再次传递出反角手机。

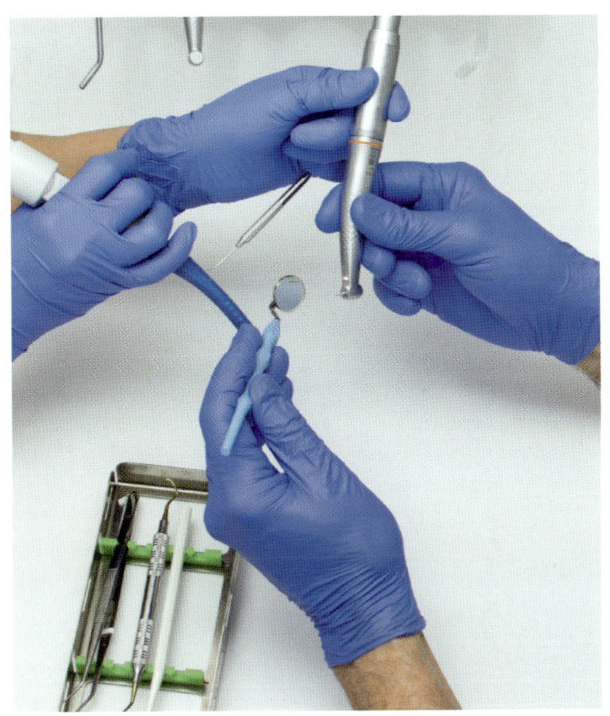

图6-73 牙医再次接过反角手机。

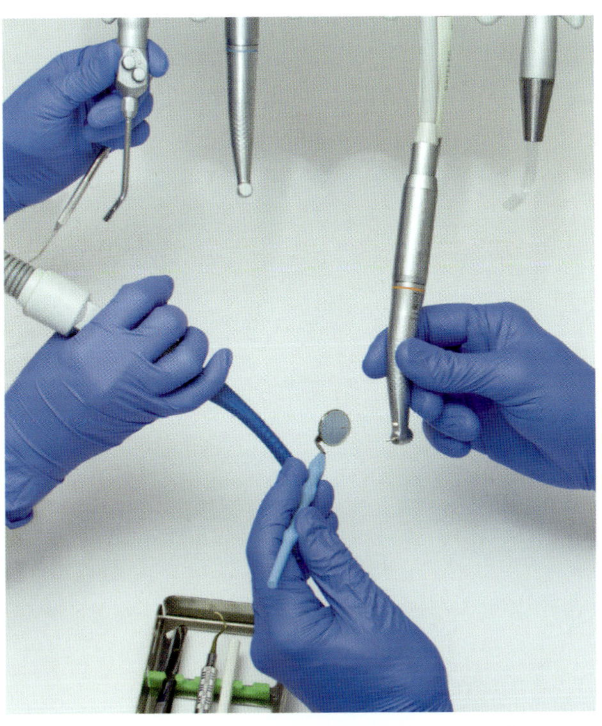

图6-74 助手的左手小指完全握住探针，同时拿起了三用枪。

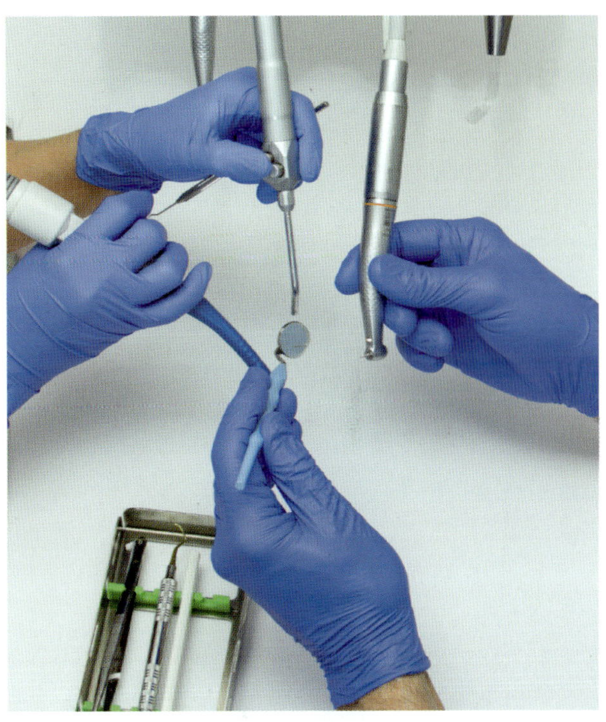

图6-75 助手用三用枪干燥口镜。

更换钨钢车针、金刚砂车针和抛光杯等

在治疗前的准备时，助手根据具体流程或诊疗项目，负责在电马达反角手机上安插相应的金刚砂车针或钨钢车针。

在治疗过程中，助手可以在操作间隙为牙医提前更换好金刚砂车针、钨钢车针或抛光杯等。但是，当牙医需要即刻更换车针时，医助配合的动作流程可以参考图6-76～图6-78。牙医在检查完车针安插到位之后，就可以继续操作治疗了。

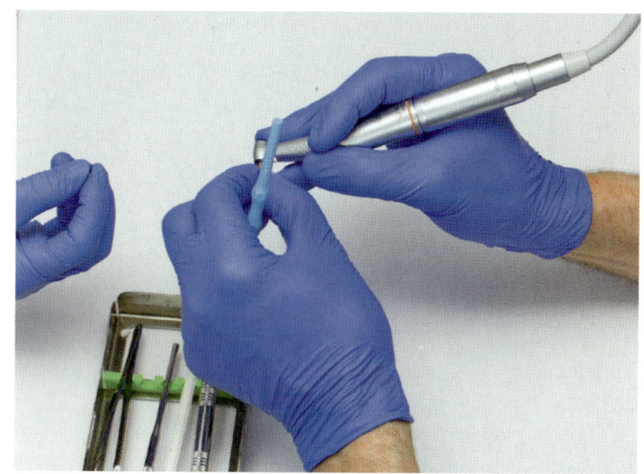

图6–76　牙医用左手取下用完的车针，而助手已经准备好传递下一支车针了。

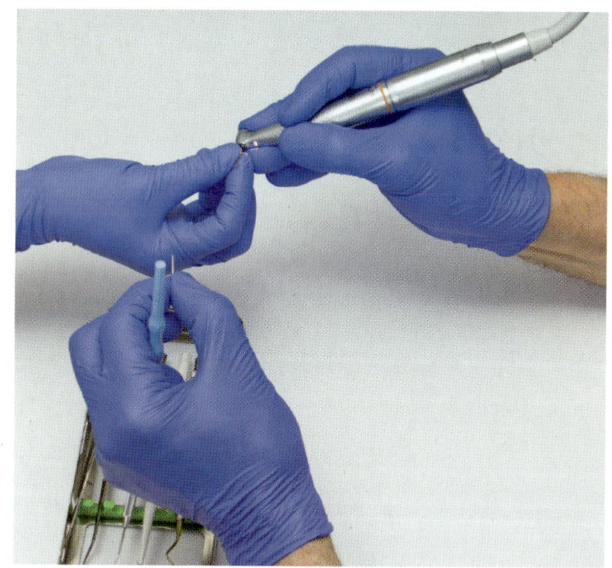

图6–77　助手将另一支车针安插到反角手机上，然后牙医再将用完取下的车针递给助手。

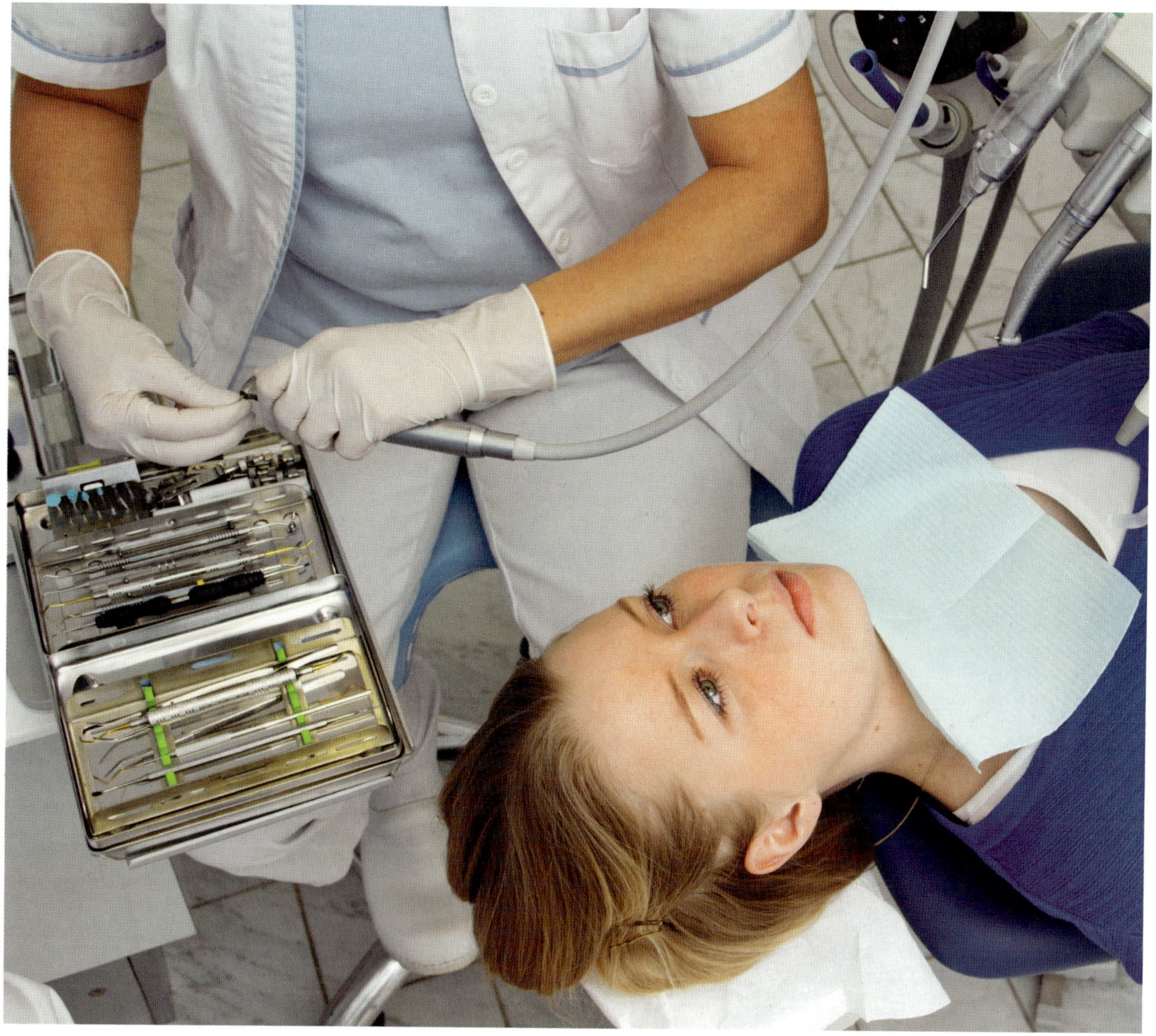

图6–78　助手完成车针的更换和安装。

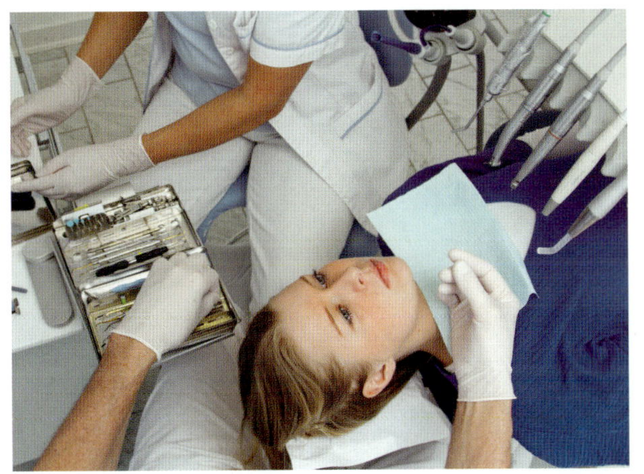

图6-79 牙医的左手食指和大拇指拿住手用器械的末端。

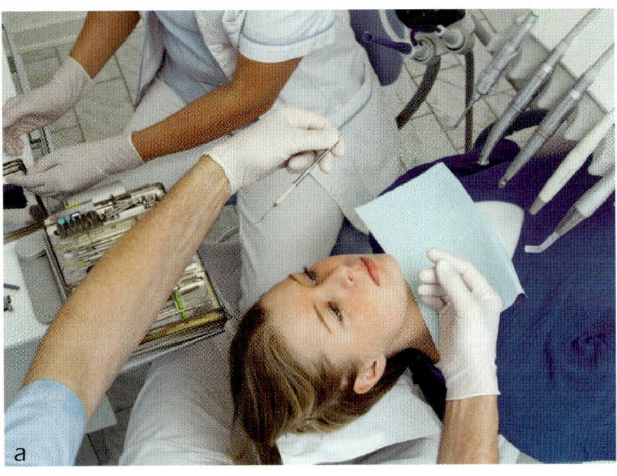

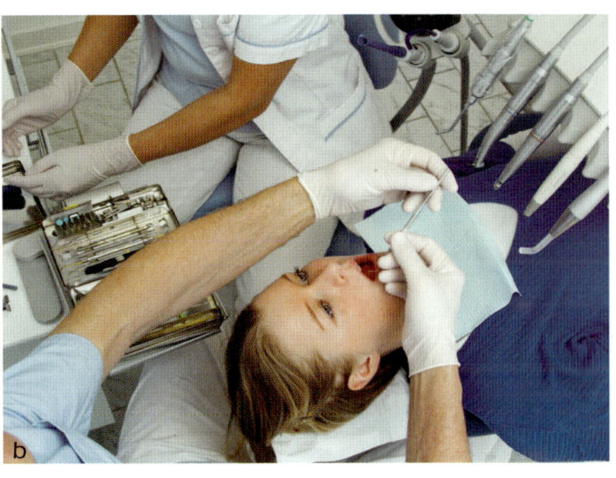

图6-80 （a和b）牙医的左手正在传递器械。

当助手忙于其他操作，牙医如何传递器械？

单人工作模式下的左右手传递技能

牙医独自取用手用器械台的器械其实也很容易实现。就像本书写到的其他技能一样，只要稍加训练就能掌握。经过良好的训练，牙医用1秒的时间就可以独自完成器械传递。

如图6-79所示，牙医先用左手拿起手用器械，然后左手以低于患者视线的水平弧线移动。左手在这个过程中（图6-80）稍稍扭转腕关节使掌面朝上（图6-81）。值得注意的是，牙医要打开左手中指准备接过右手用完的器械（图6-82和图6-83）。

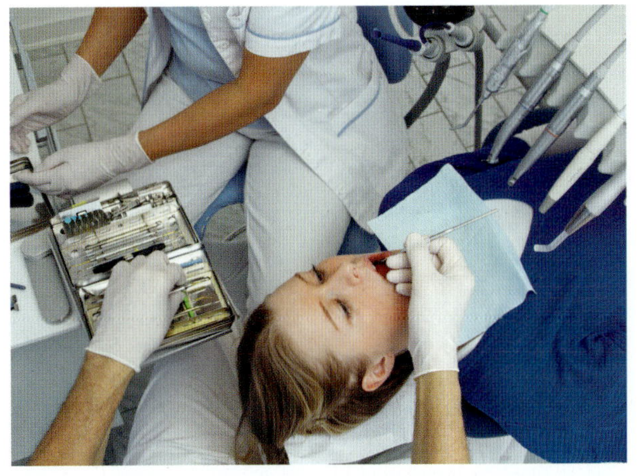

图6-81 牙医的左手在传递过程中逐稍稍扭转腕关节使掌面朝上。器械的方向始终平行于患者身体轴向。打开左手的中指准备接过右手用完的器械。

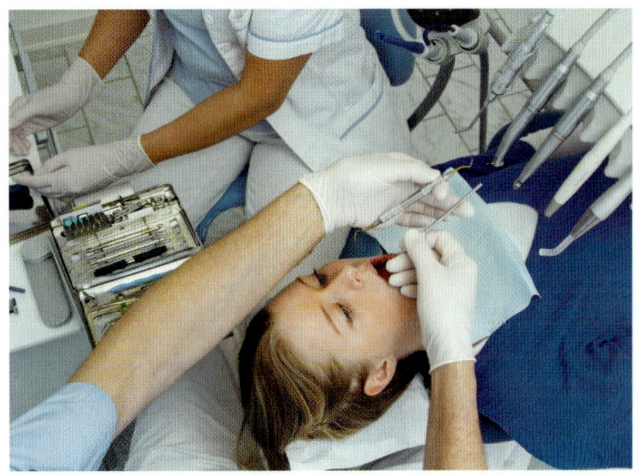

图6-82 牙医左手的中指握住用完的器械。

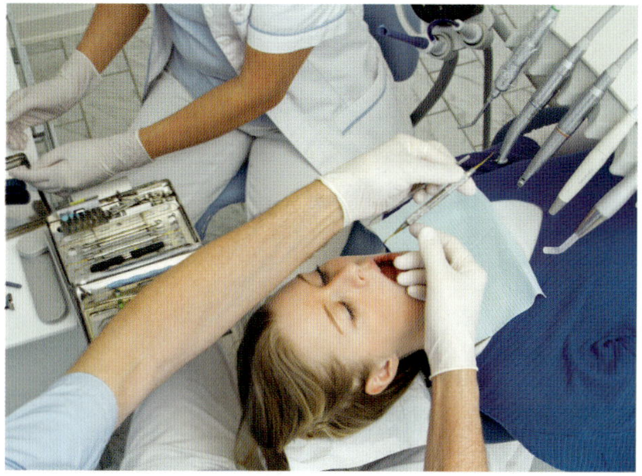

图6-83 牙医以右手接过器械，准备继续操作。

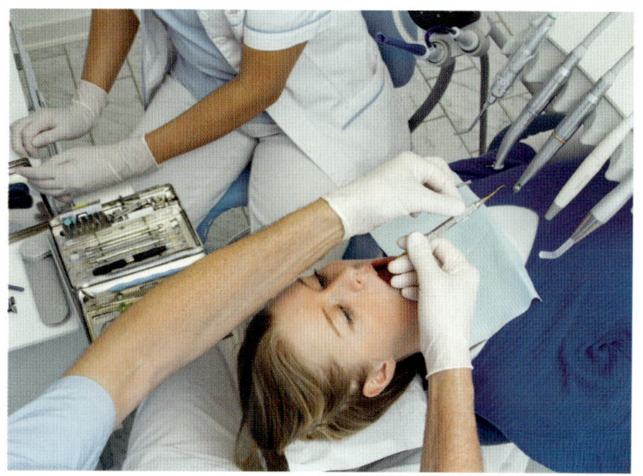

图6-84 左手的食指和大拇指接过用完的器械。

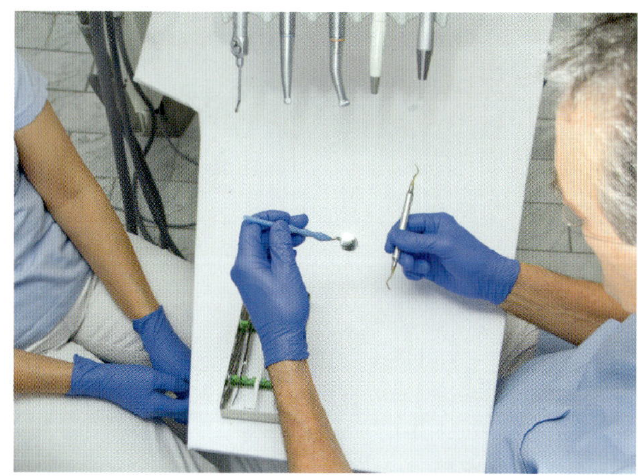

图6-85 牙医双手拿着口镜和手用器械在操作。

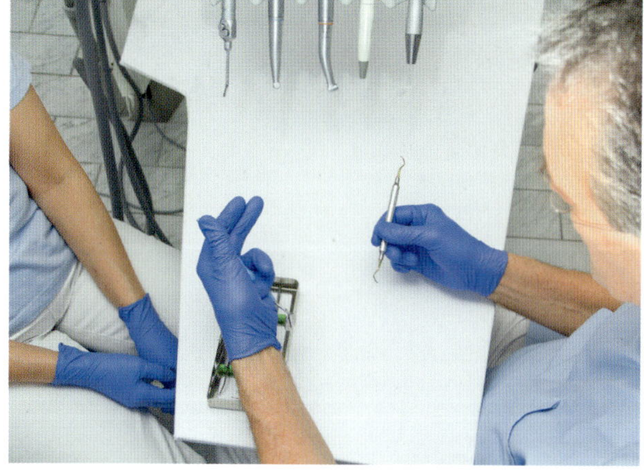

图6-86 口镜在非工作时由牙医左手的无名指和小指握住。

用完的器械归位到左侧的器械盘，不需要翻转器械的方向（图6-84）。当牙医左手握着口镜时，器械传递的手法参见图6-85～图6-92。

在技能训练开始之前，需要先花一点时间看明白这些图示，然后重复训练大约100次才能应用在日常的临床工作中。训练有素的左右手传递技能不到1秒就能完成。

团队协作和配诊工作的更多内容参见：

- 复合树脂治疗（第195页）。
- 银汞充填治疗（第202页）。
- 冠桥修复治疗（第206页）。
- 牙髓治疗（第208页）。
- 刮治和抛光（第215页）。

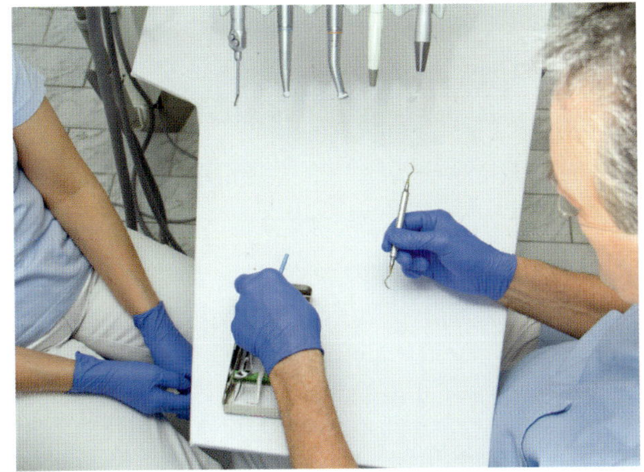

图6-87　牙医用左手从器械盘拿取手用器械（同时握着口镜）。

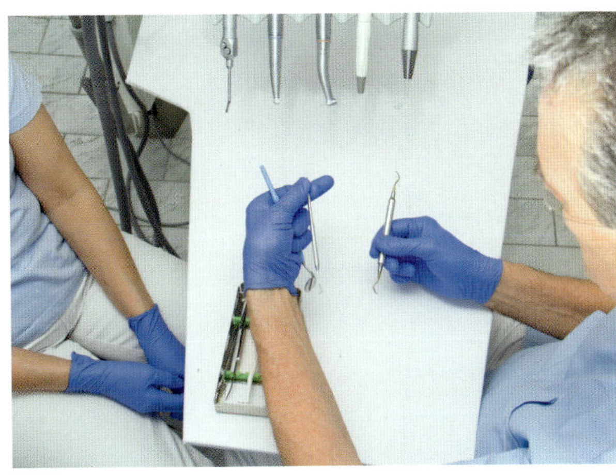

图6-88　左手中指准备传递更换器械。

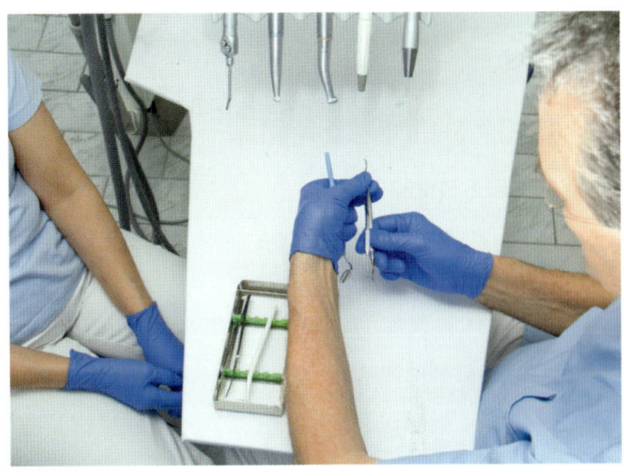

图6-89　器械传递更换。

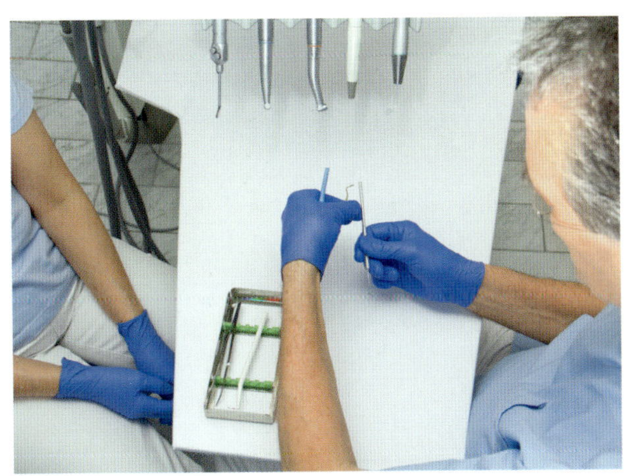

图6-90　器械传递更换完成。

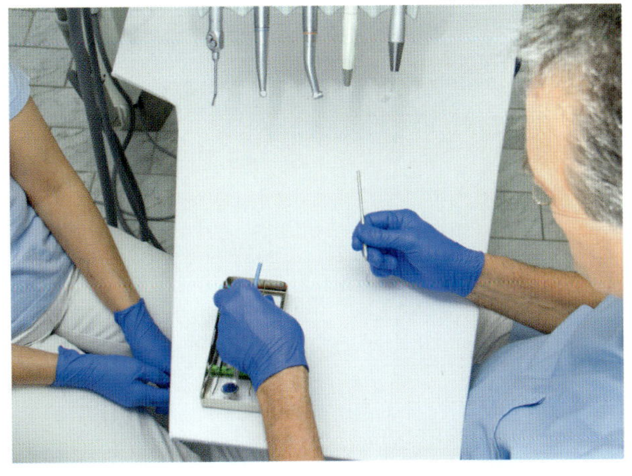

图6-91　牙医的左手将用完的手用器械放回器械盘。

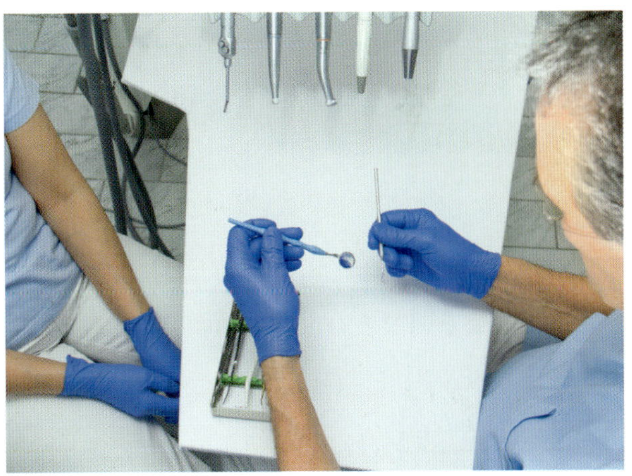

图6-92　口镜的握法从非工作态回到工作态。

助手的技能训练

助手要掌握的手法技能包括口内吸唾、软组织牵拉或阻挡、口内冲洗以及四手配诊的各项技术。所有这些手法、技能都是由一系列的动作流程组成的，需要经过大量反复练习才能熟练掌握和应用。反复练习的次数因人而异，大多数情况下，平均每项手部技能要练习100～200次。训练需要在模拟真实诊疗的场景下进行。比如，在仿头模上或是主动扮演“患者”角色的同伴口内模拟操作。

基础训练大概数小时就可以（对，你没看错）。在实操课程上，花一整天时间训练高水准的团队协作和配诊技能也足够了，并且第二天就能学以致用了。

如果训练有素，这些技能就能实现“自动化”，而不需要经过大脑的思考和决策。治疗操作都以流程为指导，这意味着助手知道牙医所有的操作步骤并且能预见其下一步的动作。如果牙医要调整步骤，会提前几秒告诉助手。

助手对正在进行的工作流程也能发挥监督、管理的作用，有时可以提醒牙医下一步操作直到牙医想起。从诊所质控的角度来说，助手对工作流程的监督、管理是相当重要的部分。而且，这也能大大提升助手的重要性和参与度。

牙医的工作状态

以下各个要素充分整合在一起，牙医在操作诊疗时，双手就犹如在“翩翩起舞”。

- ▲ 在良好的工作体位下实现了完美的操作视野。
- ▲ 牙医的双手训练有素，能在良好的工作体位下胜任精细、简洁、高效的操作。
- ▲ 治疗操作都以流程为指导，所以大部分的时间里工作都是“自动化”进行的。
- ▲ 工作流程就是能实现高品质和安全的行动系统。
- ▲ 综合器械、吸引器支架和手用器械盘都能为四手操作提供功能支持。
- ▲ 四手操作技能经过理想的训练后得以掌握。
- ▲ 牙医不需频繁改变视线，不需到处寻找器械物品，要时刻保持专注。

上述这些原则可以为牙医实现更为轻松的工作状态。注意力始终保持集中。双眼专注于手上的操作。结合手用器械和综合器械的工作流程，牙医的双手始终在患者口腔周围，材料物品都摆放在牙医伸手可及的范围内而且方便直接拿取使用。事实上，牙医的工作可以很轻松，不会有那么多疲惫感，也不会占据一天中的大量时间。

第 7 章

患者体验

THE PATIENT EXPERIENCE

关爱和照顾

通常，患者走进牙科诊间时都会表现得很焦虑和敏感。舒适和温馨的诊所环境非常重要，因为患者在此时还是一个敏锐的观察者。

手的动作轻柔或强硬

人们在交谈时，肢体触碰是一种比较强烈而直接的表达形式，能引起对方很明显的情绪反应。像面部的触碰，一般仅限于家人或亲密好友，除此之外的其他人都是不被允许的。

出于检查和治疗的需要，牙医的双手会触碰到患者面部，这其实也属于人际交流。所以对十分焦虑和敏感的患者来说，这种肢体触碰会带来很强烈的情绪反应。牙医在工作时会接触到的面部、嘴唇、口腔和舌头，这些都是人体敏感度最高的部位，一定要牢牢记住这点。

比如说，牙医的手会以患者面部作为支点，又或者为了操作视野要牵拉阻挡患者的嘴唇和舌头等软组织。

手的接触

一开始的手部触碰动作往往会传递出一种情感信号。试想一下，眼前有一位患者已经坐在椅位上要准备接受口腔检查或者治疗了。如果一开始牵拉口角的动作很突然，患者可能会不悦或者有受支配的感觉。在接受访问时，患者会把这样的经历描述成牙医有一双“强硬”的手。

因此，在牙科治疗时一定要特别注意那些能引起情绪反应的手部触碰动作。对患者来说，他们需要一点时间来习惯这种接触动作，最后才能接受。

轻柔触碰

一开始轻柔地触碰患者，然后停顿0.7秒。患者会先感知这个接触，然后再到接受。很短暂的停顿之后，我们再继续完成动作，最终的目标是让患者接受治疗时牙医手指支点，软组织牵拉和阻挡等触碰动作。

不同场景的具体应用：

- ▲ 需要调整患者头部时：先用双手微微触碰一下患者的面颊，然后再引导患者移动头部。
- ▲ 需要牵拉口颊时：先用吸引管轻柔触碰口角，然后再缓慢施力牵拉面颊。
- ▲ 需要建立牙医手部支点时：先以手轻柔地接触患者面部，然后建立最终的手部支点。

在操作时，牙医的手要有稳定和牢固的支点。患者能准确、明显地感受到牙医每一个微小动作所体现出的意识集中和训练有素。其次，患者也能感受到助手积极的正面关注，助手会以轻柔的力量牵拉开口唇、面颊或舌头。

面部距离

我们每个人都会在自己的周围划定一个“私人空间”，在这个空间内只有与我们最亲密的人才可以进入。不同文化背景下，“私人空间”的半径可在50～60cm。

如果作为陌生人越过了对方“私人空间”的界限，往往会被认为是一种冒犯或者专横的行为，会引起对方强烈的情绪反应。由于牙医在工作时头部和双手的操作范围会越过患者的“私人空间”，所以一定要有意识地注意患者的情绪反应，并始终保持友好和礼貌的态度。如果牙科团队拥有良好的工作流程来指导临床，而且训练有素，那么牙医在操作时就能一直保持注意力集中，很多潜在“问题”在被发现之前就已经有了预案和解决策略。

当牙科团队的医生和助手专注于配合协作时，患者会在整个过程中都充当观察者的角色。尤其在患者感到焦虑时，会更加敏感，仿佛身体所有的感官都“打开”了。患者会看到牙医的面部在眼前大约35cm的地方。同时，也会观察到牙医的头部处

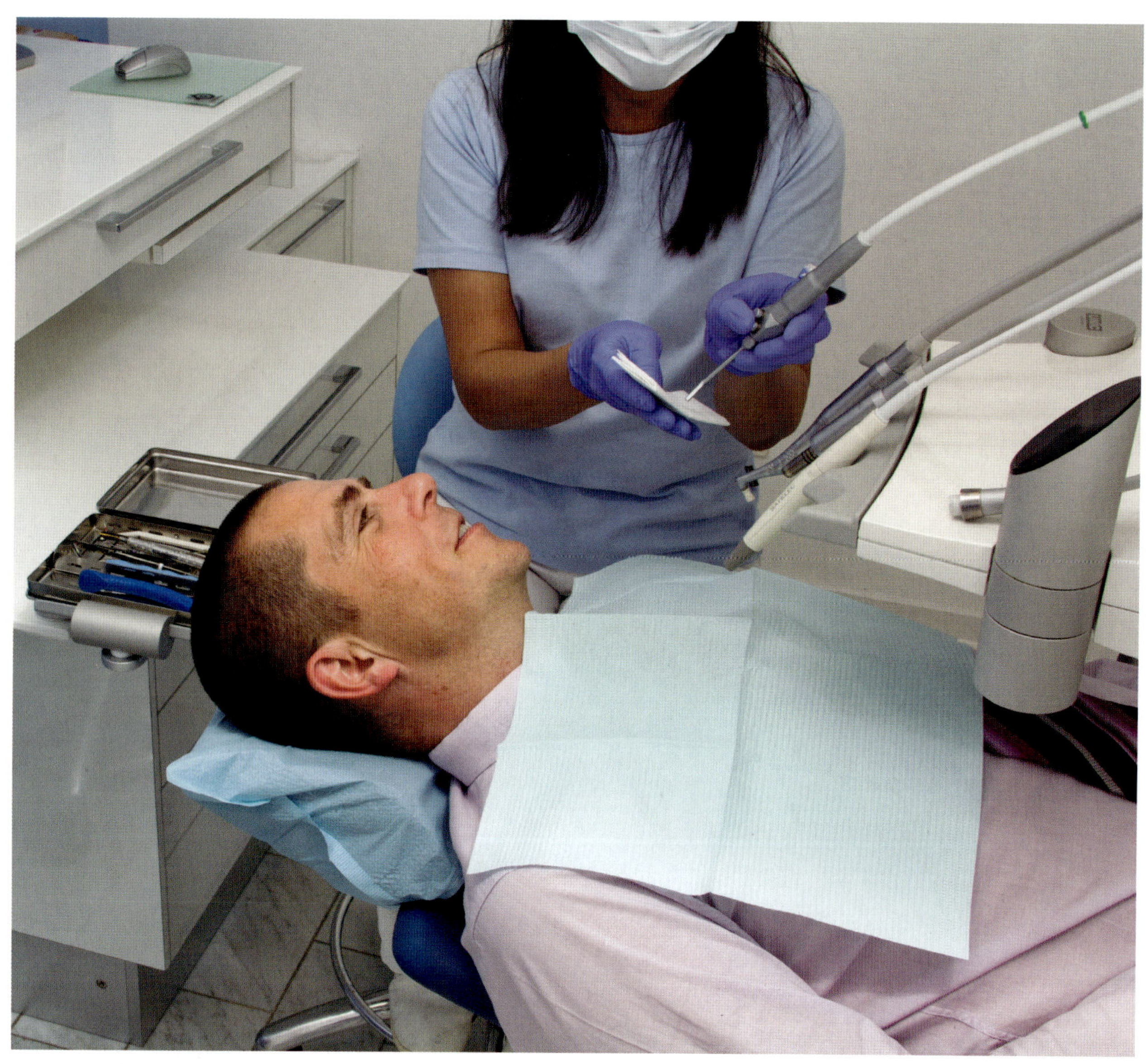

图7–1 湿润一张纸巾。

于放松的工作状态，意识集中在口内当下的操作动作，眼神专注而从不离开或者看向别处。

牙医的外貌

患者在平卧治疗时视线将会从牙医的颈部看向头部，所以牙医的外表也应当尽可能看起来干净、得体。建议女性牙医可以稍微化些淡妆。而对于男性牙医来说，很多患者在接受访问时都表示他们尤其要多注意打理脸部，比如修剪鼻毛、耳内毛发，修整眉毛，每天剃须（尤其在脖子部位），以及定期“深度清洁”皮肤。而且，牙医身上的烟味对多数不吸烟的患者来说也着实令人不悦。

注意面部距离

当牙医慢慢习惯了在面部近距离的条件下进行口腔治疗时，就忘了近距离接触会引起人的情绪反应。因此，牙医和助手都要注意这一点。

在面部近距离的治疗过程中，患者会非常希望看到一个友善和充满关爱的面部表情。

氛围

患者在治疗中也会很关注牙医和助手的互动关系。良好的医助互动是影响患者治疗体验的重要因素之一。如果牙科团队训练有素而且有清晰的工作流程，那么牙医很少会向助手要求“给我这个或那个”，而是一个不需要言语的“自动化”过程。

这不仅加深了患者对团队专业能力的印象，而且还营造出一种轻松、愉快的治疗氛围。虽然牙医和助手的双手在快速而精确地操作，二者配合得有条不紊，但他们之间却显得十分轻松自在。患者能体会到这种友善而温和的互动关系，并受到积极的正面影响。

患者满意的离开

胸巾背面有一层防水的材质，作用是保护患者衣服不被弄脏。此外，牙医还可以在胸巾上再放置一块小铺巾，用来擦干患者的皮肤或者牙医的口镜（图7-1）。

为了照顾和关爱患者的治疗感受，助手在治疗结束后会拿起三用枪和强吸管为他仔细地冲净口腔。而且，冲干净口内血液也能避免患者最后漱出的血水染色漱口盆。然后，助手稍稍打湿一块小纸巾，仔细清洁患者口唇以及周围的皮肤。这是整个治疗最后一次与患者有轻柔的肢体接触，如果能用心完成，患者会感到十分满意和愉快。甚至，助手还可以在最后为患者准备蓝色的一次性漱口杯以及纸巾，相信患者会对此表示感谢并赞誉（图7-2）。

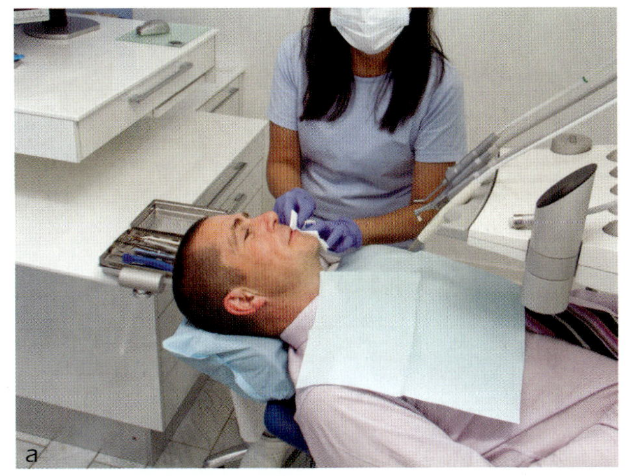

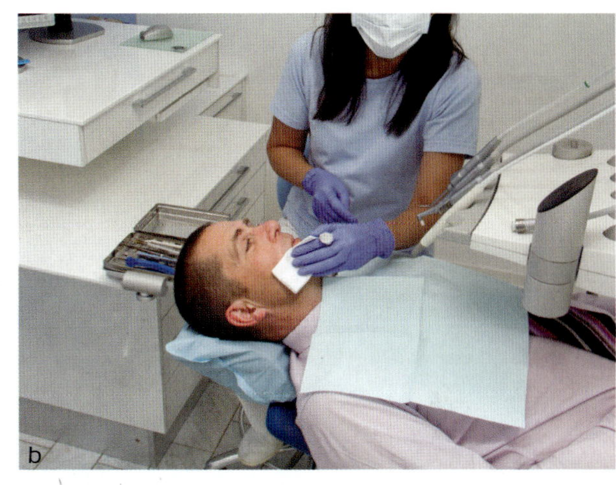

图7-2 （a和b）治疗结束，助手仔细为患者擦拭清洁口唇及周围的皮肤。

或者，诊所也可以参考航班商务舱的做法，准备一块小毛巾并用微波炉稍稍加热后给患者使用。

考虑到气味还会影响人的感受，所以有些诊所会在纸巾上稍微蘸一点香味合宜的洁面霜来给患者使用。

患者起身漱口后将会带着清爽宜人的气味离开诊所。有些男性患者表示，这种离开诊所前的服务非常细致和贴心。

第 8 章

工作站

THE WORKSTATION

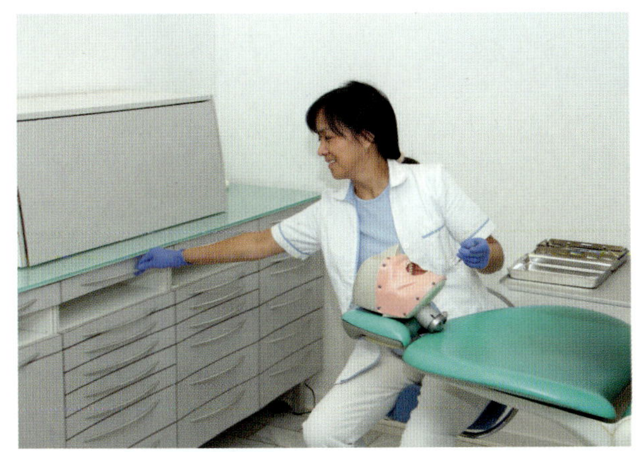

图8-1　手用器械台摆放在患者右侧，助手正在尝试拿取一个手用器械。

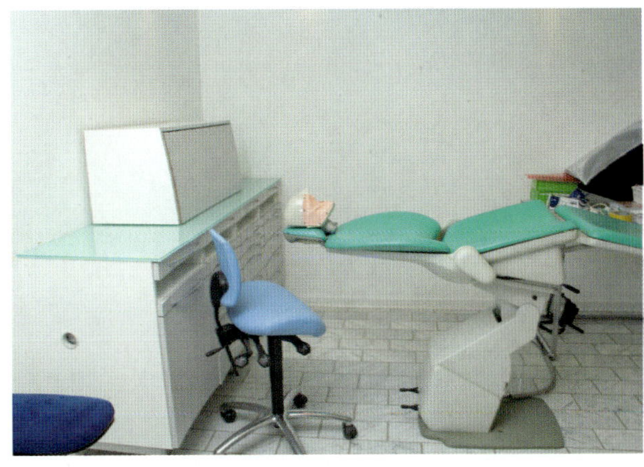

图8-2　患者椅位后仰至水平，其后方仅剩45cm的空间。

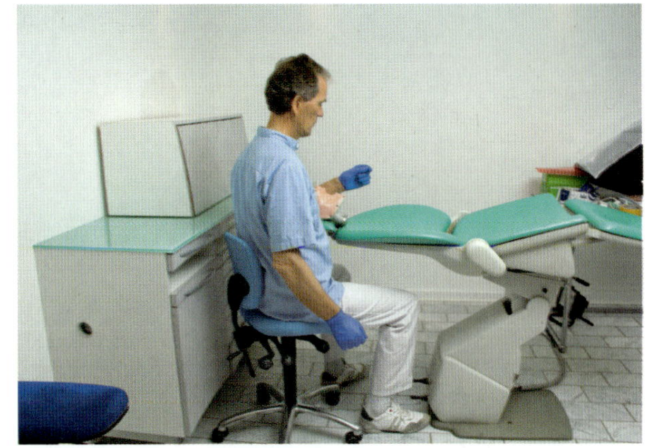

图8-3　牙医为了获得左侧牙面的直线视野需要在12点位操作，但是受到了空间限制。

诊间的边柜系统

诊间的边柜对牙医和助手的临床工作有非常大的影响，它既可能提供良好支持也可能有严重的干扰。

在本书前面的章节，我们已讲到过以下几方面的助手配诊要素：患者椅、助手及牙医的座椅、综合器械、吸引器支架和手用器械台。除了这些，助手在配诊环境中还要有手用器械及材料的工作台面和储存区域，以及高效组织管理这些器械材料的原则方法。

助手使用的边柜

在诊间，患者椅的后方会摆放着由很多抽屉排列组合而成的边系统柜。这种边柜系统缺乏必要的功能性，几十年来也没有得到重新的设计和改进。事实上，以现在的眼光来看很多诊间环境在过去的条件下会更有利于临床工作。如今当你看着一个完全没有功能可言的诊间环境时，会发现很多由抽屉排列而成的边柜系统就像是以橱柜为原型设计的，只不过抽屉内多了一些特制的分隔插片而已。

我们常常对自己正在使用的工作方法是没有意识的。因此，当工作方法明显不够实用时，我们还是会一遍一遍地重复使用几十年，不仅形成错误的工作体位也耗费掉很多时间和精力（图8-1）。

比如说，当手用器械盘没有摆放在牙医和助手的中间位，助手拿取手用器械就会十分困难，这相当于“阻断”了助手在椅旁提供配诊的可能性。再比如，手用器械台摆放在患者平卧身体的正上方，占据了综合器械的位置导致助手不能为牙医传递。手用器械台摆放在综合设备上也不是理想的解决方法。所以手用器械放在操作台也不是理想的解决办法。

患者平卧椅位的头托距离后方的工作边柜如果只有40～45cm，那么牙医就没有足够的空间在12点位操作（图8-2和图8-3）。在操作左侧牙面时牙医不得不扭转脖子和背部（患者椅头托和后方边柜之间的距离至少60cm）。

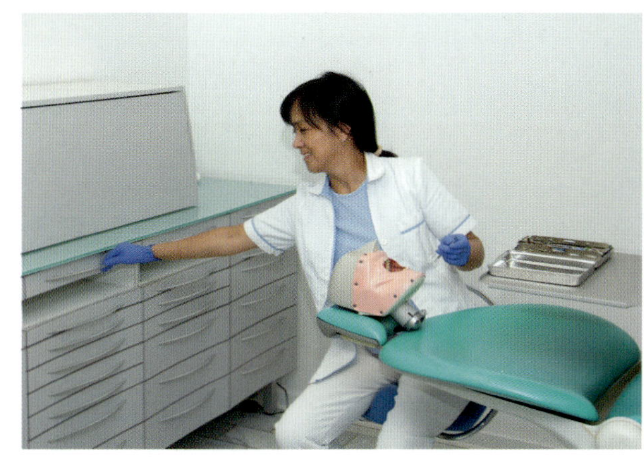
图8-4 助手的伸手范围内没有可供她使用的工作台面。

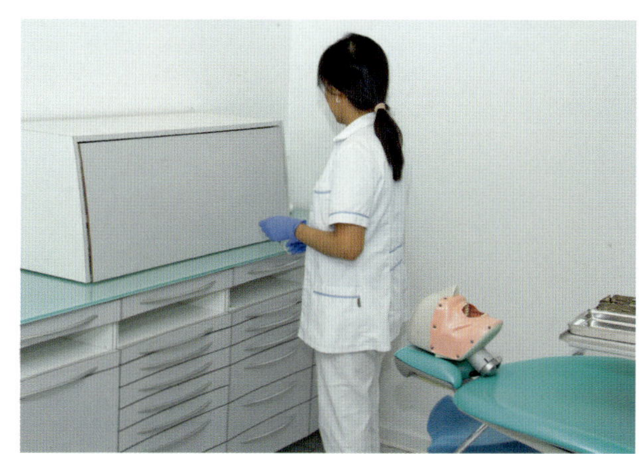
图8-5 为了调拌材料，助手离开座椅站起。

没有供助手在坐姿时使用的工作台面

助手在配诊时是保持坐姿，所以使用的工作台面距地高度应该是75～80cm。而“橱柜”台面的距地高度有90cm，不适合在坐姿时使用（图8-4）。

助手不需要离开座椅就有可以使用的工作台面，伸手可及的范围内放着材料和器械等。考虑到这一点，工作台应当在患者椅头托的后方（和侧方）20cm。

在助手的伸手范围内没有储物区

助手不得不频繁地从患者身边跑开，这会严重影响椅旁配诊（图8-5）。

诊间没有储备材料和器械

有些国家或地区的诊所没有在椅旁储备器械和材料（或者仅存放很少量）。诊所根据预约的治疗内容，为每位患者准备手用器械和材料并且放在消毒区的材料托盘内。

但计划总是赶不上变化，如果治疗临时有变化那么助手就必须要跑到消毒区拿取所需的材料和器械。这样的工作模式缺少灵活性，助手将会经常离开椅旁去准备物品，牙医因此失去椅旁配诊，工作流程及节奏被中断和打乱。所以说，这是一种“助手在不断慢跑”的材料器械管理方法。

工作站——取代组合式抽屉

工作站应当遵循的基本原则是它能够符合最佳工作方法的要求并且提供功能支持。而不是反过来，以工作方法去适应工作站。

工作站应当能为材料和器械的组织管理提供理想的支持，保证助手的配诊工作和牙医能持续专注在口内操作。然而大多数边柜都是类似组合式抽屉的结构，不仅起不到充分的支持作用还妨碍到材料器械的组织管理、配诊工作和操作专注度。

操作时以患者为优先考虑

诊间环境要为牙医和助手的四手配诊提供支持，目标是集中精力在患者治疗的所有操作动作上。所以，诊间工作环境也是整个工作流程和组织管理的重要组成部分。组织管理也包括材料及器械的使用和存放。

诊间环境的意义或者价值，取决于它能在多大程度上简化和支持临床工作，为牙医和助手排除一切可能使他们的注意力从患者身上转移的干扰因素。即使治疗临时有变，也能保证助手不需要离开椅旁。这一点遵循了第6条基本原则。

工作站实现功能的前提是满足其必要的空间参数

根据工作站的功能目标，空间参数要符合以下条件：

不限制牙医在9点位到12点位的操作。助手在伸手可及的范围内就能拿取所需的材料和器械而不需要从患者身旁离开（图8-6）。

工作台面

助手需要有一个工作台面，在偶尔的情况下牙医也会需要。如图8-7所示，工作台面的准确位置和空间要求，不仅牙医有足够的空间在12点位操作，而且助手离工作台面也很近，只要在座椅上稍微转个身就能在工作台面调拌和准备材料。

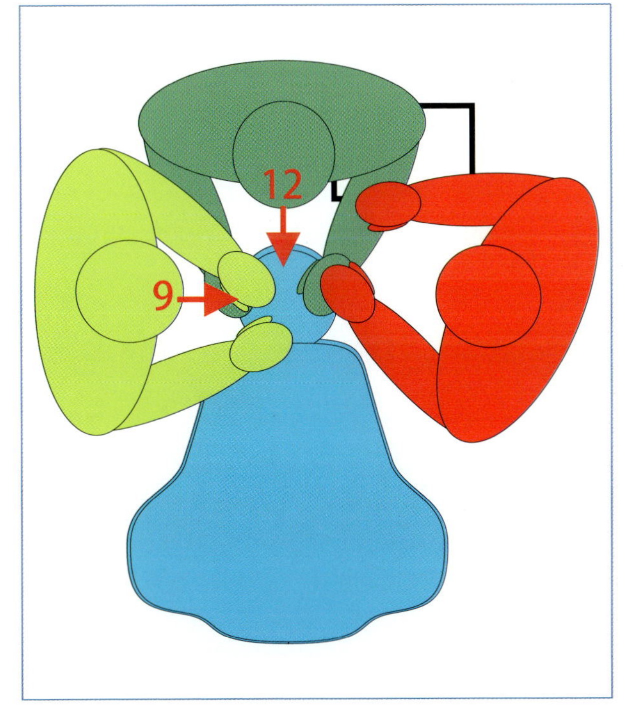

图8-6 患者椅周围有充足的空间很重要，以保证牙医可以在所有点位进行操作（9点位、10点位、11点位、12点位）。

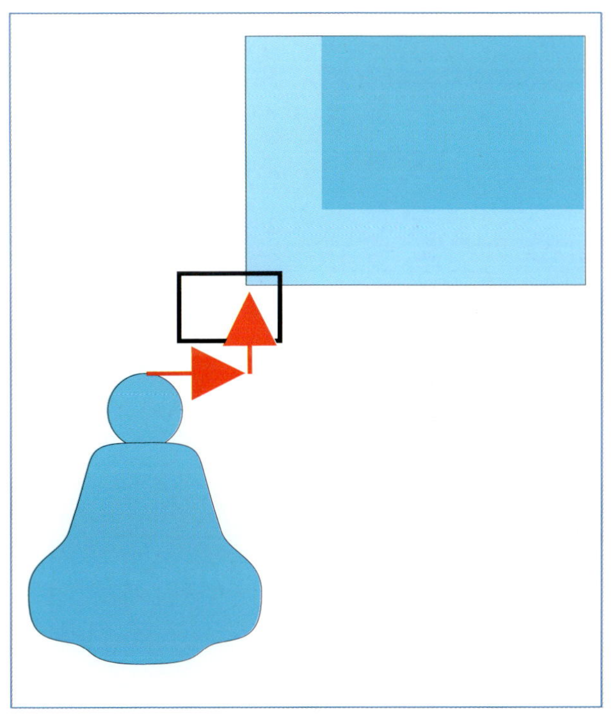

图8-7 工作台面（手用器械台）的准确位置以及所需空间的大小。

满足助手配诊的10个基本条件

诊间的工作站在四手操作中发挥着相当重要的作用，地位甚至要超过牙科综合设备（完全单人工作的情况参见第162页）。

首先要满足的两个基本条件与牙科综合设备有关：

1. 为了方便助手拿取，综合器械应摆放在牙医和助手的中间位，患者平卧身体的正上方。三用枪要摆放在靠近助手侧（综合器械一般配置4个：1个三用枪、2个电马达接口，还有1个超声洁器端口。它们都有重力平衡设计）。
2. 吸引器支架摆放在助手左侧，距离三用枪很近。

其余几个基本条件都与助手的工作站有关：

1. 手用器械台摆放在牙医和助手的中间位，患者头部后方的左侧。
2. 靠近手用器械台的是一块空间足够大的工作台面，方便助手准备和调拌材料。
3. 手用器械台面的大小能容纳手用器械盒系统。
4. 所有治疗项目（除外科手术）的准备工作

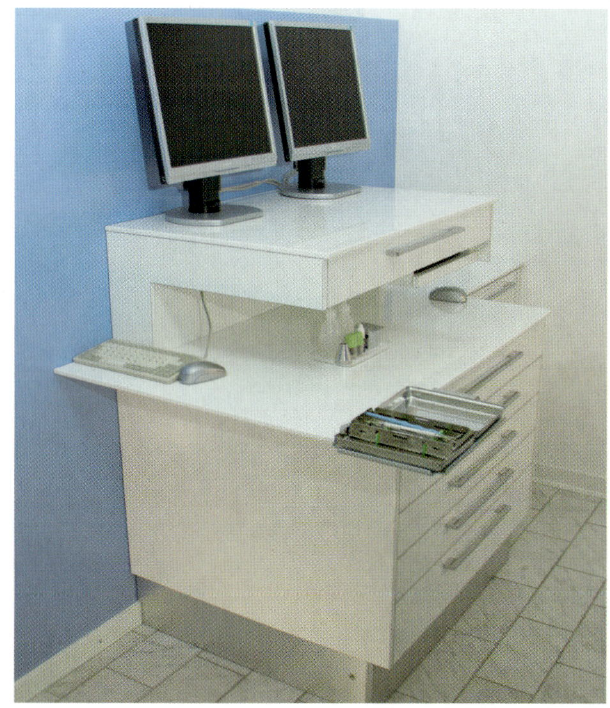

图8-8 2012年，MEGASPACE一体化工作站。

都不需要助手跑出诊间。

5. 工作站顶部的“首要抽屉”（参见第153页）。
6. 有空间摆放使用中的材料托盘和储备材料的托盘。
7. 有空间摆放供助手使用的计算机。
8. 工作站支持双人-单人切换的工作模式。

接下来，我们会介绍3种完全符合上述基本条件的工作站。这些工作站是笔者在不同时期研发的产品，目的都是为了能完美支持牙科材料和器械的组织管理。无论是治疗前的物品准备还是治疗中的物品使用，都能有效提高工作流程。

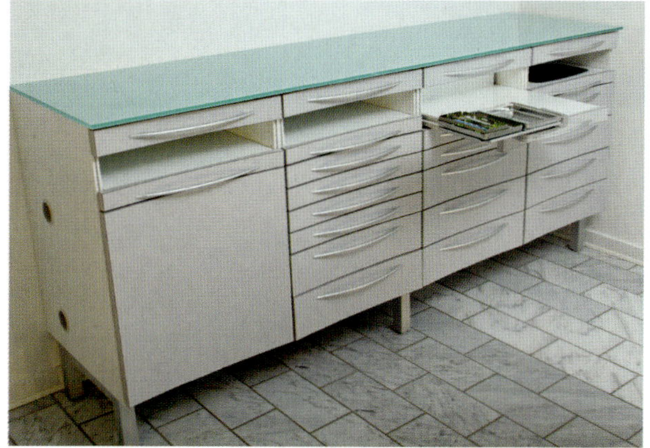

图8-9 2000年，WORKSTATION第2代。

MEGASPACE一体化工作钻研发于2012年。它完全是以本书为蓝本设计的，摆放在患者周围能提供的存储面积高达2.3m^2，整体结构紧凑功能表现优良（图8-8）。

工作站应当能遵循所有的配诊工作要求和功能参数。结构设计良好的工作站（比如MEGASPACE）大概可以为我们每天节省下1小时的工作时间。如果从诊所业绩角度看这省下的时间相当于是增加了经济收益，那么每工作4~8周，就能购置一台工作站了！

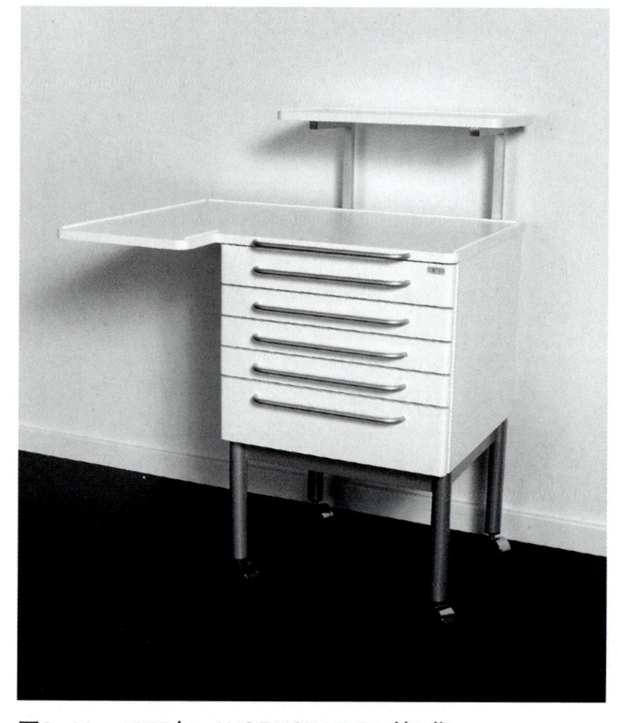

图8-10 1975年，WORKSTATION第3代。

WORKSTATION第2代研发于2000年。它也是一台符合人体工程学的工作站（图8-9），能满足所有的工作要求和功能参数。

如果诊间的空间有限，工作站必须是可移动的，那么也可以选择1975年研发的WORKSTATION第3代（图8-10）。不过这个工作站的抽屉容量比较小，还必须配合其他的器械盒等工具一起使用。同样，WORKSTATION第3代也能满足所有的工作要求和功能参数。

MEGASPACE 一体化工作站

更多详细信息（共16页）请访问：
www.netergonomie.com, English/Megaspace

完全为本书设计的工作站，可用于双人或双人–单人切换的工作模式

根据本书，笔者设计了牙医和助手都能使用的最新工作站。它凝聚了本书阐述的所有知识和技能，也为当代牙科的发展提供助力。

MEGASPACE 的研发目的

前面的章节讲到市面上已经有很多牙科综合设备和患者椅都能符合良好的工作方式和配诊。但几乎还没有能完全遵循这些工作方法的诊间环境和工作站。仅有人体工程学的理论还不够，必须将其实际转化到临床应用中。

“MEGASPACE”是笔者命名的，因为目前还没有哪个工作站能设计得那么紧凑并且提供了超大的储物容量（图8–11）。它的储物面积有2.3m²（相当于23个标准抽屉的面积），工作台面将近有1m²并且在牙医和助手伸手可及的范围内。

由于“Megaspace”这个名称已被注册使用（梅赛德斯公司），所以这个工作站正式的全称是“MEGASPACE by Skovsgaard”。

MEGASPACE的重要特点：

- 有精确的空间要求，不妨碍牙医和助手在配诊工作中需要的活动空间。
- 手用器械台面在牙医和助手中间，靠近患者头部后方的左侧。
- 靠近手用器械台的是工作台面，面积充分，用于助手准备和调拌材料。
- “首要抽屉”在治疗过程中最重要。
- 空间内的储物密度高。
- 工作站内的任何物品都在助手触手可及的范围。
- 为高效的配诊工作提供最佳辅助。
- 支持双人和双人–单人切换的工作模式。
- 满足牙医单人工作模式的要求。
- 满足牙医单人工作模式的要求。
- 支持器械和材料有序化地组织管理。
- 可以容纳手用器械盘。
- 大量的储物空间。
- 所有治疗项目（除了手术之外）可以在助手不离开诊室的情况下快速完成准备工作。
- 为较大的材料托盘提供使用和存储空间。
- 可以为牙医与助手提供摆放各自显示屏和键盘的空间。
- 实现患者交替的快速衔接。
- 体积小巧。

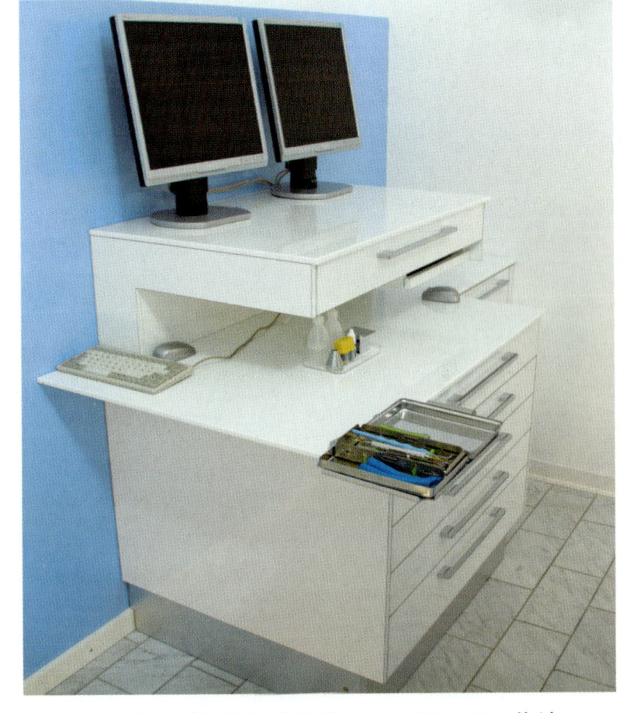

图8–11 供牙医和助手使用的MEGASPACE工作站。

- 工作台面比较大，有充分的操作空间。
- 占地面积小。
- MEGASPACE宽76cm、长100cm。比相同容量的工作站尺寸要小得多。

MEGASPAC长100cm，助手需要使用靠近她这侧50cm以上的空间（图8–11～图8–13）。

除此之外，还可以在墙上设置壁柜，用来放擦手纸、洗手液、手部消毒液、一次性手套和漱口

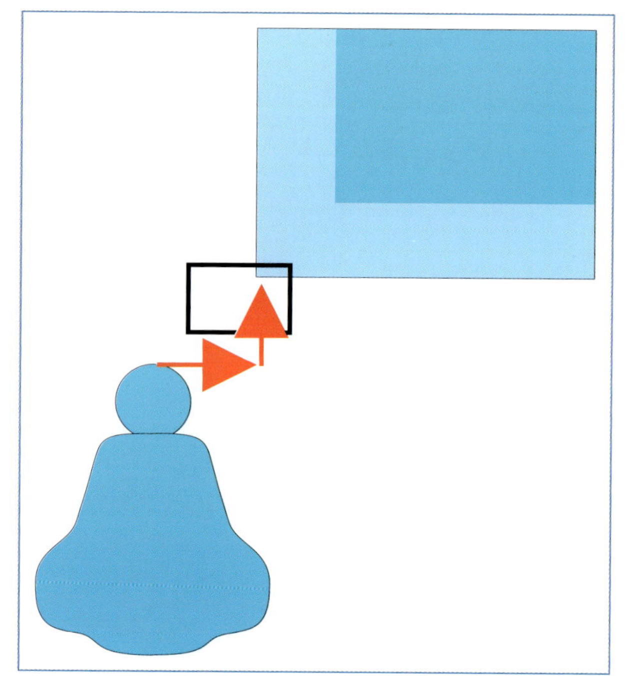

图8-12 患者椅水平卧位时头托与MEGASPACE的位置关系。

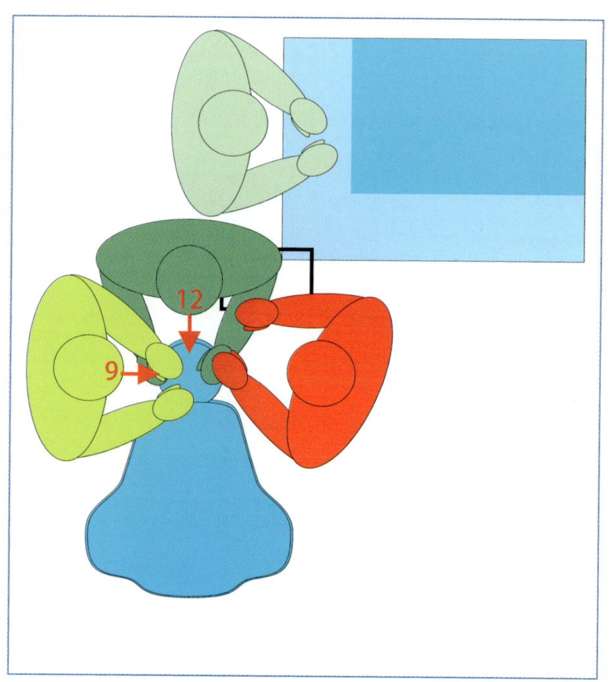

图8-13 牙医可以在9点到12点位操作，同时在MEGA-SPACE左侧也有可供操作的台面。

杯等。

MEGASPACE的空间位置需要十分精确，包括与患者椅调整到最佳高度时的位置关系。

工作台面距离地面75cm，可供操作的面积大约是0.5m^2。它上方的台面则面积稍小一些。牙医和助手的工作台面加起来约有1m^2（图8-14）。

手用器械台

手用器械台面是通过一个活动臂组装在工作站上并且可以左右滑动。当牙医需要在12点位操作时，手用器械台可以稍稍向助手侧滑动，以免干扰牙医的工作点位。

如果患者身高低于平均水平，那么手用器械台还可以向患者头部的方向滑动。手用器械都在牙医和助手伸手可及的范围内。

助手

助手的工作台面长80cm（还有20cm有时会被手用器械台占据）。助手在椅旁配诊时向右稍稍侧身，右手就可以够到工作站的顶部台面。这个台面上放有准备的材料（图8-15）。

将小瓶装液剂、水门汀等材料放在一个托盘内，然后把托盘放在顶部“首要抽屉”的下方，有需要时，只要轻轻拉出托盘就可以了（图8-16）。

键盘体积小巧为宜，因为这样一来键盘的滑动

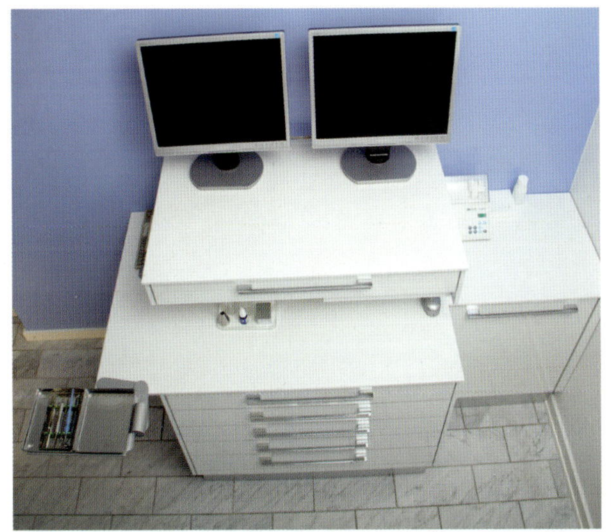

图8-14 工作站的顶部台面。

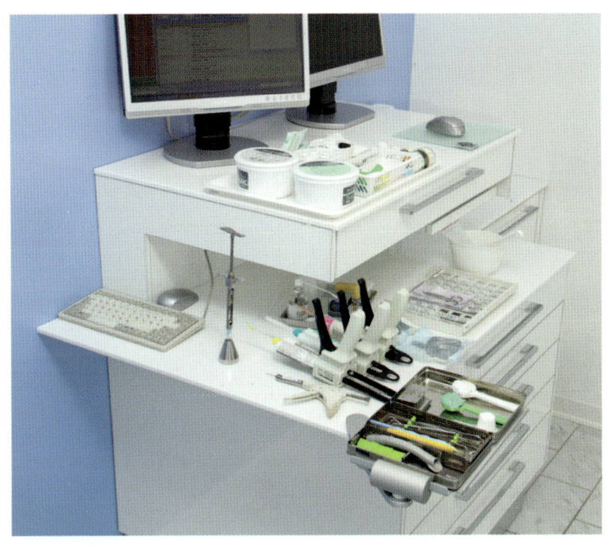

图8-15 在顶部台面上，放着全冠制备需要用到的材料。

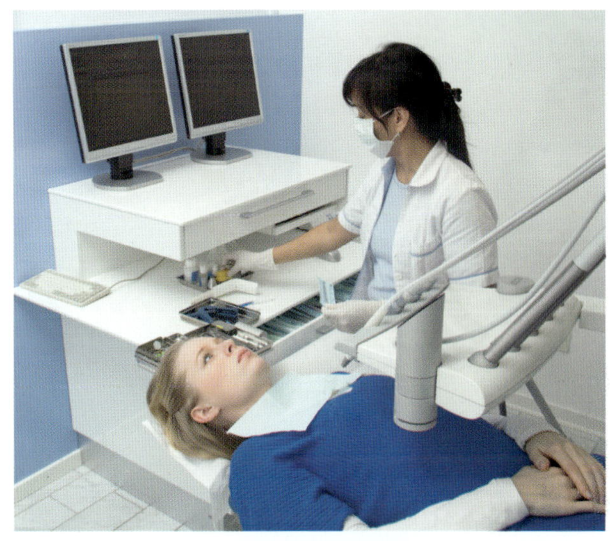

图8-16 装有液剂小瓶的托盘摆放在“首要抽屉”的下方。

板就能相应做得短小些，尽量不会阻挡材料摆放在工作台面上的视线（图8-17）。

双人-单人切换的工作模式

牙医的工作台面长60cm（还有15cm有时会被手用器械台占据）。显示屏放在“首要抽屉”的顶部台面。显示屏在摆放时稍稍转向牙医的方向，牙医和助手可以共用，或者两者有各自独立的显示屏。

牙医也可以触碰到“首要抽屉”的顶部台面，比如拿取摆放在那的无线光固化灯（图8-18）。

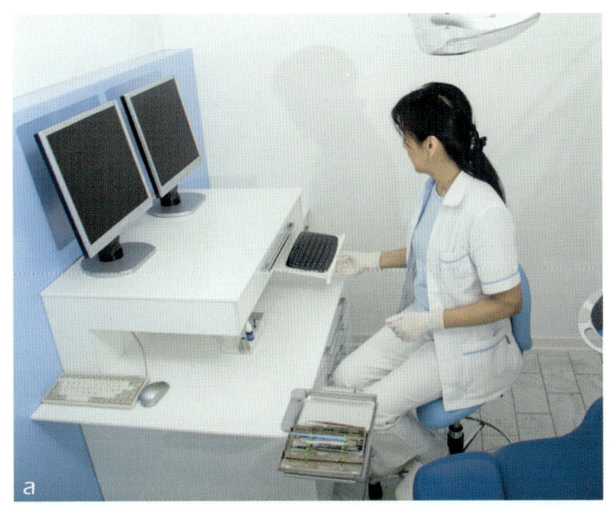

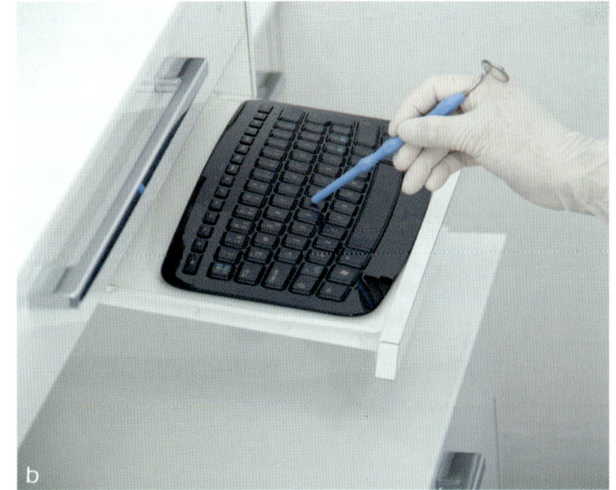

图8-17 （a）供助手使用的计算机键盘。（b）键盘处于使用状态。

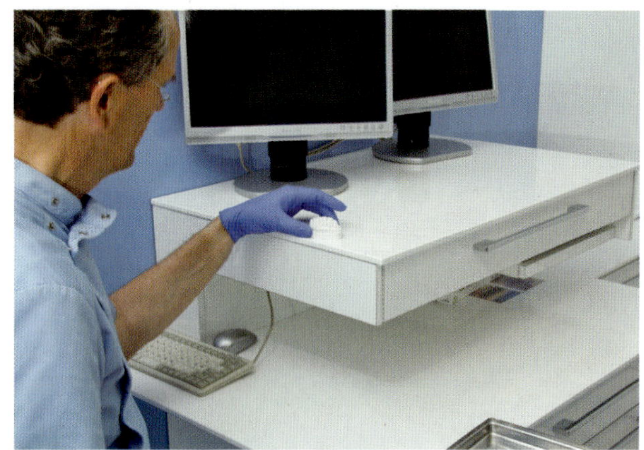
图8–18　牙医在工作站台面的左侧。

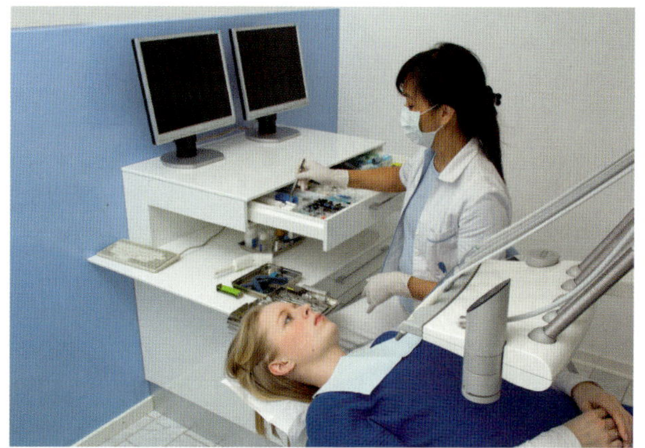
图8–19　助手用镊子从“首要抽屉”夹取物品。

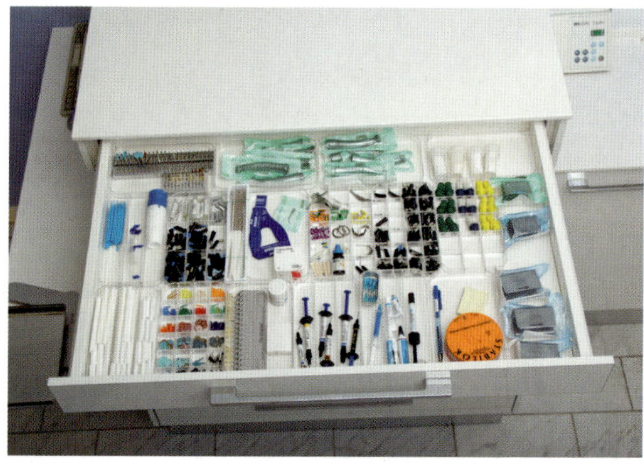
图8–20　“首要抽屉”内所有的物品。

“首要抽屉”

“首要抽屉”的尺寸相当于4个标准抽屉大小。实际储物面积有0.36m^2，等于3个牙科抽屉的使用面积（牙科抽屉以打开35cm为标准），宽度是80cm。添加分隔片后，“首要抽屉”的储物空间实际上要大于4个标准抽屉，而且完全都在助手伸手可及的范围内。

“首要抽屉”的功能最重要，因为这层抽屉存放着检查或治疗所需的材料，牙医和助手在治疗前和治疗期间都能很方便地打开这个抽屉。在日常工作中，会重复多次取用一些小件材料，拿取时一般是用无菌镊夹持（要与患者口内使用的镊子区别开）。“首要抽屉”是储存这些小件材料的理想位置而且使用频率比较高（图8–19）。无菌镊在握持时呈向下的倾斜状。

经常使用的材料应当优先考虑放在最容易拿取的地方。考虑到牙医和助手的使用频率，所有抽屉内的材料摆放都采用矩阵系统（访问www.netergonomie.com，了解MEGASPACE的产品描述）。

“首要抽屉”的用途

这层抽屉内主要摆放经常使用的小件材料物品以及充填材料（复合树脂或有些国家还在使用的银汞材料）。

如果读者很熟悉器械收纳盒（盒的边缘高）的话，那么“首要抽屉”就可以完全替代它了，无论是一般用途的器械收纳盒、复合树脂治疗的器械收纳盒，还是银汞治疗的器械收纳盒等（还有部分的器械收纳盒可以由材料大托盘来替代。相比来说托盘四周的边缘低，摆放的物品能一目了然）。如图8–20所示，“首要抽屉”内存放了超过100件的材料物品。助手可以很方便地拿取抽屉内的钨钢车针或金刚砂车针。牙医也可以在助手被其他事务占据时自己拿取物品。车针应放在抽屉内侧区域以减少污染，或者打包在无菌纸袋内。

工作台面下方的抽屉

这些抽屉可以向外打开15cm，主要放一些很常用的手用器械和材料物品（图8–21）。

手用器械的消毒储存

为了避免细菌以水雾微溶胶的传播途径污染手用器械，建议不要将手用器械敞开放在未经消毒的器械架上，而是装入纸袋打包消毒后储存在抽屉内。

手用器械根据不同用途分类打包在消毒纸袋、器械分类夹（clip）或者器械盘内，补充器械则以纸袋包好消毒并储存在抽屉内。

双人–单人切换的工作模式

在牙医处于单人工作模式时，手可以触及距其40cm以内的抽屉空间，而当抽屉开到最大时，也要能拿到最里面的物品（图8–22和图8–23）。如果是双人–单人切换的工作模式，治疗过程中偶尔没有椅旁助手配诊，可以把牙医要使用的材料和器械放在上述的空间范围内。

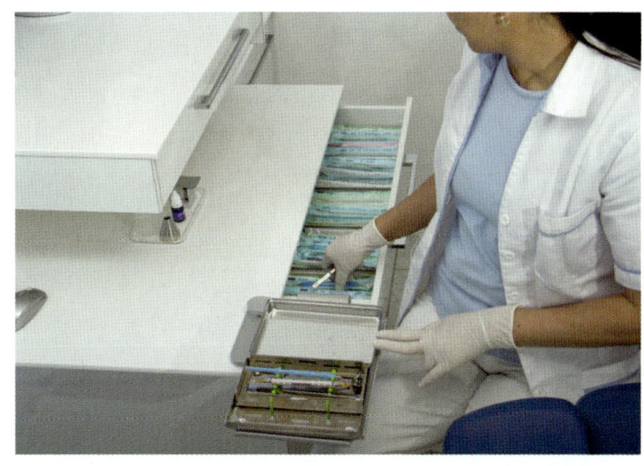

图8–21 工作时打开抽屉15cm拿取里面的手用器械。手用器械都装在纸袋内打包消毒。

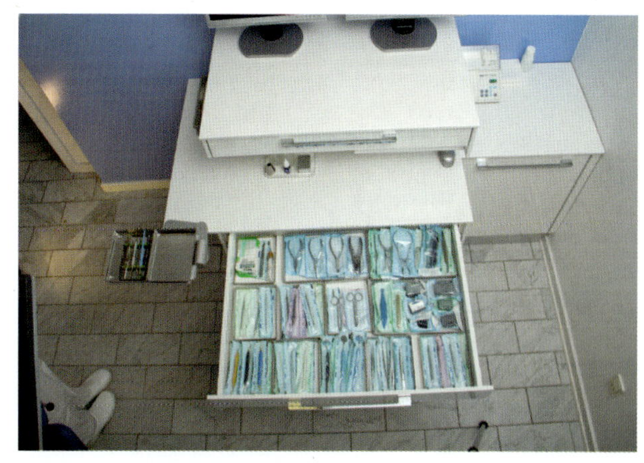

图8–22 完全打开抽屉至60cm。最里面存放的是一些比较少使用到的手用器械。

第一层抽屉

这层抽屉储存的是一些单独摆放的补充器械，没有收纳在器械盒或托盘内（收纳在托盘的情况如图8–24所示）。

成组打包的手用器械替换装

这些手用器械的型号和类型，与成组打包的手用器械是相同的。

在抽屉内存放材料大托盘

材料大托盘与器械收纳盒（tub）相比，边缘的高度比较低，视线从侧面就能很容看到托盘内的所有物品。器械收纳盒不能摆放在“首要抽屉”的

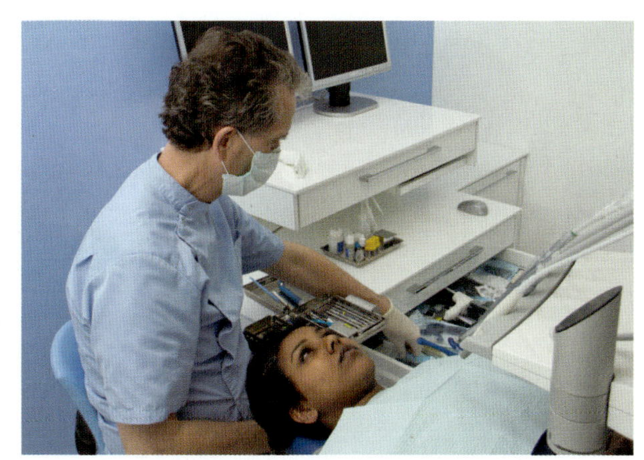

图8–23 牙医正在使用下方的第二层抽屉。

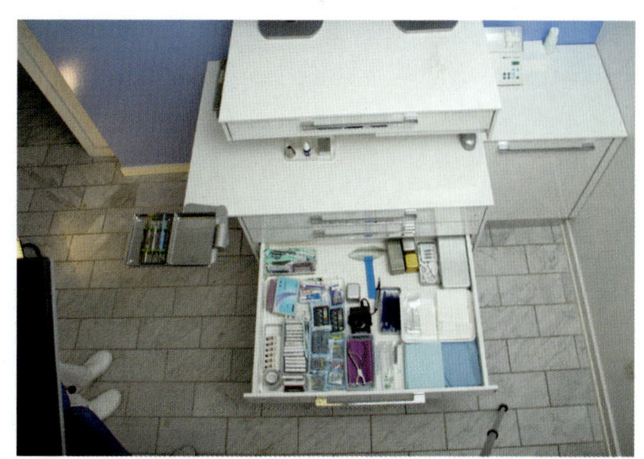

图8–24 抽屉内放有材料大托盘。图上托盘内摆的是牙髓治疗需要的材料。

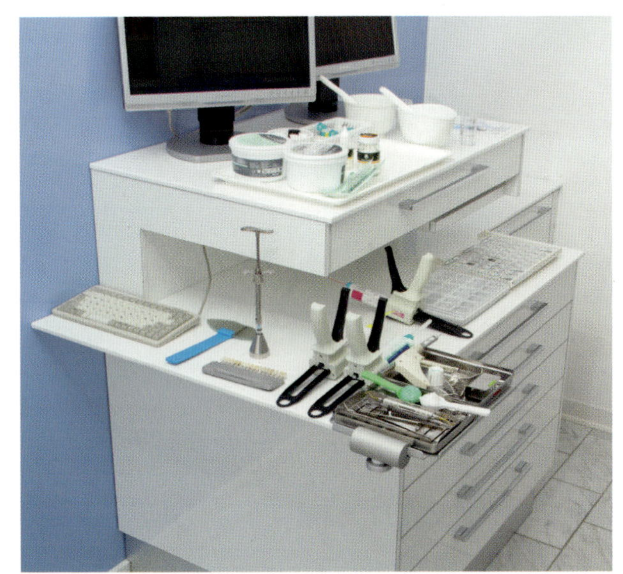

图8-25 工作站上摆着冠桥治疗需要的所有材料和器械。值得注意的是，顶部台面提供了相当大的摆放面积，这点很重要。

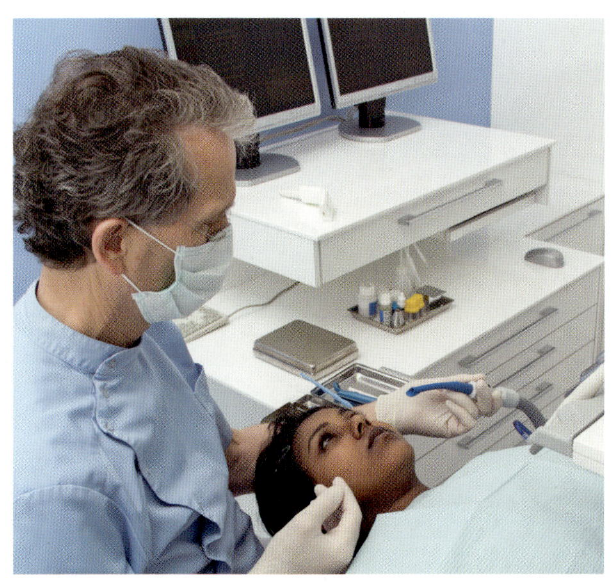

图8-26 牙医单人操作时，吸引器支架的摆放位置。

顶部台面，因为边缘高度会阻碍操作者看到里面的物品，材料大托盘更适合摆放在顶部台面。

双人-单人切换的工作模式：时而双人，时而单人

助手短时或长时间离开的单人工作方法

双人-单人切换的工作模式相当常见。在有些国家，很多牙医只有一位椅旁助手（甚至没有助手）。助手要负责的工作任务很多，不可能一直在椅旁配诊。因此，将牙科综合设备和工作站有效结合起来，能为助手在椅旁期间提供理想的配诊条件（参见第152页）（图8-25）。重点是双人-单人切换的工作模式并不会降低诊疗质量或配诊工作。

有人认为在治疗过程中既然有时会有椅旁助手在（有时又会离开），那么牙医其实就不用太关注工作站功能是否满足单人条件下的操作要求了。这个想法完全错误。事实上，能同时满足双人和单人工作方法的工作站要比只针对四手配诊的工作站在设计上有更高的要求。设想一下，助手正在椅旁进行配诊工作，中途来了一位患者需要开发票。那么助手此时就需要离开椅旁去前台接待。

在离开前，助手将吸引器支架移到靠近患者头部的位置，这样牙医就可以用左手拿取支架上的吸引管（图8-26）。随后牙医还要通过左右手传递技术从手用器械托盘内拿取手用器械。

牙医的左右手传递技术

训练有素的牙医可以在1秒内完成左右手传递器械，且手用器械盘的摆位与助手在椅旁时的情况是一样的。

牙医拿取综合器械的方法没有区别，弱吸管摆放在对侧磨牙后区，与四手操作时一样。强吸管的作用主要是吸抽液体和软组织的牵拉阻挡。工作体位、坐姿钟点位、视线方向、手用器械的手指握持方法和手部支点的要求也都如前文所述。

在单人工作时，如果可以直视操作，那么牙医的左手还能用来牵拉阻挡软组织。但如果需要利用口镜获得视野，牙医就腾不出手来牵拉阻挡软组织了（图8-27～图8-44）。

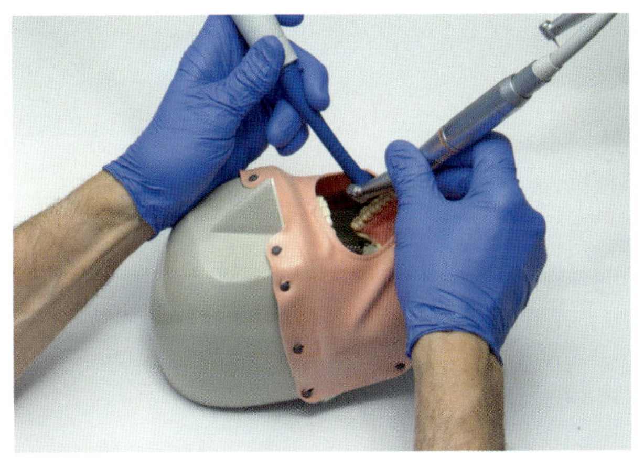

图8-27 在左侧下颌牙的殆面操作。如果牙医坐在12点位操作左侧下颌后牙颊侧，器械握持的方法也一样。

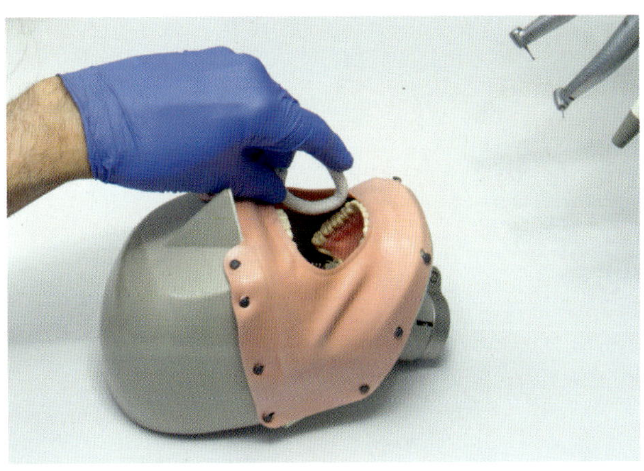

图8-28 用Parotis棉卷（4个型号中最细长的）来牵拉阻挡面颊。如图所示，棉卷要向两头弯曲。

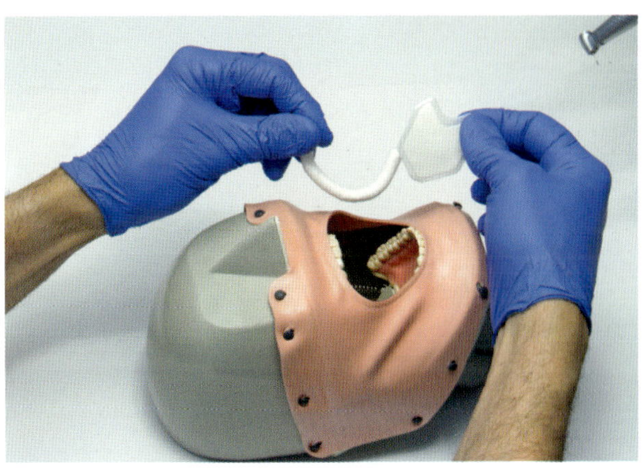

图8-29 如果面颊软组织比较丰盈，那么将Parotis棉卷和隔湿贴结合使用。

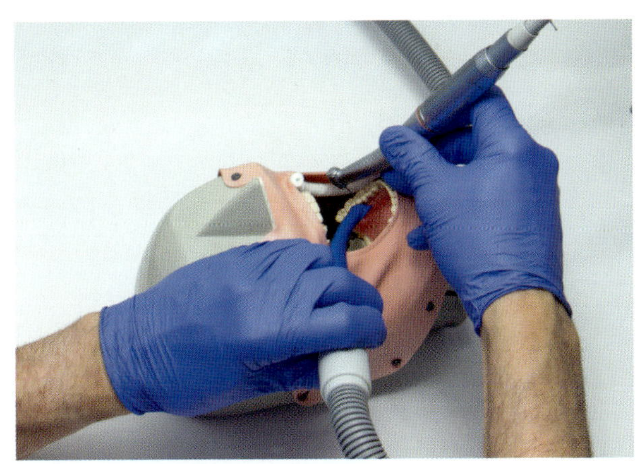

图8-30 在左侧下颌牙的殆面和舌面操作，牙医左手握持强吸管以阻挡患者的舌体组织。

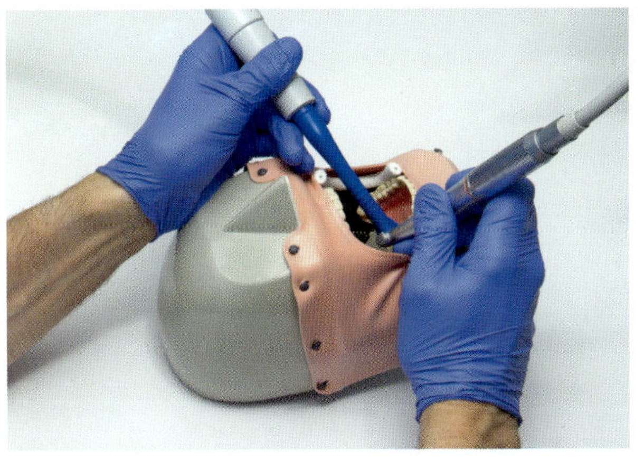

图8-31 在右侧下颌牙的殆面和舌面操作，牙医握持强吸管以阻挡舌体组织。

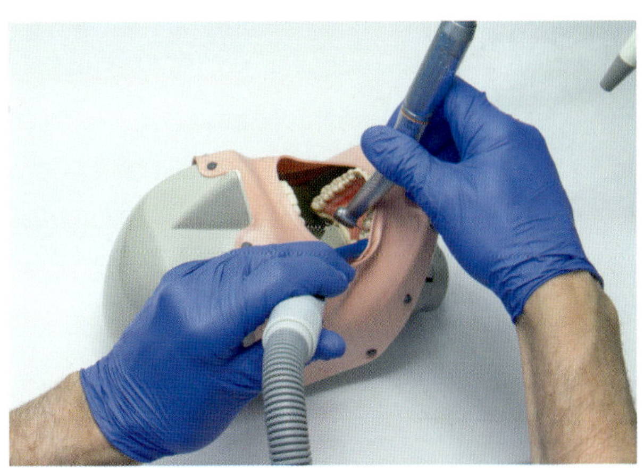

图8-32 在右侧下颌的殆面和颊面操作，牙医握持强吸管以牵拉阻挡患者的颏部。

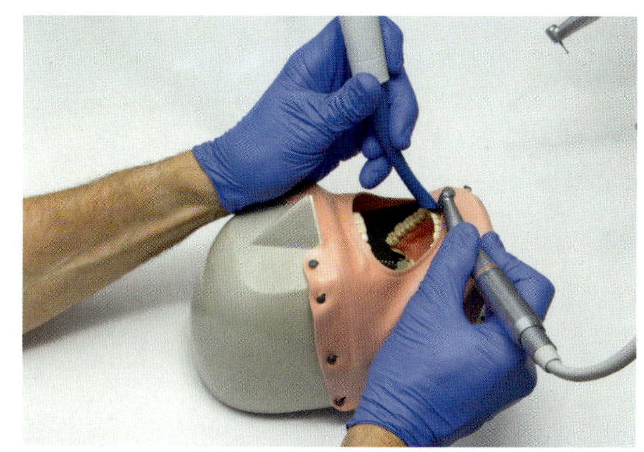

图8-33 在下颌前牙区操作，强吸管可以摆放在下颌切牙的颊侧或者舌侧。

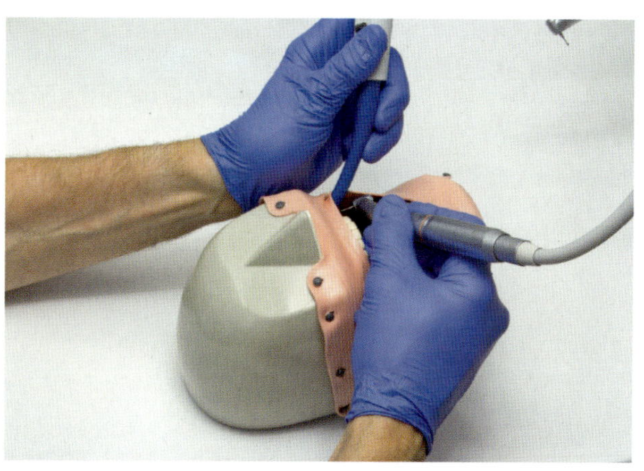

图8-34 在左侧上颌后牙的颊面操作：牙医以左手握持强吸管。为了获得直线视野，患者头部可以稍向右转。

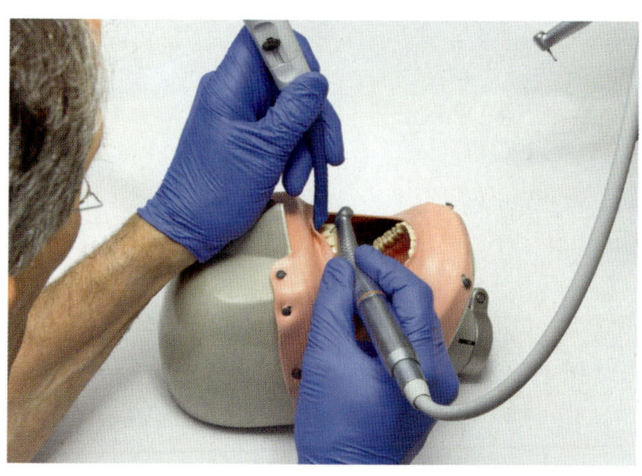

图8-35 在上颌切牙的唇侧操作。

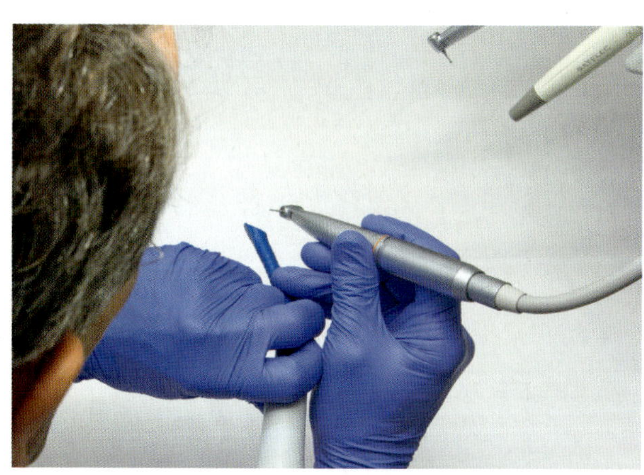

图8-36 在右侧上颌后牙的颊面操作：牙医的右手以左手为支点，而左手握持的强吸管可以吸走水雾和牵拉阻挡软组织。

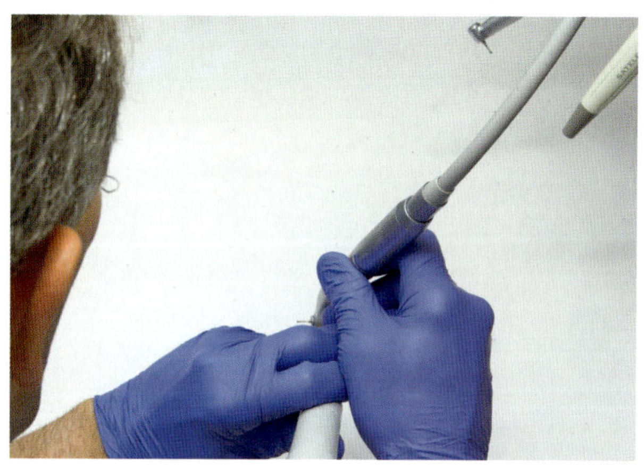

图8-37 同图8-36，不过此时的器械正处于准备放入患者口内的状态。

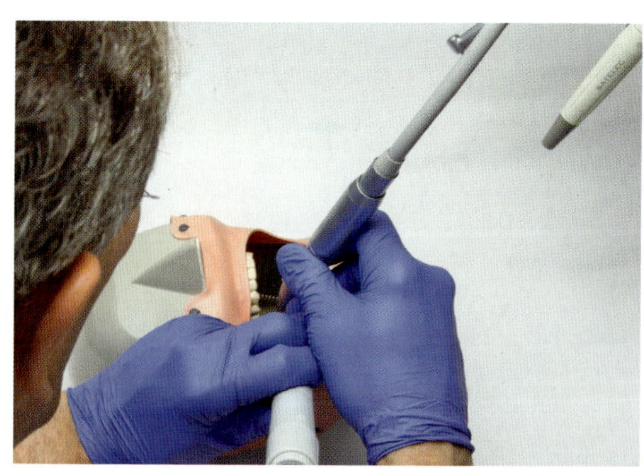

图8-38 牙医的左手以患者颧骨为支点，轻柔牵拉面颊。右手是以左手为支点。为了提高牙医的直线视野，患者的头部可以稍稍后仰。

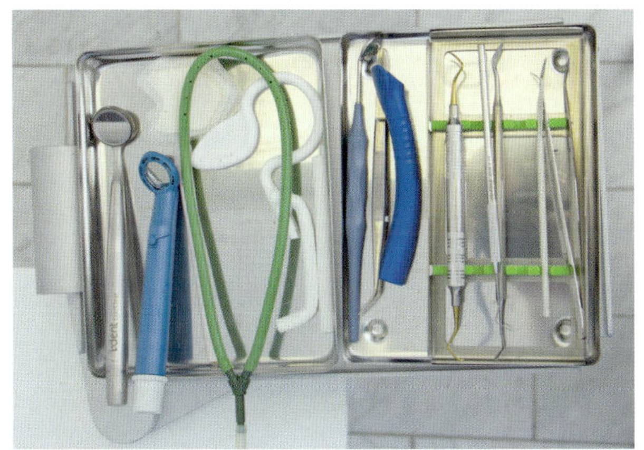

图8-39　单人工作模式时的一些辅助工具：Everclear口镜（内置马达驱动）、Rotromir强吸管（含有可旋转的口镜）、隔湿贴；Vacuseptor弹性弱吸管、舌挡弱吸管、Parotis棉卷（访问www.netergonomie.com）。

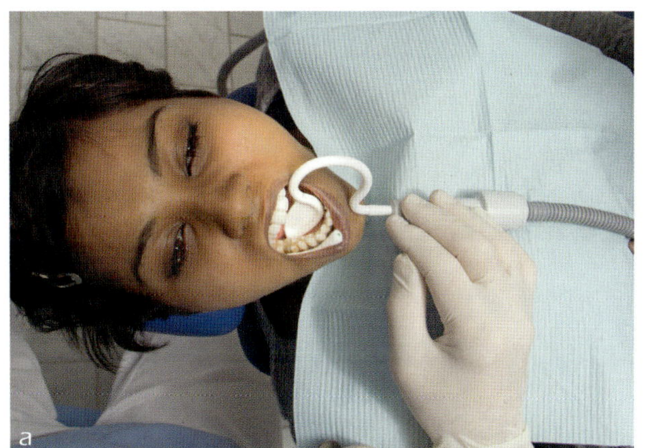

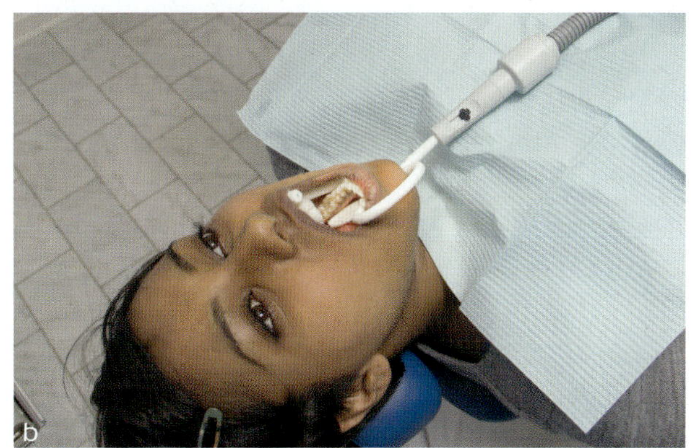

图8-40　（a）如果操作区需要保持干燥，那么可以结合使用弱吸管（可能有轻微疼痛）和Parotis棉卷（细长型号）。（b）还能阻挡舌体组织。

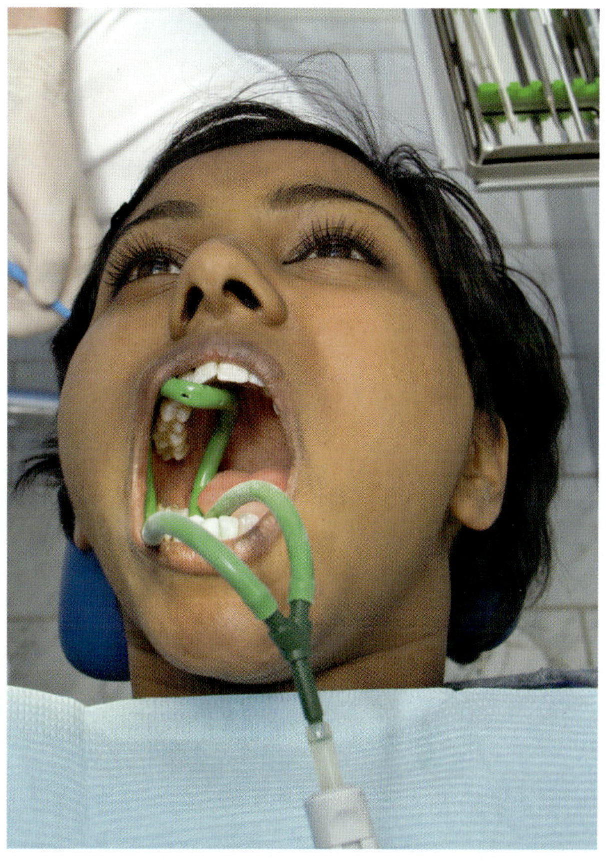

图8-41　在左侧和右侧上颌后牙的近中、殆面和远中面操作：采用Vacuseptor（访问www.netergonomie.com）吸抽水雾和牵拉阻挡软组织。Vacuseptor是一个带孔的橡皮吸管，通过转接头与强吸装置连接。橡皮管内有弹性的金属丝，所以可以在口内和口外弯曲塑形，以实现吸走水雾和牵拉阻挡软组织。

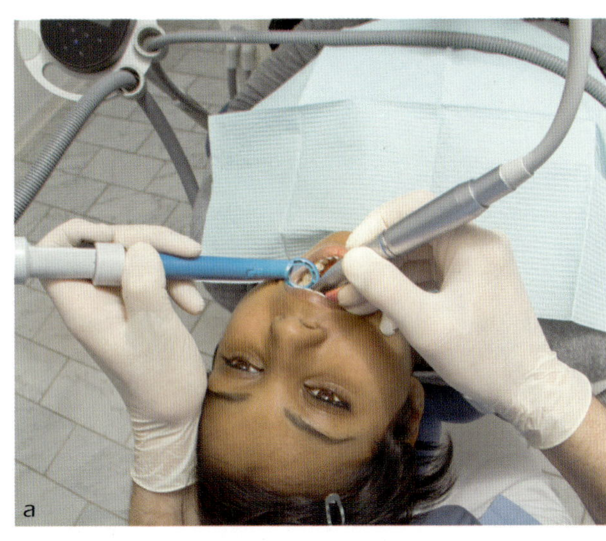

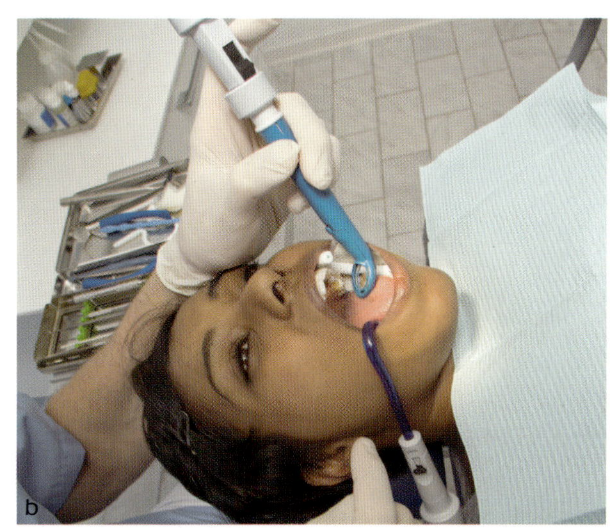

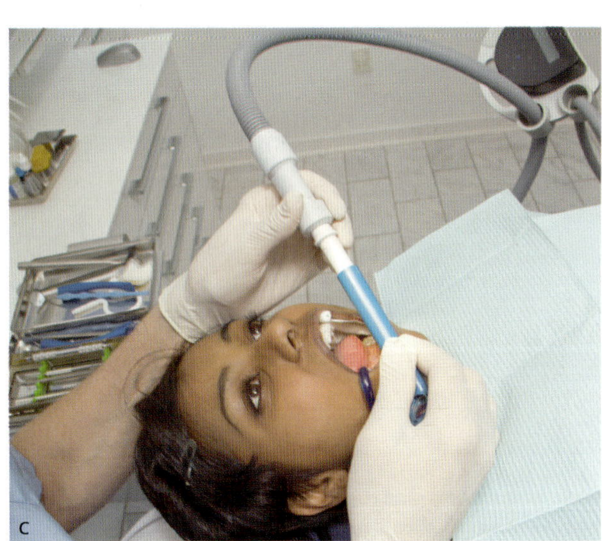

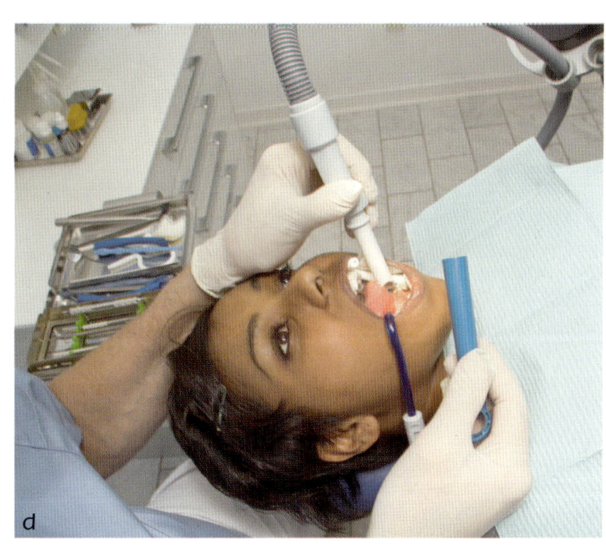

图8-42 （a～d）其他方法还有Rotromir强吸管（www.netergonomie.com）。Rotromir是一种内置口镜的强吸管装置，管内快速流动的空气使得镜面保持干燥。不过它会发出类似老式气动马达的噪音，因此长时间操作的话最好佩戴耳塞。如果有需要，还可以拆下口镜部分，使用里面的部分发挥更强劲的吸抽作用。

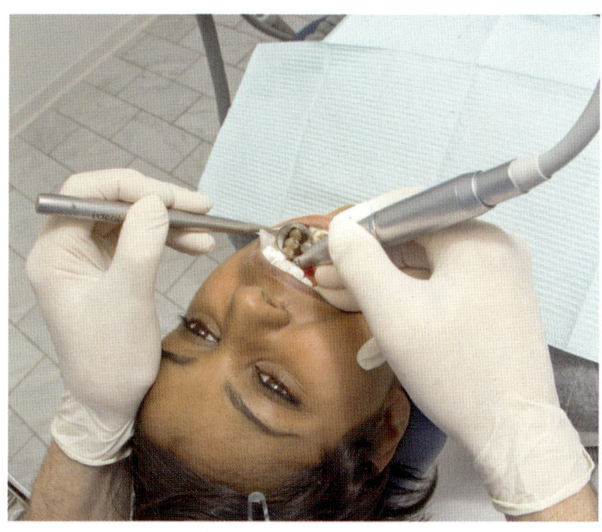

图8-43 也可以使用Everclear口镜。Everclear内置了免刷洗可消毒的电动马达，并且能高速运作。手柄内有可充电电池。总之，这是一种有效（和昂贵）的解决办法。

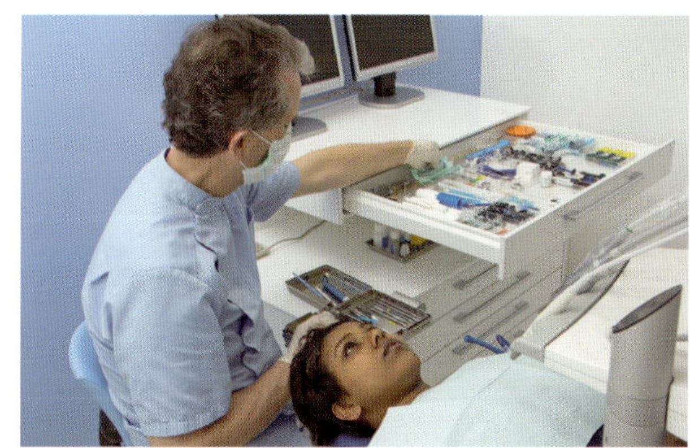

图8-44 牙医使用镊子从“首要抽屉”夹取小件材料。

满足双人–单人切换模式的工作站：MEGA–SPACE

对牙医来说，工作站上最重要的一层抽屉当属“首要抽屉”。牙医的手可轻松触碰到抽屉内距其40cm的材料物品，材料用镊子夹取的方式与椅旁助手在操作时相同。

独自工作时，牙医需要自己拿取抽屉内摆放的材料和物品。在位置相对更低的抽屉，牙医手可触及的范围在20cm以内（图8–45）。

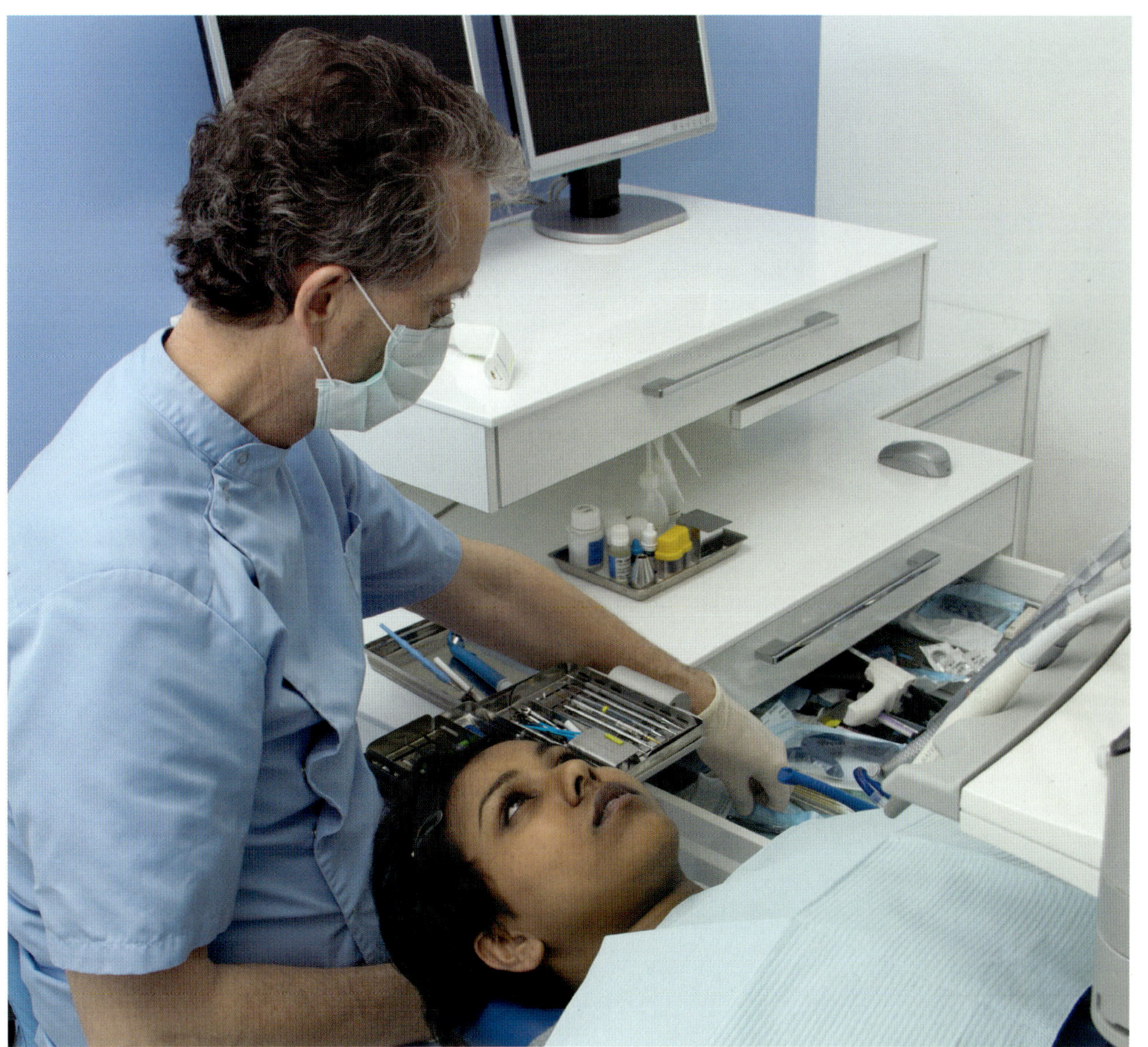

图8–45 牙医从下方第二层抽屉拿取注射器。

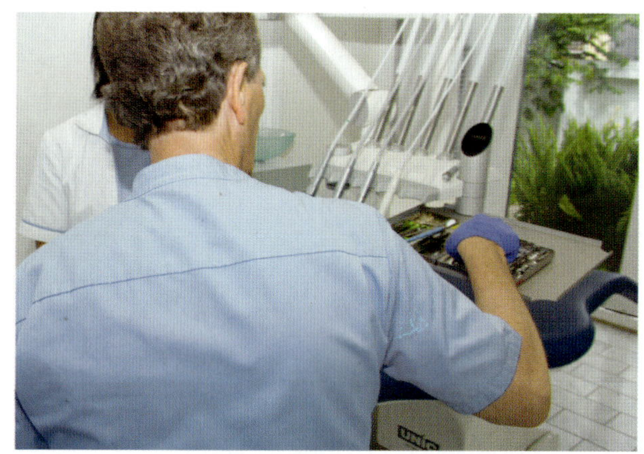

图8-46 手用器械盘摆放在综合设备的右侧（综合器械在中间位稍偏左侧的位置）。拿取手用器械时大拇指朝向下，吸引器支架靠近牙医的左手。

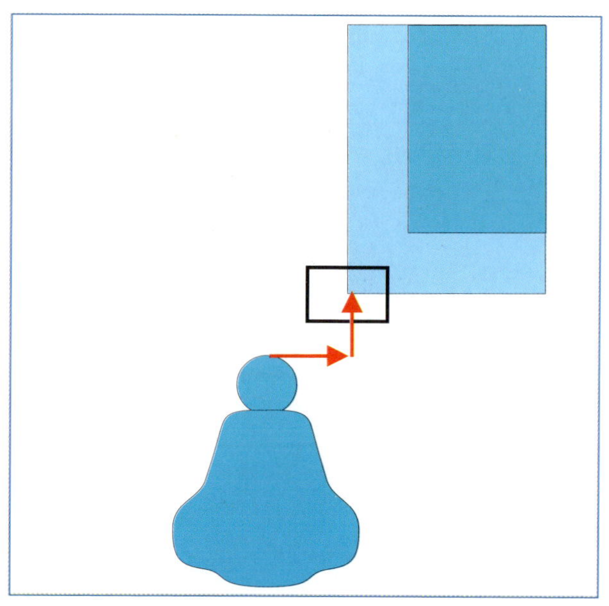

图8-47 MEGASPACE 镜像翻转后就是符合单人诊所的工作摆位了。

诊所仅有牙医一人

牙医完全独自工作，卫生士也一样

在前文“双人-单人切换的单人工作方法”中，我们已提及单人的工作方法（参见第156页）。

考虑到未来可能有椅旁助手配诊，那么工作环境的布局可以遵循“双人-单人切换的工作模式”来设计摆放（参见第156 页）。

眼下全程单人工作的环境布局唯一与之不同的是手用器械盘的使用方法。在完全单人模式下，手用器械盘与综合器械会并排摆放在患者水平卧身体的正上方。综合器械在中间位偏左一些。牙医以手指握持拿取，不需要抬高肘部（图8-46）。

手指握住手用器械后，保持大拇指向下的姿势越过器械盘边缘将之取出。

MEGASPACE的摆放

在有些国家，很多牙医不仅独自完成临床操作，甚至是独自经营着一家诊所。

牙医要承担所有前台接待的工作：接听电话、安排预约、收费记账等；还有器械消毒、检查、诊疗操作和预防宣教等。

实际上，牙医担负了诊所所有的治疗工作和其他责任。原因可能是这个地区每位牙医的患者数量普遍不多，或者是承袭了旧有的工作习惯和传统。

- 单人工作模式：在前文已经讲到过牙医在没有助手的情况下如何独自完成椅旁流程。
- 双人-单人切换的工作模式：在治疗过程中，助手需要短时间或长时间离开椅旁（参见第156页）。

当诊所拥有1位或以上的助手时，如果诊间布局没有考虑到将器械和材料摆放在靠近患者的空间内，或许还有椅旁助手暂时离开椅旁，去材料存储间拿取需要的器械或材料。

但如果只有牙医一个人在诊所工作，那么器械和材料摆放设计得不合理就会令牙医原本已经负担很重的工作雪上加霜。因此，在诊所仅牙医一人工作而且未来也不考虑增添助手的情况下，应该如何设计诊所、诊间和工作环境？ 首先最关键的一点是，所有器械和材料都要摆放在牙医伸手可及的范围内。

所以先将MEGASPACE顺时针旋转90°，然

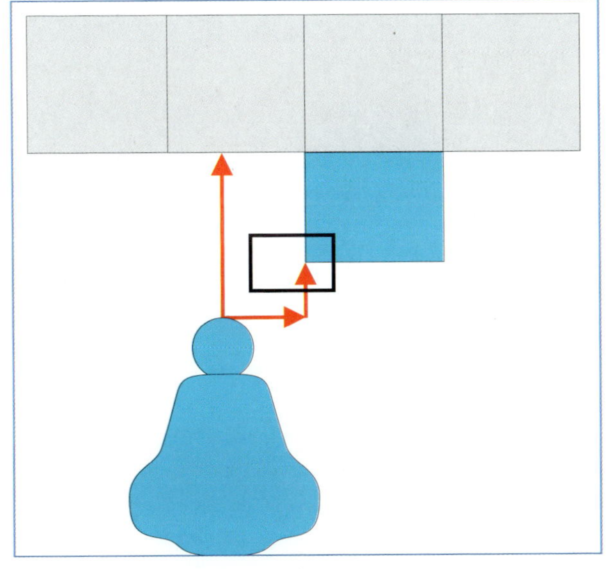

图8-48 WORKSTATION第2代的摆放空间要求。

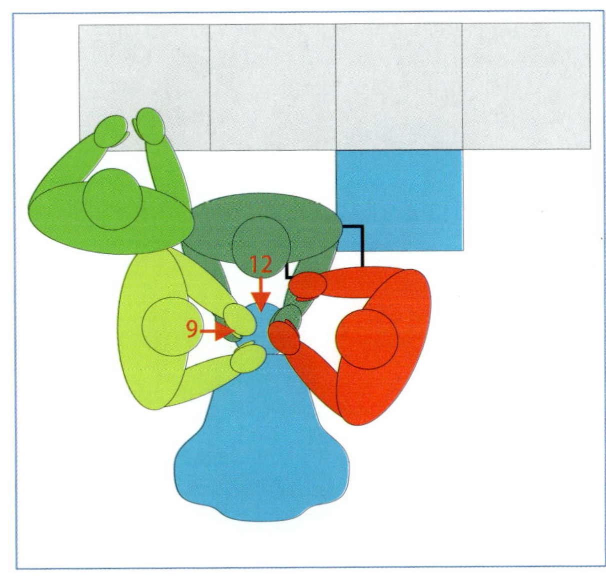

图8-49 牙医和助手的工作空间。

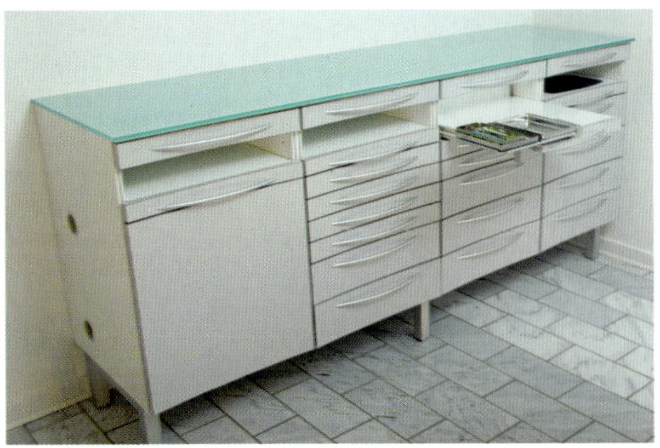

图8-50 WORKSTATION第2代。

后再镜像化翻转。手用器械台面的组装位置也在MEGASPACE标准摆位的对侧（图8-47）。消毒区和材料存储区距离诊间的直线距离要短，这样牙医走动时比较省时高效。前台区也应尽可能距离诊间近一点。

MEGASPACE的购买方式

如果有兴趣了解MEGASPACE的更多信息或有购买意向，请发送邮件至dancinghands@mail.dk。

WORKSTATION第2代

满足双人和单人模式工作

MEGASPACE是笔者最新设计的工作站，WORKSTATION第2代是笔者大概在10年前设计。与MEGASPACE一样，这台工作站也能满足功能需求。

摆放的空间要求

牙医坐在9点位到12点位操作的空间不受干扰，助手的工作范围内有手用器械台面、“首要抽屉”和伸手可及的材料托盘。

WORKSTATION第2代与患者椅（满足水平卧位和距地高度）头托的位置关系有精确的空间要求，这和MEGASPACE要满足的条件一致。WORKSTATION第2代的“首要抽屉”比MEGASPACE小得多，而且第2代的体积也要大很多。不过二者的组成结构相同（图8-49和图8-50）。

工作台面是一块推拉式的桌板，面积比较小。当拉伸出桌板作为工作台面操作时，其下方的抽屉就不能正常使用了。计算机键盘摆放在比工作台面更远的位置（图8-51）。

手用器械台面——双人和单人工作模式

有时牙医需要使用自己这一侧的工作台面，那么将桌板拉伸出来就可以了。不过当牙医要在11点

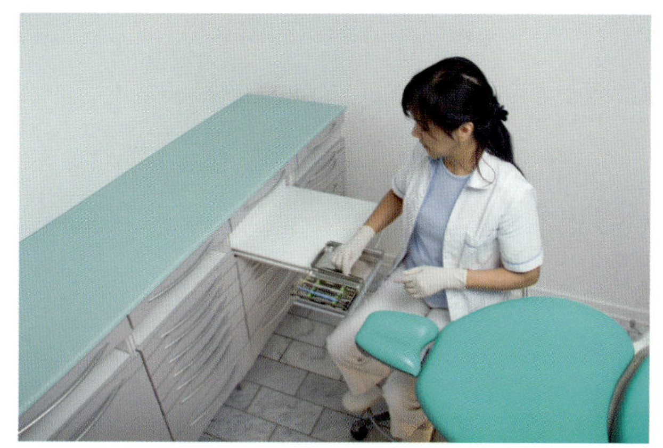
图8-51　助手拉伸出工作台面。这个台面还可以为手用器械台提供支撑。

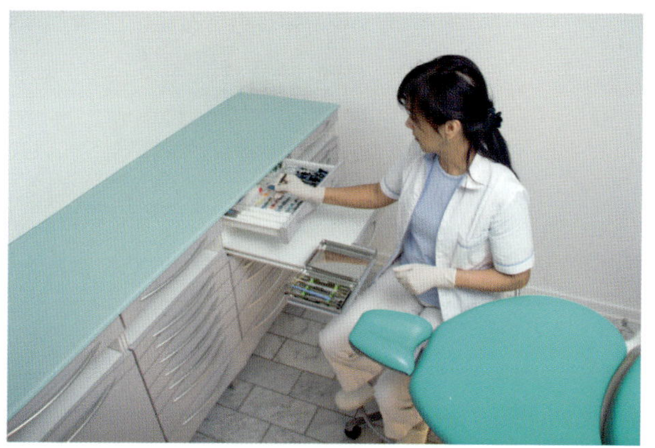
图8-52　“首要抽屉”。“首要抽屉”距其下方的工作台面有10cm的距离。所以即使工作台面上摆着材料物品，也不会妨碍“首要抽屉”的打开。

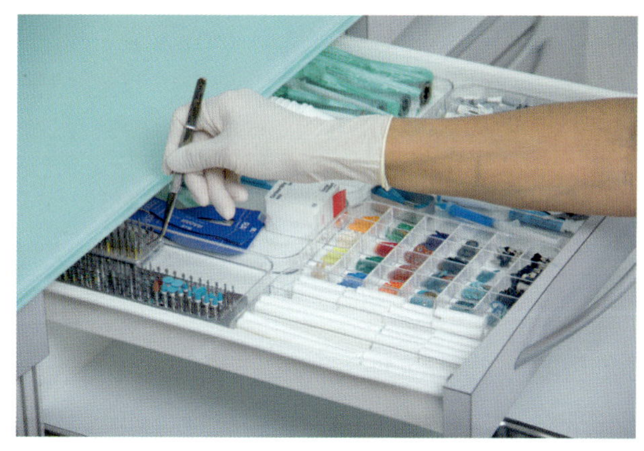
图8-53　左右两侧下方的抽屉可以为“首要抽屉”的器械和材料提供补给。

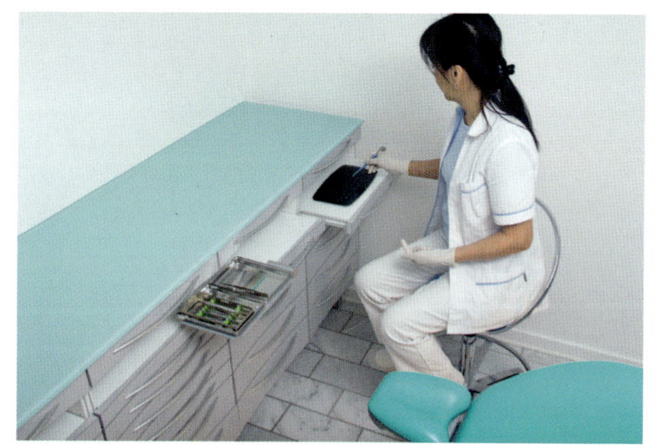
图8-54　助手的键盘放在右侧的工作台面（可拉伸的桌板），顶部桌面放置计算机显示屏。左侧的拉伸工作台面和顶部桌面可以分别摆放供牙医使用的键盘及显示屏。“首要抽屉”的顶部桌面也可以作为另一个工作台面，用来摆放准备的材料托盘。

位到12点位操作时桌板就需要再推回原位。左右两侧下方的抽屉都是为“首要抽屉”摆放补给和备用材料的（图8-52～图8-54）。

WORKSTATION第3代

WORKSTATION第3代是一个可移动的边柜系统，在柜体顶端有一块延伸台面，作用是摆放手用器械托盘。

WORKSTATION第3代同样符合人体工程学，与患者椅的空间位置关系同样要满足前述条件（与水平椅位头托的位置关系）（图8-55）。

工作站顶端除了有延伸台面可以摆放手用器械盘，其余表面则可直接当作工作台面来使用。

WORKSTATION第3代是笔者在40多年前设计的工作站，即使在当现在也依然能为四手操作提供良好的支持，只不过储物空间比较小。

移动边柜底部可以为助手提供部分搁置腿部的空间。WORKSTATION第3代可以储存最常规的治疗器械和材料，但是像牙体制备等治疗需要用到很多的材料物品，这些物品将摆放在较大的材料托盘上，而材料托盘就必须要放在第3代边柜旁边的工作台面上。

延伸台面与边柜顶端是一体的，向前延伸出15cm的空间。顶端台面的左侧部分可以供牙医使

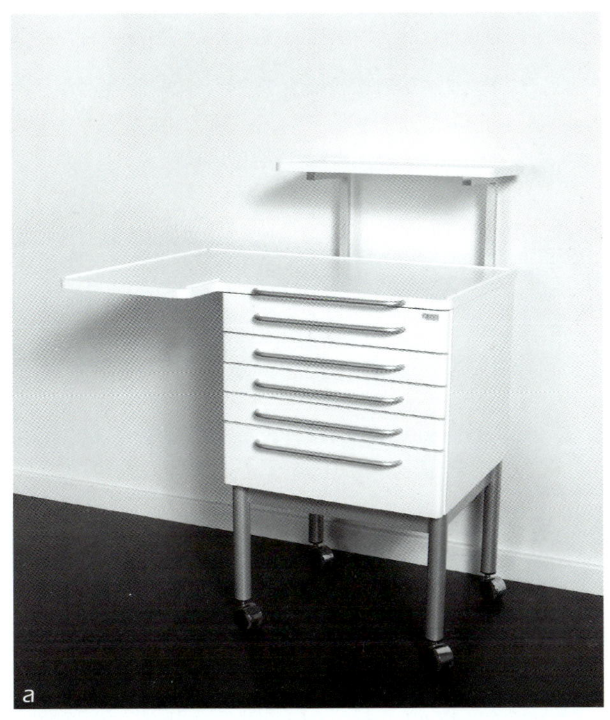

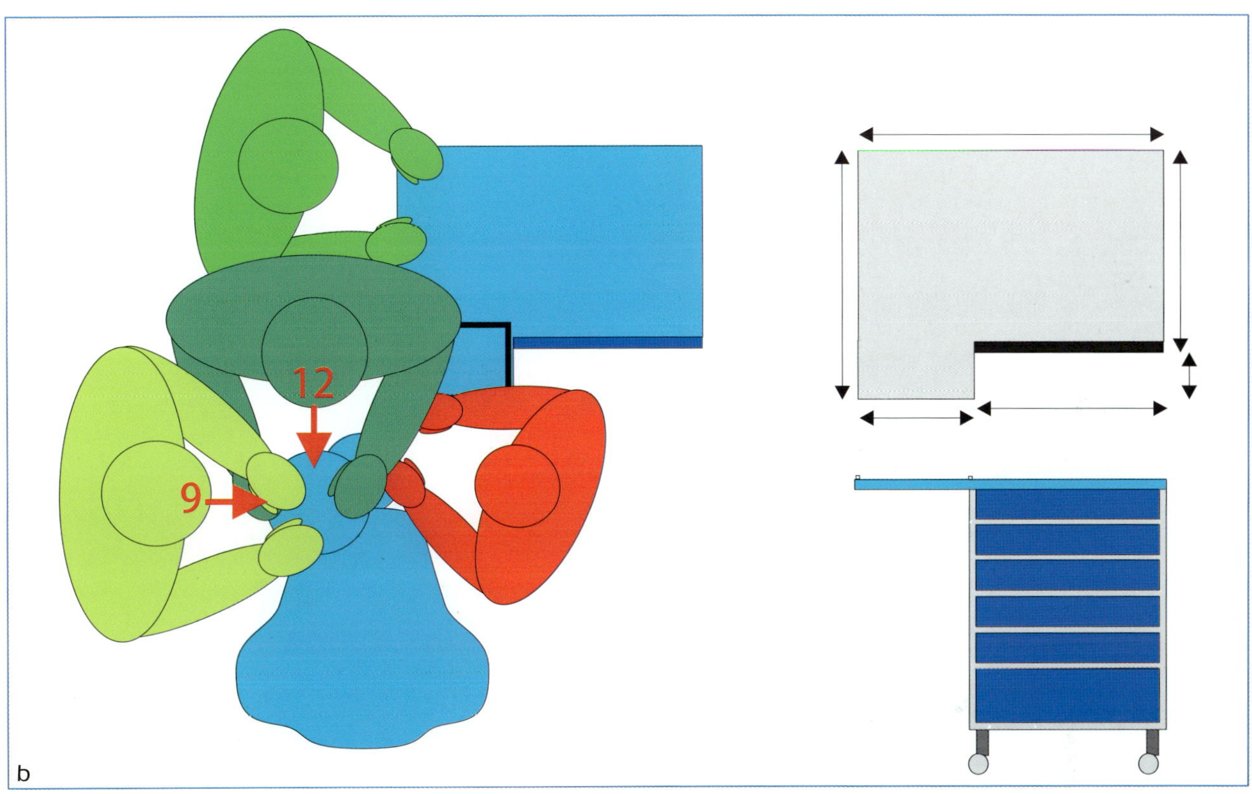

图8-55　（a和b）WORKSTATION第3代的摆放要考虑到与患者椅的空间位置关系。

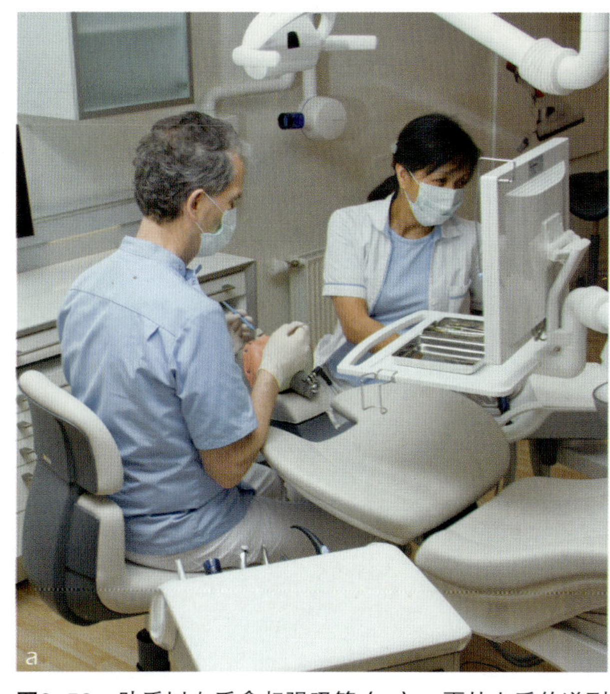

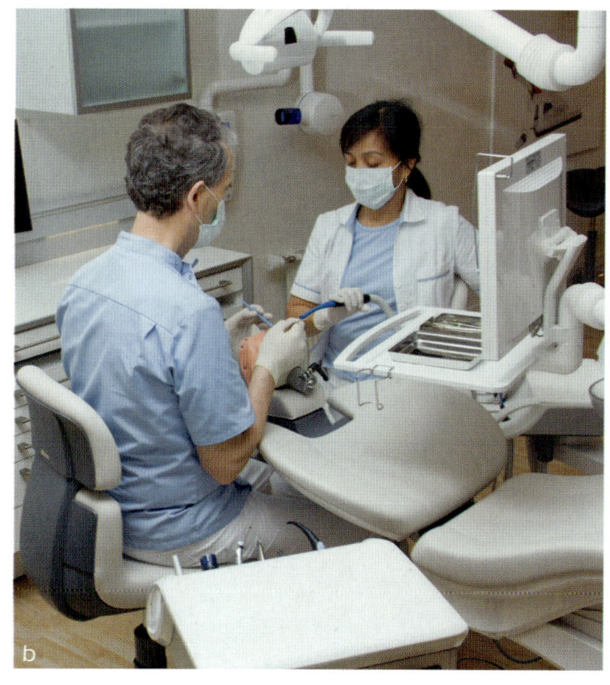

图8-56 助手以左手拿起强吸管（a），再从左手传递到右手（b）。

用，边柜底部也为牙医提供部分搁置腿部的空间。如果需要扩充储物空间，可以在顶端的后半部分组装一个深30cm、高15cm的置物架。

当牙科综合设备摆放在患者右侧时，配诊方法的调整

当综合设备摆放的位置设计在患者身体右侧时，就无法满足高质量配诊工作的要求，所以必须要找一些补救措施。

手用器械的摆放

当综合器械摆放在患者身体右侧时，通常手用器械台就会摆放在患者平卧身体的正上方。

患者椅位先后仰到水平位，然后椅位抬高到牙医的眼睛距离患者口腔30～33cm的高度。如果不要求精细的操作视野，这个距离也可以调整到40cm。牙医在治疗操作时前臂微微上倾，与上臂的角度小于90°。牙医的个子越高，前臂上倾的角度也越大。手用器械台在患者身体正上方，这个位置对于助手拿取器械来说太高了，非常不方便。仅当牙医身高较矮时，助手才有可能够得到位于患者身体正上方的手用器械台。如果有条件配备MEGASPACE工作站，那么手用器械也可以放在工作站上，方便助手在配诊时拿取。

总的来说，除非牙医的身高（确切说，是眼睛到肘部的距离）低于平均水平，手用器械台仍可以摆在患者身体正上方，否则都应当摆在患者头部后方偏左侧的位置，方便助手拿取。MEGASPACE、WORKSTATION第2代或第3代可以完美满足助手在配诊时拿取手用器械和其他物料的要求。

吸引器支架

在这种情况之下，吸引器支架一般在患者椅左侧和助手后方。而助手是面向患者，所以助手不能直接以右手拿取强吸管。解决办法是助手先用左手拿起强吸管，再传递到右手（图8-56）。

三用枪

如果供助手使用的三用枪也设计在了她身体的左后方，那么助手需要扭转身体才能拿得到。从功能实用的角度考虑，解决办法是将助手的三用枪摆在综合器械台最左侧的接口处（此时，综合器械台

在患者身体的正上方）。

综合器械

牙医应当能够根据不同操作的视线入路要求而选择不同的钟点位。也就是说，如果在9点位操作能有最佳的工作体位，那么综合设备就不能干扰到牙医的正确坐位。因此，脚控就在患者椅底座的左侧，但综合设备器械却在患者椅的右侧。在这种情况下，如何满足最佳四手配诊的要求并保证牙医在操作时有始终如一的专注力?

唯一能彻底解决的方案是有两位助手椅旁配诊。第二位助手站在（或坐在）牙医的右侧，负责准备综合器械并将之传递到牙医的右手。

牙医不需要移开视线、扭转身体去拿取综合器械了，双手和双眼始终专注在口内操作。有两位助手在椅旁，是早在多年前就有的解决方法，但对绝大多数牙医来说，这并不可行。如图8-57～图8-60所示，提供的解决方法仅有部分改善的效果。

最常见的调整方法是将综合设备的反角手机放在手用器械台上。这是助手在配诊时能伸手触及的位置，实现为牙医交替传递反角手机和其他综合器械的可能性。如果有需要，也方便助手更换反角手机上的车针。这样一来，就会比牙医扭转身体插回用完的反角手机再拿起另一支反角手机的动作流程简便得多。

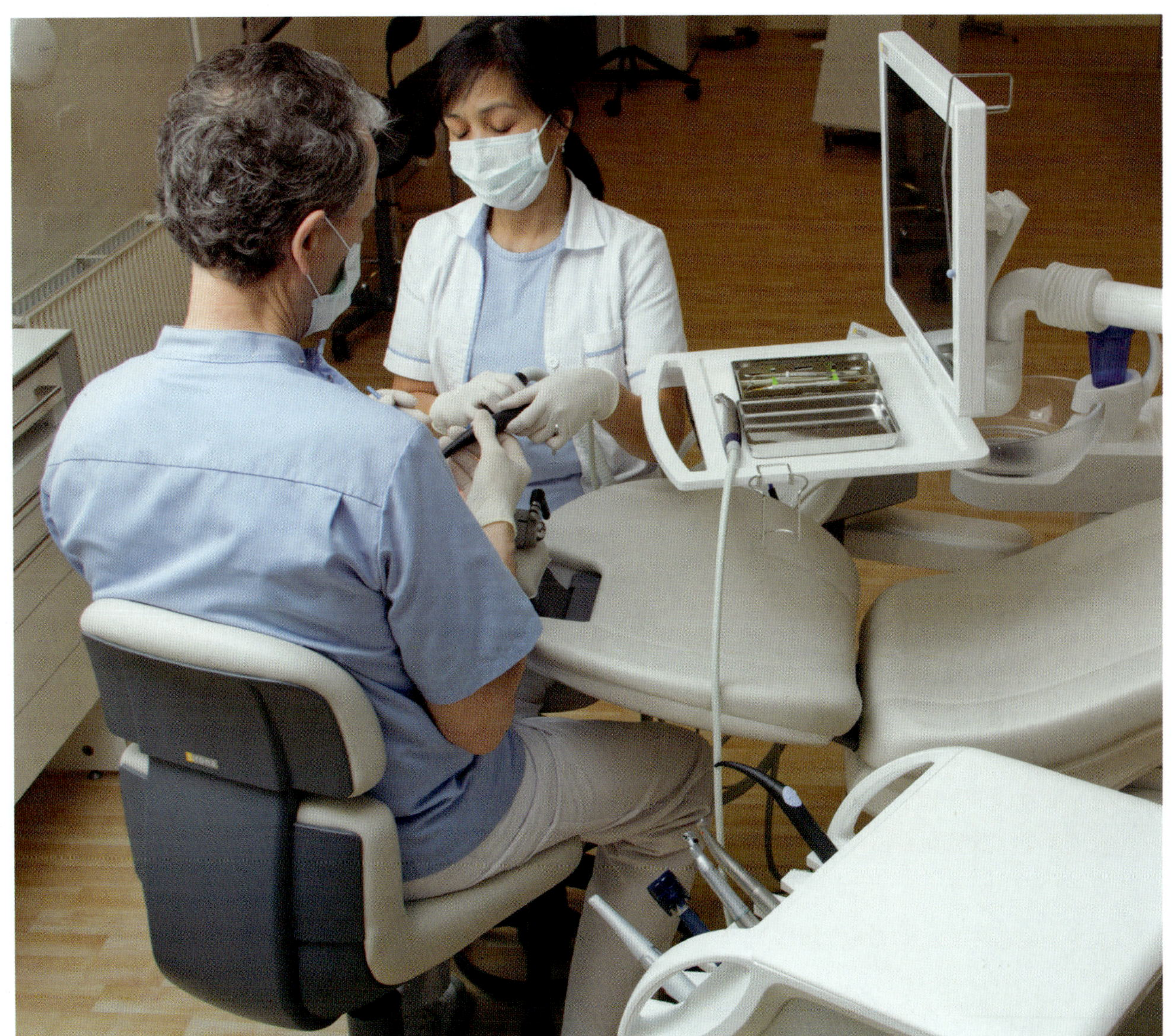

图8-57 将电马达及其反角手机放在手用器械台上。这样，助手在配诊时就可以拿取得到手机，并传递到牙医手里。比如，需要交替传递探针和反角手机时。

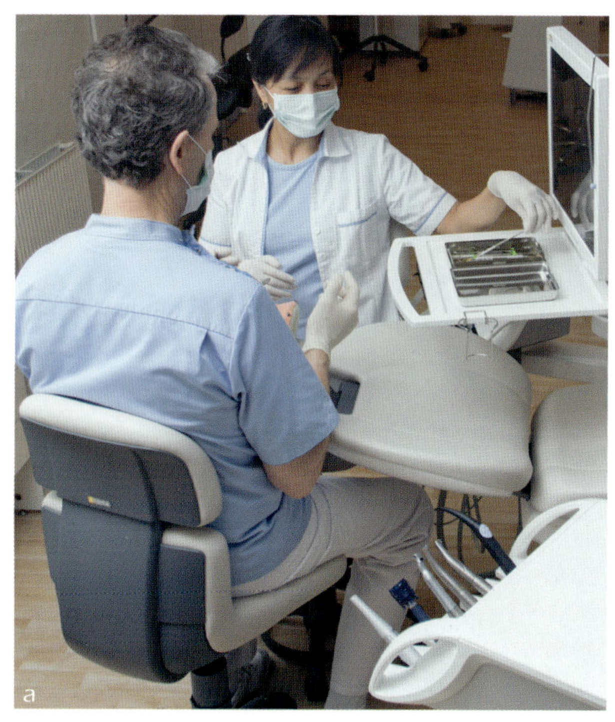

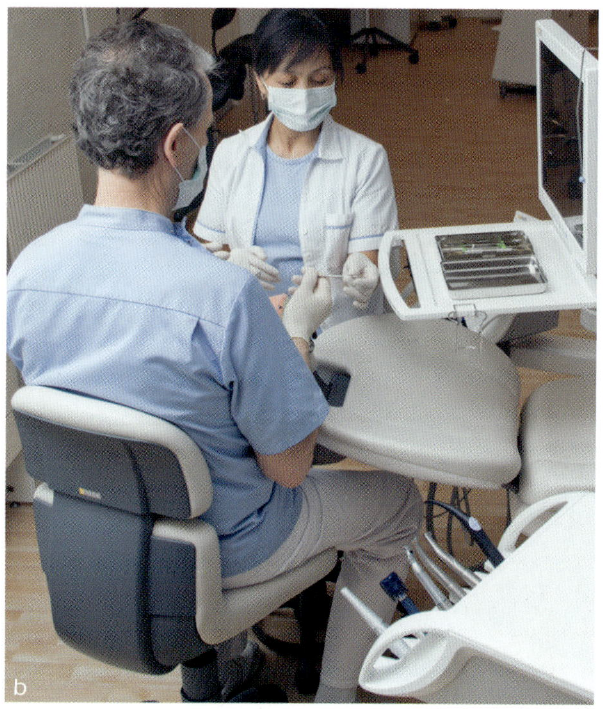

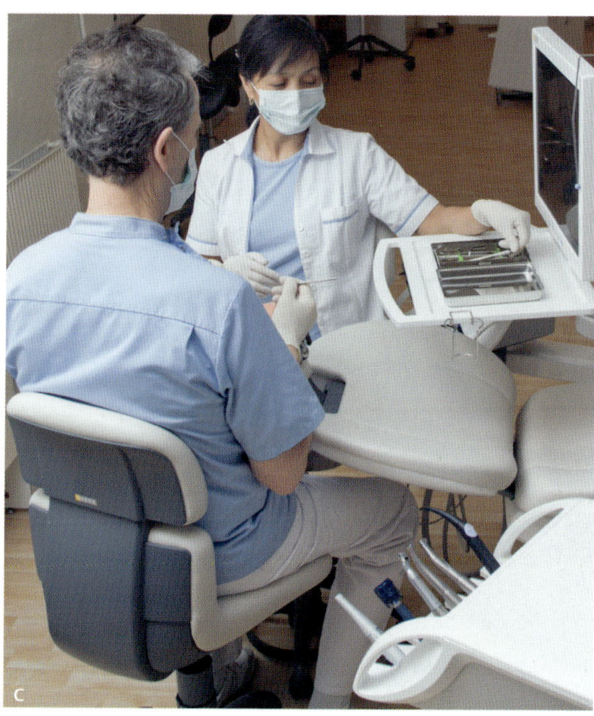

图8-58　（a）助手拿起一支手用器械。（b）传递给牙医。（c）助手拿起下一支手用器械。

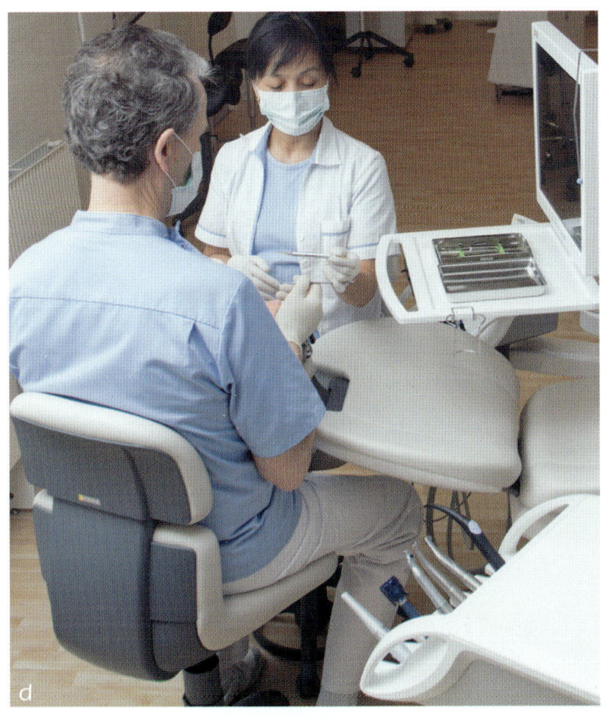

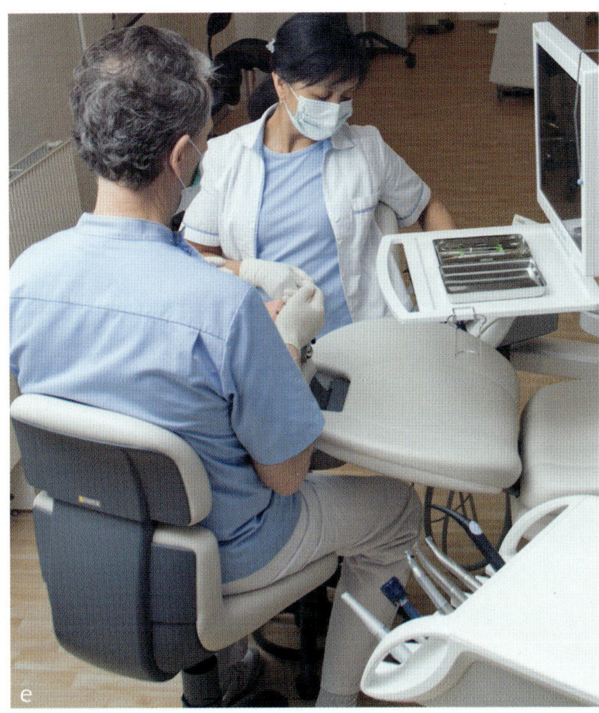

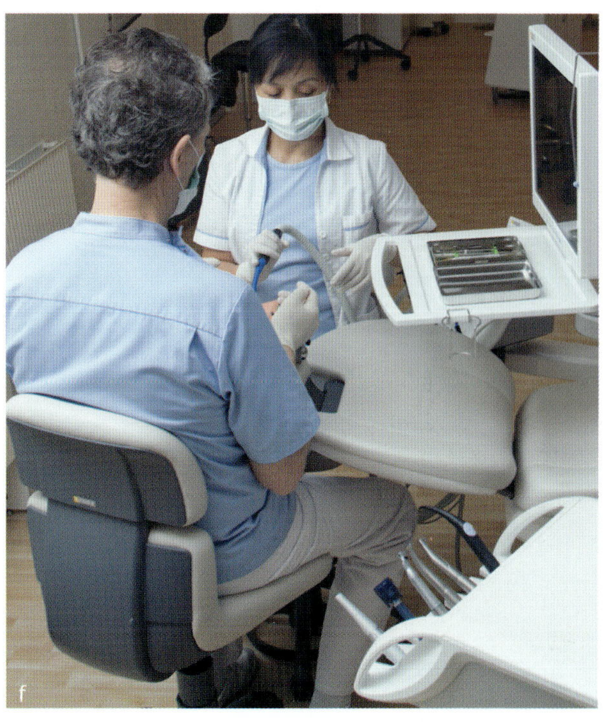

图8-58（续） （d）助手接过用完的器械并将下一支器械递给牙医。（e）助手用左手拿起强吸管。（f）助手将强吸管传递到她的右手。

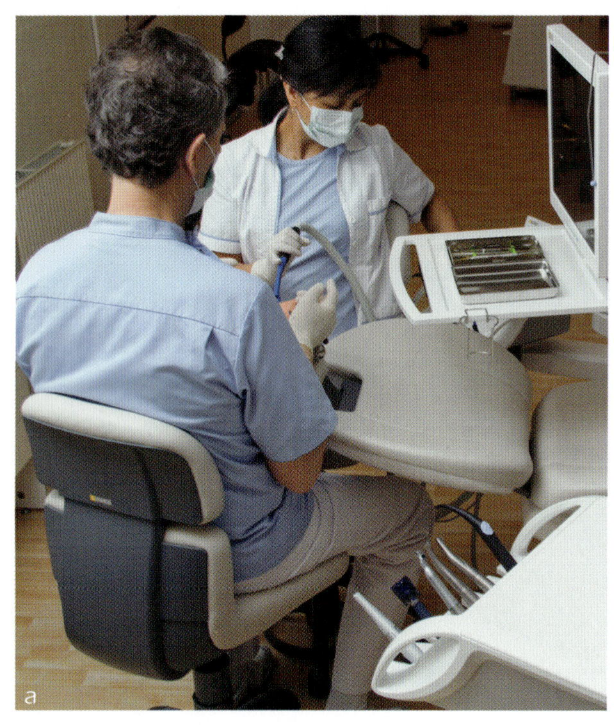

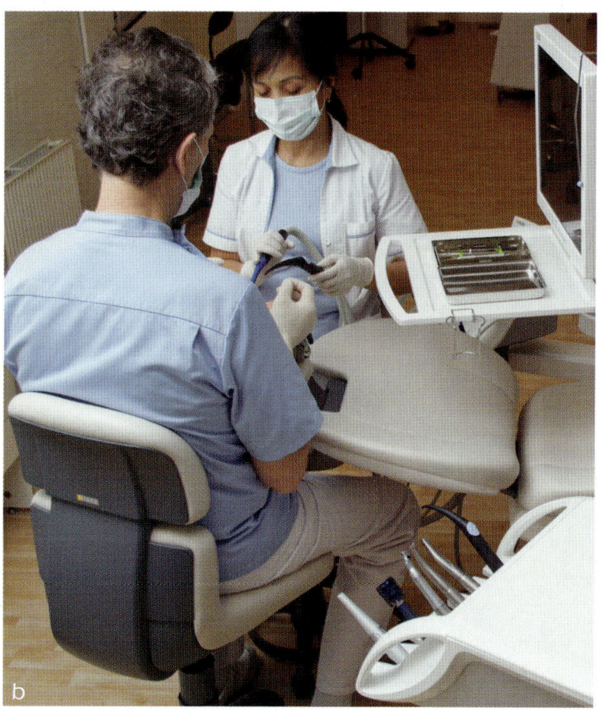

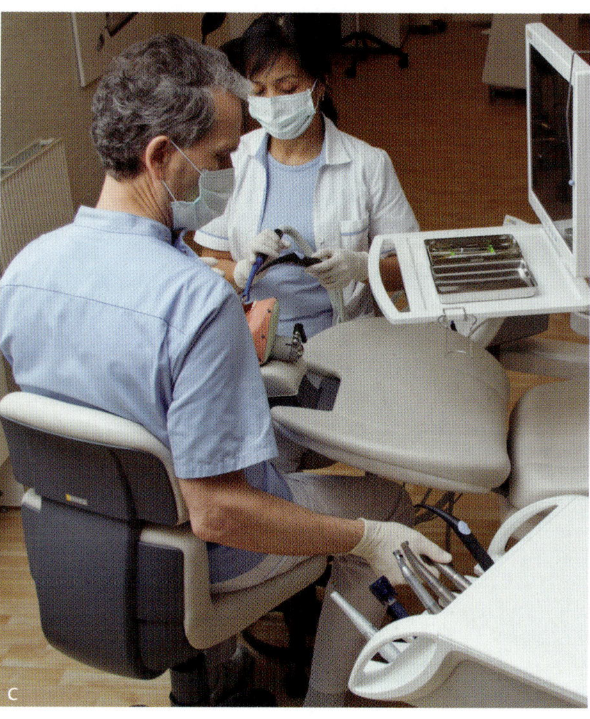

图8–59 （a）助手拿取三用枪。（b）准备传递给牙医使用。（c）牙医正在拿取电马达及其连接的红色圈高速反角手机。

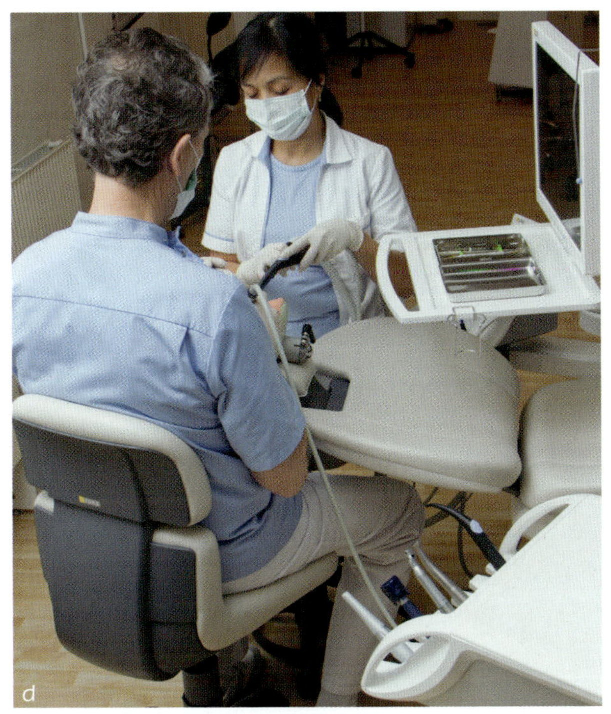

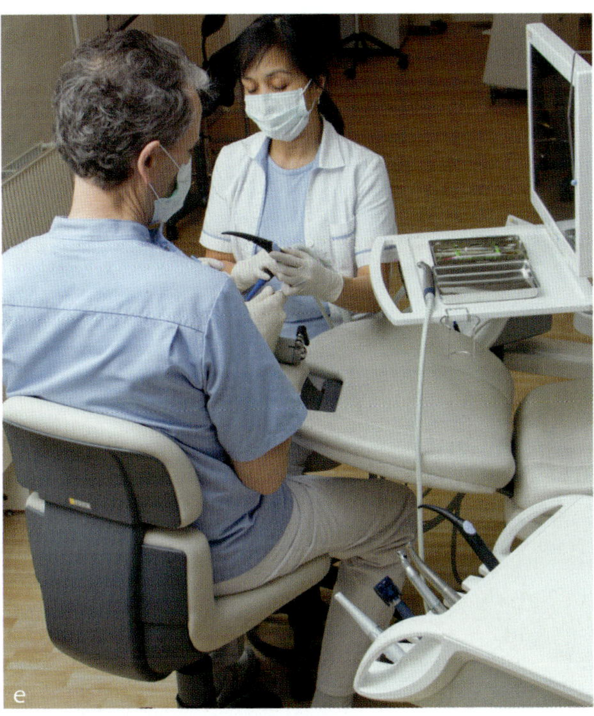

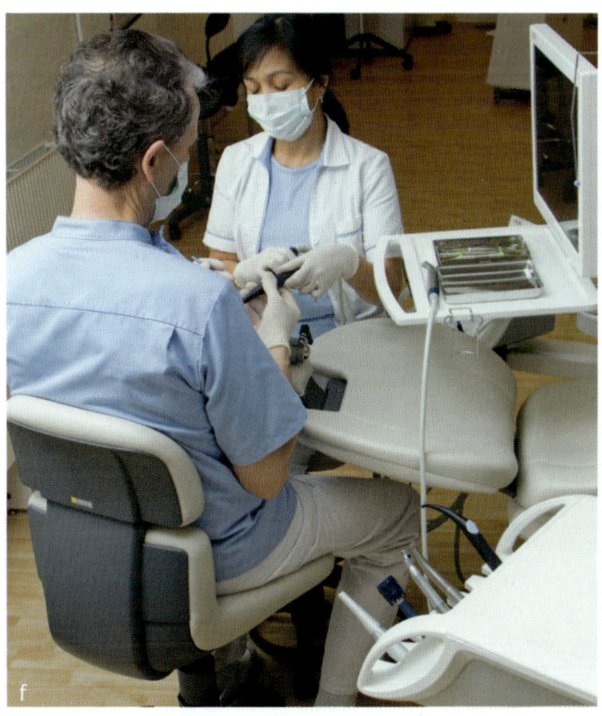

图8-59（续） （d）助手吹干口镜。（e）牙医将反角手机放在手用器械台上，接过助手传递的手用器械，当牙医使用完，再由助手接过手用器械；同时助手为牙医（f）传递了三用枪。

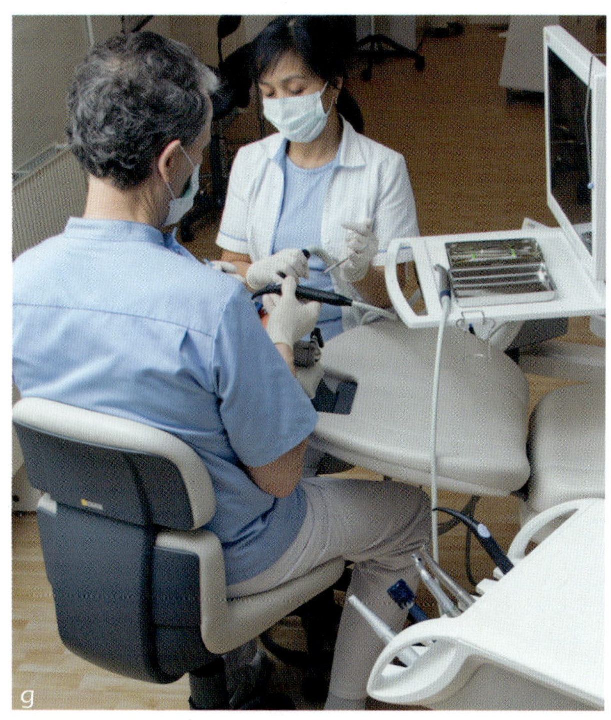

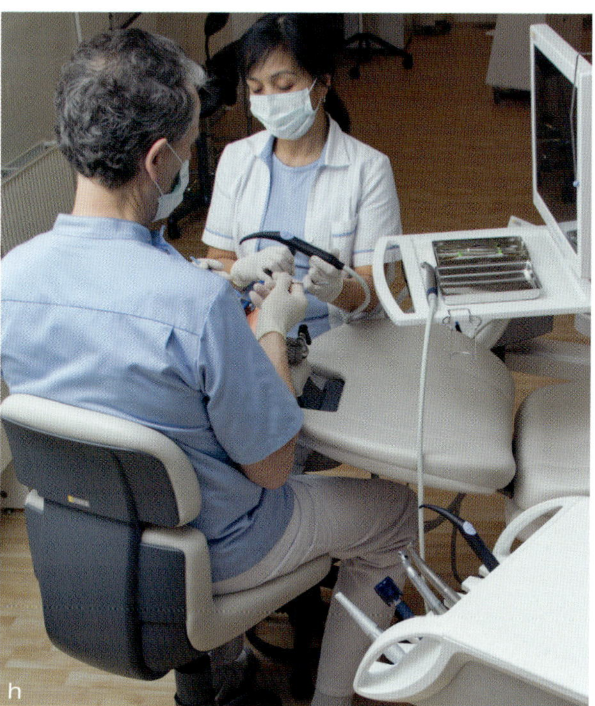

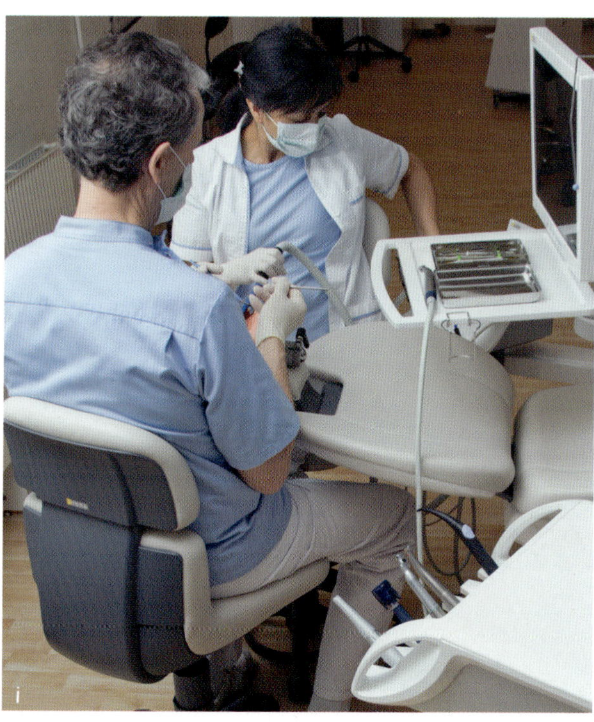

图8-59（续） （g）牙医使用完三用枪。助手以小指握持着下一支手用器械，已经准备好传递了。（h）助手接过三用枪，并为牙医传递手用器械。（i）三用枪摆放在助手后方的支架上。

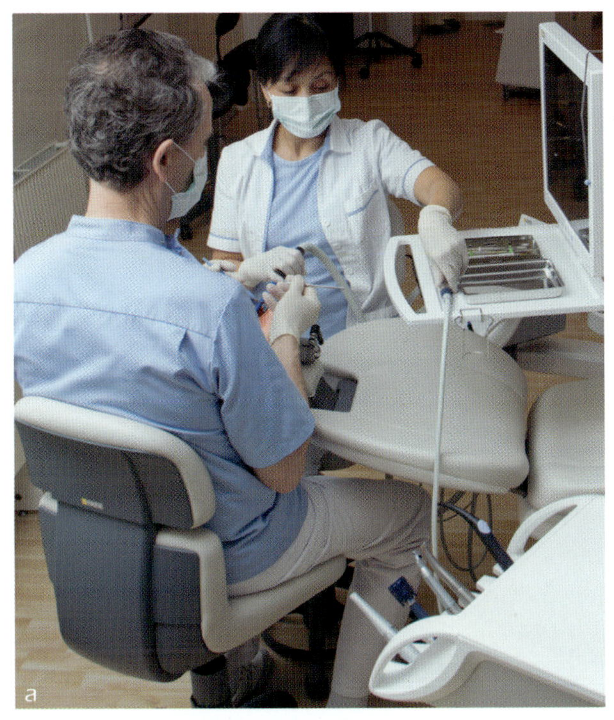

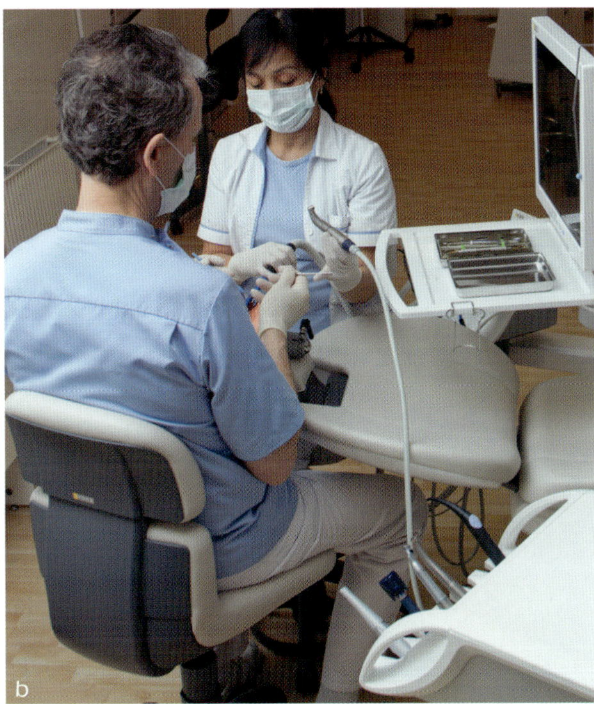

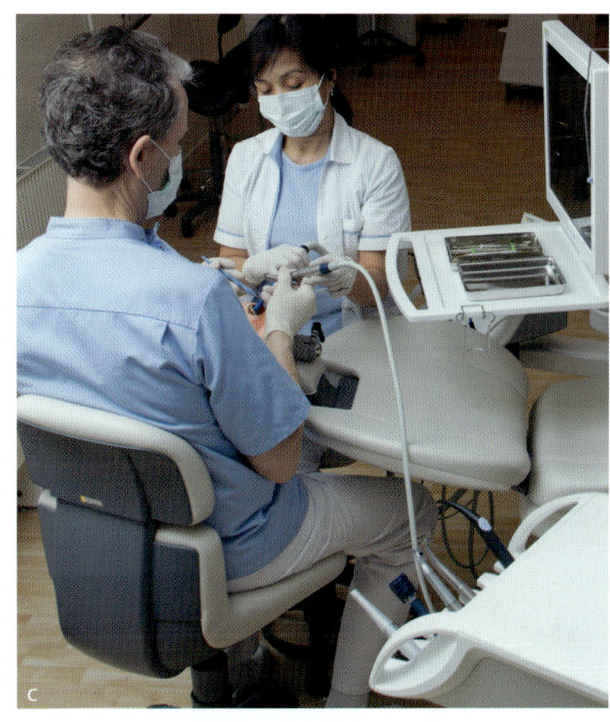

图8-60 （a）牙医使用完手用器械，助手从手用器械台上拿取反角手机。助手的右手始终拿着强吸管。（b）助手从牙医手上接过用完的器械，并准备将反角手机传递到牙医手上。（c）牙医接过反角手机继续操作。

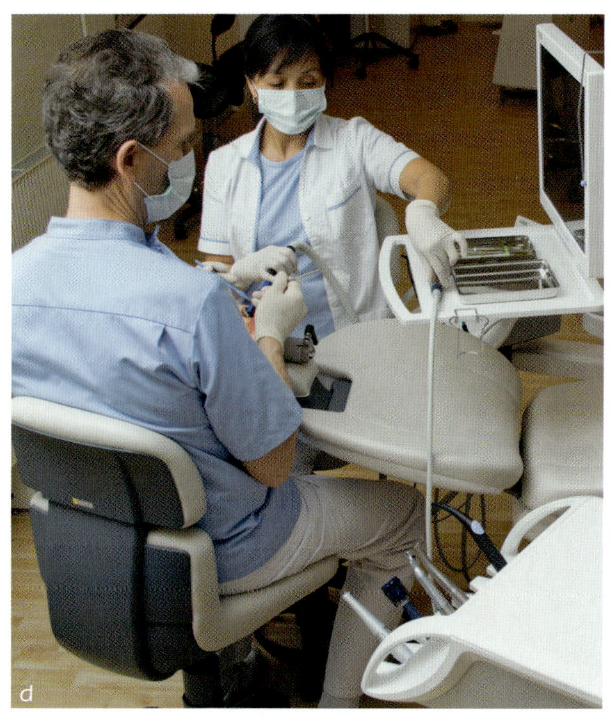
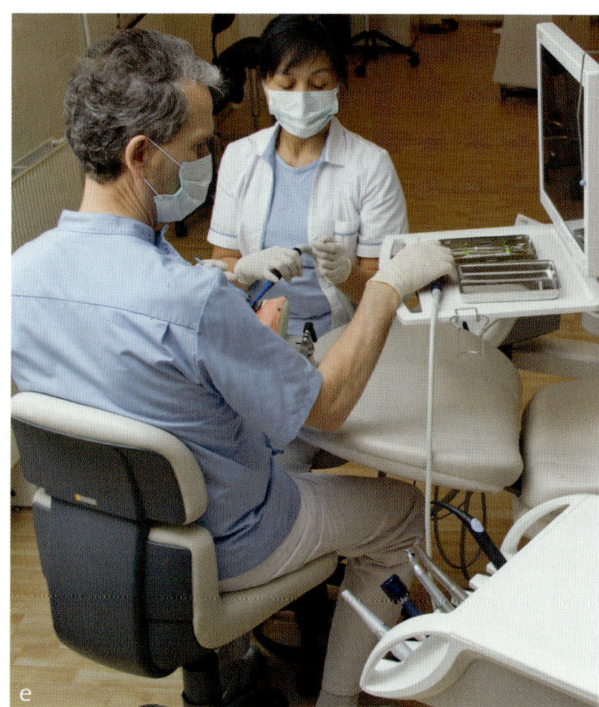
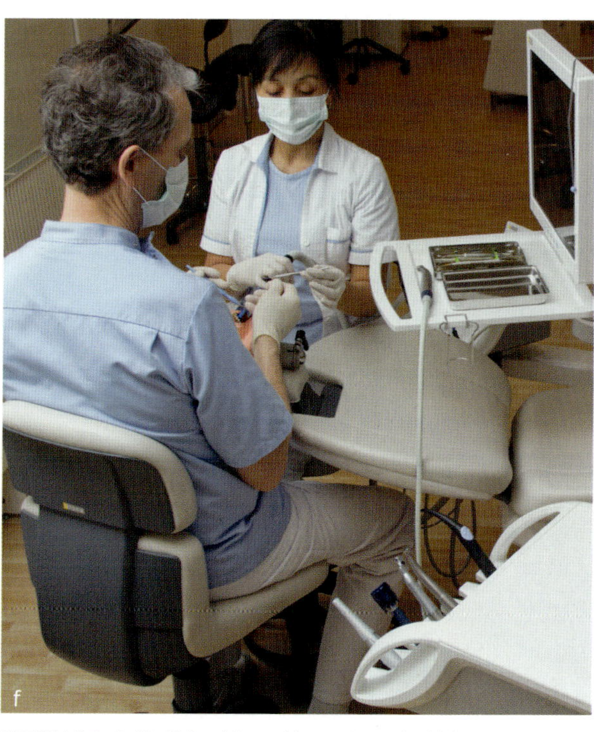

图8-60（续） （d）将反角手机又放回到手用器械台面。（e）如果助手正忙于其他手头任务，那么牙医也能自如拿取在手用器械台上的反角手机，并且不需要扭转躯干（即使坐在9点到10点位操作）。（f）采取这种调整方法后牙医和助手都能拿到综合器械，实现了四手配诊。

牙医和助手的团队合作

当牙科综合器械摆在12点位时，配诊方法的调整方案

由于综合器械摆放在12点位的设计不实用，在欧洲国家几乎看不到。（笔者在写本书时没有找到相应的照片）牙科综合设备与水平椅位头托的位置关系，决定了综合设备在12点位会妨碍牙医操作。在治疗患者的所有左侧牙面时（包括右侧后牙的舌腭面以及左侧后牙的颊面），12点位是牙医获得直线视野不可缺少的条件。

牙医无法用右手拿取综合器械，只能由助手传递。由于综合器械的管线固定安装在患者后方，因此在使用时这些管线会从后方绕过患者头部，大多数情况是从助手侧绕到患者前方。

如果牙医需要自己拿取综合器械，必须先用左手拿取然后再传递到自己的右手，器械的管线会从牙医的腿上绕到他们那一侧。助手的右手始终拿着强吸管。手用器械台只能摆放在比较远的位置，牙医在没有助手配合的情况下无法拿取、使用手用器械。采用四手传递的调整方法仍然有可能实现综合器械和手用器械的使用。但总的来说，牙医的工作会非常依赖助手的配合，单人模式的工作方法几乎不可能实现。

第 9 章

器械和物料的管理

ORGANIZATION OF HAND INSTRUMENTS AND MATERIALS

手用器械的管理

手用器械的管理应当能支持最佳工作方式，而不是反过来，由工作方式去适应器械的管理。

手用器械的管理和功能分类

传统的组织管理方式是这样的：手用器械摆放在抽屉内敞开无遮蔽的器械架上，根据工作需要逐一拿取。

例如，在治疗过程中需要树脂充填，那么助手就会从前文描述的那种抽屉内逐一拿取所需的手用器械。治疗结束，助手再将使用过的器械归拢并一起送到消毒区。没过多久，器械就会在消毒区堆积起来，有可能它们被浸泡在消毒液里并且暂放在一个通风柜子内，避免助手吸入消毒液挥发出的气体。然后，助手（佩戴厚橡胶手套）取出被浸泡的器械并用流水清洗器械，逐一检查，如果有需要还可以使用刷子和去污剂。清洗干净后，再把堆积的器械放到消毒托盘上，放入高压灭菌锅消毒。消毒完成后，助手取出消毒托盘送去诊间，打开抽屉，再把器械逐个放到（敞开无遮蔽的）器械架上。如果诊所有2位或以上的牙医，那么器械很可能会混在一起，所以需要分开存放。

这样一来，组织管理器械的过程就会变得很复杂而且也相当耗费时间。其次，手用器械敞开无遮蔽地摆放在抽屉内的器械架上，很多情况下这些器械也不会定期消毒。

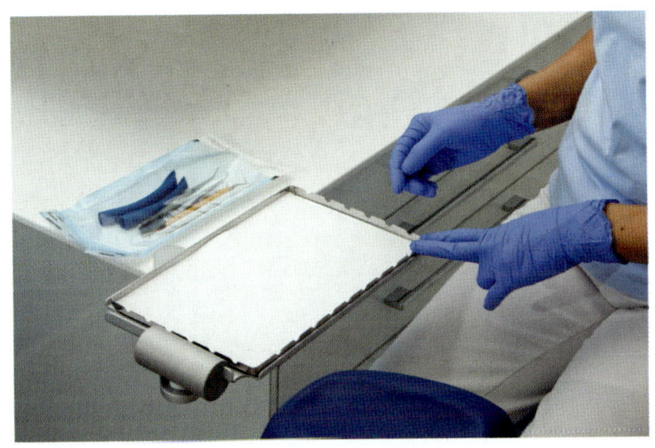

图9-1　口腔检查需要的手用器械都打包在一个密封无菌袋内。

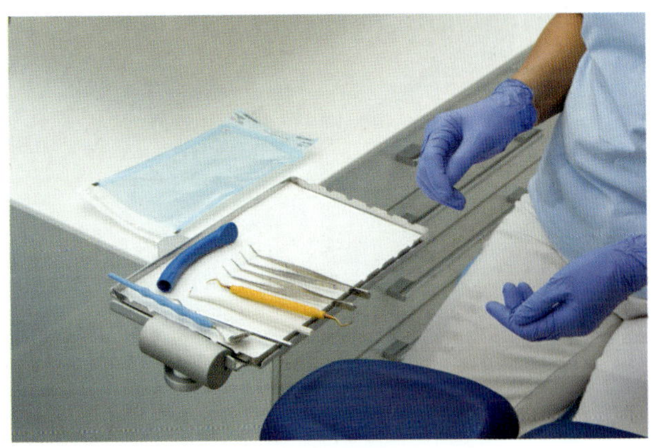

图9-2　取出手用器械放在无盖的器械托盘内。

分类

根据用途不同，手用器械可以采用分类管理的方式，替代从抽屉内逐一拿取的传统做法。最简单的分类形式就是将某个治疗项目所需要的手用器械都放进无菌消毒纸袋一起打包消毒（图9-1）。

比如，用于口腔检查的手用器械可以有：

- ▲　直头探针。
- ▲　双头弯曲探针。
- ▲　牙周探针。
- ▲　两支镊子：一支用于患者口内（色环标记），另一支用于夹取棉球和小件材料。

助手拆开口腔检查的无菌消毒纸袋，逐个拿出器械摆放在台面铺巾上，或者更好一点的是摆放在器械托盘内（图9-2）。如果器械接触了像是洞衬材料、粘接水门汀或树脂等材料，椅旁助手应当立即把器械表面擦拭干净，防止材料凝固硬化后难以去除。这也意味着在消毒环节助手不需要再逐个检查和手工清除器械表面的残余。口腔检查器械包也可以与治疗类器械包结合使用。

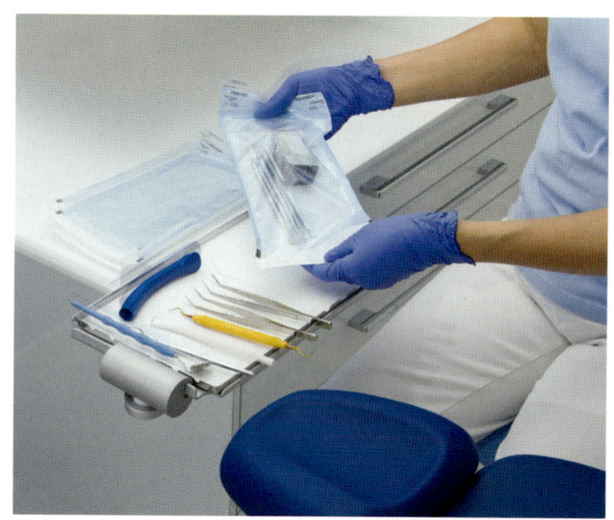

图9-3 复合树脂治疗的手用器械可以打包在无菌纸袋内一起消毒。

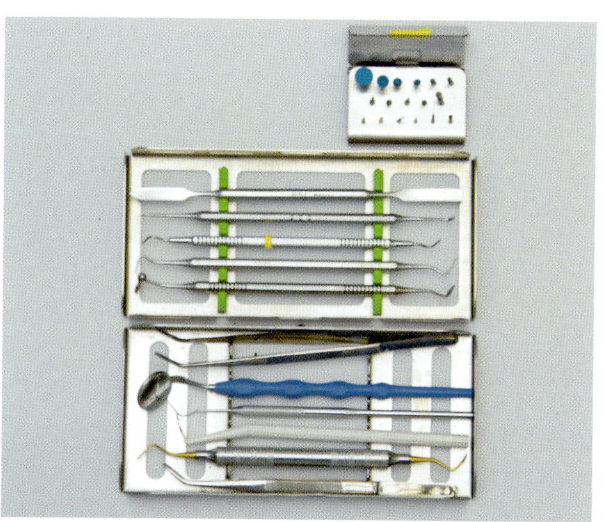

图9-4 口腔检查的手用器械从无菌纸包内拿出后，一一摆放在器械托盘上待用。另一个器械托盘上摆着拆包出来的复合树脂治疗所需要的手用器械。

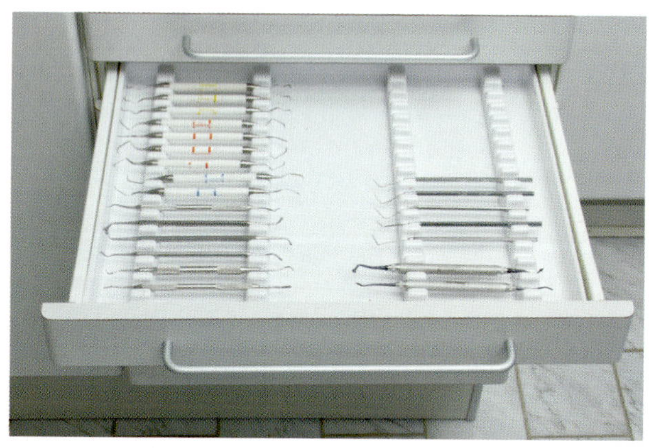

图9-5 手用器械储存在一个抽屉内。抽屉内的器械塑料分隔不能高温、高压消毒。这样的存放方式不能保证手用器械的无菌状态，因此要定期拿去高温灭菌，而且塑料分隔也要消毒。

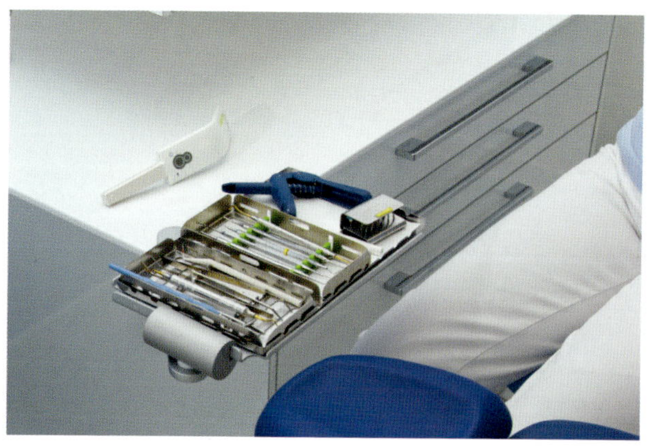

图9-6 口腔一般检查和复合树脂充填器械的分类夹。

治疗类的手用器械

某个具体治疗项目的手用器械也可以分类打包在一个无菌纸袋内消毒。在治疗前，助手从抽屉内取出相应的无菌袋，拆开包装，拿出器械并逐一摆放在台面铺巾上或者器械托盘内（图9-3）。

治疗结束，助手先把口腔检查的手用器械与治疗类手用器械分拣出来（图9-4和图9-5）。然后，两“撮”手用器械会放在清洗机的不同分区内清洗，这样二者就不会混在一起了。

器械夹（clip）

除了统一放入纸袋打包消毒这种形式，手用器械还可以采用器械夹来进一步组织管理。器械夹是一种可以打开和关闭的器械支架，当器械不需要使用时就呈关闭状态。手用器械在器械夹内始终按照固定的顺序摆放，或者也可以在手柄上用色环标记，这样就能一眼辨认出器械是否摆放在正确的位置。

在靠近器械支架的金属边缘放一块擦拭巾，当手用器械接触过洞衬材料、粘接水门汀或者树脂等材料，助手在椅旁要及时清洁器械表面，以免材料凝固硬化后难以去除（图9-6）。

当次诊疗结束后，助手关闭器械夹并直接将其放入器械清洁机。清洗后再打包到一个无菌纸袋中，塑封，然后高温、高压灭菌。

市面上的器械夹有很多种，以下将举例说明。

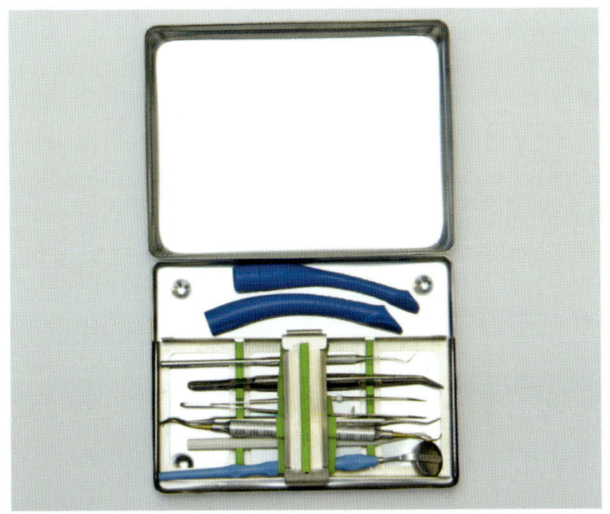

图9-7　半尺寸的手用器械盒，内部有器械夹。这个器械盒盛放着口腔检查需要的所有器械，还包括强吸管头部。器械夹处于关闭状态。

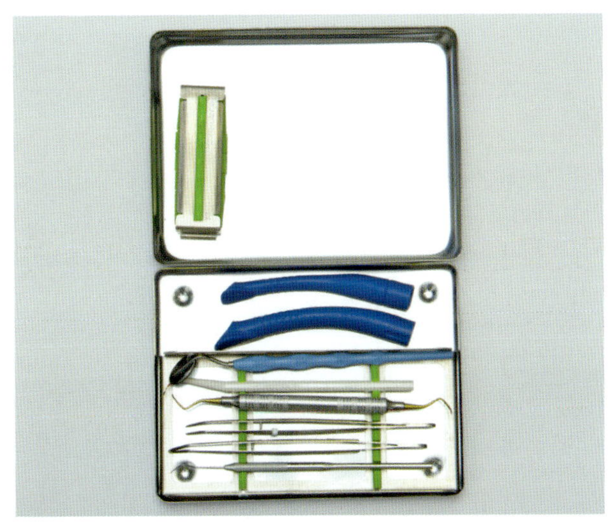

图9-8　器械夹打开的状态。

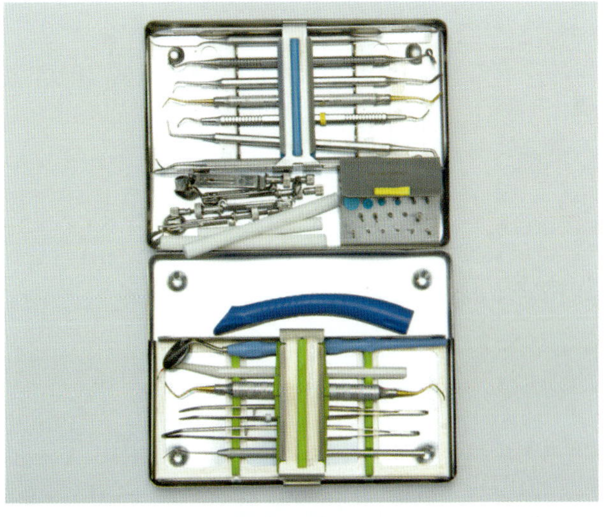

图9-9　口腔检查器械盒和树脂治疗器械盒。树脂器械盒内放着器械夹、车针架、成型片系统和棉卷。

有盖器械盒内的器械夹

手用器械盒包括盒底和盒盖，通常是金属材质。以前的器械盒采用铝合金制作，但是经过反复清洗和消毒后，器械盒表面会产生电极腐蚀和变色，目前来看不锈钢材质会比较理想。如果有需要，不锈钢表面也可以进行抛光处理，比如还可以用玻璃全瓷的抛光膏。

用于器械分类管理的器械盒有两种大小，一种是标准的完整尺寸——28.0cm × 18.5cm；另一种是半尺寸——14cm × 18.5cm。如图9-7 ~ 图9-9所示，器械夹放在了器械盒内部。除了手用器械，盒内还有空间容纳车针架等物品。器械盒在打开后，盒盖还可以当作无菌“工作台面”来使用。

半尺寸器械盒的临床使用方法很灵活，通常会用作口腔检查的基础器械盒。而基础器械盒又与其他治疗类器械盒互为补充，比如：

- 在常规口腔检查时，只需要1个基础器械盒。
- 在复合树脂治疗时，需要基础器械盒和复合树脂器械盒。
- 在银汞充填治疗时，需要基础器械盒和银汞充填器械盒。

图9-7 ~ 图9-12所示为外科手术的手用器械盒。可以根据实际的工作需求在诊间准备不同治疗项目的器械盒，既可以是完整尺寸也可以是半尺寸的器械盒。

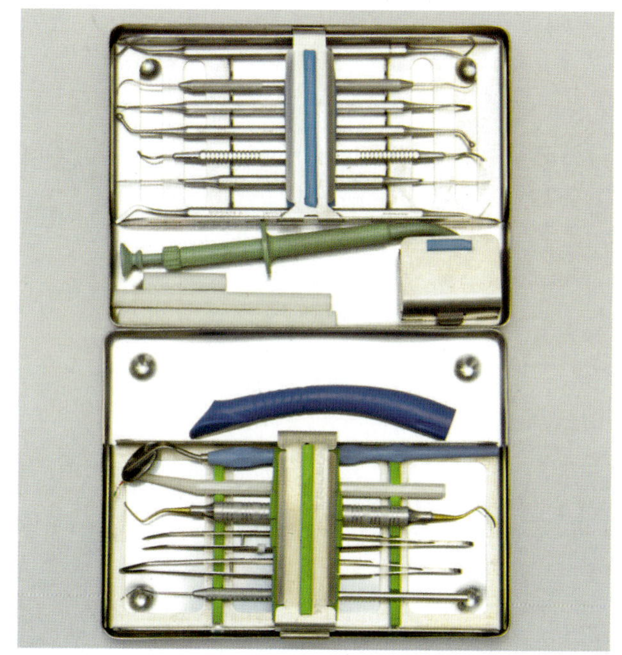

图9-10 口腔检查的基础器械盒，以及银汞充填器械盒（如果临床仍在使用）。

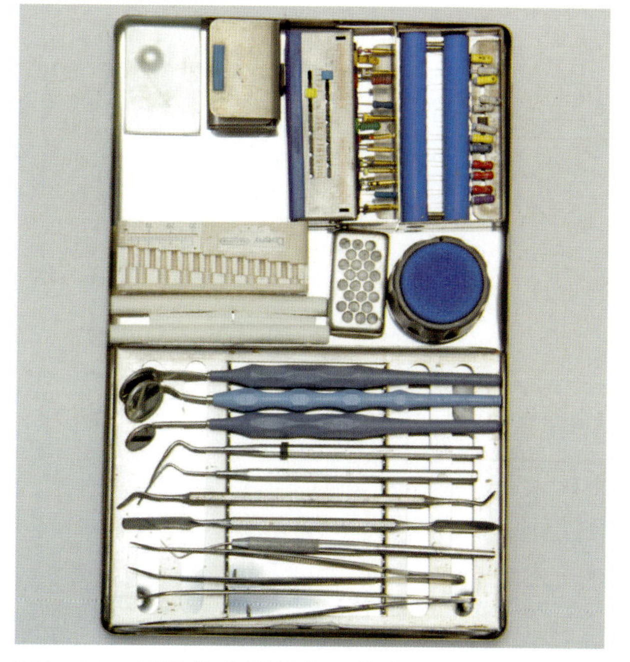

图9-11 牙髓治疗器械盒，其中10支手用器械由器械夹分归类。根管锉都归类在可折叠锉针架上（Nicrominox），车针架也来自Nicrominox。锉针测量台来自Maillefer。这个器械盒与牙髓治疗的材料大托盘结合使用。

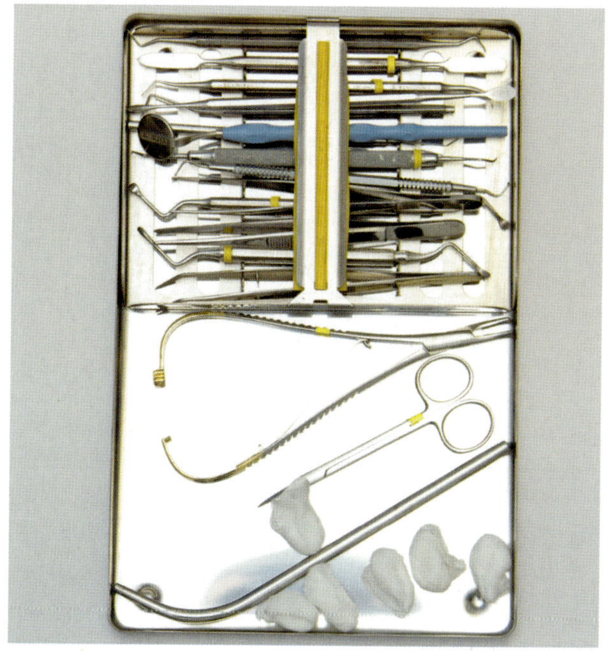

图9-12 完整尺寸的外科手用器械盒。

半尺寸的器械盒：

- 复合树脂治疗。
- 银汞充填（如果临床仍在使用）。
- 牙髓治疗。
- 龈下刮治。
- 外科小手术。
- 缝合拆线。

完整尺寸的器械盒：

- 外科常规手术。
- 牙周手术。
- 显微外科。
- 根尖挺和根尖钳。
- 橡皮障。

不在器械夹内的手用器械都单独用无菌消毒纸袋打包消毒，并且储存在抽屉内（图9-13）。

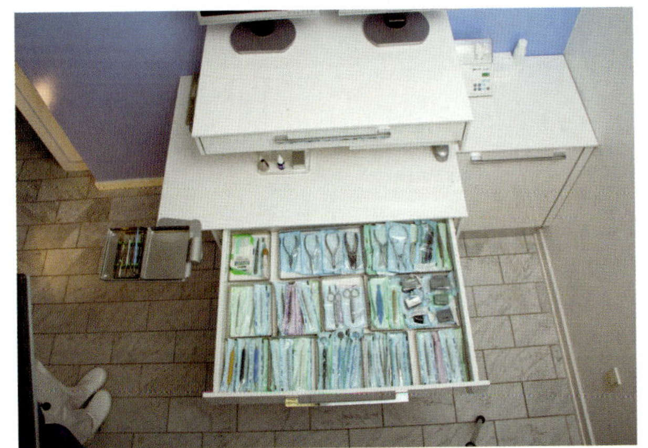

图9-13　抽屉内储存的添补手用器械。

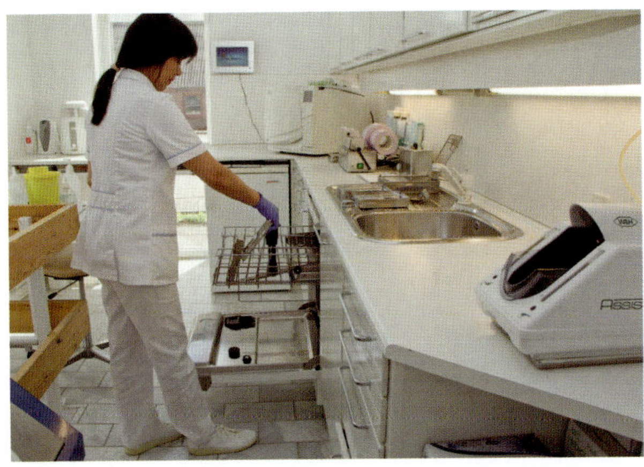

图9-14　关闭器械盒内的器械夹，然后将其放入器械清洗机。器械盒在高温、高压消毒过程的始末分别都抽真空处理。

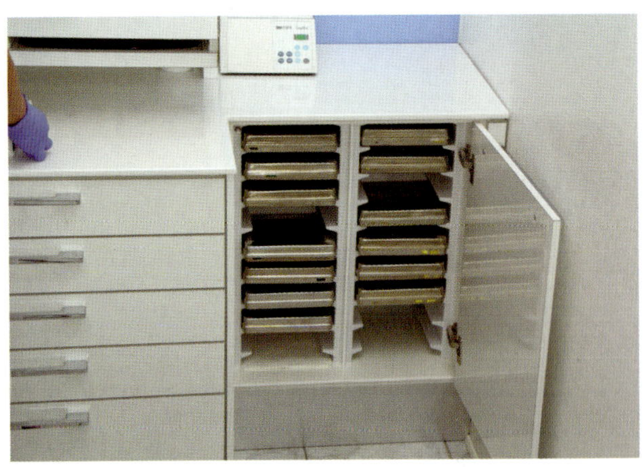

图9-15　器械盒的储存柜。

添补手用器械单包消毒后储存在抽屉内

如果有MEGASPACE，那么下方第二个抽屉可以用来存放单包消毒的添补手用器械。这些手用器械与器械盒内的手用器械是完全相同的（图9-14～图9-16）。如果偶尔发现器械夹内少了某支手用器械，或者器械从牙医或助手的手里不小心滑落到地面，又或者额外需要1个干净的口镜时，那么助手都能从这个抽屉里拿取相同器械立即添补上（图9-17）。

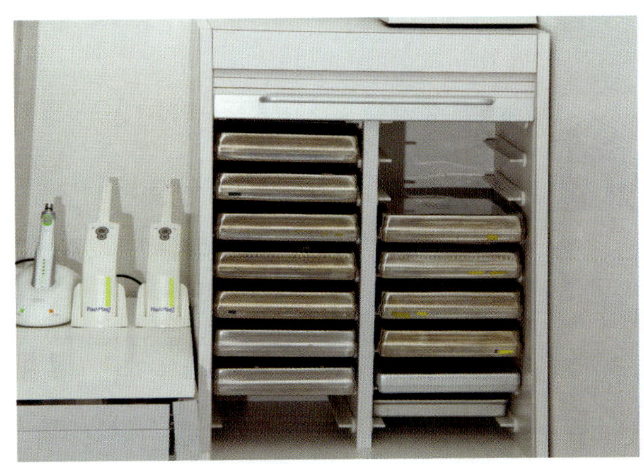

图9-16　器械盒的储存柜。

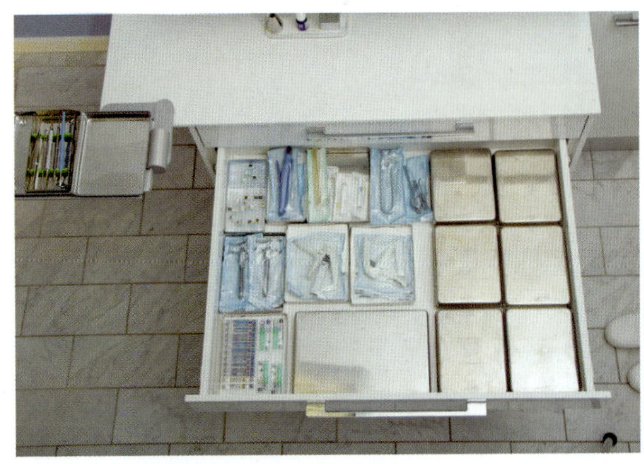

图9-17　器械盒存放在抽屉内。抽屉内相同的器械盒会有2个：一个用于临床，另一个备用。

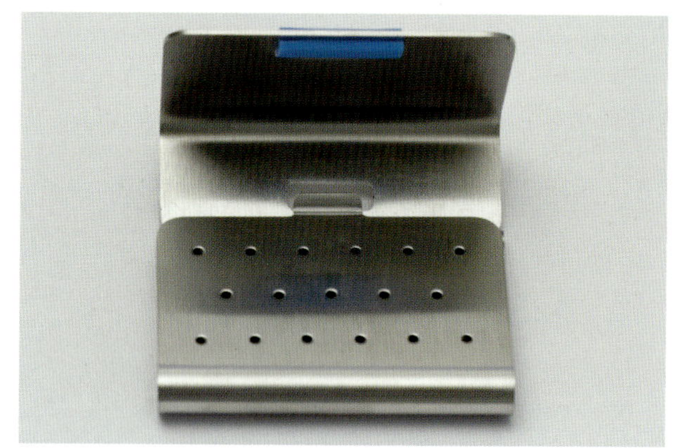

图9-18 不锈钢车针架。

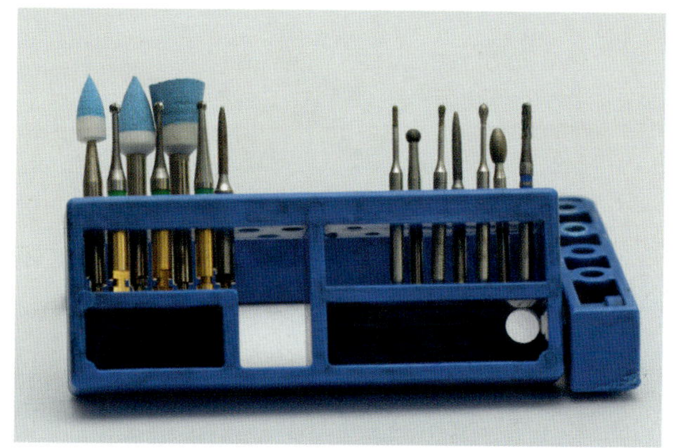

图9-19 塑料车针架。架上配备了复合树脂治疗要用的车针。

旋转类器械的管理

功能分类

在很多诊所，旋转类器械（比如钨钢车针和金刚砂车针）都是敞开无遮蔽地摆放在车针架上。如果不摆放在抽屉内或没有防护覆盖，那么车针会受到空气中水雾气溶胶的污染。牙龈炎症可能会引起全身菌血症。在进食、刷牙或者使用牙缝刷时都可能发生牙龈炎症。

旋转类器械与牙龈炎症的接触概率非常高，所以敞开摆放且被气溶胶污染的车针就会引起交叉感染并且侵入患者全身血液系统。而且目前细菌多重耐药，以及肝炎和HIV病毒传播的风险越来越高，所以使用旋转类器械对人体有一定潜在侵入性，临床上必须要采用消毒防护措施。

专用车针架

与手用器械的分类一样，某个诊疗项目要用的旋转类器械都可以摆放在一个车针架上（图9-18～图9-20）。也就是说在进行某个诊疗项目时，90%以上的情况是该专用车针架就足以满足牙医的操作需要，助手无须额外拿取其他的旋转器械。其余不到10%的情况，助手也可以从椅旁的添补车针架上拿取牙医额外需要的某个车针。

专用车针架一般是金属材质，有插孔可以放钨钢车针或金刚砂车针。高速反角手机和气动涡轮手机的车针末端直径是1.6mm；其他常规反角手机的车针末端直径是2.35mm。

车针架的改良

如果车针架上的插孔要容纳直径2.35mm的钨钢车针或者金刚砂车针，那么一个简单快速的方法是用直径2.40mm的钻针扩大车针架上的插孔。

供添补车针的车针架

每个使用后的旋转器械都放回车针架。治疗结束，助手清点核对器械是否齐全。如果有金刚砂车针或钨钢车针消失或者损毁丢弃，那么就从椅旁的添补车针架上找到相应的车针将其补全。添补车针架含有专用车针架上的所有车针类型和型号（图9-21）。

供添补车针的车针架应当摆放在“首要抽屉”最内侧，以防被污染或者车针架本身具有防护盖。另外要注意，车针架在抽屉内的摆放要靠近牙医侧，方便牙医拿取（镊子夹取）。而且这个车针架每天都要拿到消毒室添补齐全，并且一天一消毒（图9-22）。

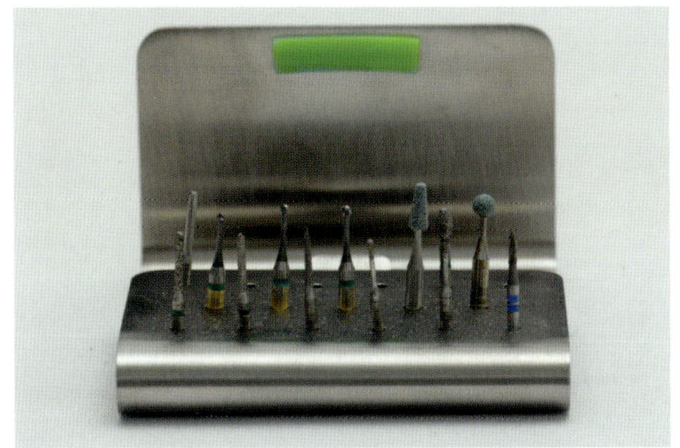

图9-20 不锈钢车针架上配备了全冠制备需要的常规车针。

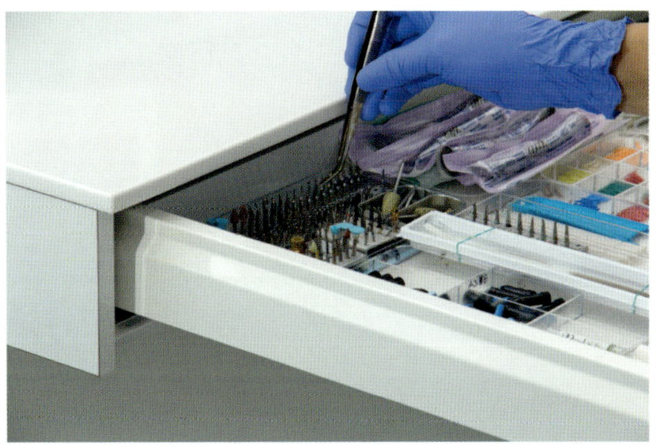

图9-21 添补车针架配备有各类钨钢车针和金刚砂车针。拿取时用镊子夹取，并在牙医和助手伸手可及的范围内。

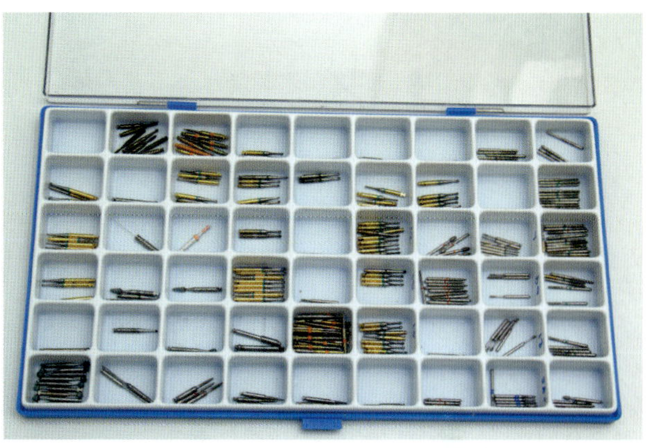

图9-22 消毒室的车针存放抽屉内有各类车针用于补全添补车针架。

椅旁助手的职责是，根据前文所述的各类临床流程，保证专用车针架上的旋转类器械都齐全（可以将各类治疗所需要的车针架照片贴在椅旁显眼的位置）。如有缺少的车针，助手要及时添补。在椅旁就做好器械的补齐工作要比在消毒间内完成更省时，因为此时助手的关注度全部集中在车针架上。

患者诊疗结束后，关闭车针架，放在超声水浴中清洗和消毒。然后，打包（无菌包装袋或器械盒）送入高压灭菌锅消毒。备用车针架打开使用后，每天都要消毒一次（笔者的个人偏好）。

车针架的存放

专用车针架可以放在相应治疗的器械盒或者无菌纸袋内打包消毒（图9-23～图9-25）。

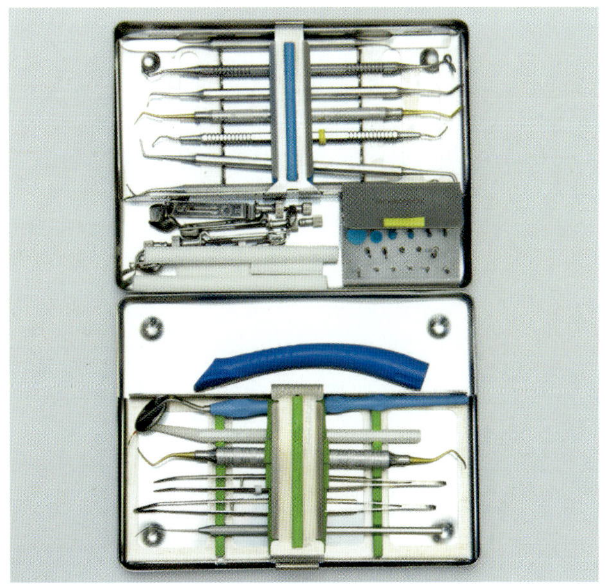

图9-23 车针架放在器械盒内。

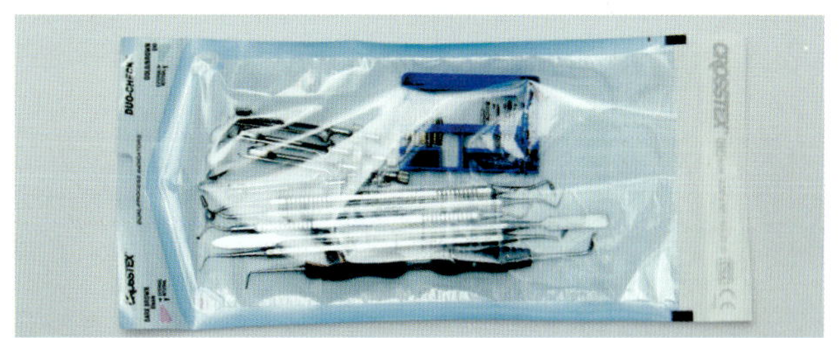

图9-24 车针架和手用器械一同存放在无菌包装袋内。

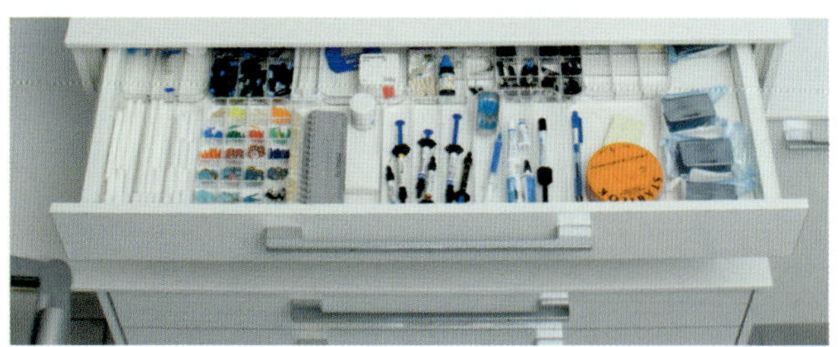

图9-25 “首要抽屉”内右侧摆放了单包消毒的车针架。

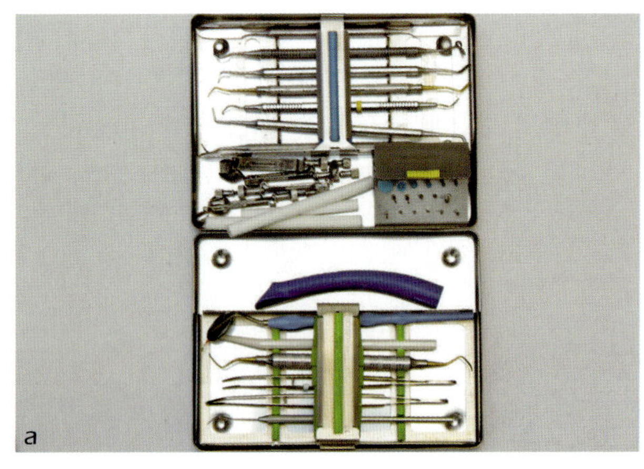
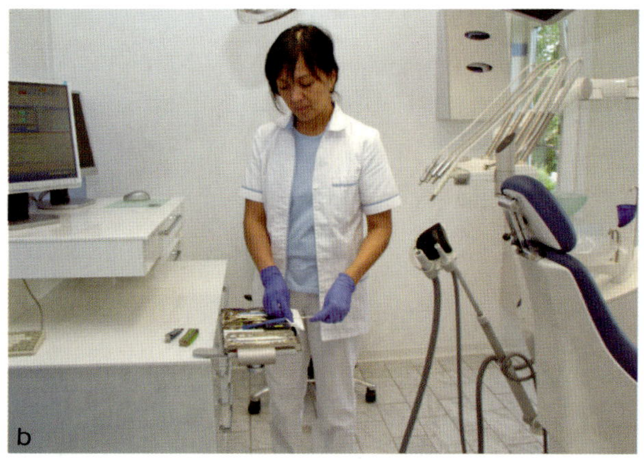
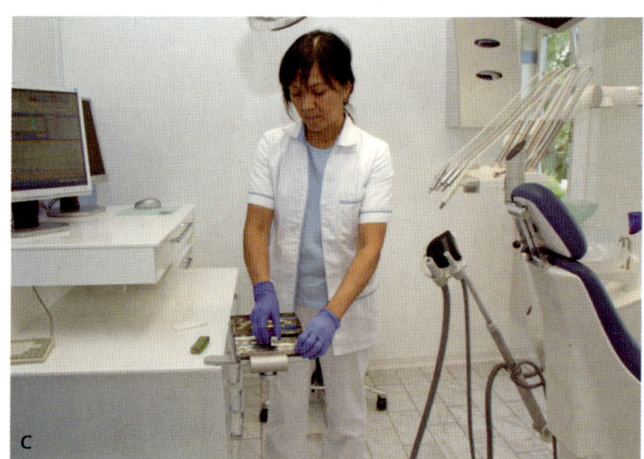
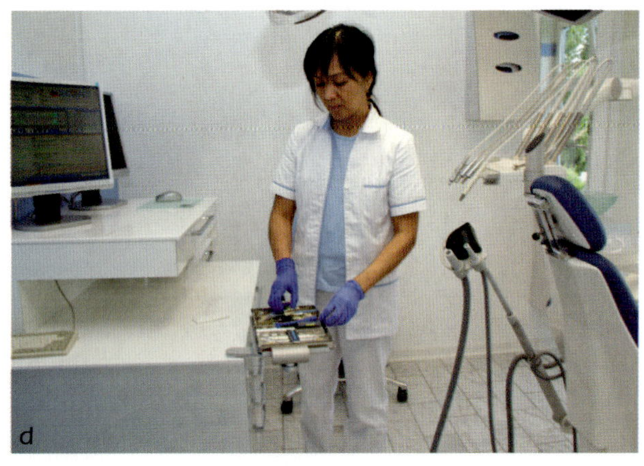
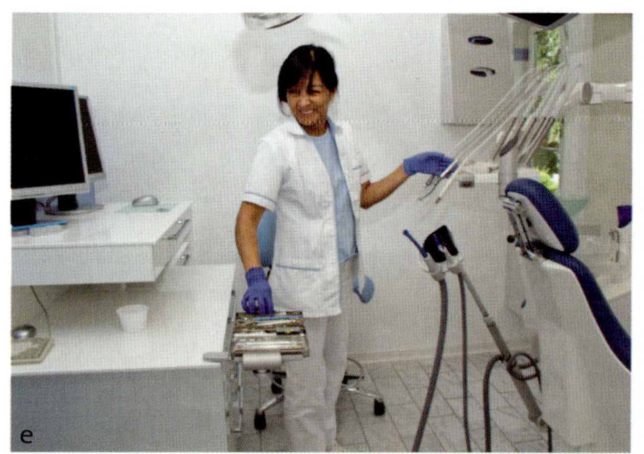
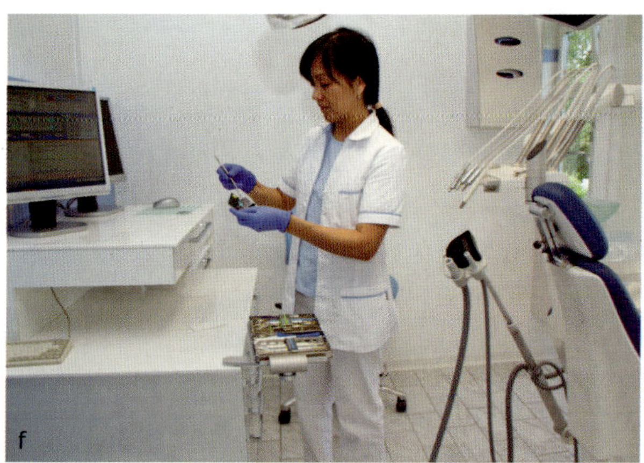

图9-26 （a）打开基础器械盒（口腔检查）和树脂治疗器械盒待用。（b）及时擦拭接触过树脂、洞衬或粘接水门汀材料的器械表面。（c）当次治疗结束，助手根据工作流程清点所有手用器械并逐一按序摆放在器械夹内。（d）关闭两个器械夹。（e）综合器械非工作时的“泊位”靠近手用器械台：拆卸连接的电马达反角手机、三用枪工作头和强吸管，并放在器械盒内。从反角手机上拆卸车针，放回到车针架上。（f）根据工作流程，助手清点检查所有钨钢车针和金刚砂车针并正确摆放它们的位置。

器械和车针的循环使用

每次诊疗结束，器械清洗机马上开始运作清洗用过的器械。

如果清洗机没装满，也可以先运行冷水冲洗程序（图9-26）。

清洗后，将器械装回器械盒、电马达反角手机

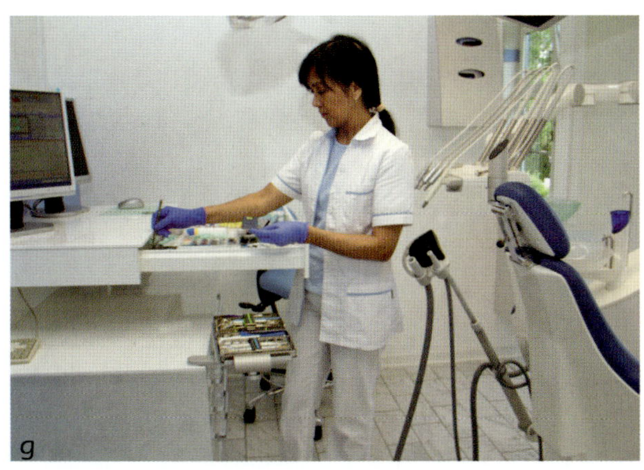
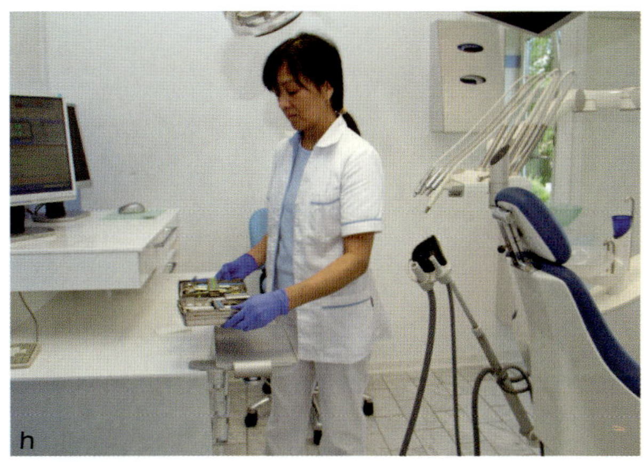
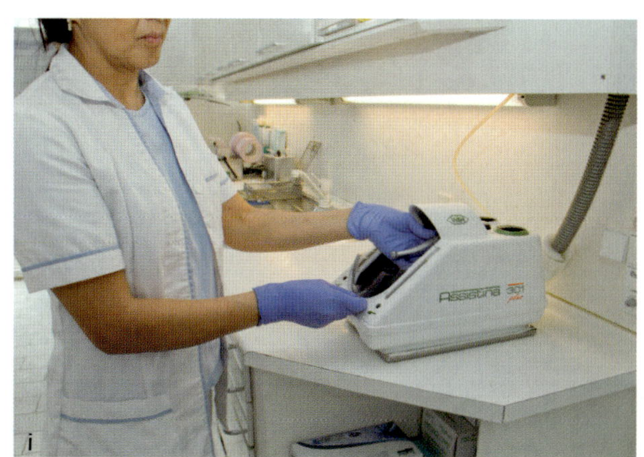
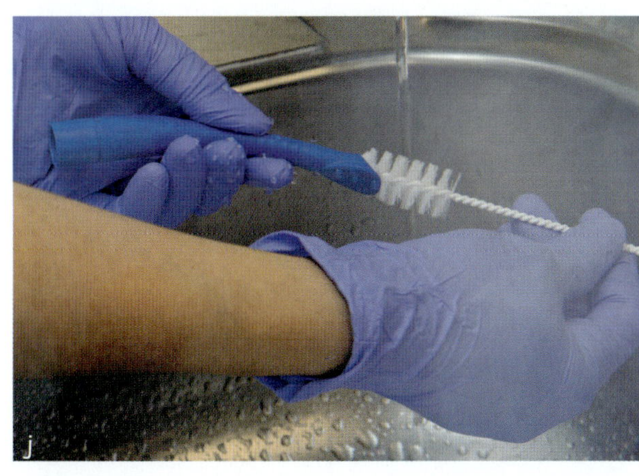
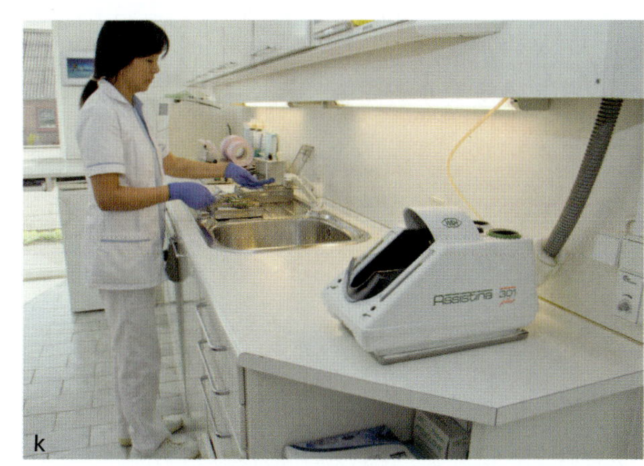
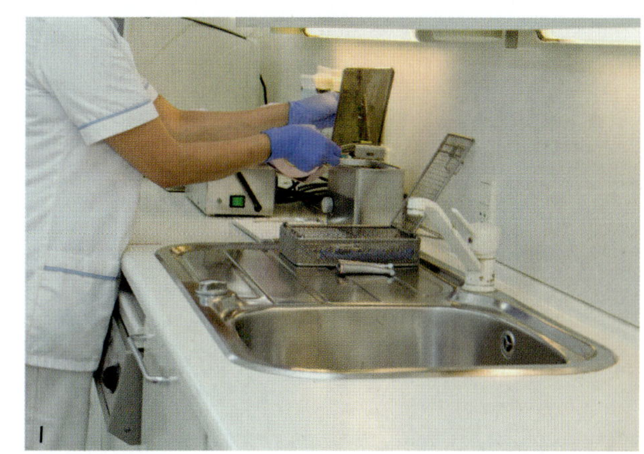

图9-26（续） （g）从添补车针架上拿取1个车针添补专用车针架。（h）将器械盒送到消毒室。（i）将电马达反角手机放置在设备上，进行注油和表面消毒。（j）用刷子手工清洁强吸管的内侧和外侧面。（k）强吸管、三用枪工作头和成型片系统等放入器械清洗机内。（l）车针架闭合后，超声水浴荡洗。

单独用无菌纸袋打包。最后，高温、高压消毒灭菌。

助手在消毒室内不需要单独分拣和清洗任何一个手用器械或者车针。器械清洗机的程序可以替代浸泡消毒的过程。只有在少数情况下使用了添补器械或车针，助手才会需要手工单独清洗这些器械。这种工作方法节省了助手大量的时间。

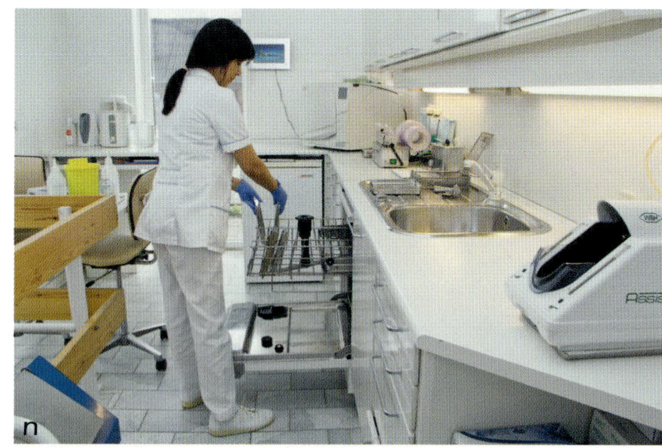

图9-26（续） （m）器械分类夹归置器械后放入器械清洗机。（n）器械盒放入器械清洗机中。

消毒灭菌

在不同的国家，卫生、消毒和灭菌的标准制度及管理规章会有很大差异。甚至，在私人开业的诊所之间，这种差异会更加显著。

观念转变的发生往往需要历经很长时间，尤其是已被牙医普遍接受的观念。比如说，20世纪80年代由于肝炎的全球肆虐，临床才开始重视反角手机的高温灭菌；但在25年之后仍有些国家对此有所争议。就卫生标准的统一上，学者与诊所开业者之间始终存在激烈的讨论，因为某些项目的实施需要很可观的成本支出。而每个诊所开业者都必须做出自己的决策，而决策本身也都总有提升和改进的空间。

笔者关注和参与过不同国家在这方面的讨论。虽然本书不会就此话题做深入的探讨，但有必要给读者提供一些笔者的个人反思，以及分析2012年的牙科诊所卫生消毒标准。因为这些内容与前几章有关器械及物料的高效管理有密切影响和关系。

笔者知道，就卫生消毒流程的话题，在得到任何有实际意义的结论之前，可能都会有非常多需要优先考虑的要素和细节应当展开分析与讨论。以下的分析与讨论，也许有的人会觉得分析得不够详尽，而有的人会觉得太过详细！

笔者的个人观点如下：

1. 接触的有些患者可能感染有肝炎病毒、HIV病毒或多重耐药细菌，这些疾病在过去几年来传播非常快。没法明确患者是否已经感染，甚至患者自己可能也不知道。因此，诊所的卫生消毒标准应当能有效阻断病毒或细菌传播感染的潜在途径。
2. 当治疗操作中有水雾产生，水雾气溶胶就会遍布整个诊间，甚至蔓延到隔壁房间。所以整个诊所角角落落都有水雾溶胶遍布，其中可能就会有唾液中的细菌和病毒（空气传播污染）。
3. 细菌接触到有炎症的牙龈就容易传播到全身血液系统而导致菌血症。因此，所有接触牙龈组织的器械工具在使用前都要消毒灭菌。
4. 我们有可能会遇到法律纠纷的情况，需要提供卫生消毒标准和记录。患者有权利要求我们提供消毒记录。

2012年的牙科诊所卫生消毒标准

- ▲ 手用器械用器械清洗机进行有效清洗，然后放入封闭的有盖器械盒，在具有始末抽真空功能的高压灭菌锅消毒。
- ▲ 旋转类器械和牙髓治疗器械放在车针架或

锉针架上，然后超声水浴荡洗。与相应器械盒一起打包消毒或者单独放入无菌纸袋消毒。同样也使用具有始末抽真空功能的高压灭菌锅。消毒后保持无菌存放。

- 如果高压灭菌锅不具备始末抽真空功能，那么电马达反角手机的内部和强吸管的内部就无法实现高压消毒灭菌的目的。有些无抽真空功能的高压灭菌锅虽然可以通过高温水蒸气对强吸管的内部进行消毒、灭菌，但是对反角手机的内部无效。
- 先在冷水下冲洗电马达反角手机和其他手机，然后注润滑油和表面消毒，无菌纸袋打包后再放入具有始末抽真空功能的高压灭菌锅消毒。消毒灭菌之后存放妥当，保持无菌袋完好。考虑到临床使用频率，建议诊所要配备足量的电马达反角手机。
- 如果高压灭菌锅具有始末抽真空的功能，那么整个高温、高压消毒灭菌的流程需要40分钟，包括反角手机等器械的冷却时间。
- 单包消毒的手用器械消毒后保持无菌存放在抽屉内。

综合设备的器械

用含氯己定的酒精溶液擦拭消毒综合器械。

三用枪

三用枪的喷枪头用高压灭菌锅消毒，剩余的部分用塑料防护膜包裹，仅留出安装喷枪头的接口区。随后，用一根小的正畸皮圈固定扎紧。塑料防护膜要做到患者一人一换。

超声洁治器

工作尖用抽真空的高压灭菌锅消毒。手柄则连接多功能端口后用塑料防护膜包裹。

强吸管的内部用小号的瓶刷清洗，再用器械清洗机处理。然后，打包在口腔一般检查的基础器械盘或单独无菌包装，放入抽真空的高压灭菌锅。

材料物品的管理

“首要抽屉”和材料大托盘

材料

有些治疗项目会使用到很多材料。比如，冠桥修复可能需要60多种不同的材料物品。在牙髓治疗中如果手用锉和旋转机用锉都要使用，那么同样也要准备非常多的材料物品。

问题

助手在做准备工作时往往要跑到不同的储物区拿取和收集某个治疗所需的材料物品。诊所储物区的数量多到令人惊讶，几乎很少在12处以下，通常都多于20处，甚至有时超过30处。

助手花费大量的时间奔走在不同的储物区拿取和收集治疗所需的材料物品。当治疗结束后还要将材料物品再放回原先的储物区。这样的工作每天、每年都在重复进行。因此，改进材料物品的组织管理将会大有裨益，这能为助手每天省下相当多的时间和精力。

解决方法

解决方法是根据用途分类管理材料。材料可以存放在大托盘和器械收纳盒等工具中。笔者发现其实很多诊所也用了类似的方法，其中有些在很多年前就开始这么做了，那时候牙科材料的种类和数量都还比较少，分类也相对简单。

如果材料物品是单层摆放而且收纳容器的边缘高度很低的话，助手一眼就能看到需要的物品然后直接拿取。

这里介绍一种最好用也最便宜的收纳工具——类似自助餐厅的大托盘，比如，大小在45cm×30cm的就非常合适。托盘的空间充足、边缘高度很低，摆放的物品可以一目了然（图9-27）。基本上，这种托盘就足够盛装治疗需要的所有材料和物品了。

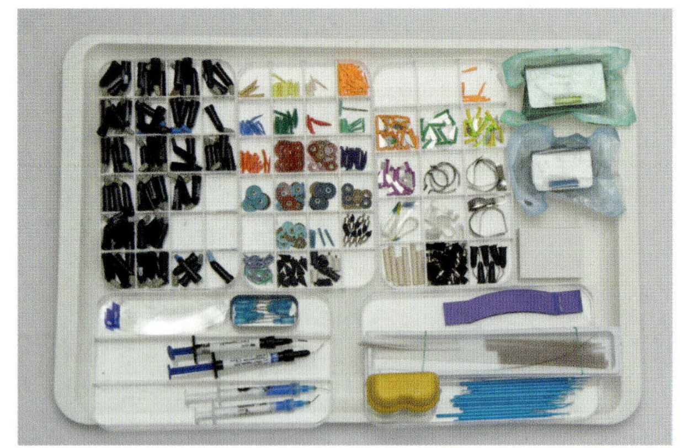

图9-27 材料大托盘内放着复合树脂治疗需要的所有材料。

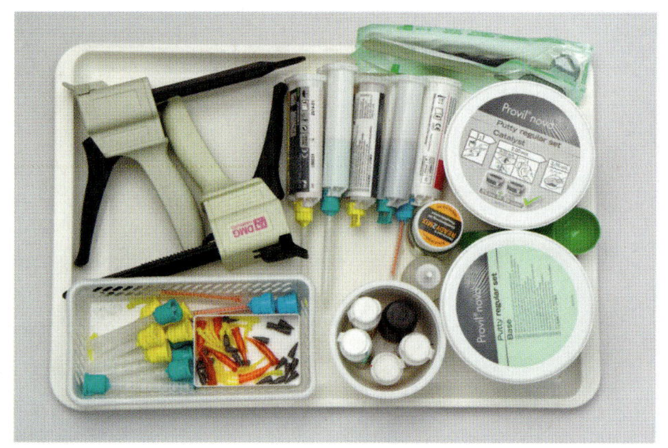

图9-28 材料大托盘内放着冠桥修复治疗需要的材料。

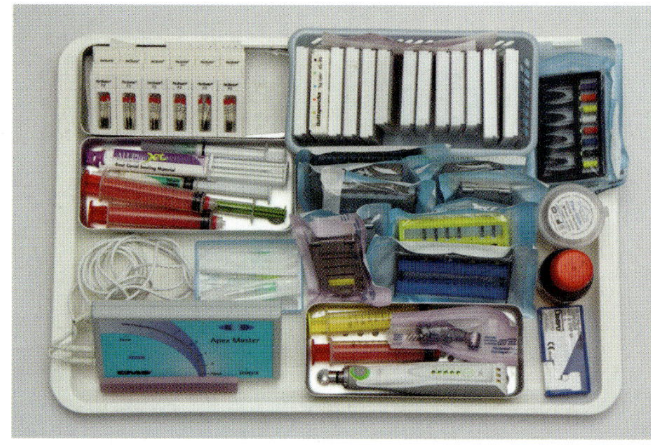

图9-29 材料大托盘内放着牙髓治疗需要的材料。

比如，材料大托盘可以用来盛放临时冠需要的材料，包括临时粘接水门汀（图9-28和图9-29）。当有些治疗使用到的材料比较少，也可以选择器械盒（cassette）来盛纳。

比如，以下材料就可以用器械盒归类收纳：

- 桩和核修复的材料。
- 粘接水门汀系统。
- 材料大托盘可以存放在诊间的柜子里，或者放在诊所中央区域的柜子里（图9-30）。

比起之前助手要为某个治疗逐一收集和准备材料，现在只要从储物抽屉或储物架上拿取相应的材料大托盘，然后将它摆放在靠近患者的工作台面上就可以了。这极大简化了治疗前材料准备和治疗后材料归位的流程，每天能节省下的时间远不止1小时。

类似餐厅用的大托盘，在牙科工作中其实非常之实用，如果能结合极具功能性的工作站，那就能实现器械和物料的高效管理了。工作站可以存放所有常用的小件物品和材料，助手拿取就很方便和快捷。

MEGASPACE也可以存放材料大托盘（图9-31和图9-32），因此该工作站统合了“首要抽屉”的功能和快速准备材料的功能。考虑到治疗操作可能有水雾形成，那么可用防水铺巾遮盖在工作台面上的材料大托盘（译注：材料大托盘在工作时需要摆在助手伸手可及的工作台面上）。

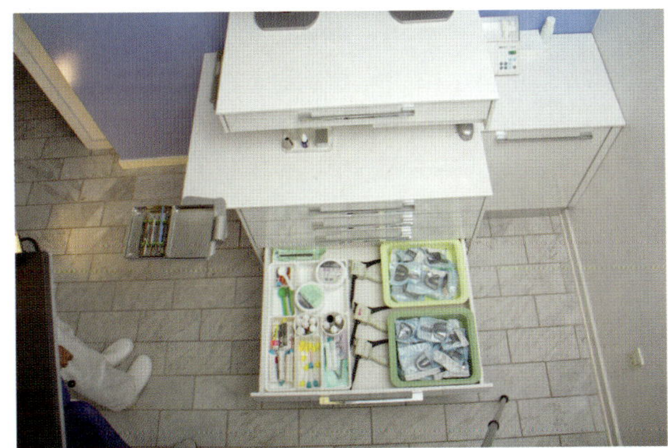

图9-30　在工作站下方抽屉的左边区域存放着材料大托盘。

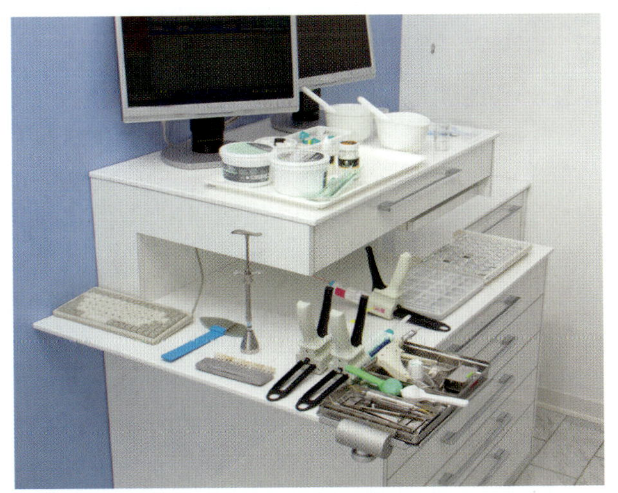

图9-31　在使用时，材料大托盘摆放在工作站的顶部台面。冠桥修复治疗需要的所有材料都已备齐。

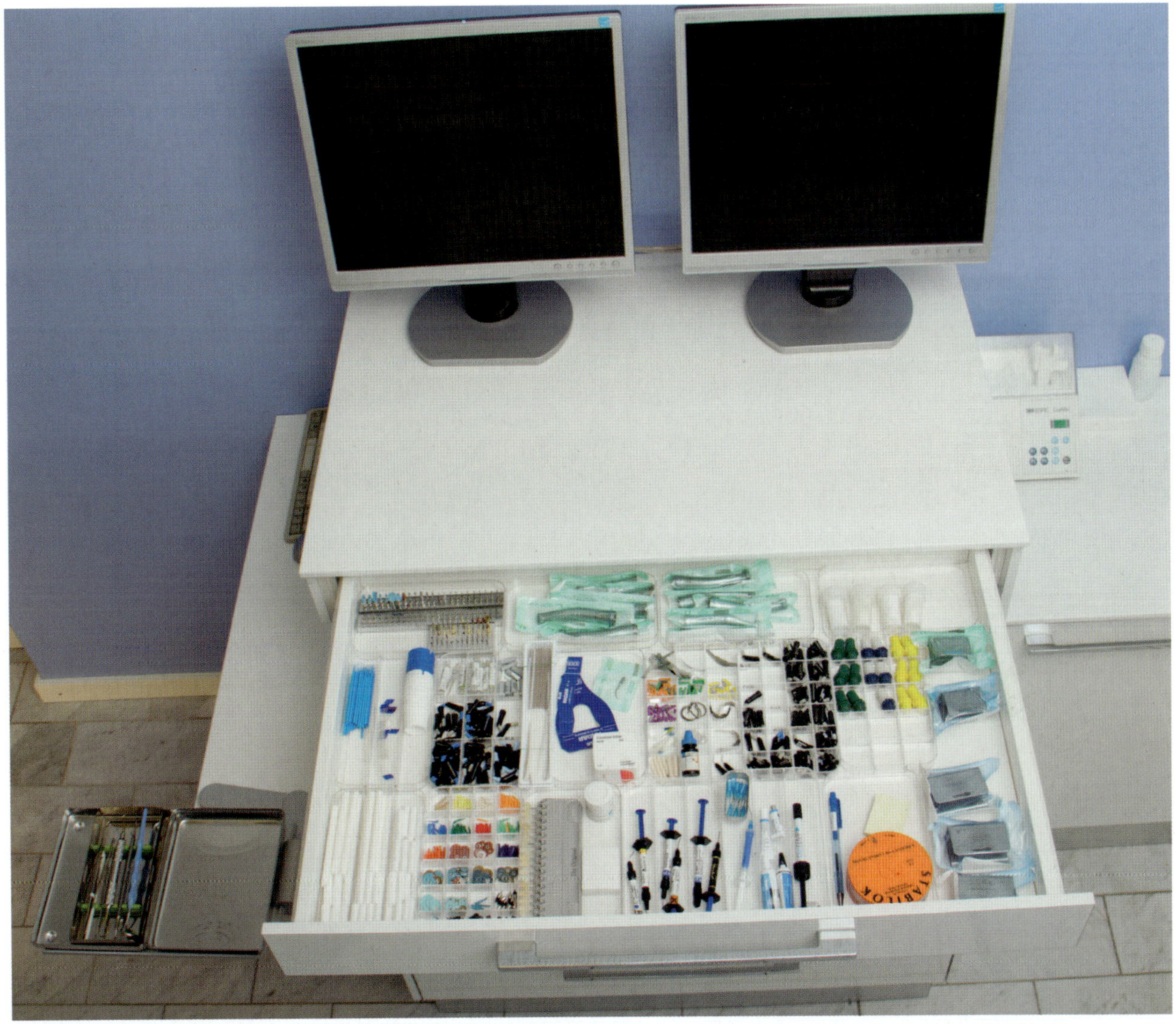

图9-32　MEGASPACE的“首要抽屉”是诊间最重要的组成部分。“首要抽屉”在助手伸手可及的范围并在工作台面的正上方。图中抽屉内存放了超过100件小物品，包括窝洞制备、充填和抛光的所有材料。“首要抽屉”内还有一个材料大托盘，托盘内放着复合树脂治疗所需要的材料。

第 10 章

医助之间的协作配合

ASSISTANCE AT TREATMENTS

复合树脂充填的配诊

如果有MEGASPACE或WORKSTATION第2代这样的工作站，我们就可以把复合树脂材料存放在“首要抽屉”（图10-1），这样在操作过程中拿取会很方便。如果诊间没有“首要抽屉”，那么可以把材料都放在大托盘内，托盘的边缘高度较低，这样物品就能一目了然（图10-2）。从托盘内拿取物品时，可以用基础器械盒内额外的一个镊子来夹取。

治疗前的准备

首先在手用器械台面上摆放好口腔检查的基础器械盒和复合树脂充填治疗的器械盒（图10-3）。

随后，助手根据操作内容和流程，在靠近牙医的电马达端口上安装好红色圈高速反角手机和车针。接着，在靠近助手侧的电马达端口上安装蓝色圈反角手机和操作需要的车针（因为蓝色圈反角手机更换车针的频率会更高，所以选择这样的次序连接反角手机）。

酸蚀剂和粘接系统及树脂比色板也需要准备好。

治疗中的配诊

图10-4举例说明复合树脂充填的四手配诊原则。

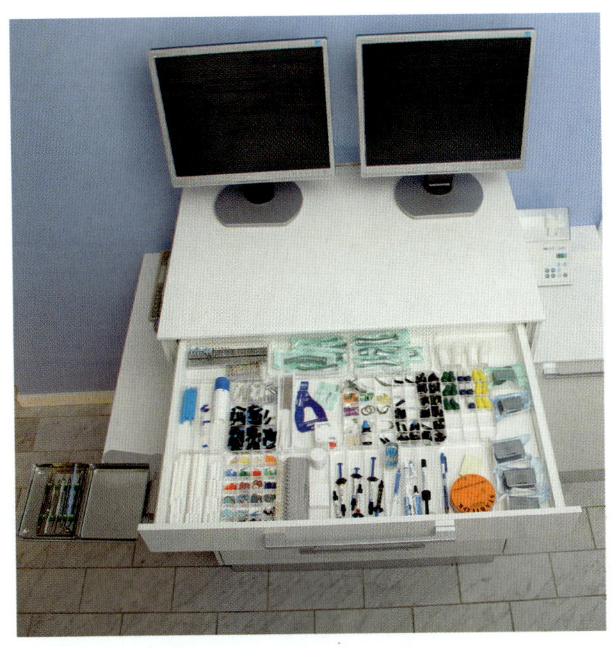

图10-1　“首要抽屉”。

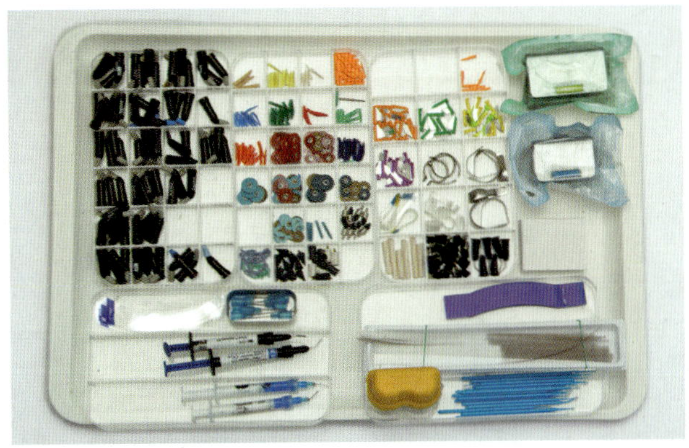

图10-2　复合树脂材料大托盘，里面的物品包括：棉卷、洞衬材料、调拌纸、酸蚀凝胶、底漆及粘接剂系统、小毛刷、比色板、保护邻牙的楔刀、成型片夹、分段环的夹钳、聚酯薄膜片、不同形状的成型片、排龈线、楔子、树枪、10种最常用颜色的复合树脂及流动树脂、高功率的LED光固化灯（无线的款式）和咬合纸。

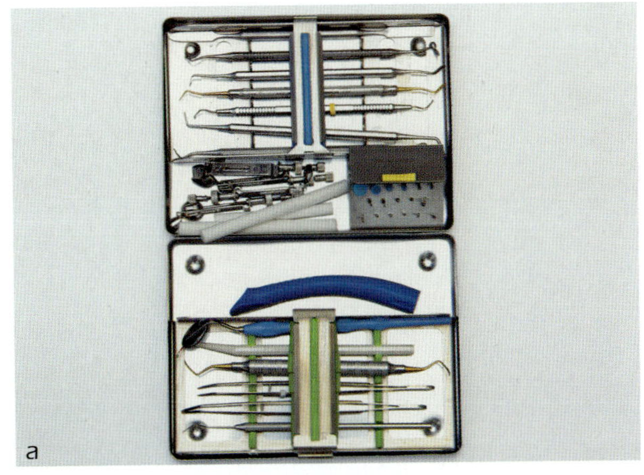

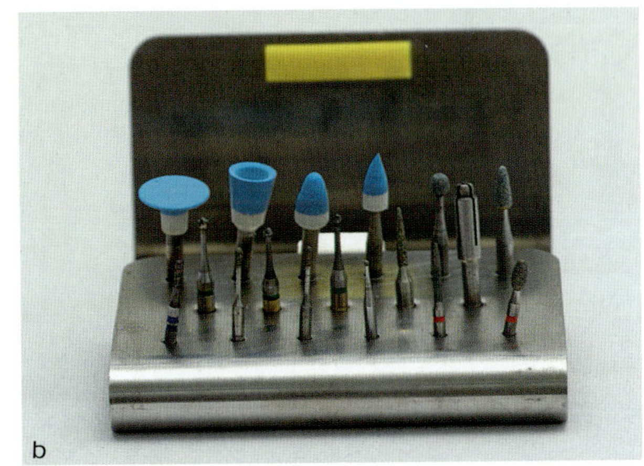

图10-3　（a）复合树脂充填器械盒，里面有手用器和车针架套装。（b）复合树脂充填的车针架套装。

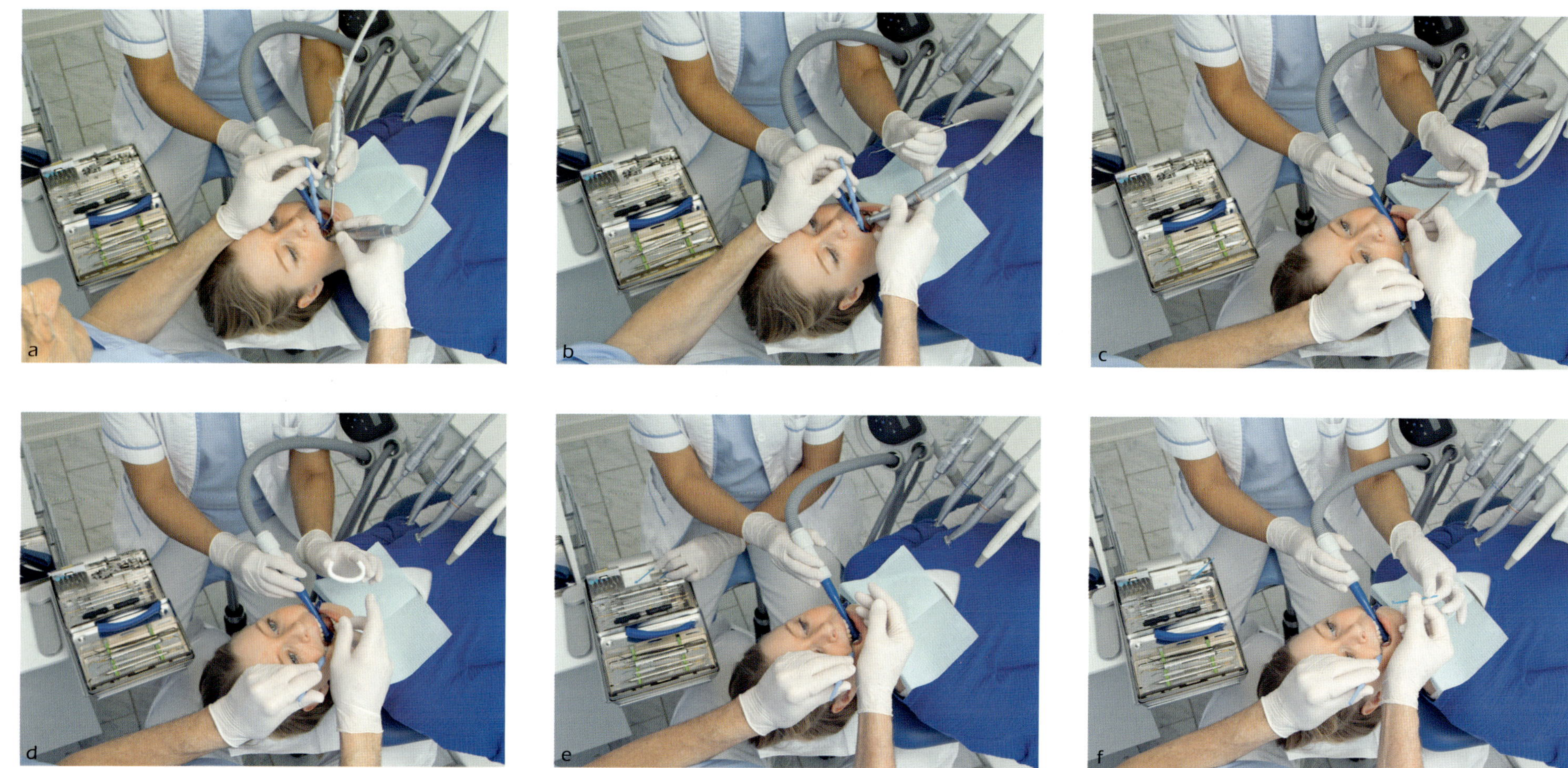

图10–4 （a）治疗前准备。牙医使用口镜，助手负责吹干镜面。（b）助手正在接过牙医手里的电马达及其连接的反角手机。（c）同时为牙医传递了探针。（d）将长条棉卷置于唇颊前庭，作用是推开口颊和干燥术区。助手右手握强吸管阻挡舌体。（e）用小毛刷蘸取酸蚀凝胶。（f）将小毛刷预先摆好朝向窝洞的使用方向，再传递给牙医。

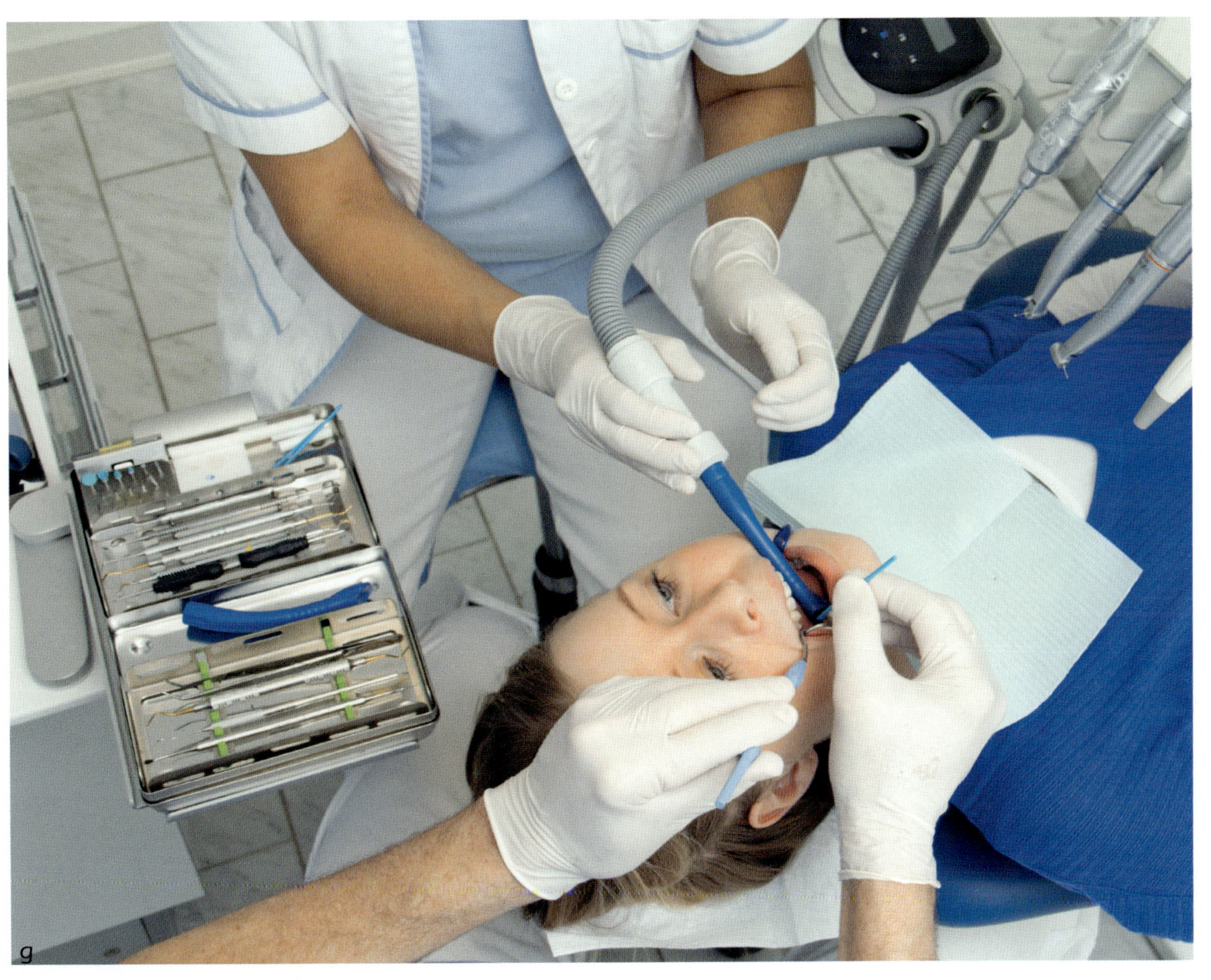

图10-4（续）　（g）牙医酸蚀窝洞。

四手配诊的基本操作技能参见第6章，这些技能包括：

- 材料准备。
- 牵拉阻挡软组织。
- 保持牙医的口镜干燥。
- 干燥窝洞。
- 手用器械的传递。
- 综合器械的改良传递方法以及材料物品的传递。

图10-5～图10-7是右下磨牙树脂充填的具体案例。有些照片在前面的章节已经出现过，在这里主要用于说明复合树脂的配诊流程。

树脂多层分塑技术

这个治疗过程体现的是树脂枪（一种输送树脂材料的手用器械）和光固化灯反复交替传递的技能。

多次交替使用咬合纸和金刚砂车针进行调𬌗

此时，牙医就从红色圈1：5的反角手机换用蓝色圈1：1的反角手机，以及抛光车针、抛光碟和抛光杯。

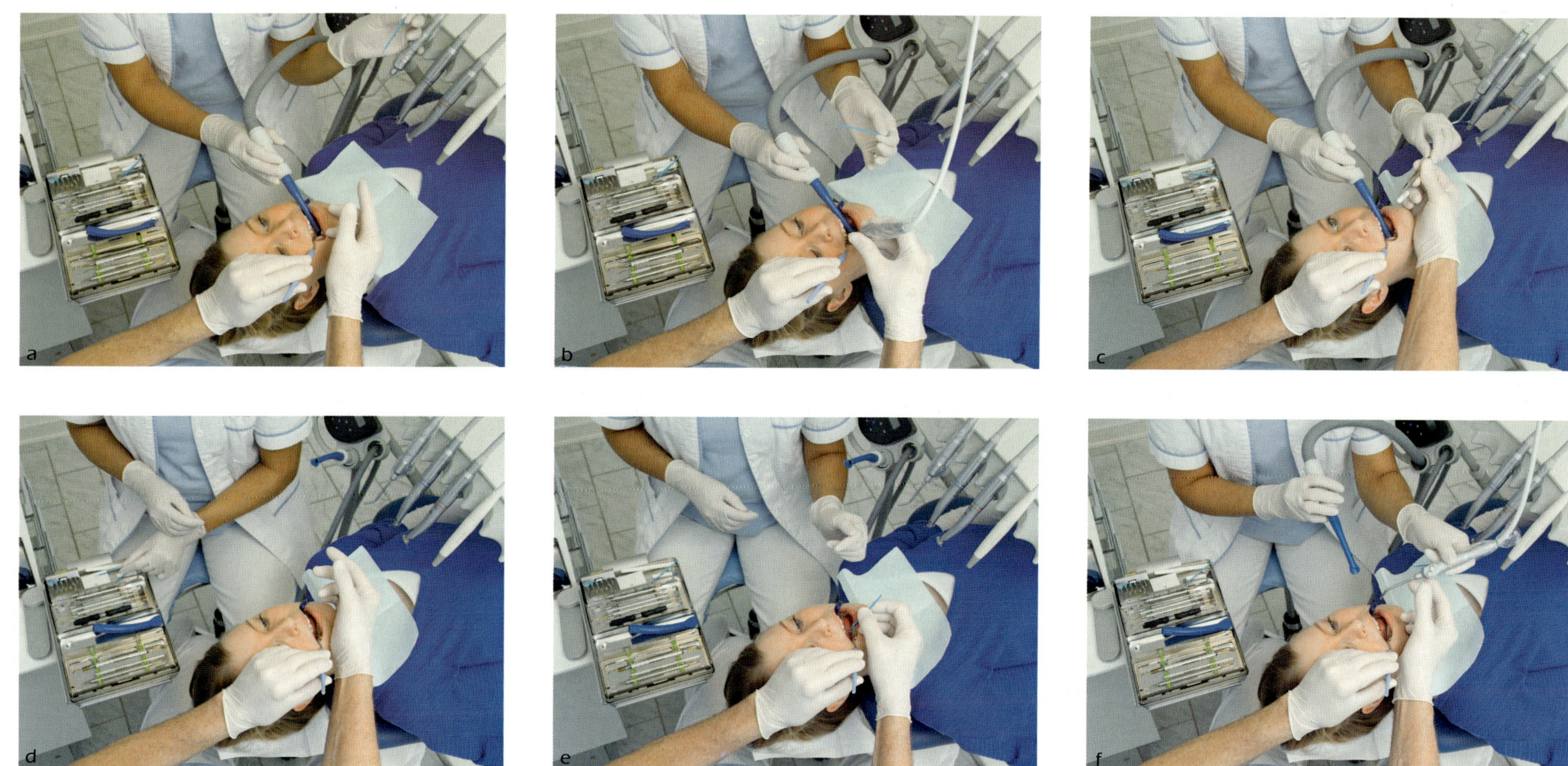

图10-5 （a）助手左手拿着小毛刷和三用枪，准备传递给牙医。（b）牙医用三用枪冲洗口腔，然后轻柔吹干窝洞。（c）助手用镊子夹持棉卷并传递给牙医。牙医接过二者，然后将棉卷放在牙齿的舌侧。（d）助手拿小毛刷蘸取底漆，牙医等待助手的传递。（e）牙医在窝洞内涂布亲水性底漆。（f）助手为牙医传递三用枪。

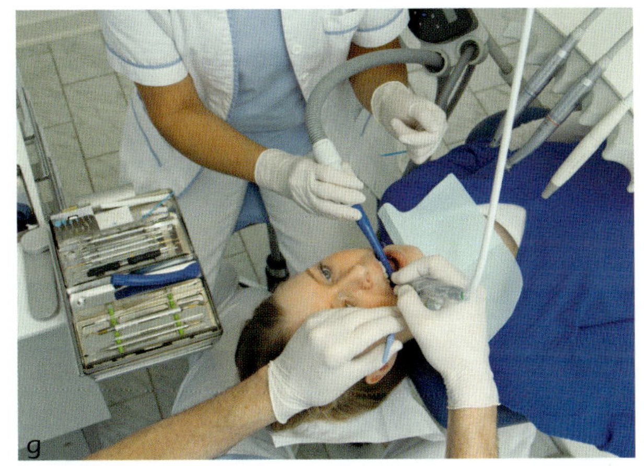

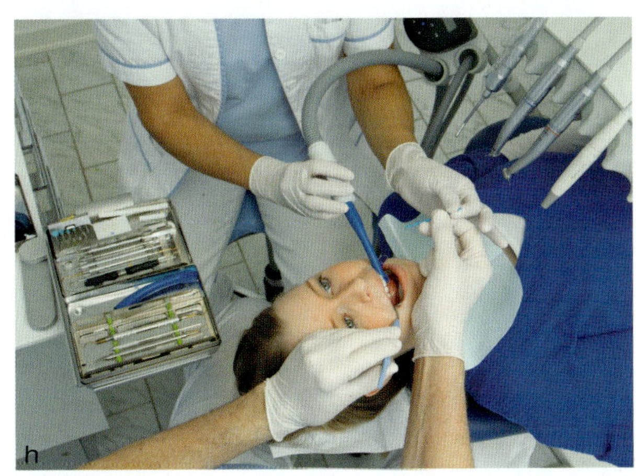

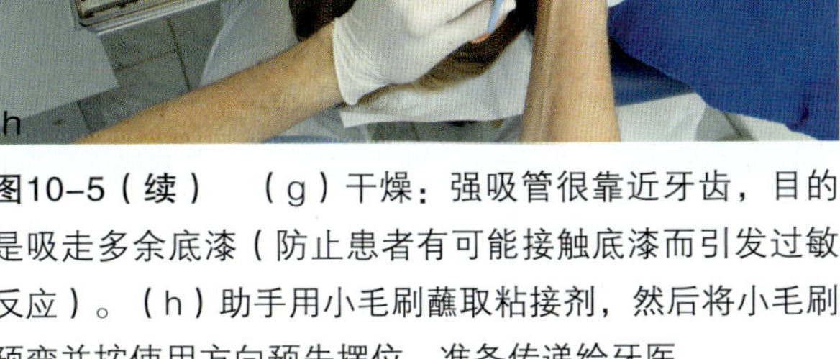

图10-5（续）　（g）干燥：强吸管很靠近牙齿，目的是吸走多余底漆（防止患者有可能接触底漆而引发过敏反应）。（h）助手用小毛刷蘸取粘接剂，然后将小毛刷预弯并按使用方向预先摆位，准备传递给牙医。

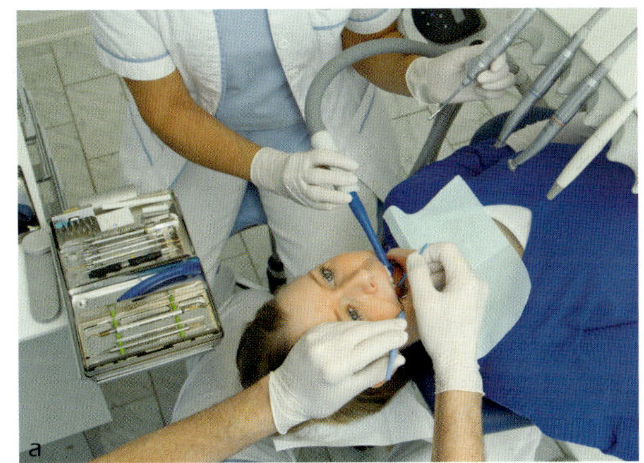

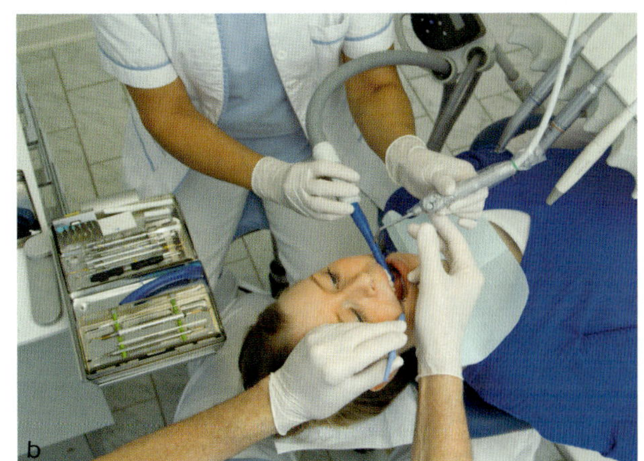

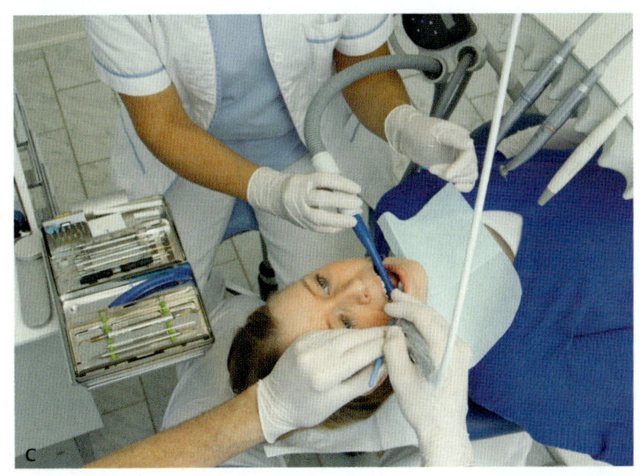

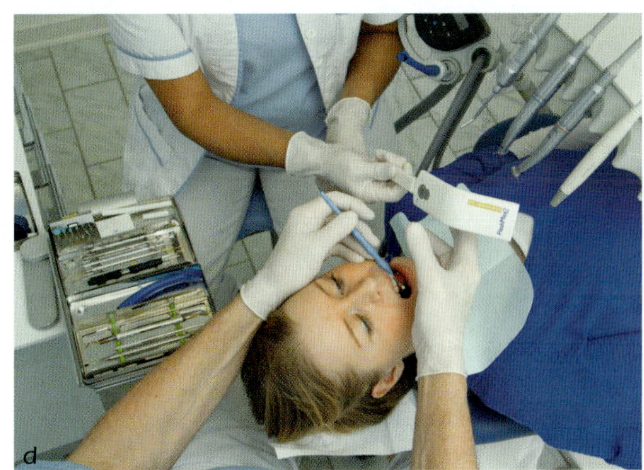

图10-6　（a）牙医涂布粘接剂。（b）助手为牙医传递三用枪。（c）牙医用三用枪轻柔吹匀窝洞表面的粘接剂。强吸管靠近窝洞并吸走多余液剂。（d）助手为牙医传递高强度的LED光固化灯（功率4W），是无线的充电款式。每2mm树脂层，光照固化3秒。

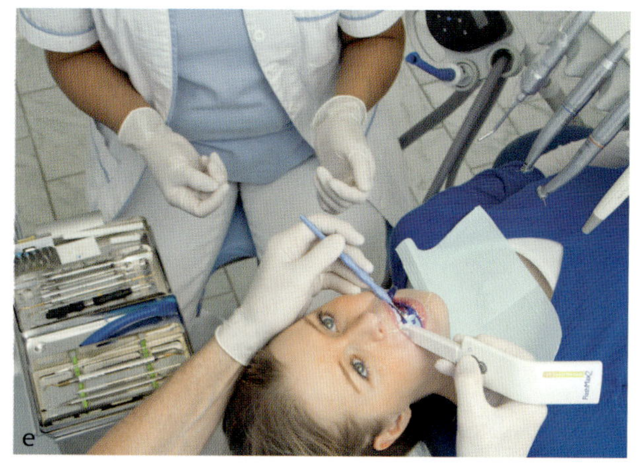

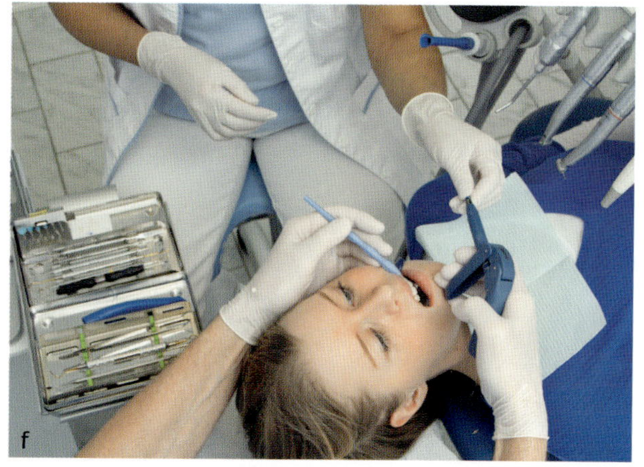

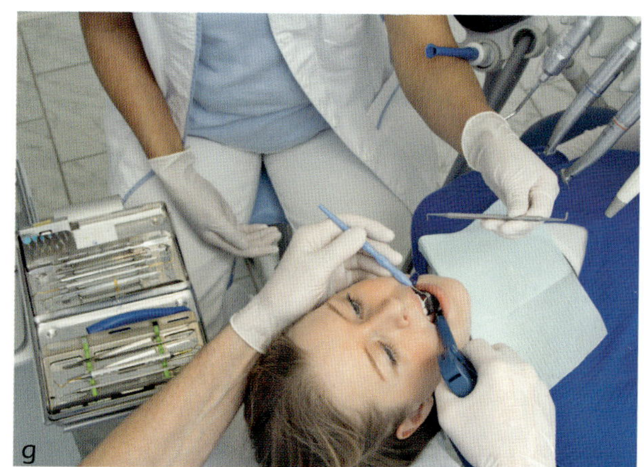

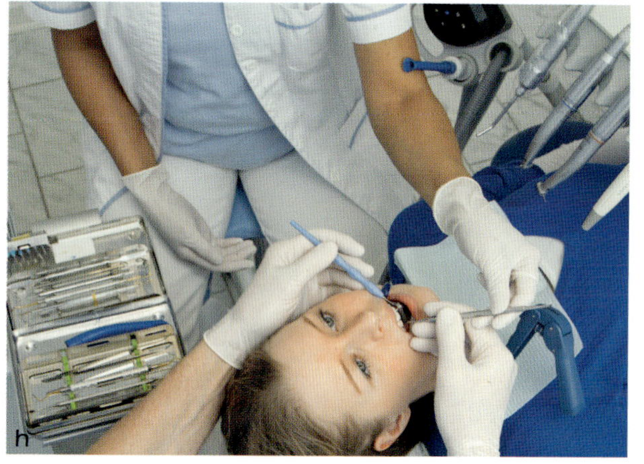

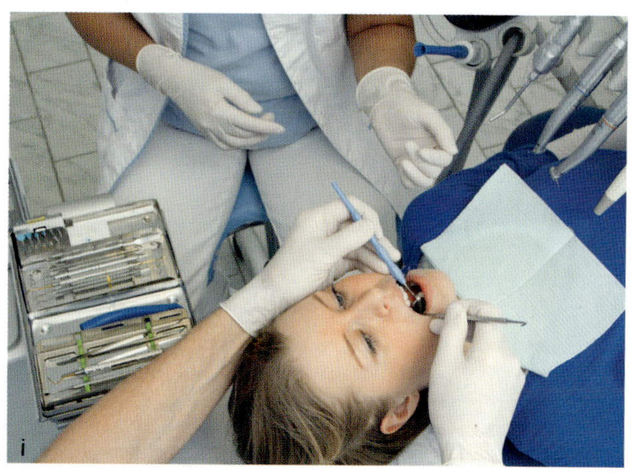

图10-6（续） （e）牙医使用光固化灯。（f）助手为牙医传递树脂枪。（g）窝洞的树脂充填：牙医握着树脂枪输送树脂。（h）助手左手小指握住树脂枪，同时为牙医传递手用器械。（i）牙医使用手用器械来塑形树脂。

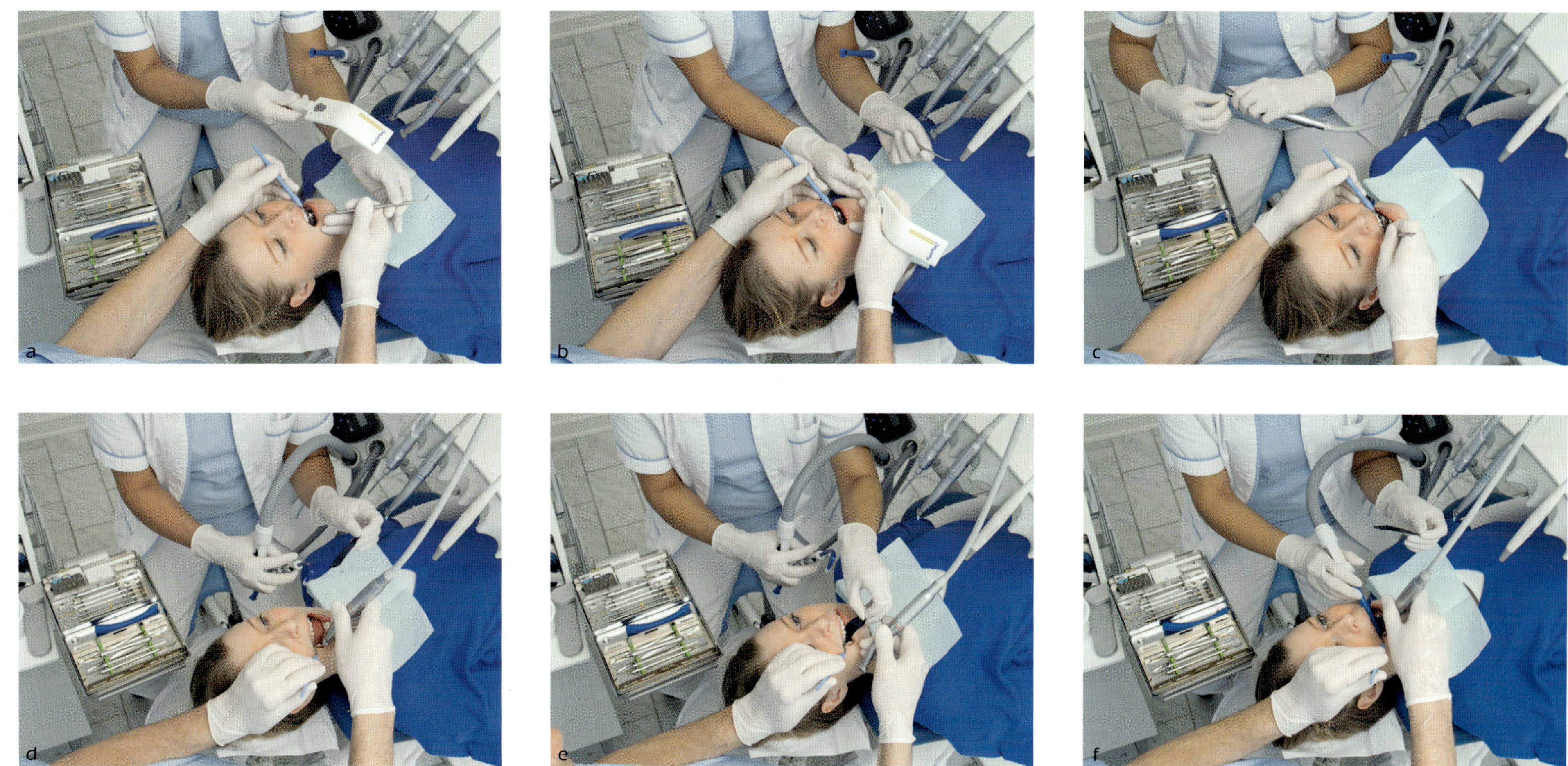

图10-7 （a）助手正在接过牙医手中的手用器械，另一只手准备传递光固化灯。（b）完成光固化灯的医助传递。（c）然后，助手在手机上更换旋转器械，为抛光操作做准备。（d）助手拿走弱吸管，手上准备传递咬合纸。（e）在患者口内使用咬合纸。（f）牙医接着调䂬。

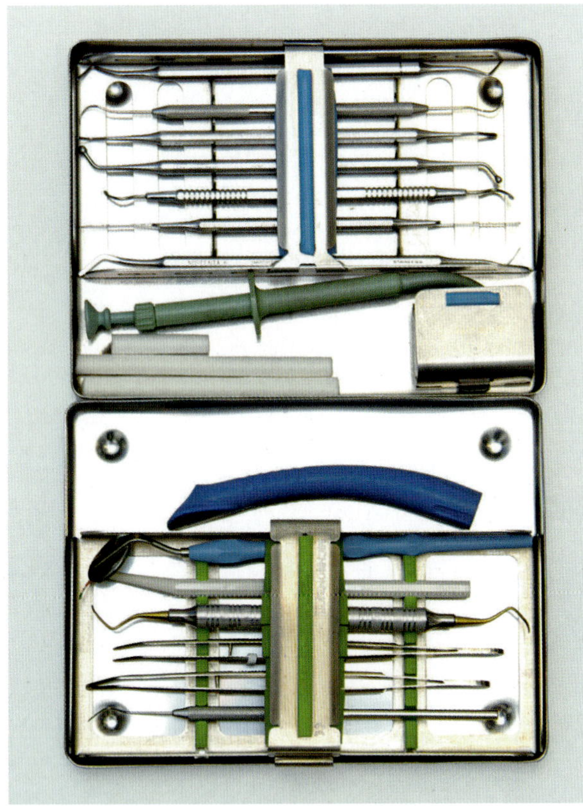

图10-8 口腔检查的基础器械盒和银汞充填的器械盒。

银汞充填的配诊

银汞材料的使用因地而异。有些国家已经不再使用，或者有严格的适应证；而在有些国家，还是常规充填材料之一。不同国家和地区在银汞使用上有所不同。

如果诊间没有“首要抽屉”，那么我们可以准备银汞充填器械盒。器械盒里的物品包括：

- ▲ 棉卷。
- ▲ 成型片和成型片夹。
- ▲ 楔子。
- ▲ 洞衬材料。
- ▲ 调拌纸。
- ▲ 银汞胶囊。
- ▲ 咬合纸。

基础手用器械盒

这个器械盒用于常规口腔检查，在治疗时与银汞充填的器械盒结合一起使用（图10-8）。

银汞充填的器械盒内有手用器械、银汞输送器和车针架套装。可能还有：

- ▲ 2个成型片夹（有左右之分），预先装上大尺寸的成型片，适用于磨牙。
- ▲ 2个成型片夹（有左右之分），预先装上小尺寸的成型片，适用于前磨牙。

夹持小件物品的镊子（在基础手用器械盒内）可以用来拿取“首要抽屉”内的材料。助手根据牙医的要求为他传递大小合适的楔子。咬合纸也是从“首要抽屉”内夹取。如果有咬合纸夹持器，也可以单独打包在纸袋消毒并存放在“首要抽屉”下方的第一层抽屉内，在使用前由助手装上咬合纸。银汞胶囊调拌器的使用可以将银汞的污染风险降到最低。

调拌均匀后，助手用银汞输送器直接从胶囊内拿取银汞（图10-9）。这一操作要经过训练才能实现用最少的动作来完成。接下来，助手就用右手为牙医传递输送器，图10-10～图10-14展示了两种不同的银汞传递方法。

助手直接将银汞材料放入窝洞

如果是中到大的窝洞，那么可以由助手直接将银汞材料放入窝洞，这样牙医就能专注在压实窝洞内的材料。只要经过训练，助手就能以精准、熟练的动作完成这个操作。比如，先从窝洞的远中放材料，接着放入窝洞近中，最后是窝洞殆面。

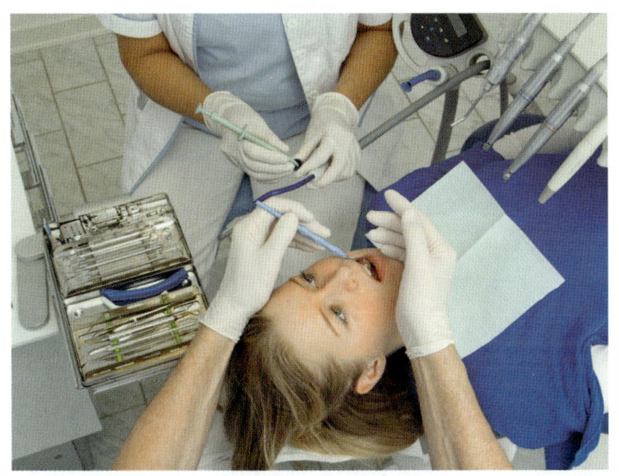

图10-9 助手通过输送器从银汞胶囊（用左手拿着）底部拿取材料，同时左手食指和中指握着弱吸管。弱吸管的作用是为患者吸走口内的银汞小颗粒。

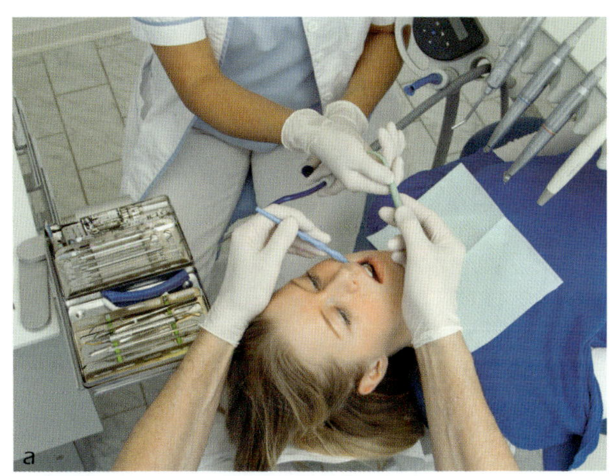

图10-10 （a）助手为牙医传递输送器。牙医以“手掌拿握”的方式接过输送器。助手的左手拿着弱吸管。（b）助手用右手拿起了银汞充填器。

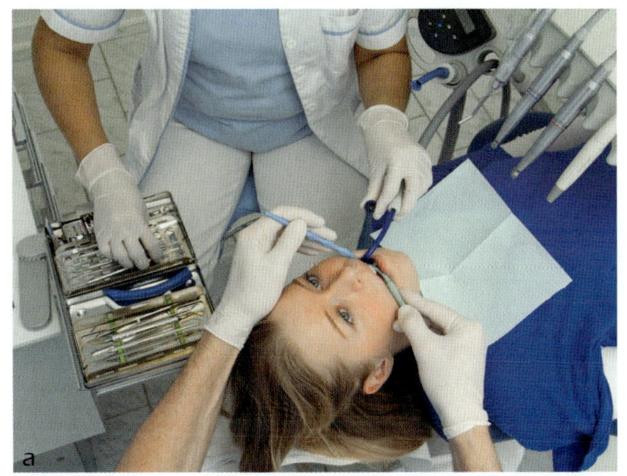

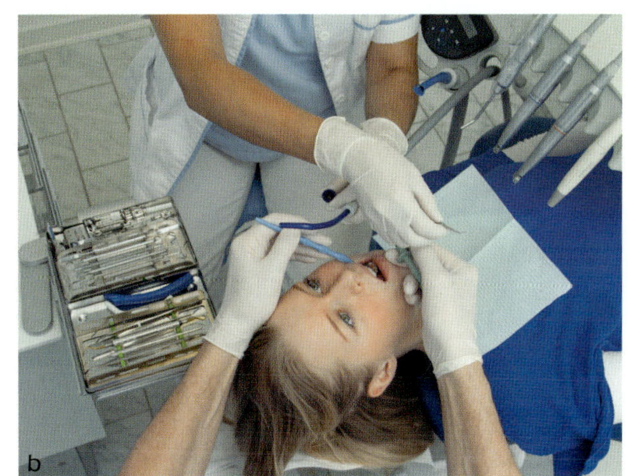

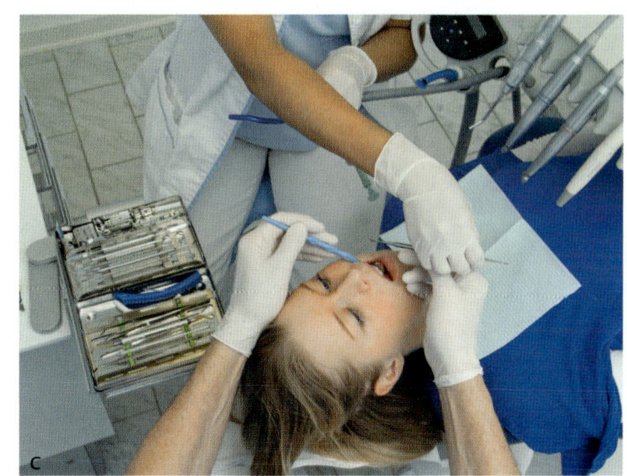

图10-11 （a）如果有需要，助手就用弱吸管头部吸走口内的银汞小颗粒。（b）助手一边用右手为牙医传递银汞充填器，一边用左手的小指接过牙医用完的银汞输送器。（c）传递银汞充填器（用于压实窝洞内的银汞材料）。

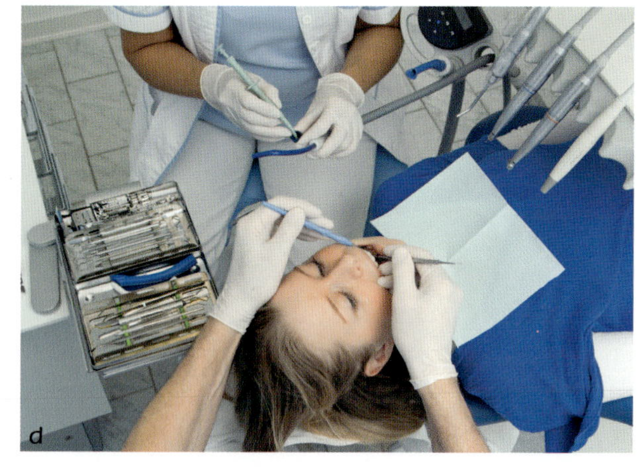

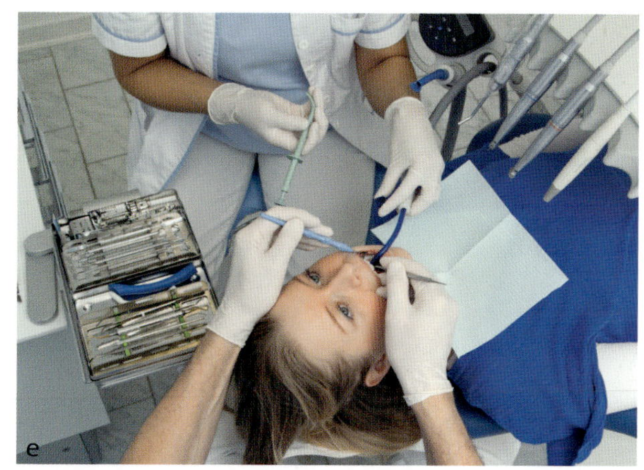

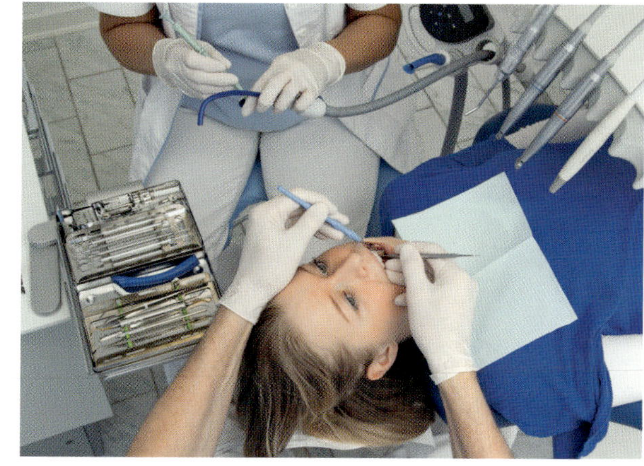

图10-12 助手重新将输送器装满。

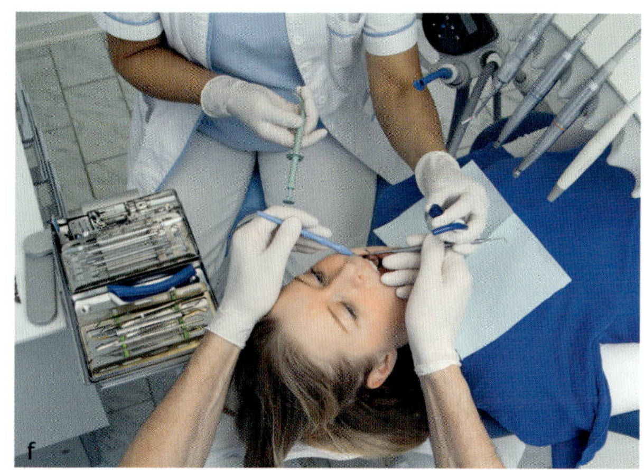

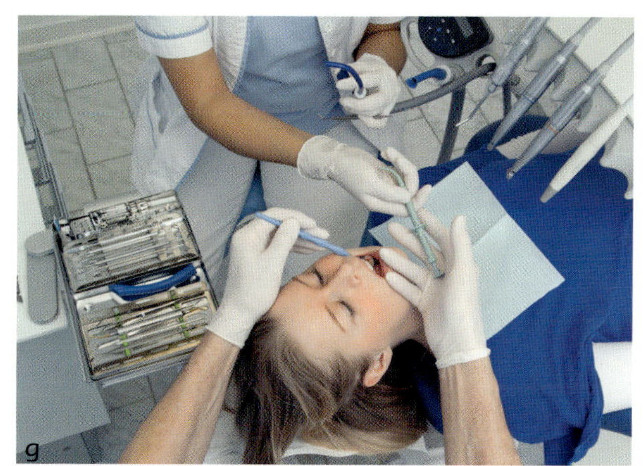

图10-11（续） （d）牙医在压实银汞材料时，助手重新装满输送器。（e）助手用弱吸管吸走落在窝洞外的银汞颗粒。（f）助手接过牙医手里的银汞充填器，（g）然后为牙医传递输送器。

银汞传递和输送的其他方式

如果助手训练有素且动作迅速，在大面积银汞充填时，除了由助手分次放入银汞材料，牙医还可以借助机械力量来压实窝洞内的银汞——即选用一种特殊的反角手机来操作。这样压实银汞的效率会比手工操作的效率高出很多。

如果窝洞小且深和/或操作视野有困难，那么只能由牙医将银汞材料放入窝洞。银汞治疗的配诊特点是助手要为牙医传递很多不同的手用器械，比如有用于殆面雕刻、塑形和抛光等器械（图10-11和图10-12）。

四手传递器械的基本技能参见第124页。

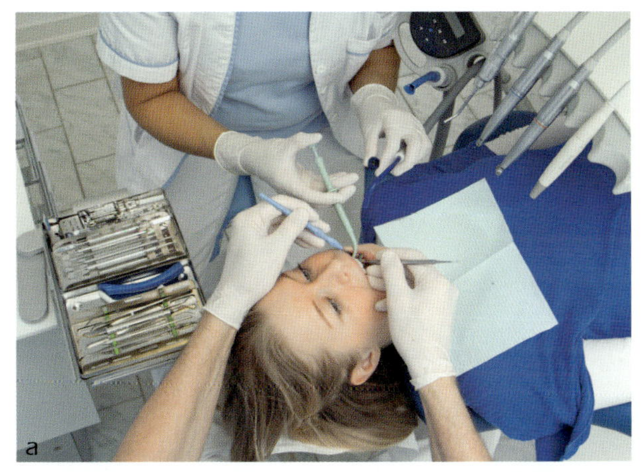

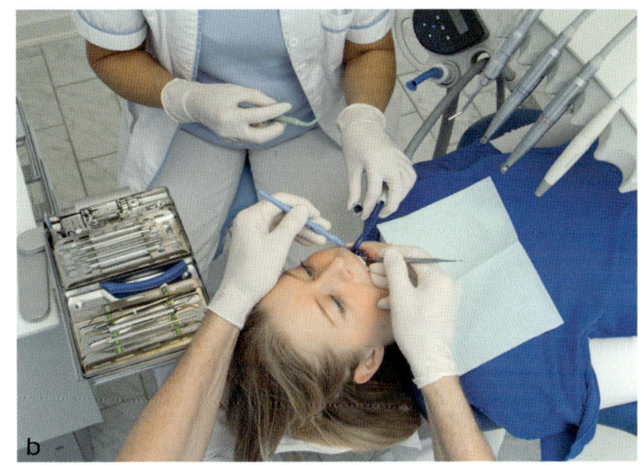

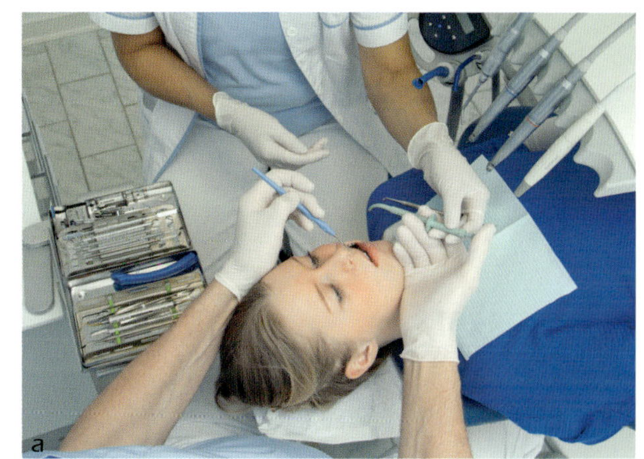

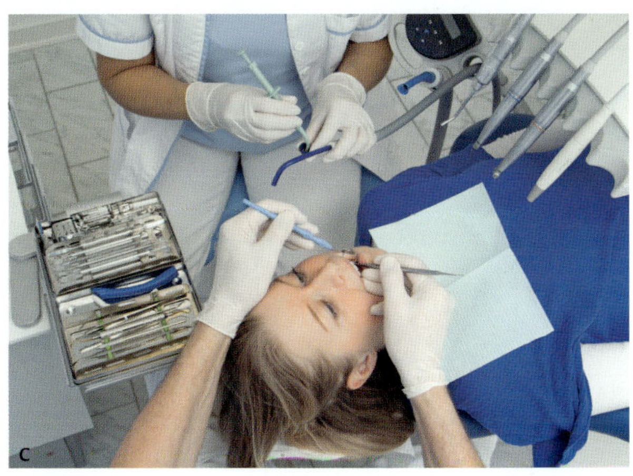

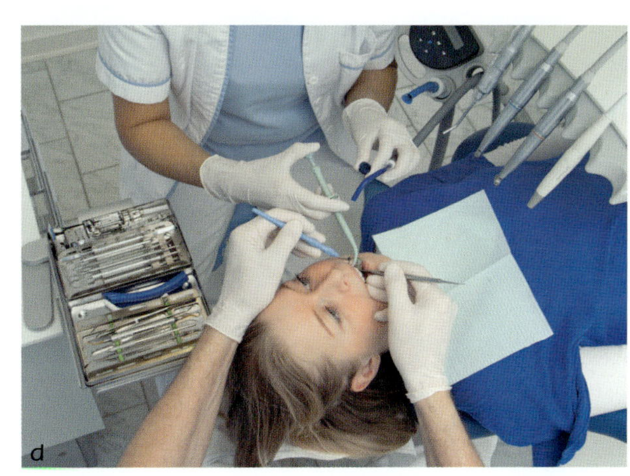

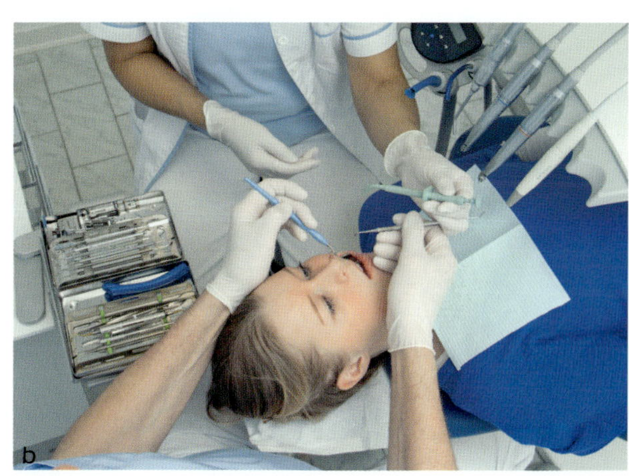

图10-13　（a~c）由牙医告诉助手需要银汞充填的部位。具体的充填步骤如下：助手将输送器头部放入成型片内（如果使用成型片）。然后，向近中或远中移动输送器头部直到触碰到成型片，再向下触碰到窝洞的底部，随后把部分或者全部银汞材料输送到窝洞内（根据牙医的要求）。（d）当牙医在压实窝洞内的银汞材料时，助手再重新把银汞输送器装满，然后根据牙医的要求继续直接向窝洞内输送材料。

图10-14　（a）输送器的握持方法。（b）需要塑形银汞材料时，助手使用标准的器械传递方法为牙医传递手用器械，具体流程参见第6章。

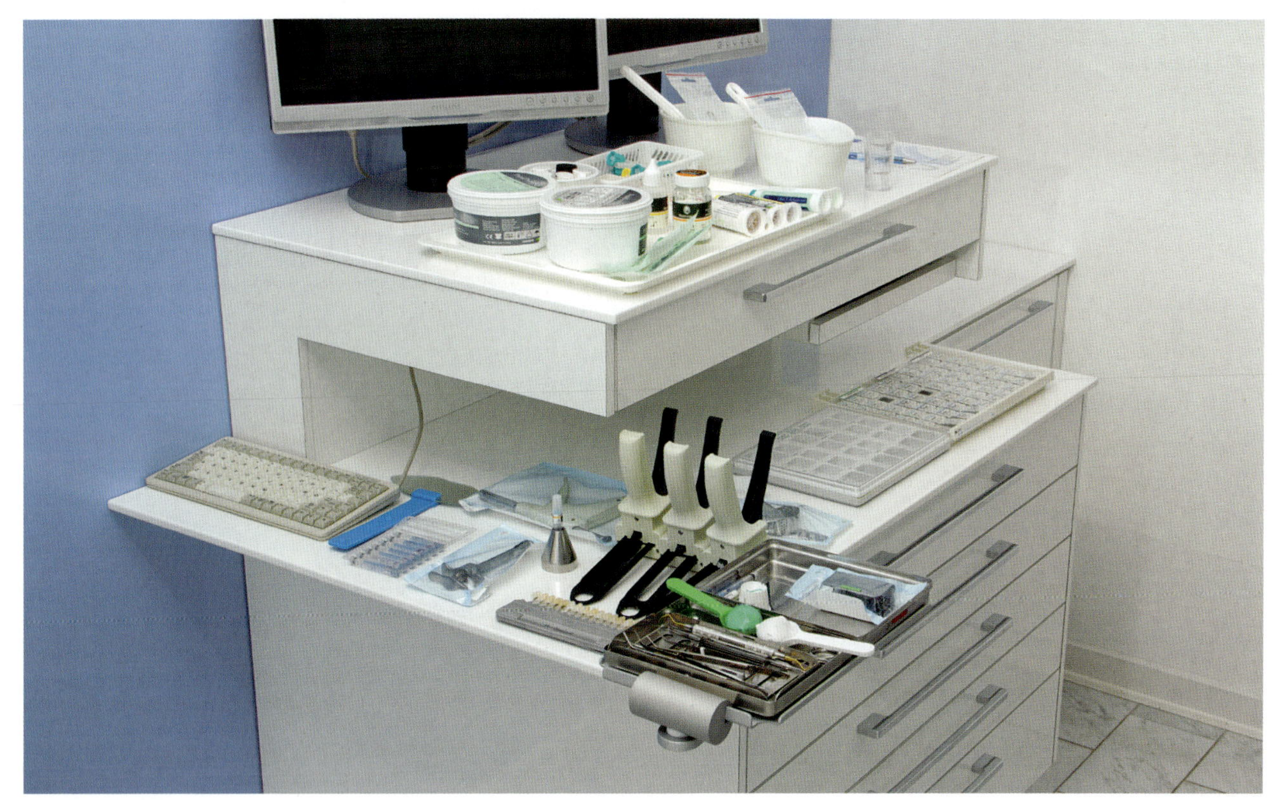

图10-15 助手在MEGASPACE上准备了全冠和固定桥修复需要的所有材料及物品。注意工作站的上、下两个工作台面几乎完全被物品占据了。这其实是对工作站功能表现的考验。

固定修复治疗的配诊

全冠、固定桥、嵌体和贴面

治疗前的准备取决于制定好的工作流程，也取决于临床是选用数字化还是传统的取模途径。下面举例说明如何在材料大托盘和传统取模的条件下组织管理治疗的器械及物料。我们还是以MEGASPACE工作站为例（图10-15）。

助手在实际工作中可以参考图10-15来准备固定修复治疗的器械和物料。

全冠和固定桥的材料大托盘

大托盘内包括：

- ▲ 比色板。
- ▲ 预先称量分装的藻酸盐，密封存放在小号塑料袋内。
- ▲ 藻酸盐调拌碗、量杯、调拌刀。
- ▲ 车针架套装（如果没有摆放在修复的手用器械盒内）。
- ▲ 不同直径的排龈线。
- ▲ 排龈液或者排龈膏。
- ▲ 玻璃调拌小杯。
- ▲ 线剪。
- ▲ 自凝塑料，用来制作检测平行或倒凹的小工具。
- ▲ 手调印模材以及配套的量勺，比如油泥型硅橡胶。
- ▲ 枪混的印模材。
- ▲ 枪混的混合头和注射尖。
- ▲ 枪混咬合硅橡胶以及混合头。
- ▲ 藻酸盐印模的修整刀（修整藻酸盐印模，方便制作临时冠）。
- ▲ 枪混Protemp4（3M ESPE）临时冠材以及混合头。
- ▲ 临时冠的修剪工具。
- ▲ 不含丁香酚成分的临时冠粘接水门汀。

- 混配枪（分别适用于印模材、咬合硅橡胶、临时冠材的混配枪）（图10-16～图10-19）。

预成临时冠有不同的外形和大小，摆放在靠近椅旁的抽屉内

车针架套装单独打包在消毒纸袋内并储存在MEGASPACE的全冠和固定桥修复材料抽屉内（图10-17）。

牙医和助手的协作及配诊工作与其他治疗项目所遵循的原则是一样的。助手为牙医传递的所有器械和材料物品都按照使用时的方向预先摆好，然后牙医接过手就能直接操作而不需要再调整手指或手部的握持方式。

当然此时的治疗操作流程也非常重要，因为这能帮助助手在配诊时预判牙医的下一步动作。

关于每一个细微的操作动作、生物力学、感知系统、前馈训练以及车针等工具的详细使用方法参见第4章。所有这些操作原则和技能在本章讨论的治疗配诊中都有具体体现。此外，本章还会进一步谈及患者的头部位置、患者椅位、操作视野、牙医坐的方位、助手牵拉软组织、牙医牵拉软组织、器械的握持方式（包括改良握法）以及手部/手指的支点。

笔者希望修复科医生能进一步细化这些工作

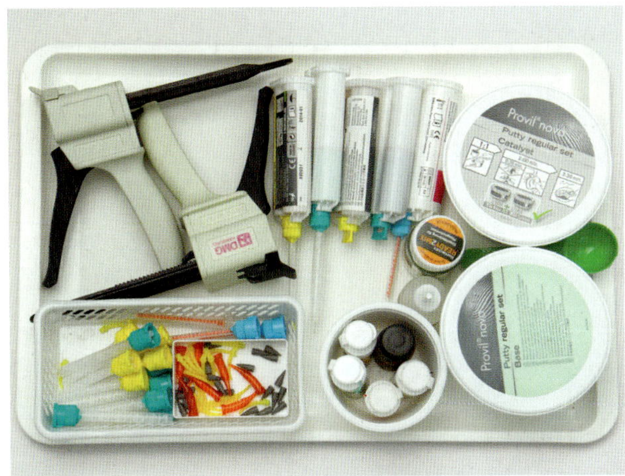

图10-16　全冠和固定桥的材料大托盘。

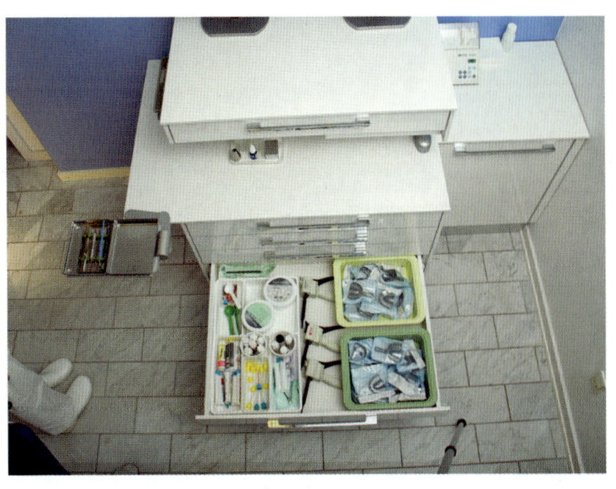

图10-17　MEGASPACE抽屉内摆放着全冠和固定桥材料（包括冠桥的材料大托盘）。

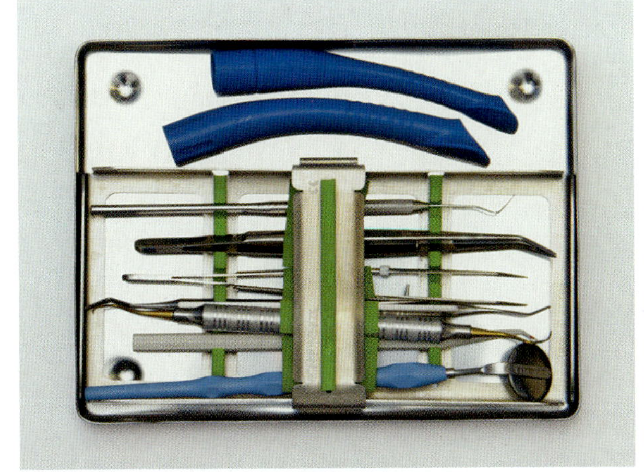

图10-18　口腔检查的基础手用械盒。

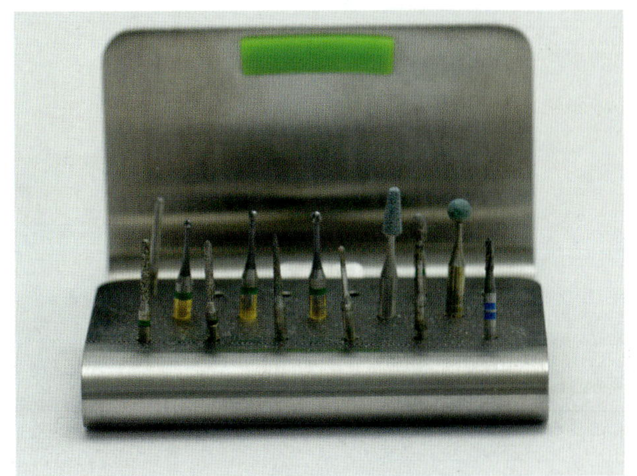

图10-19　全冠和固定桥的车针套装。

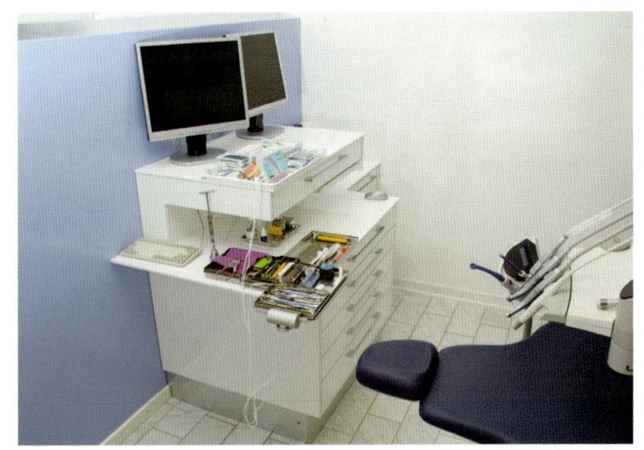

图10-20 助手在MEGASPACE上准备了牙髓治疗需要的物品。注意，有足够大小的工作台面相当重要。牙髓治疗的材料大托盘摆放在“首要抽屉”顶部台面。

流程（访问www.netergonomie.com以获取更多信息）。

牙髓治疗的配诊

牙髓治疗有很多种不同的器械系统可供选择。本书以ProTaper镍钛锉系统（Dentsply）为例来说明牙髓治疗的配诊流程。其他系统在流程上大致相同。

牙髓治疗的流程可描述如下：

- ▲ 橡皮障隔湿。
- ▲ 用1.2mm微创金刚砂车针和长柄钨钢车针开髓。在放大镜和LED光源下，结合钨钢车针，探查和确定根管口。
- ▲ 可能需要用龋齿显示液染色来探寻根管口。
- ▲ 或者使用有放大功能的口镜，放大倍率可以在4～6倍。
- ▲ 当10号或以下的手用锉可以探入根管口5～6mm时，换用尖端直径小的大锥度机用锉预备根管口3～4mm的深度，作用是敞开根管口，有利于接下来重复多次的根管锉制备。
- ▲ 用手用锉不断疏通根管，直到能到达根尖孔。然后，用根管测量仪测量工作长度，拍X线根尖片确认。
- ▲ 使用有弹性的镍钛旋转机用锉进行根管预备。根管冲洗的针头直径0.3mm。
- ▲ 吸潮纸尖经过长度测量后用于干燥根管。根据临床治疗情况，根管内可以用氢氧化钙暂时充填或者永久性根管充填。

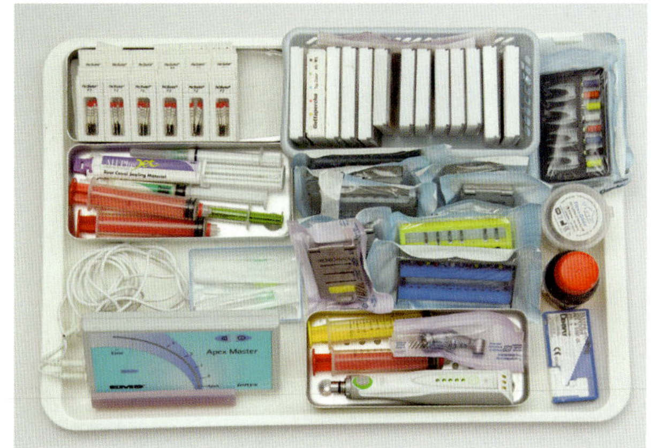

图10-21 牙髓治疗的材料大托盘。

材料器械的管理

牙髓治疗使用材料物品以大托盘来存放和管理。这种托盘的面积大而且边缘高度低，从侧面就能看到并拿取里面的物品。

如果诊间有MEGASPACE、WORKSTATION第2代或其他类似的工作站，那么材料大托盘应当摆放在“首要抽屉”的顶部台面上（图10-20～图10-22）。无论是MEGASPACE还是WORKSTATION第2代，顶部台面距离地面的高度都大约有95cm，所以这也是为何材料托盘的边缘高度比较低的原因，否则助手在坐姿情况下就看不见也拿不到托盘内的物品了。

下面会详细介绍牙髓治疗的材料大托盘中会放哪些常用的材料和物品。此外，临床可能还要准备第二个材料大托盘来摆放一些不常用到的材料器械，主要用于根管过长、粗大或者弯曲等不适合用旋转机用锉系统的情况。

牙髓治疗的材料大托盘（常规）

- ▲ 橡皮障封闭剂。

- 根管测量仪。
- 根管马达（电量充足）。
- 与根管马达搭配的反角手机。
- 辅助手用锉往复运动形式的反角手机。
- 1个小的锉针盒，里面存放小号的K锉，比如8号、10号、15号和20号。
- 注射器和根管冲洗针头。
- 根管冲洗液，比如次氯酸钠、EDTA等。
- 瓶装氯己定溶液。
- 旋转机用锉针架套装（补充替换锉）。
- 旋转手用锉针架套装（机用锉的手用版本），在弯曲根管的情况下使用。
- 标准镍钛机用锉（Dentsply）。
- 与机用锉锥度匹配的吸潮纸尖。
- 与机用锉锥度匹配的牙胶尖。
- 辅助牙胶尖。
- 注射型氢氧化钙糊剂。
- 氢氧化钙糊剂注射头。
- 根管充填糊剂。

牙髓治疗的材料大托盘（特殊）

- 旋转机用锉和锉针架上按序排列45号及以上的K锉（用于根管粗大的情况）。
- 锉针架上按序排列8号～45号K锉，锉针长度35mm，用于根管过长的情况。

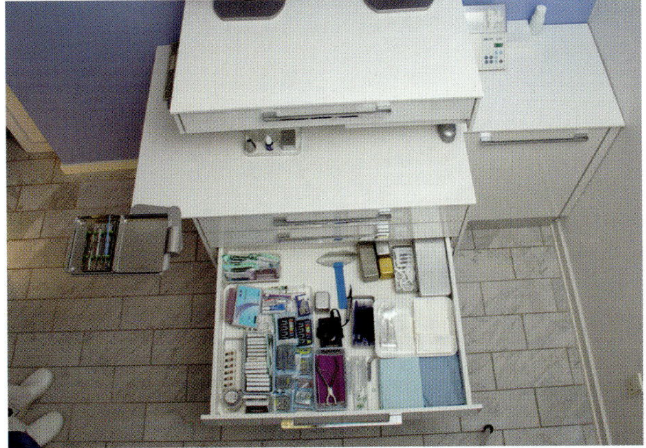

图10-22 MEGASPACE有专门的抽屉用来摆放牙髓治疗的材料物品。材料大托盘存放在抽屉的左侧部分。

- 锉针架上排列50号及以上的K锉，锉针长度35mm，用于根管粗大而且较长的情况。
- 与K锉锥度相同的吸潮纸尖和牙胶尖（测量长度后使用）。在极少数情况下，根管只能通过K锉完成预备。

其他材料物品

牙髓治疗的材料大托盘存放在（有柜门的）边柜内，或者摆放在MEGASPACE工作站的下方抽屉内。抽屉内还可以存放：

- 盒装的橡皮障障布。
- 橡皮障夹。
- 橡皮障打孔器。

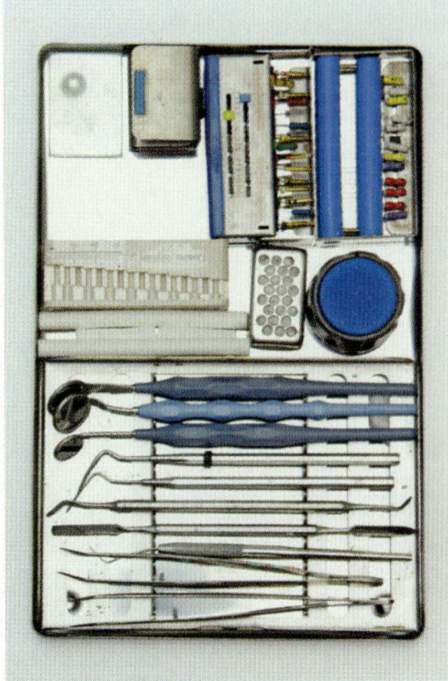

图10-23 牙髓治疗的器械盒：手用器械（包括单面口镜、有放大功能的凹面口镜），摆着小号K锉与拔髓针的锉针架、旋转机用锉针架套装与侧压针、长度测量台、牙髓治疗车针架套装、玻璃调拌小杯、安插锉针的泡沫块、棉卷与棉球。

- 橡皮障夹钳。
- 橡皮障面弓。

牙髓治疗前的准备

- 局部麻醉。
- 牙髓治疗的标准器械盒，摆放在手用器械台面上（图10-23）。
- 牙髓治疗的标准材料大托盘，放在工作区域。
- 橡皮障障布盒，旁边放着的障布已经打好孔并装上（有翼的）障夹。障夹钳也放在边上。

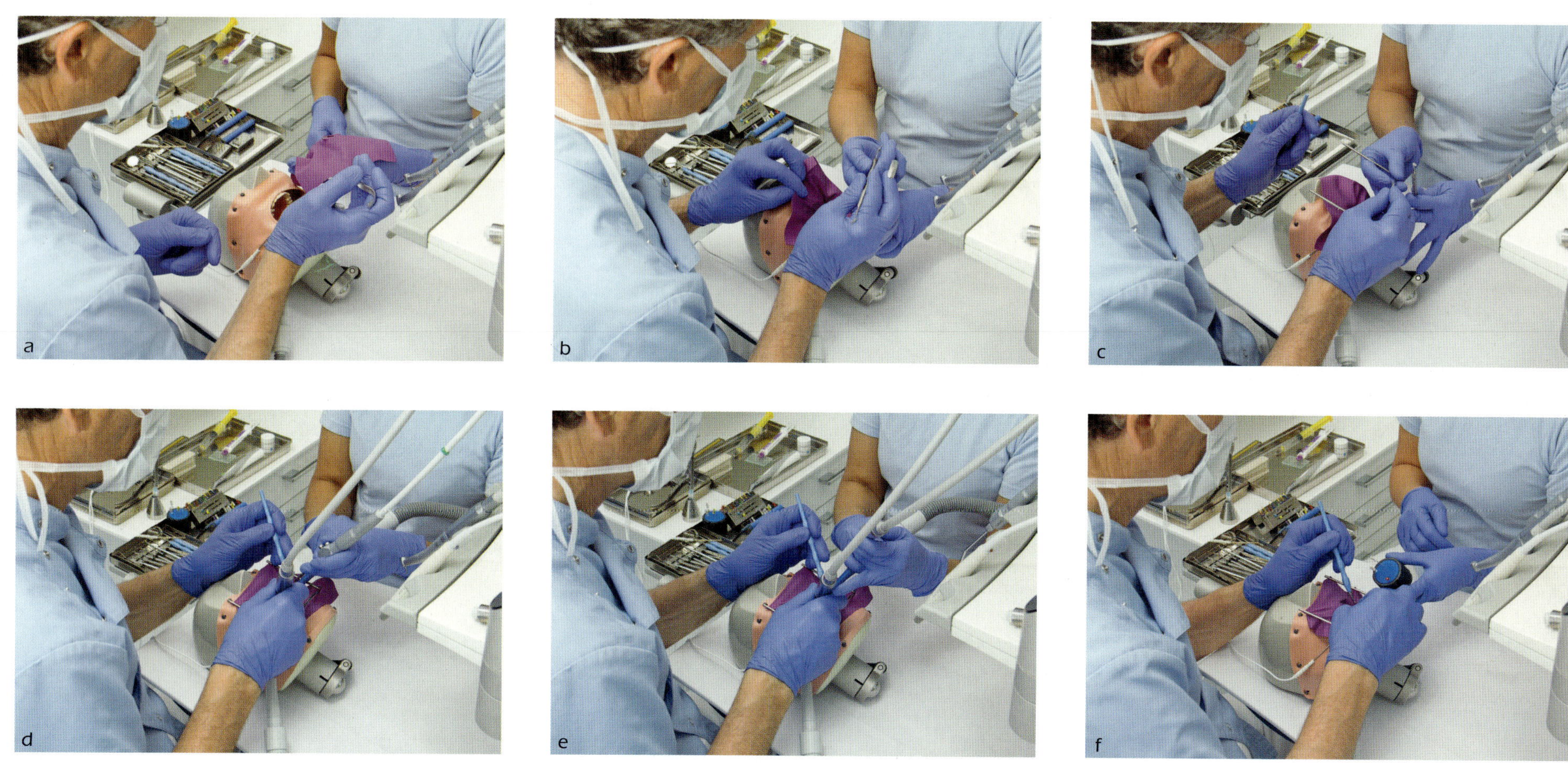

图10-24 （a）以左侧上颌磨牙为例。障夹钳撑开障夹，而障夹撑开橡皮障布，助手将之传递给牙医。然后，牙医在患牙上安放橡皮障。（b）助手为牙医传递手用器械，牙医接过后从障夹的翼部翻下障布。（c）助手传递橡皮障的面弓，固定障布。（d）牙医用金刚砂车针打开髓腔。助手持三用枪吹干口镜。（e）助手接过牙医用完的综合器械，准备为牙医传递三用枪。（f）用完的手用锉针插在聚酯泡沫海绵上。这个海绵由氯己定溶液浸润。

每样器械和材料都需要由助手传递

在牙医佩戴放大镜进行牙髓治疗的情况下，器械和材料的特殊传递方法参见第214页。

图10-24举例说明牙髓治疗的配诊方法（注意，弱吸管摆放在术区对侧并且工作头在最后一颗磨牙的后方。根管测量仪的一侧“电极”也摆放在术区对侧的口角）。

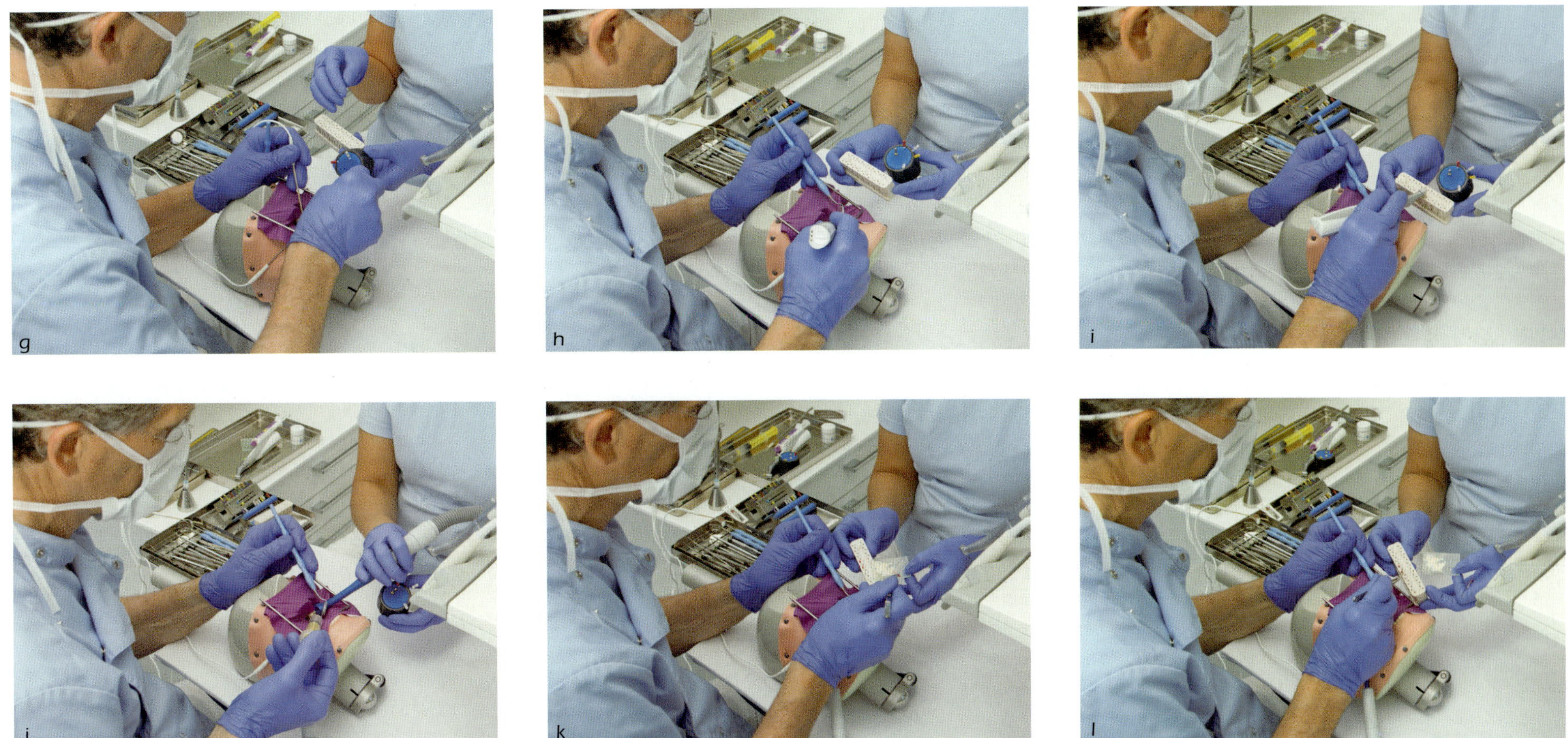

图10-24（续）　（g）根管测量仪用来测量根管的工作长度。（h）助手将旋转机用锉装到扭矩可调节的根管马达上，止动片在最短的工作长度上（磨牙多根管），然后传递给牙医。（i）助手拿着长度测量台。当预备完最短的根管后，用测量台调整止动片的位置到次短的根管工作长度。此时不需要更换机用锉。继续依次预备根管。下一支机用锉也按照上述方法操作。（j）牙医接过次氯酸钠注射器，冲洗根管。（k）助手将吸潮纸尖递给牙医，牙医用镊子夹取。（l）助手将牙胶尖按照相应的工作长度放在长度测量台上递给牙医。

放大镜下操作的配诊

当放大镜（正确地）向下倾斜45°时，牙医能从放大镜和眼睛之间的空间内看到综合器械或助手。

视野的大小取决于牙医的眼睛、放大镜片和目镜之间的距离。距离越短、视野越大。

盲区

透过放大镜看到的视野在外围存在一个环形盲区（这部分区域是因为被中央放大的视野所遮挡）。

助手为牙医传递手用器械、综合器械或材料工具的操作都落在盲区。牙医完全看不到助手的传递动作和器械。因此，牙医助手要加强传递技能的训练。这部分内容在前文已有详述。

助手负责接过用完的器械，并拿起下一个手用器械、综合器械或材料（预先为牙医摆好操作的朝向和角度）。助手将器械传递到牙医手里的那一刻稍稍用力，暗示牙医下一个器械已在牙医手里。

在盲区如何传递牙髓治疗的锉针

在放大镜视野下进行牙髓治疗时，助手可以用1个浸有氯己定溶液的聚酯泡沫来作为传递锉针的载体（参见第210页的牙髓治疗工作流程）。操作时，助手将锉针海绵载体递向牙医的右手，在牙医无名指的稍前方。

当锉针海绵载体触碰到牙医的无名指时，牙医就用无名指和大拇指捏住手用锉针。然后助手再将锉针载体放回器械盒，牙医准确地握在锉针手柄上。

使用显微镜操作的一些特殊考虑

你不是在配合显微镜操作，而是在操作中使用显微镜

在有些操作过程中，放大视野很重要。显微镜能提供清晰、完美的成像，这对某些治疗操作相当关键。显微镜提供的放大倍率高于放大镜，至少在5倍以上，而且它还具有内置光源。

在牙髓治疗和显微外科，显微镜的常用放大倍率是10～12倍。这个倍率下的视野稍稍大于一颗磨牙。此外，显微镜下的物–物距离（物镜到牙面）大约25cm，这是为了避免综合器械、手用器械以及助手传递这些工具时干扰牙医的操作。

显微镜的支撑悬臂可以装在患者椅后方的墙面。但这也要考虑到支撑悬臂的形态结构，并且要经过测试看是否可行。如果显微镜是可活动的，那么“支撑”系统的底座要摆放在患者椅的右侧。显微镜的目镜可能需要调节，确保牙医头部有舒适的位置，稍向前倾一点，这样的工作体位就没问题了。

在使用显微镜时，眼睛到目镜也要求有相当准确的距离。所以这就意味着，虽然牙医有良好的工作体位，但在操作过程中体位完全不能有变化。

为了能维持这种固定体位的要求，牙医更需要加强相关肌群的锻炼了。不久的将来，显微镜能通过连接高分辨率相机和投屏画面，那么这个问题也许就能解决了。

使用显微镜还会存在一些问题。牙医能以肉眼检查患者的口腔情况，但在显微镜下即使是相同的视线方向也不可能做到。要根据视线方向来调整显微镜的摆放位置往往是不可能的，或者由于支撑臂系统的形态结构而很难实现。

当显微镜视野的位置无法让牙医看清治疗的

牙齿表面或窝洞内面，那么就有必要结合口镜视野了。

显微镜的操作训练，从很大程度上来说是要掌握以下内容：

1. 学习调节显微镜，学习在什么时候、什么具体牙位上显微镜不能为牙医提供直视视野。
2. 学习在口镜视野中操作牙面，而这些牙面是牙医在没有显微镜的情况下能通过直视操作的。

学习如何在显微镜和口镜视野中操作

在有些牙位，使用口镜操作会有独特的光学现象，所以牙医需要加强训练眼睛和手的协调操作（如果还没掌握的话）。患者依然是水平卧位，牙医保持坐姿操作。下面3个案例在口镜下的操作方向和直视时是一样的。

案例1

在口镜视野下，操作上颌牙的殆面窝洞（或MOD）：

- ▲ 上方即是实际的上方，下方即是实际的下方。
- ▲ 左即是实际的左，右即是实际的右。

案例2

在口镜视野下，操作下颌牙的殆面窝洞（或MOD）：

- ▲ 上或下都与实际呈180° 翻转。
- ▲ 上方即是实际的下方，下方即是实际的上方。

案例3

在口镜视野下，操作下颌前牙的舌侧：

- ▲ 上或下依然与实际呈180° 翻转。
- ▲ 上方即是实际的下方，下方即是实际的上方。

下面两个案例的操作相对较难：

案例4

在口镜视野下看右侧下颌磨牙，想象一条从远中–颊殆线角到近中舌线角的直线。

当口镜摆放在该牙齿的远颊位，那么这条假想线翻转90° 。当口镜摆放在近颊位，那么假想线没有翻转。

案例5

在口镜视野下看左侧下颌磨牙的颊面，从牙体远中向近中的动作，在口镜中看起来是向左侧移动。

针对显微镜使用者的训练计划

从上述案例中，可以发现使用显微镜操作最主要的问题是如何在新的视野环境下协调眼睛和双手的操作。这部分技能需要有更加系统的强化训练。

这个训练计划（本书不做详述）包括了大量的重复强化练习，训练内容涉及三维意象演练、生物力学简化法和本体感受。训练形式结合了实际操作和大脑意象演练。

显微镜操作的配诊工作

牙医“目盲”：看不见显微镜视野之外的一切

在小小的显微镜视野范围之外，一切事物牙医都看不见了。也就是说，高水准的四手协作在此时只能在唯一的条件下才能实现。牙医所需的所有综

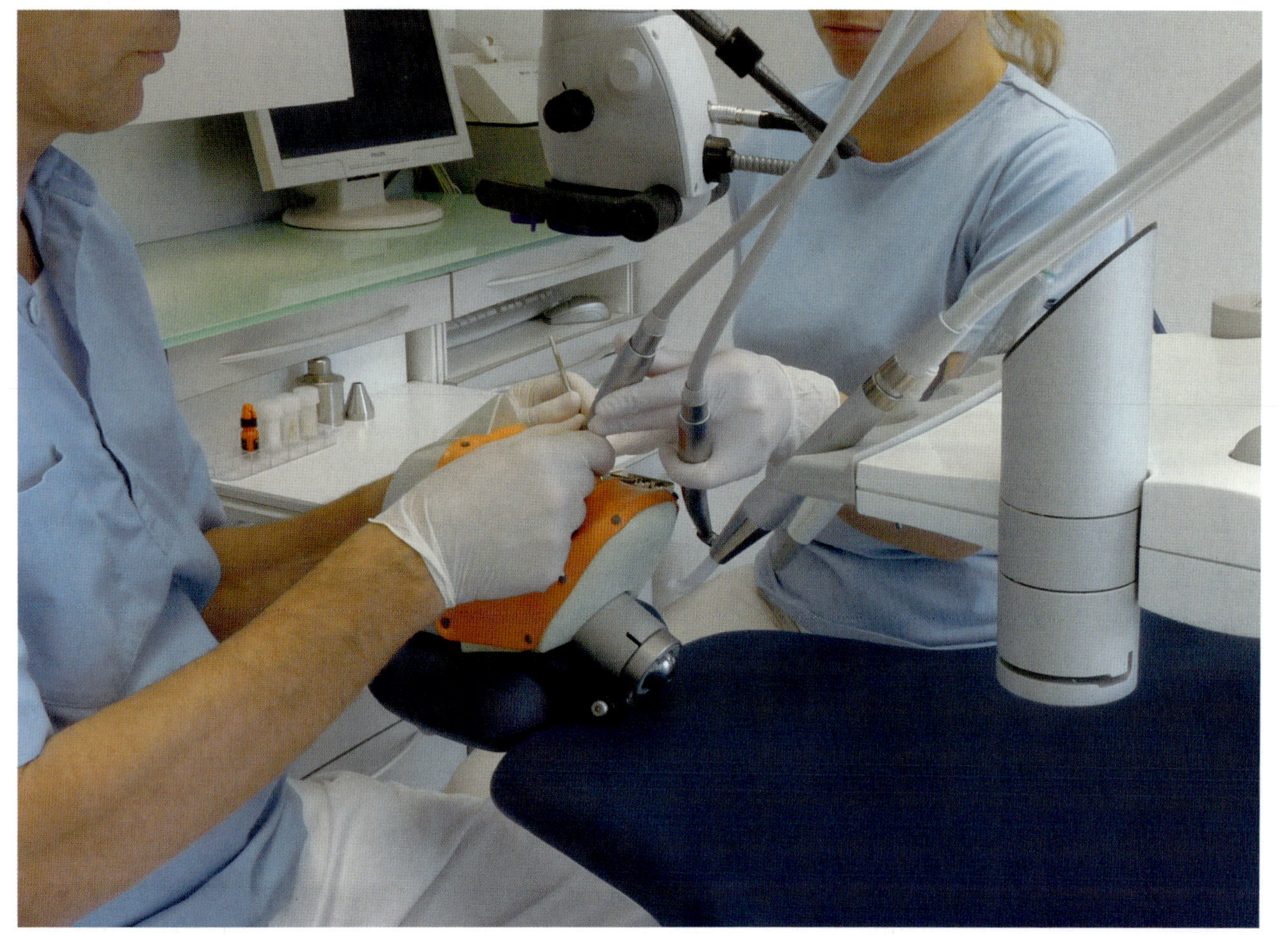

图10–25 助手在传递器械时负责引导牙医，直到牙医能在显微镜工作视野下看见器械的工作端（此时，工作端距离牙齿通常只有数毫米）。

合器械都必须在手边。因此在使用显微镜操作时，综合器械摆放在牙医和助手的中间位就是很重要的一个条件要素。这样一来，助手就能为牙医传递综合器械了（图10–25）。

助手在传递器械时需要帮助引导牙医

在放大镜操作时，牙医可以独立完成与助手的器械传递。但在显微镜下，工作视野更小了，以至于牙医要在助手的引导下才能完成器械传递。即器械的工作端出现在显微镜工作视野内之前，助手都要一直握着器械。

当器械传递到牙医手里，助手不是立即松开手而是继续维持一小会儿，引导牙医握住器械直到在工作视野内可以看见器械的工作端为止。牙医在显微镜下操作时绝对需要有良好的配诊协助。

龈上洁治和抛光

器械和操作方法

使用手用器械及超声器械进行龈上洁治和抛光的微人体工程学考量

在有些国家，绝大多数的牙科患者都接受过良好的口腔教育，或已经形成了定期预防检查的习惯。定期检查的间隔时间因人而异。牙周病高风险人群，建议每3个月复查；一般风险人群，每6个月复查；低风险人群，可以6个月以上复查。复查时，除了常规的口腔检查和卫生指导之外，还有可能会需要龈上刮（洁）治。

复查诊疗可以由牙医或卫生士单人工作模式完成，也可以由牙医和助手的双人模式完成。

定期复查患者的龈上洁治

没有牙周疾病并且龈袋深度不超过3mm

当牙结石在龈上时，仅凭肉眼就可以诊断；而当牙结石在牙齿邻面或龈袋内，那么可以利用触感反馈来探查和判断。

依靠手用器械来探查和刮除牙结石

临床可以利用探针探查，或者将手用刮治器伸入龈袋2～3mm去探查牙结石。手用刮治器的工作刃应当窄小、尖锐，这样才能探查和刮除在牙齿狭窄邻面的深部牙结石。其次，工作端要足够长以方便探入后牙邻间隙（比如，第一磨牙和第二磨牙之间）（图10-26）。此时，牙医的操作分为以下3步：

1. 仔细检查确认使用的手用器械后，用器械的工作端从牙周袋底部以轻刮的运动在牙面往复。
2. 起初以“轻刮”来去除牙面的生物膜（菌斑）。避免器械损伤牙面或去除了牙骨质。另一个目的是将刮治器当作探针使用，探查是否有牙结石存在。如果感受不到有牙结石的粗糙感，就可以移动器械到下一个探查位点。而如果感受到了阻力，就增加力量以去除牙结石，使牙面平滑。
3. 在同一位点再次进行探查和轻刮。如果牙面平滑了，就操作下一个点位。否则，继续重复刮治动作，直到牙面平滑。

上述每个操作动作都有3个目的：

- ▲ 去除菌斑生物膜。
- ▲ 探查牙结石。
- ▲ 刮除牙结石。

以上3步也可以称为：“感受”、“去除”和“有控制地刮治”。每次刮治的范围与上一次的稍有重叠。经过刻意训练，每个动作能在1秒内完成。

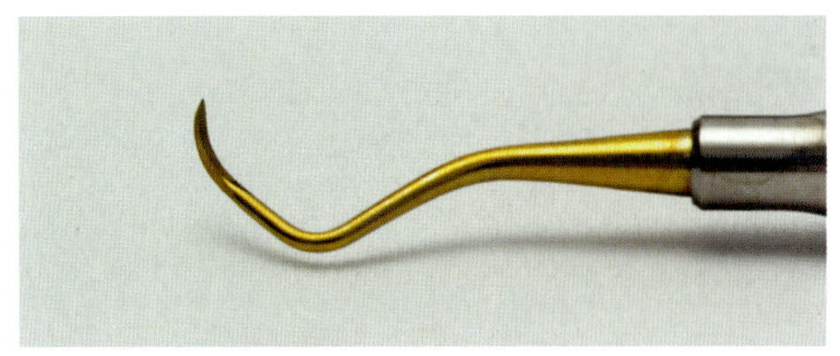

图10-26　手用刮治器。

常规的手用器械需要经常打磨，但目前市面上有些手用刮治器本身很锋利并且表面硬度很高，不用经常打磨甚至不可打磨（比如，American Eagle AE C M 13-14 S XPX的表面就不可打磨，所以用过很长一段时间后直接丢弃换新）。

由于手用洁治器很锋利，因此操作起来比其他常规器械要省力很多，大大降低了操作者的手部疲劳。

定期复查的患者牙结石一般比较少而且多是刚形成不久，在大多数情况下使用超锐利的手用洁治器要比超声洁治器能更快速地去除牙结石。原因是超声洁治器不能为操作者提供敏锐的手部触觉反馈，尤其在牙齿邻面和龈下这些肉眼无法直接辨识的区域，操作者基本只能凭借手感来操作。而超锐利的手用器械就可以使操作者以“感受、去除和有

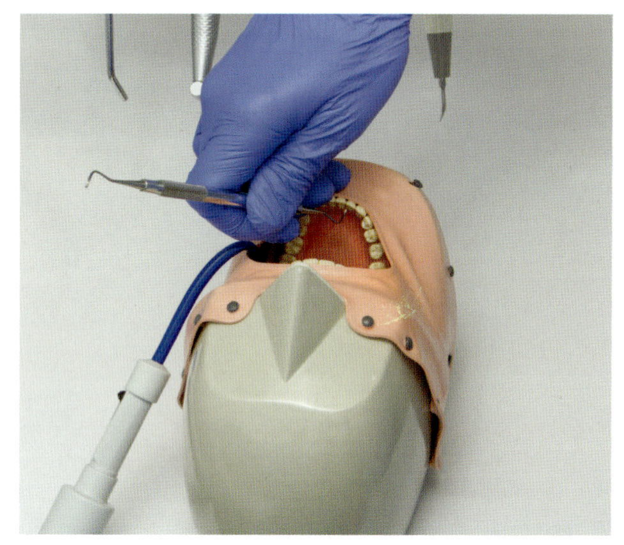

图10-27 下颌前牙舌侧的手工刮治。如果器械的工作端侧向倾斜不足45°，那么牙医在11点位就很难操作，导致不良的工作体位（见本书第5页，图1-7）。

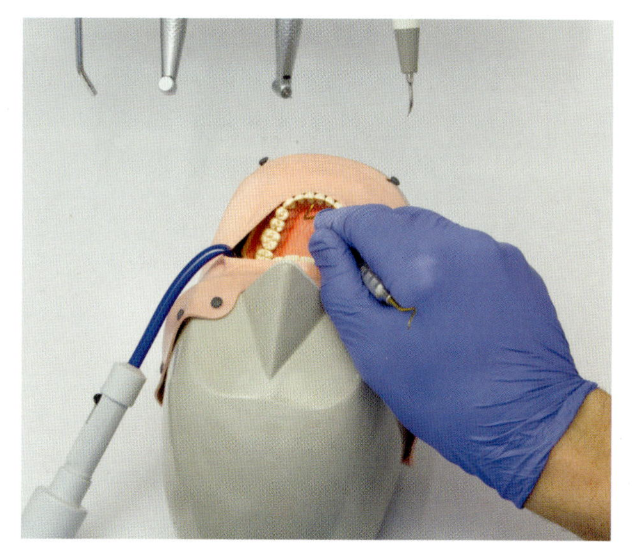

图10-28 当手用刮治器向侧方倾斜45°时，操作者握持器械的大拇指在患者鼻了右侧就有充分的空间。牙医或卫生士以直视或口镜视野，在11点位保持轻松的工作状态操作。

控制地刮治”的工作方法操作。

有大量牙结石而且质地坚硬的情况下，可以先用超声洁治器械，最后以手用器械刮治去除残余的细小结石。如果牙齿临床冠较长，那么超声器械会比手用器械更便于操作。图10-27显示下颌前牙舌侧的手工刮治。在操作下前牙的舌侧时，牙医或卫生士通常会从下前牙舌侧的前方作为入路，此时器械的握持方法就会导致操作者的右手臂抬高以及背部扭转（在8点位）。

产生这个现象的原因主要有两方面：

1. 器械工作端的侧向倾斜幅度不够，影响牙医坐在11点位的正常操作。此时器械手柄会碰到或很贴近患者的鼻子，二者之间没有足够的空间容纳牙医握持器械的大拇指。如果器械的工作端在操作时可以向侧方倾斜45°，那么这个问题就不存在了。
2. 牙医没有接受过以口镜视野操作下颌牙的训练。也就是说，将口镜置于下颌前牙的舌侧，坐在11点位（唇舌侧的操作位移呈180°镜像），同时患者处于水平卧位。读者可自行尝试和观察这一点。因为没有受过专门的训练，所以直觉的工作方式是患者呈半坐位，牙医坐在8点位，身体扭转且右手臂抬得过高。这种工作体位之下的口镜视野不会呈180°镜像。

这个常见问题的解决方法是：

- ▲ 操作时，工作端向侧方倾斜45°（图10-28）。
- ▲ 患者水平卧位，牙医在11点位直视下操作。
- ▲ 如果无法直视下操作，就利用口镜视野。
- ▲ 训练大脑/双手适应在唇舌向180°相反情况下的操作。

手用刮治器的操作运动

牙医在操作时可以通过减少或避免手指的运动位移，从而更敏锐地感受器械传导而来的触觉反馈。

- 用手指握住器械，利用手指感受操作的触觉。
- 器械运动依靠手的位置变化。支点可以灵活选择无名指口内支点或者以患者皮肤作为口外支点。
- 手指握住器械柄的位置和角度要满足工作端能在牙面正确操作。随后，手指和腕关节就尽量不再移动变化了。
- 这是一种生物力学简化法，参见第4章。

操作运动主要依靠上臂和前臂完成。手指、手和腕关节只是起到支撑器械的作用。

笔者知道这种工作方法与传统的基于手指运动的刮治方法很不同。但事实是，依靠手指的操作运动非常容易导致手部疲劳，手指运动不够便利而且触感反馈也会下降。在一些操作受限的情况下，如图10-29～图10-31所示的器械握法可以满足良好工作体位的要求。只有当手指仅负责握住器械，而器械/手指/手部/前臂作为一个整体或运动单位进行操作运动时，我们才会获得：

- 更敏锐的触觉反馈。
- 更容易保持良好的工作体位。
- 减少操作疲劳。
- 技能训练也更简单了。

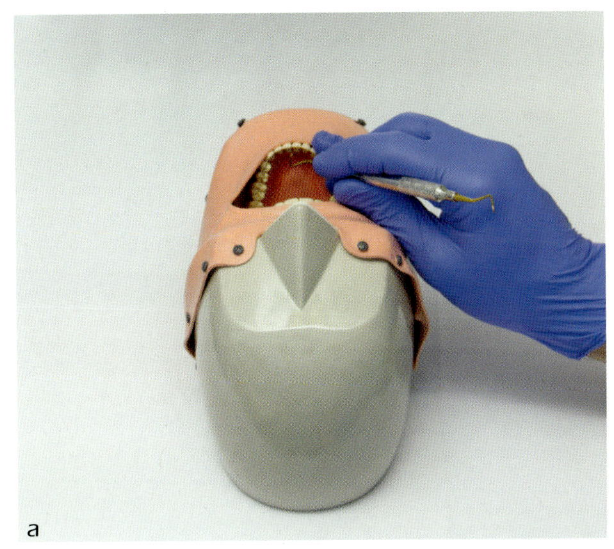

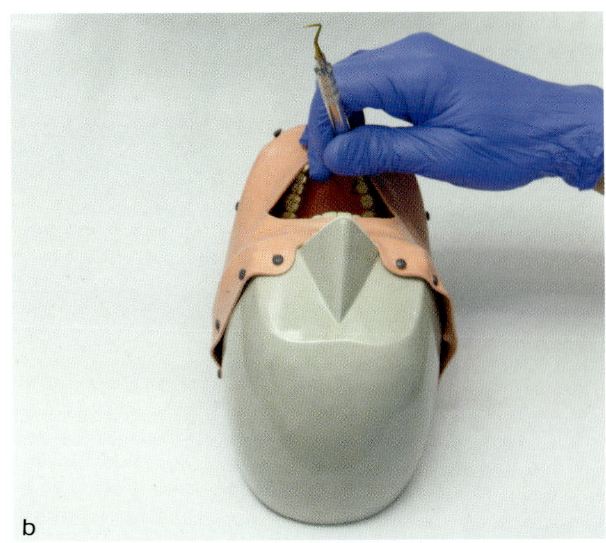

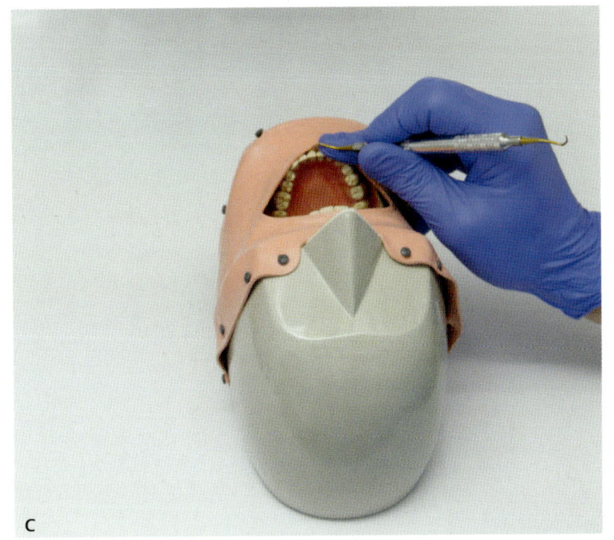

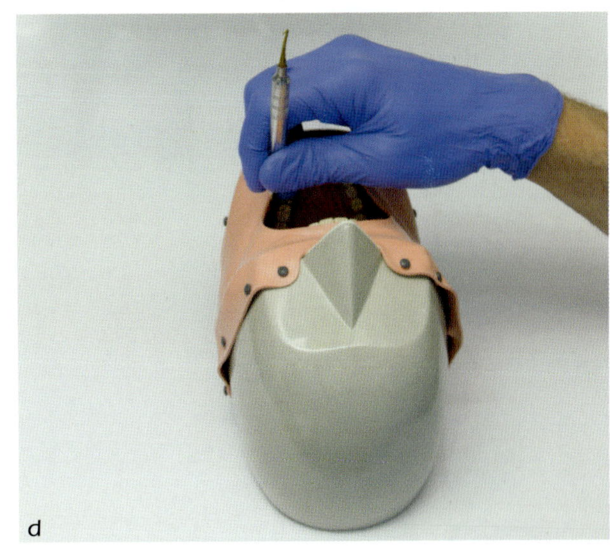

图10-29　（a～d）以下示例包括了正确的器械握法和手指支点，是这些基本原则在不同牙齿和根面的具体应用，目的都是为了要实现牙医在操作时维持良好的工作体位和放松的工作状态。

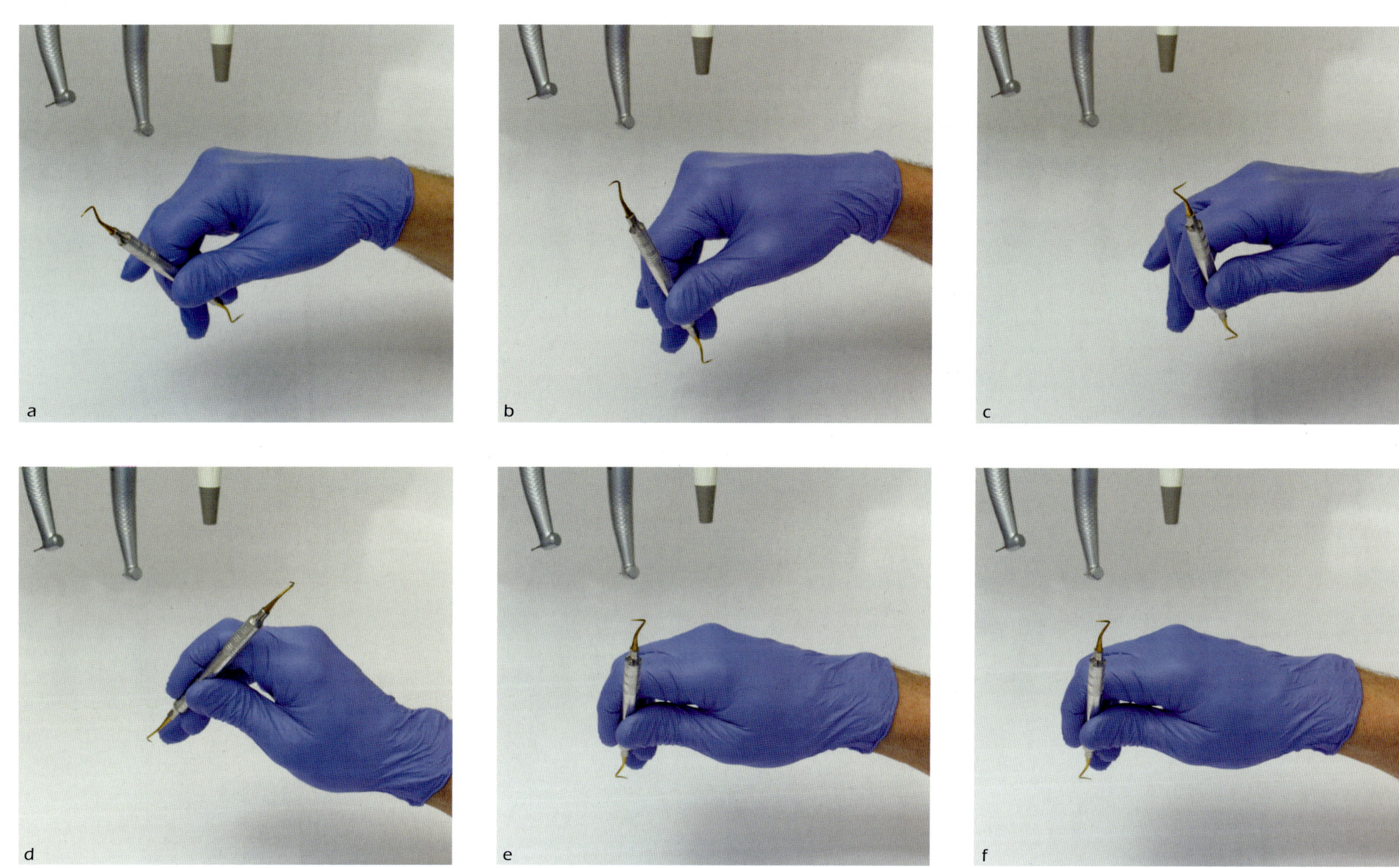

图10-30 （a~f）不同的手指支点和器械握法。

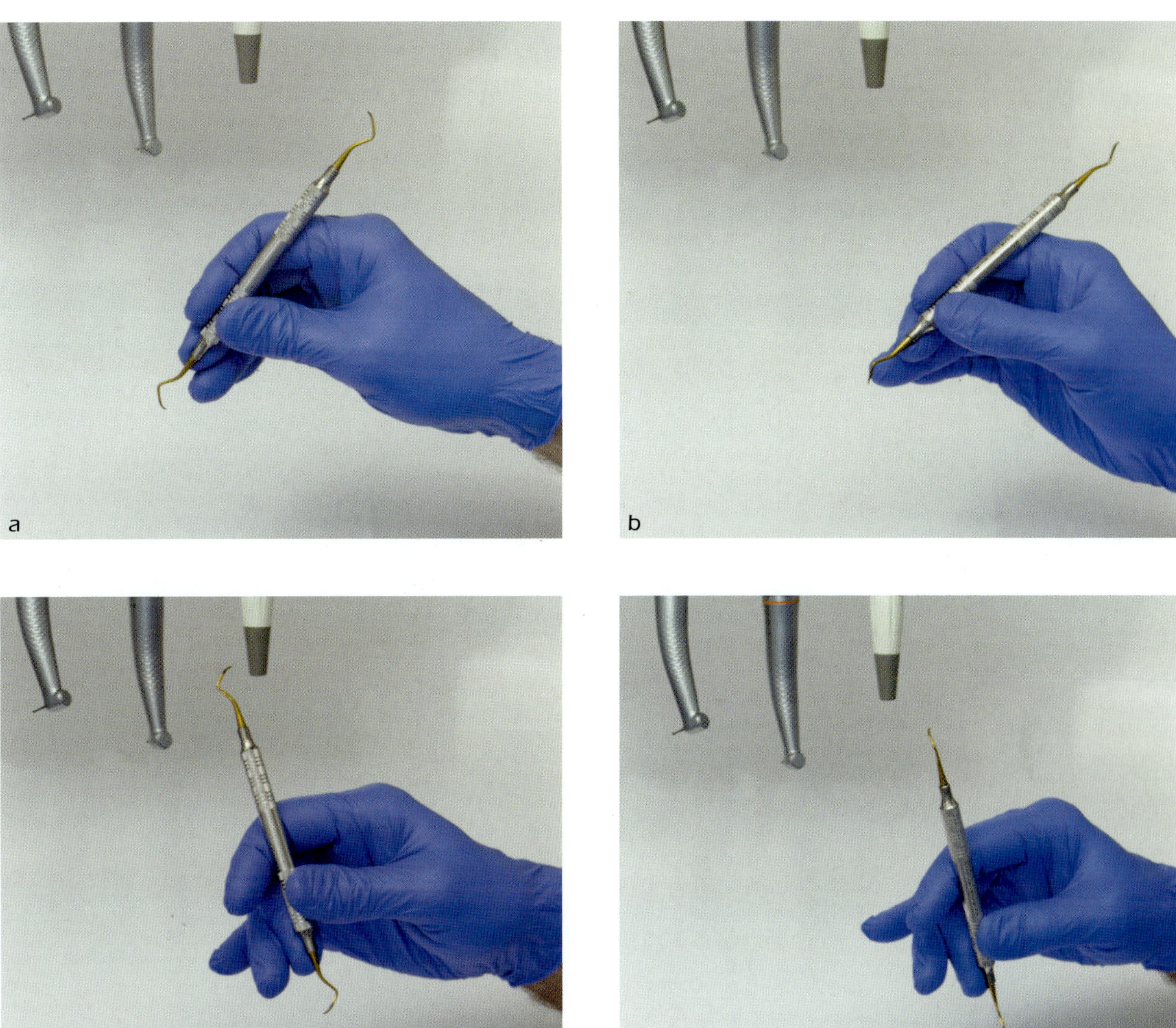

图10-31 （a～g）不同的手指支点和器械握法。

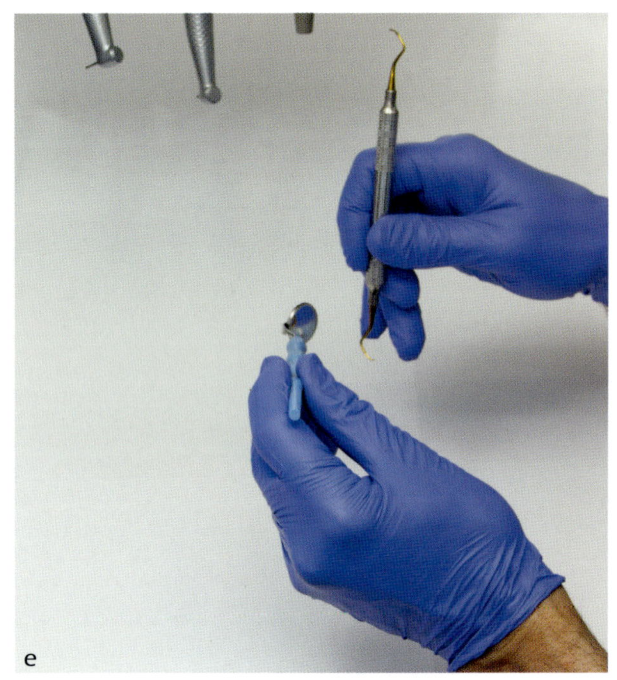

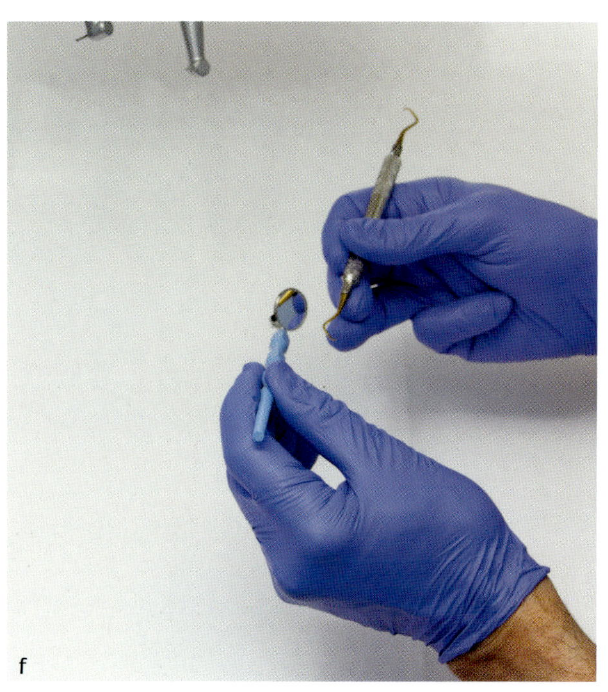

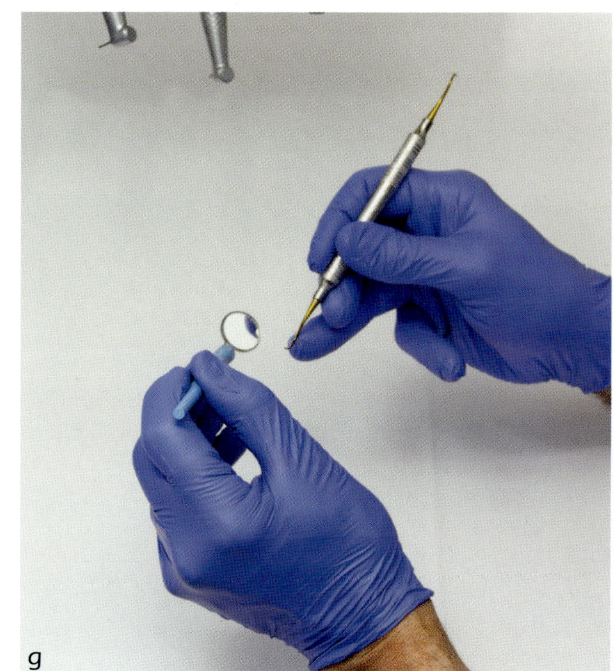

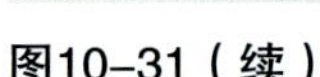
图10-31（续）

- 更容易实现精细治疗的点位和工作体位，并且：
  - 器械工作端充分向侧方倾斜。
  - 口镜视野下操作下颌牙要经过刻意训练。

一系列的操作动作是以大脑的前馈法或预先规划为指导。在这样的指导下，每项操作技能都可以通过重复训练，最终达到动作“自动化”。在握持器械时，牙医的手臂位置应当符合良好工作体位的要求（前臂稍上倾，上臂与躯干保持轻接触）。

以无名指和小手指支撑在牙面作为支点，或者以手支撑在患者面部皮肤作为支点（图10-32）。选用异常锋利的手用刮治器，结合正确的器械握持角度并遵循生物力学简化法来操作，手用器械的操作会轻松和简单很多。

如果患者的牙结石非常多且质地坚硬，牙龈退缩很明显导致了临床冠较长，手用器械无法触达某些牙面，那么超声洁治仍然是一种很好的选择。超声洁治器在这类情况下的工作效率较高，也几乎不费力。

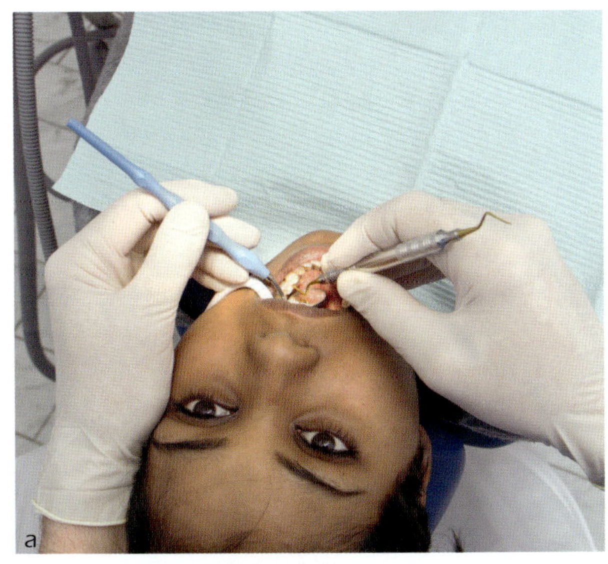
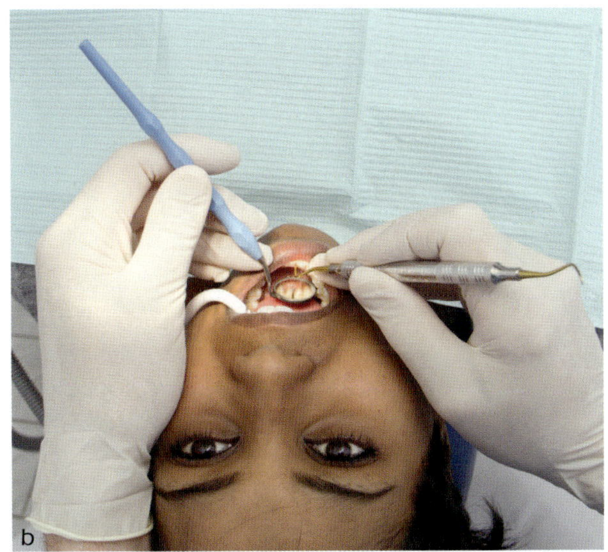
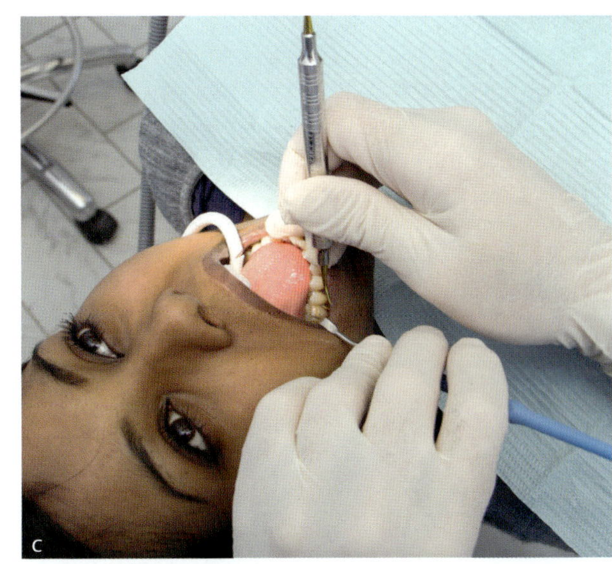
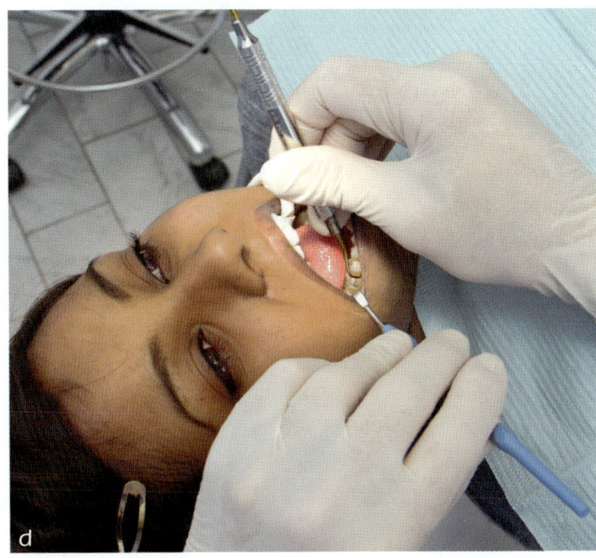
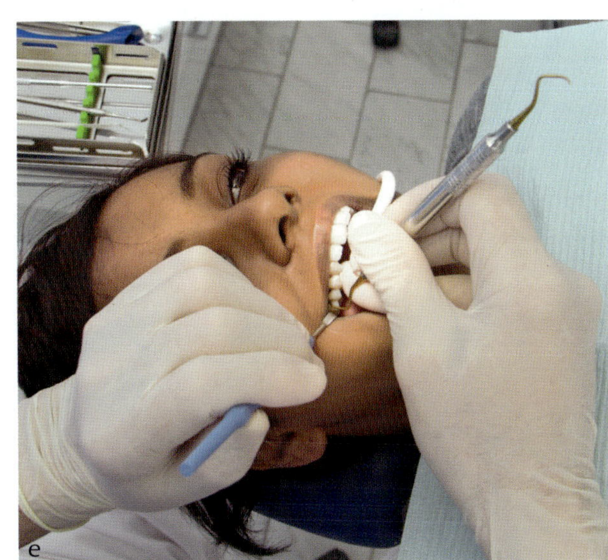
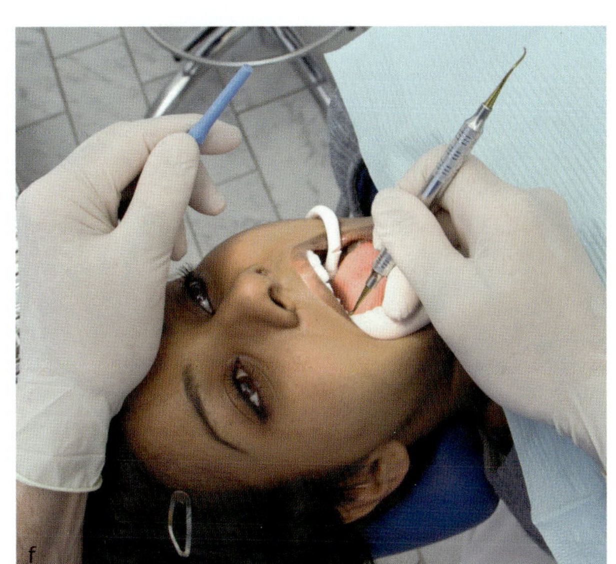

图10-32 （a~f）不同的手指支点和器械握法。

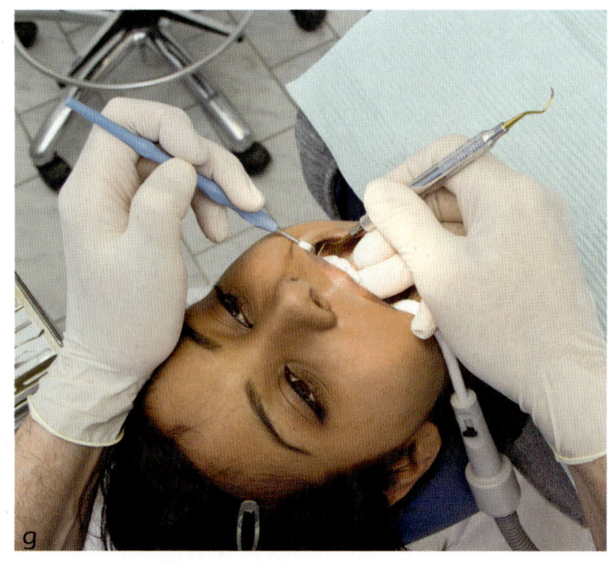

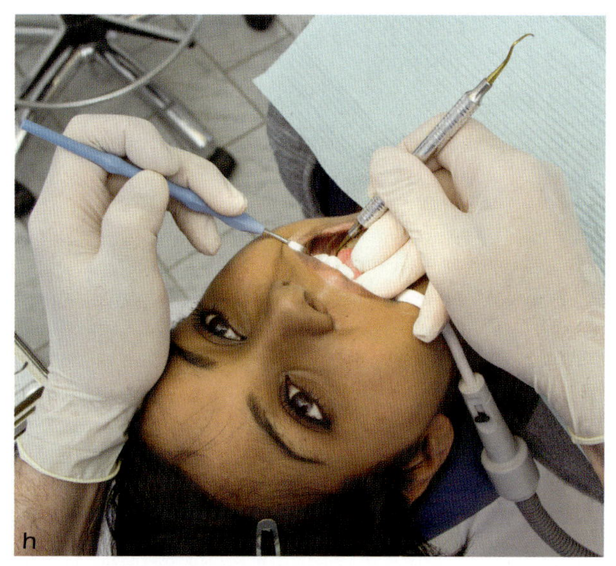

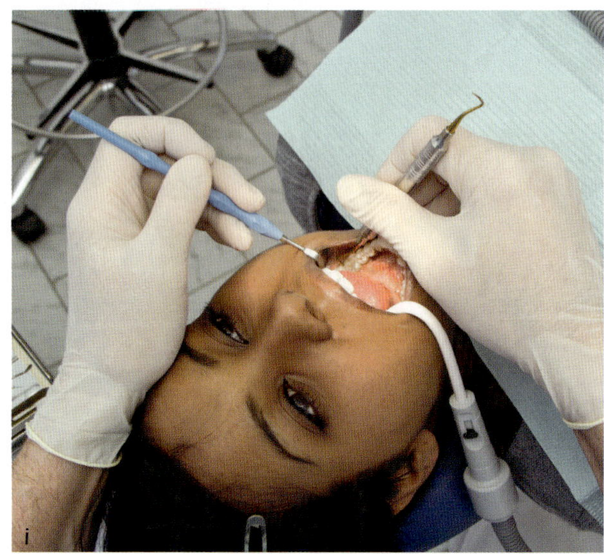

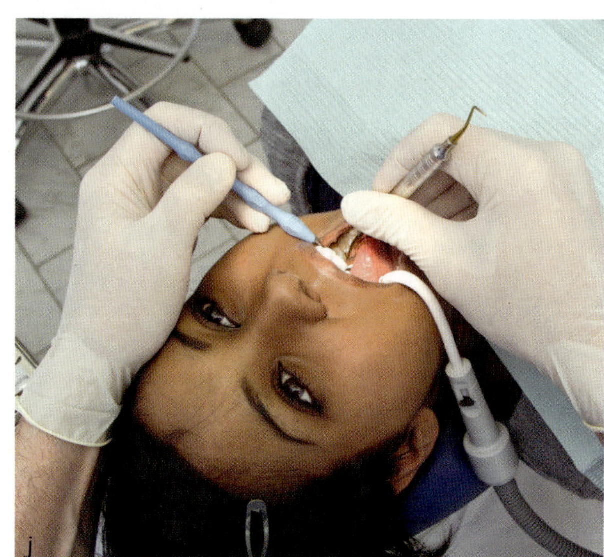

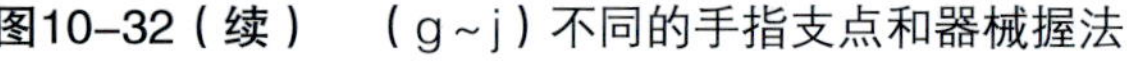

图10-32（续）　（g～j）不同的手指支点和器械握法。

手用刮治器的握持法，与电马达反角手机或其他手用器械的使用方法类似，目标是确保器械工作端在操作时的摆位正确并且牙医能维持良好的工作体位以及精确视野。支点选择在口内牙面或口外皮肤，都是一样的。

超声洁治器和口镜视野

超声洁治器喷出水雾的水滴直径要比反角手机喷出的水滴大得多。当水雾覆盖口镜表面时，我们可以用手指在镜面抹去水雾并形成一层薄薄的水膜。透过薄层水膜的视野清晰度，能够满足超声洁治操作的需求。

如果希望水膜层能更薄、口镜清晰度更好，那么可以采用以下方法：首先，将一滴洗手液溶于0.25L水中。然后，取一些混合溶液在玻璃调拌板上，再用手指蘸取少量涂抹在口镜表面。

超声洁治器会引起某些患者的敏感疼痛

在超声洁治时，10%～15%患者会出现从不适感到剧烈疼痛的不同表现。

气动洁治器不会引起患者的疼痛

超声洁治器的振动频率为40000次/分钟；而气动洁治器振动频率较低，为6000～8000次/分钟。几乎所有不能耐受超声洁治操作的患者都可以接受气动洁治（图10-33）。

气动洁治的工作效率稍稍低于超声洁治，但由于器械在牙面的快速运动要比超声洁治更慢，操作者能获得一定程度的手部触觉反馈，甚至能感受到器械与牙结石接触。

因此，牙医可以为牙面敏感的患者准备气动洁治器（气动洁治手柄可以安装在气动马达或涡轮驱动的连接口端）。

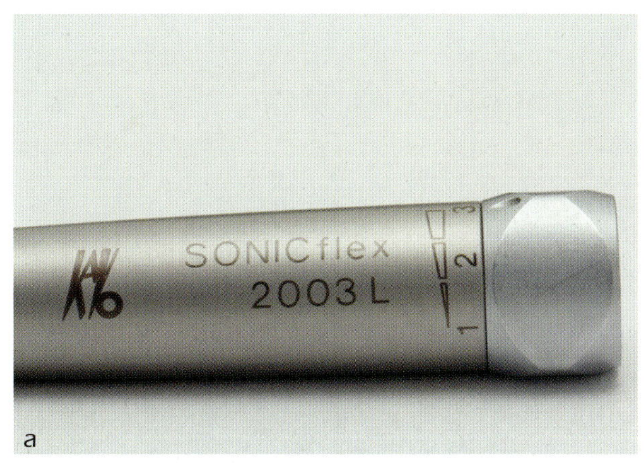

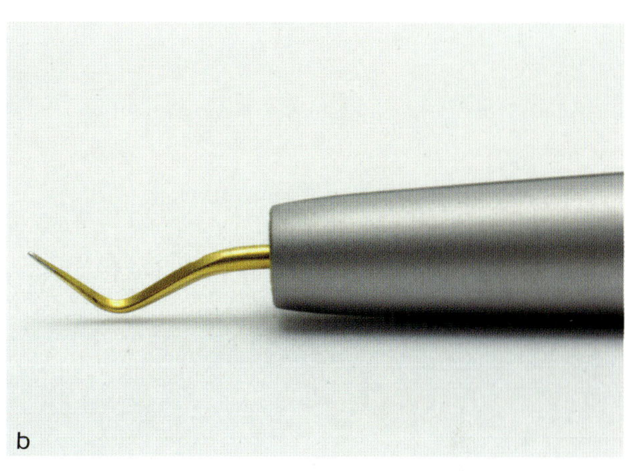

图10-33 （a和b）气动洁治器。

抛光刷可以去除由烟草或者氯己定漱口液引起的着色

当牙面有烟草或氯己定漱口液引起的着色，通常牙医的操作方法是用超声洁治器在牙面呈“Z”形交叉往复的操作动作去除着色。选择抛光刷以及抛光专用的Prophy反角手机（参见第95页），去除着色的效率会更高。但是要注意抛光刷切勿刮擦和伤及牙龈。

橡皮杯和抛光膏用于牙面的最终抛光

四手操作

常规的抛光膏有类似牙膏一样厚实且均匀的质地（图10-35）。助手传递给牙医的电马达反角手机上已安插好橡皮杯，且橡皮杯上已蘸取了抛光膏。抛光操作从左侧下颌磨牙的舌侧开始，因为助手在此处牙面添补抛光膏比较困难（图10-36）。

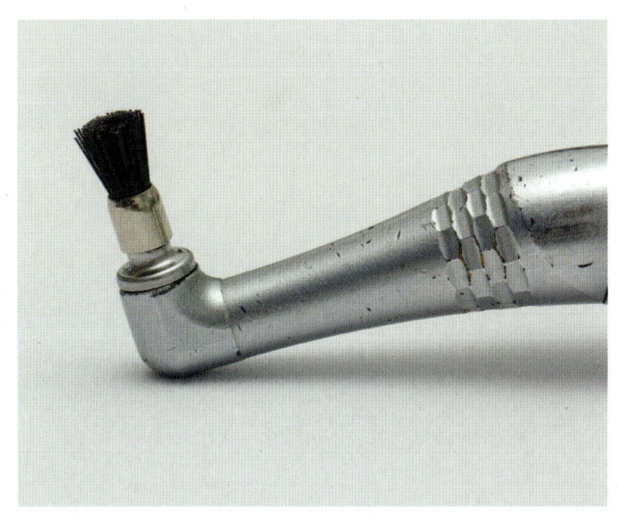

图10-34 在Prophy反角手机上安插抛光刷，准备牙面去色素操作。但注意不要刮擦和伤及牙龈。

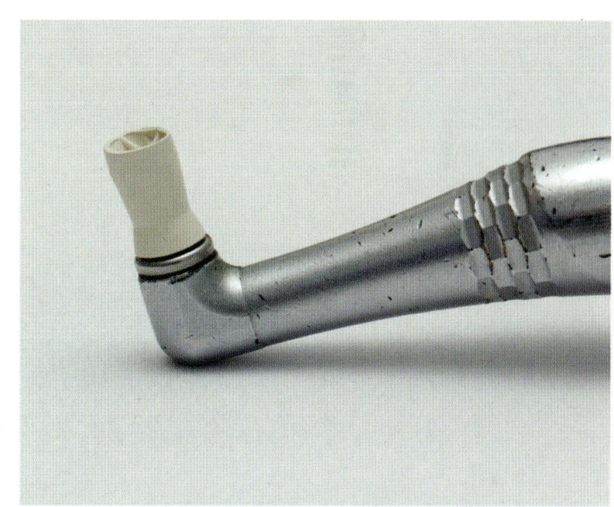

图10-35 使用橡皮杯和抛光膏最终抛光牙面。

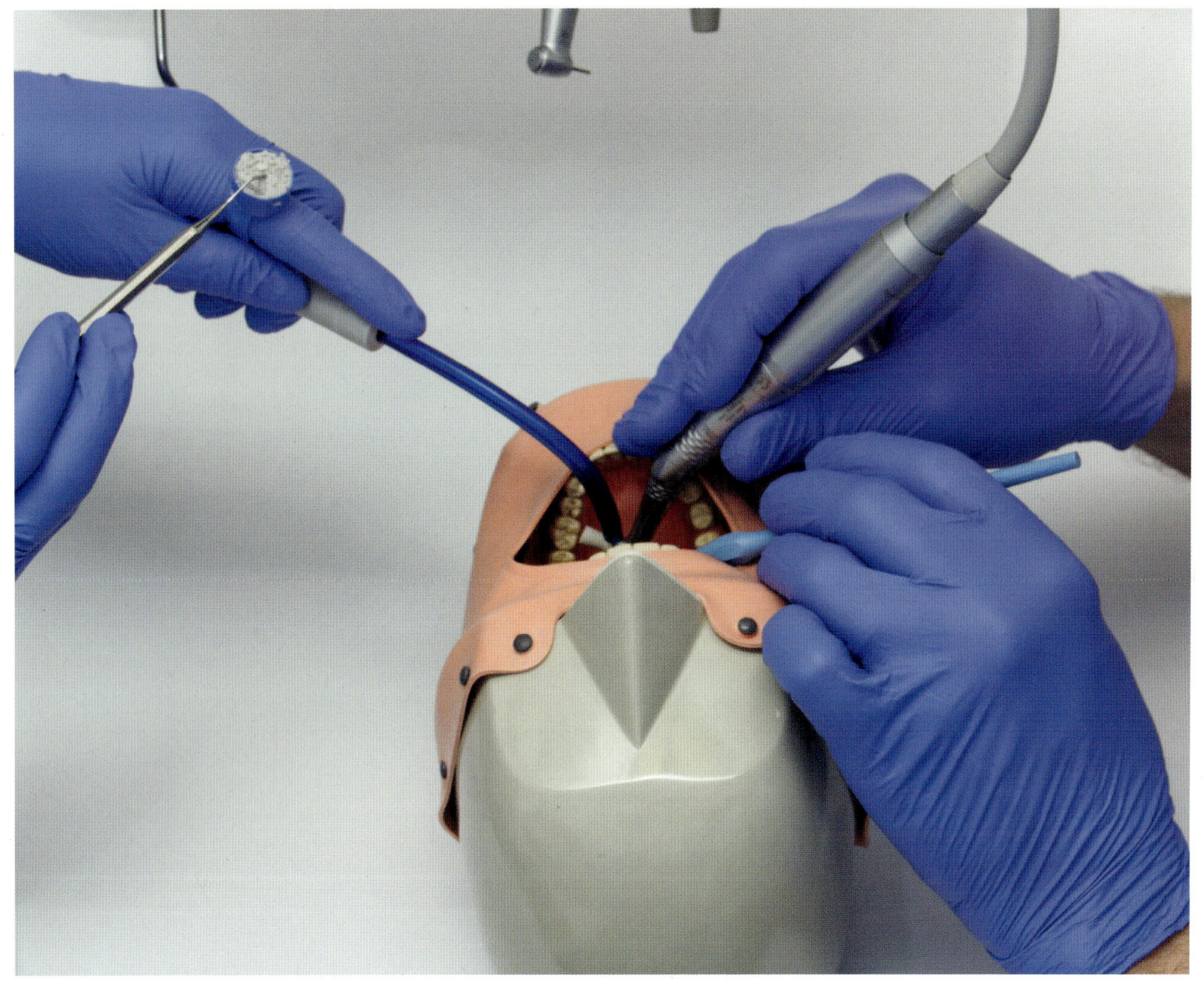

图10-36 助手左手食指上佩戴一个装有抛光膏的指环，同时左手握着弱吸管（吸管头部已取下）。弱吸管稍稍呈前倾，基本上是水平方向。助手的右手持一个小的金属充填器，用来蘸取抛光膏然后放在牙面。牙医接过由助手传递过来的反角手机，手机上已安插了橡皮杯且橡皮杯上蘸满抛光膏。

在电马达上连接专用于抛光操作的Prophy反角手机。电马达和手机始终保持工作状态，直到完成所有牙面的抛光操作。

这一点能实现是因为：

1. 抛光膏质地厚实。
2. 助手使用弱吸管吸走橡皮杯外侧多余的抛光膏，避免其飞溅到空中（和牙医脸上）。
3. 助手在牙医抛光操作提前2～3颗牙齿表面放上少量抛光膏。
4. 如果牙医在某个牙面的抛光时间超过5秒，助手需要在牙面再补充一些，以避免没有抛光膏的“干抛”。

整个抛光操作器械运动持续不停。也就是说橡皮杯保持运作。这比传统的抛光过程节省了40%的时间（图10-37）。

对助手的要求是要提前在牙医抛光的牙面放上抛光膏，牙医不需要等待，不浪费时间。同时，还要利用弱吸管的头部：

- 吸走橡皮杯外侧的抛光膏。
- 适时吸走患者口底的唾液。
- 吸走操作区过多的抛光膏或唾液。
- 这些操作都不能遮挡牙医的操作视线。

上述操作技能需要助手使用不同的器械握法和

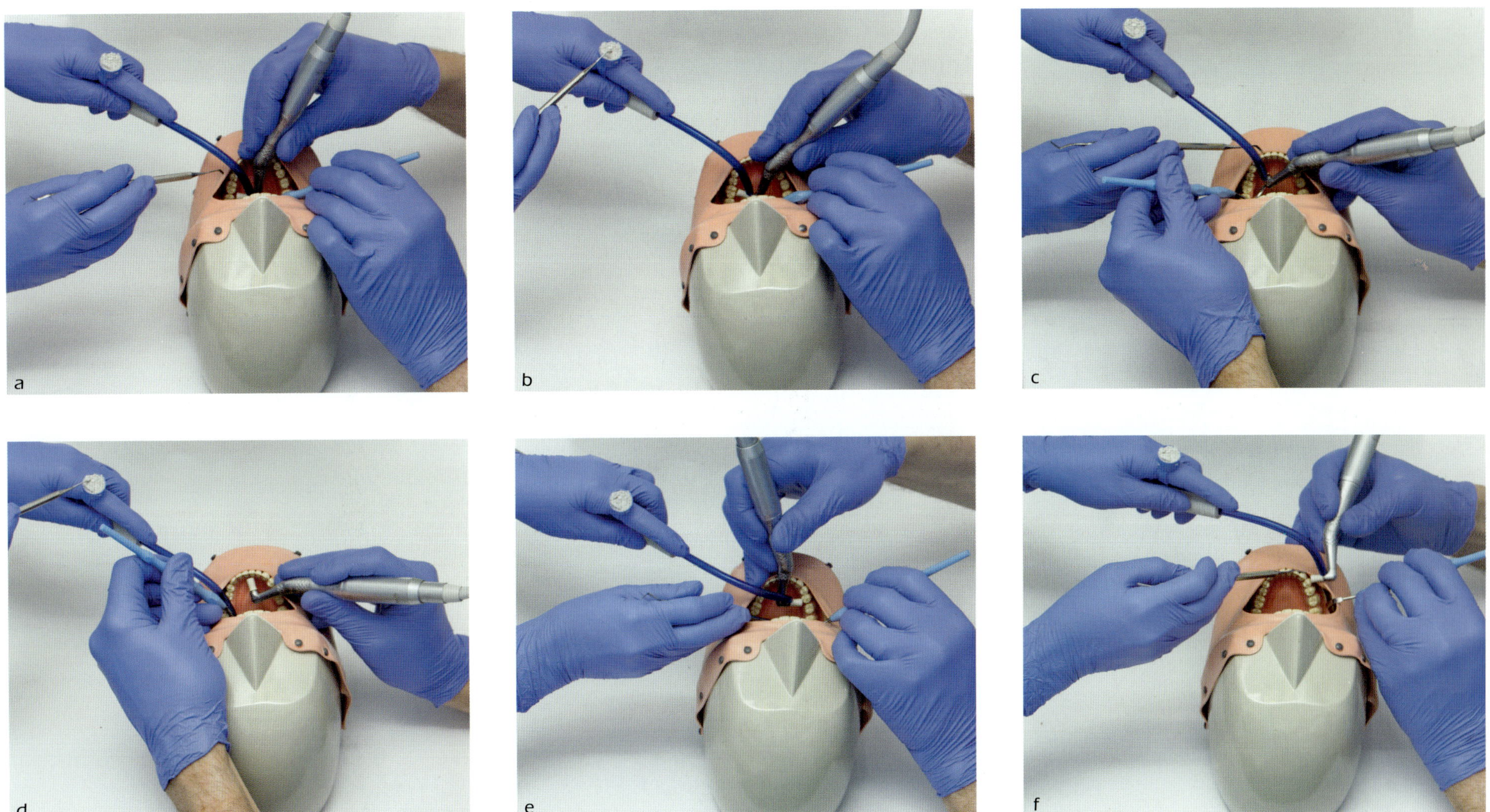

图10–37 （a）抛光操作从左侧下颌牙舌侧开始。助手已将抛光膏放到橡皮杯上。去掉弱吸管的头部，它的作用是吸走橡皮杯外侧的唾液以及多余的抛光膏。（b）助手用小号的金属充填器从指环内蘸取抛光膏，并（c）提前放在即将抛光的3颗牙牙面上。接着助手再继续（d）蘸取抛光膏，并（e）放在牙医即将操作的牙面。（f）助手用弱吸管吸走橡皮杯外侧的唾液，避免其飞溅到空中或牙医的脸上。

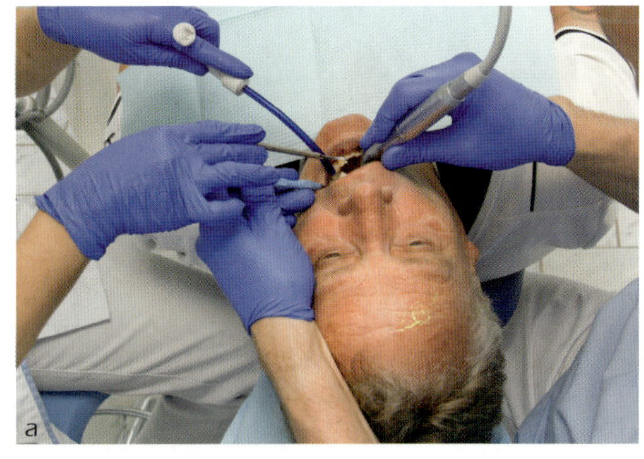

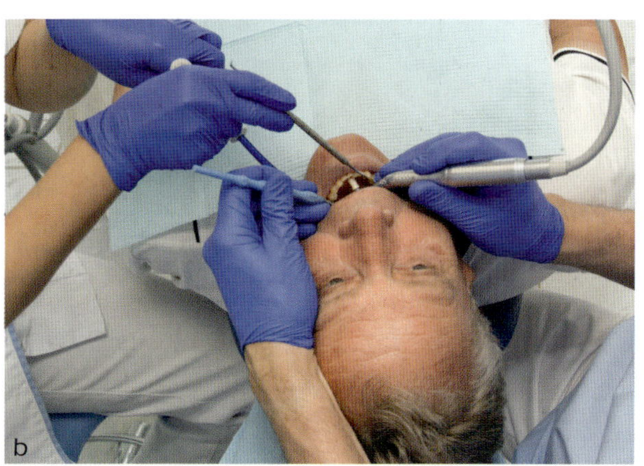

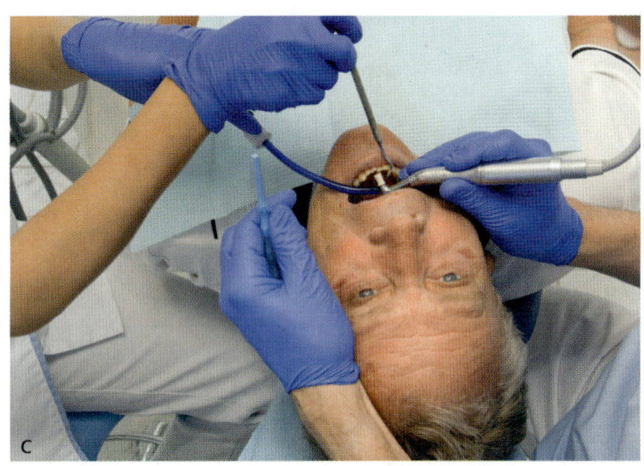

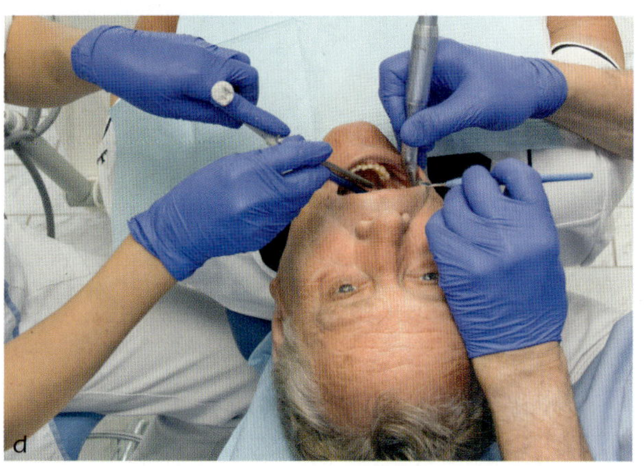

图10-38 （a～d）配合抛光膏的抛光操作。注意牙医牵拉软组织的动作。为不挡住牙医的操作视野，助手握持器械时采用了不同的方式。

操作位置，如图10-38所示。

这对助手来说是个不小的挑战，而对牙医来说能减少操作疲劳，不再需要为了蘸取抛光膏而反复中断器械运作，再重新调节器械的最佳转速。也就是说，牙医就能集中注意力完成最佳的操作运动。

定期复查患者的洁治和抛光

如果患者有定期复查的习惯，那么大多数情况下口内牙结石的程度是中等到轻微。这时采用锋利的手用刮治器会比超声洁治更高效和省时。

10%～20%复查患者口内牙结石很多，而且牙结石质地坚硬。那么，这时可以采用超声洁治，但也仅用在牙结石较多的牙面（比如，下颌前牙的舌侧或者上颌第一磨牙的颊侧）。

极少情况是患者全口牙结石都很多，需要整口超声洁治。针对这类患者，建议患者可以使用电动牙刷，并且每隔3个月定期复查。这样的口腔预防效果更好，也能降低定期洁治的难度。

如果器械操作合适、高效，操作技能又训练有素，再结合理想的助手配诊，那么诊疗过程就能以准确、快速和轻松的方式完成。

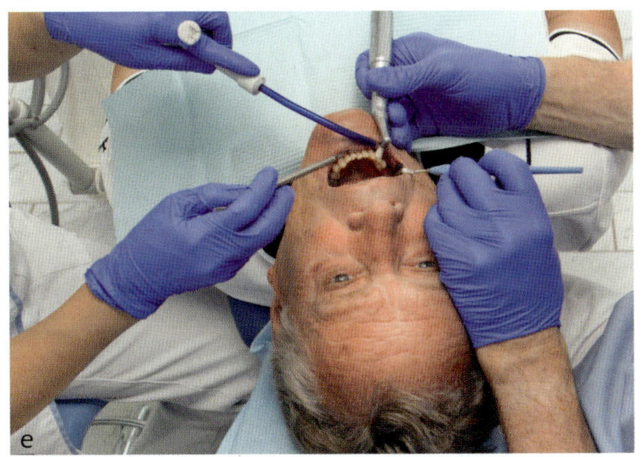

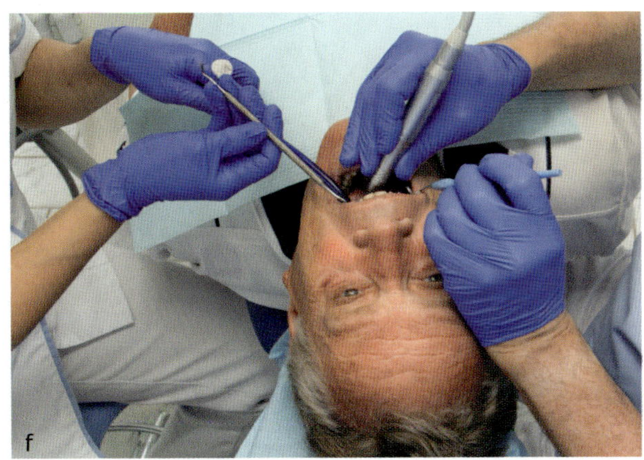

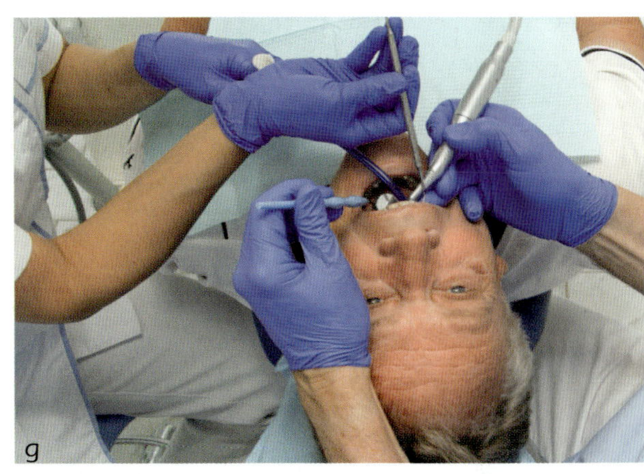

图10-38（续） （e~g）抛光操作。注意牙医牵拉阻挡软组织的动作。助手为了避免阻挡牙医的操作视线，会用到不同的器械握法。

洁治和抛光：单人模式工作

当牙医或卫生士独自进行洁治和抛光时，流程与上述四手操作类似，除了四手完成抛光这一步有区别。

单人模式的抛光操作

牙医或卫生士的左手食指上戴一个指环，指环内有抛光膏，左手食指也要用来握持口镜（图10-39）。

在距离弱吸管头部1cm的侧面戳一个开孔。这样一来，弱吸管的头部以及侧方开孔都能有效发挥吸走口内多余液体的作用（图10-40）。

弱吸管前部弯曲，放在患者左侧口角，弱吸管头部轻轻接触最后一颗磨牙后方的磨牙后垫。当患

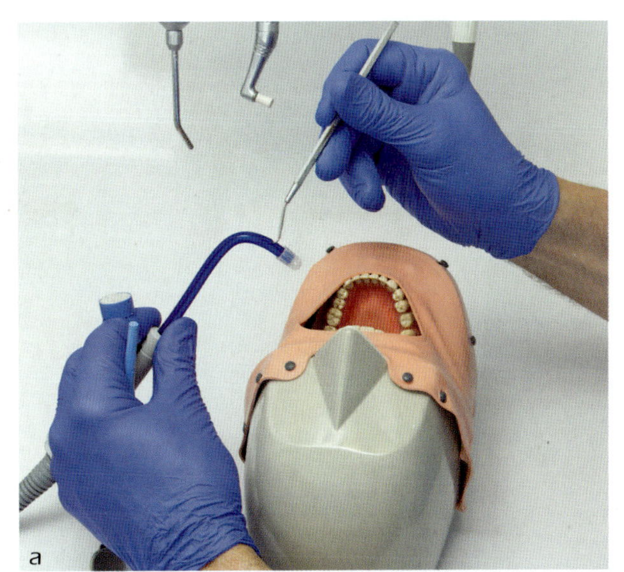

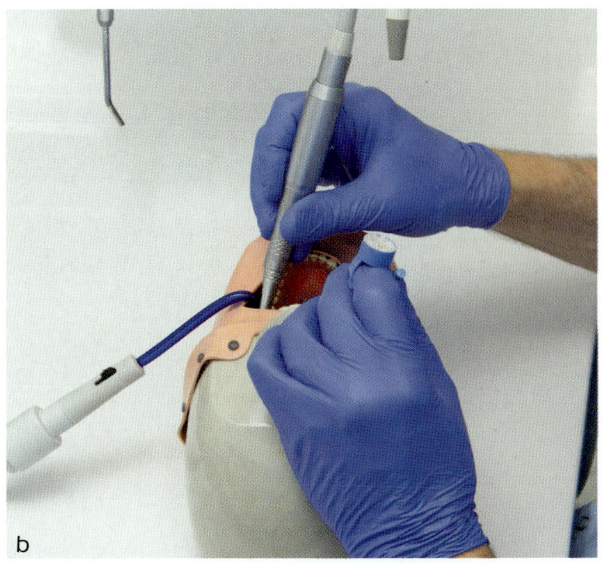

图10-39 （a）左手食指的指环内含有抛光膏。（b）弱吸管放于左侧最后一颗磨牙的后方。弱吸管侧面的开孔很方便与橡皮杯外侧面接触，可以吸走其表面多余的抛光膏和唾液等。

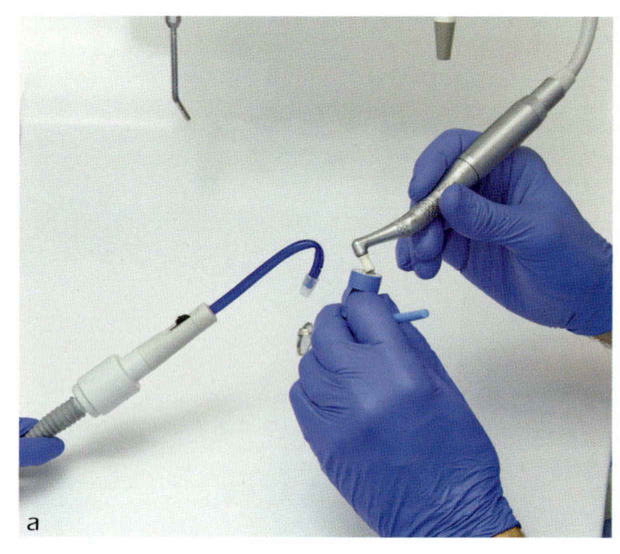

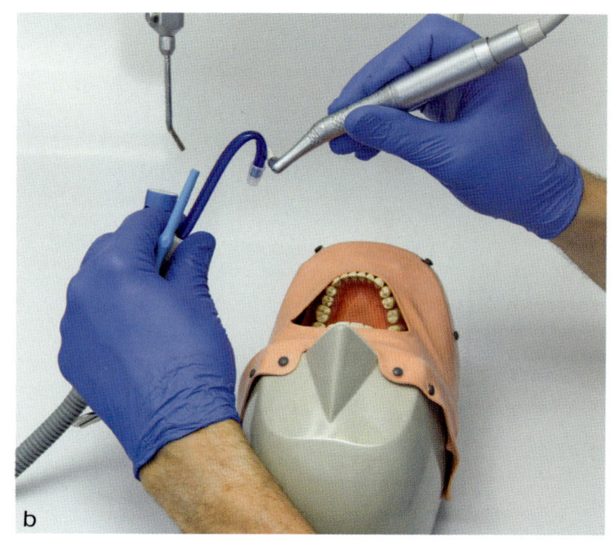

图10-40 （a）橡皮杯以旋转工作状态蘸取抛光膏。（b）弱吸管的侧方开孔用于吸唾和橡皮杯侧面多余的抛光膏，如图所示。此处展示说明的是如何通过在弱吸管的侧方制作开孔来去除橡皮杯上的唾液和抛光膏。当然，在临床实际情况下，弱吸管的摆位是在口内左侧下颌最后一颗磨牙的后方。

者处于水平位治疗时，此处是口腔底部，弱吸管在这里能发挥吸唾的作用。

牙医或卫生士用橡胶杯蘸取指环上的抛光膏，开始牙面抛光。当越来越多的唾液开始在橡皮杯周围积聚时，把橡皮杯靠向弱吸管的侧方开孔。橡皮杯表面的唾液及抛光膏随即被吸走。然后，重新用橡皮杯蘸取抛光膏，继续完成抛光过程（图10-41和图10-42）。

抛光膏的质地厚实，所以可以用旋转的橡皮杯蘸取而不会飞溅出来。因此，电马达及其反角手机会保持在工作状态，直到完成所有牙面的抛光。还有一种方法是用金属充填器取一块抛光膏放在磨牙和前磨牙的𬌗面，这样一来橡皮杯就可以在此处蘸取补充抛光膏。

龈上刮治和抛光需要的临床时间，因患者情况而异。大多数常规复查的患者仅需很短的时间就能完成，有些患者则需要较长的诊疗时间。因此，复查约诊的安排也应当“因人而异”，并且在其他诊疗项目中穿插和统筹安排。如果以一天15个复诊预约来算的话，那么每天至少也可以省下1小时的时间。

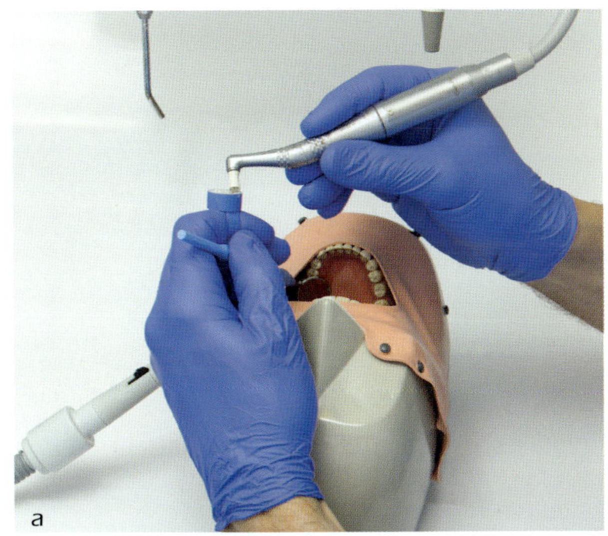

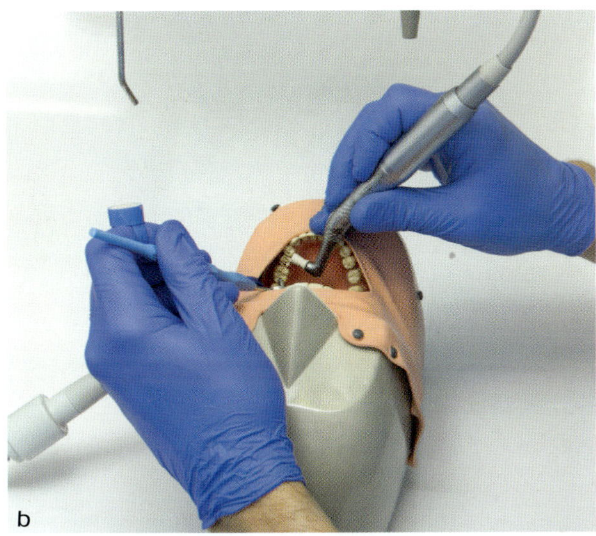

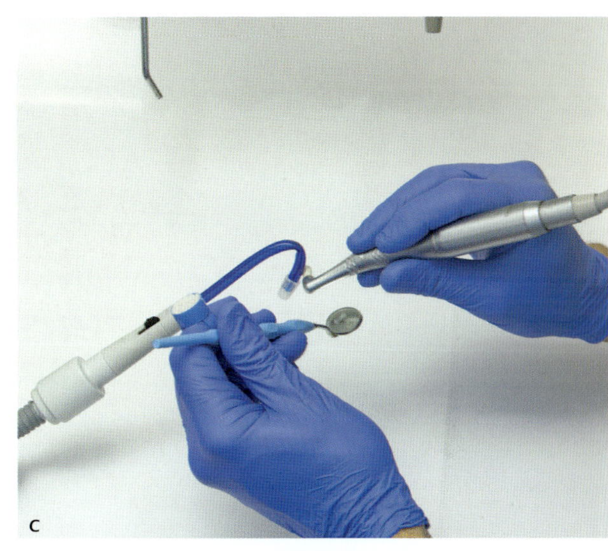

图10-41 （a）从指环内蘸取抛光膏，橡皮杯保持旋转状态。（b）牙面抛光。（c）当橡皮杯外侧有唾液和抛光膏积聚时，只要将它靠向弱吸管的侧方开孔，并保持橡皮杯旋转。上图是模拟口内的实际摆位。

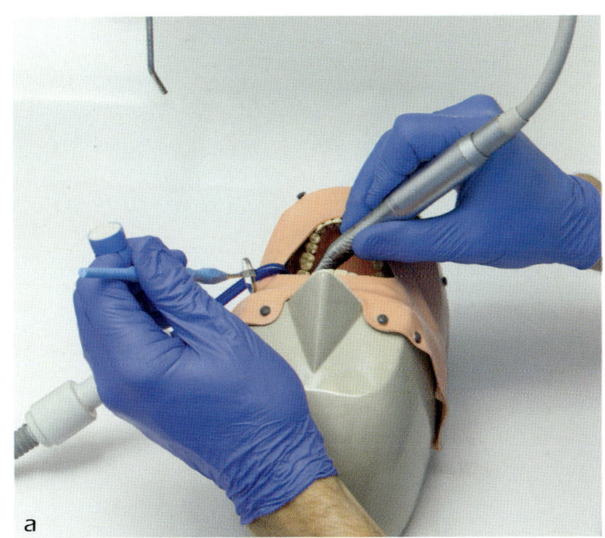

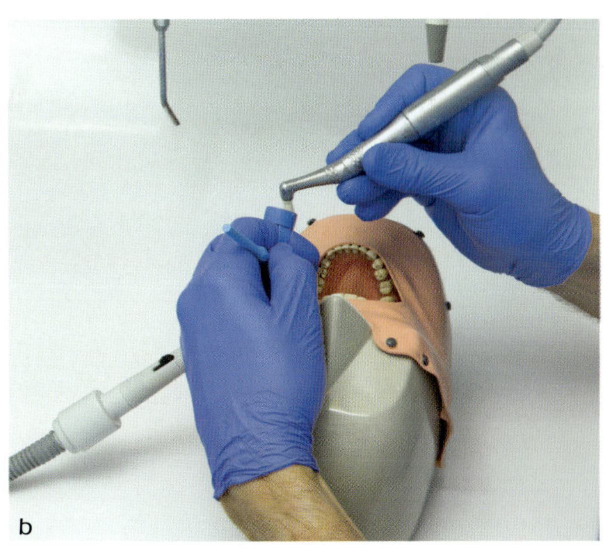

图10-42 （a）橡皮杯在患者口内。（b）旋转的橡皮杯重新蘸取抛光膏，继续抛光。弱吸管侧方开孔是为了吸走橡皮杯侧面积聚的唾液和抛光膏。

龈下刮治和根面平整

刮治方法有很多学派，手用器械也多种多样。

笔者认为能满足刮治操作的器械应当是：

- ▲ 工作端的大小和形态能适合牙面的操作。
- ▲ 如果根面比较平坦（比如，下颌第一磨牙的近中面及远中面、下颌切牙），工作端要长一点。如果牙根偏圆，工作端要短一点；牙根直径较小的圆根，工作端要非常短。

工作端与器械柄的角度合宜，允许器械能到达所有根面，并且能沿牙根轴向进行刮治动作。

牙医或卫生士手握器械柄的朝向和角度要保证工作端摆放在正确的牙面操作位，牙医或卫生士的手臂位符合良好的人体工程学要求。

异常锋利的手用器械（参见第215页）在龈下刮治过程中会取得事半功倍的效果。

刮治操作

尽可能避免手指的运动，因为这会降低手部的触感反馈并且容易造成手部疲劳。这里同样会采用生物力学简化法来控制器械的操作运动。

将器械的工作端伸入牙周袋并从袋底开始刮治，器械沿着牙体轴向进行操作运动。这部分内容与前文所述相同。

手指负责以合适的角度和位置握住器械，确保工作端摆放在牙面的正确操作位上，并且牙医有良好的工作体位。支点可以灵活选择以无名指支撑在牙面，或者是以手支撑在患者面部皮肤。刮治操作由手臂带动完成（手臂比手指更有力量）。

超声龈下洁治

牙医的手指握住超声洁治手柄，以无名指支撑在牙面或者手支撑在患者面部皮肤作为支点。

整体的操作运动是工作端小幅度地以“Z”形运动，每次移动都与上一次有范围重叠，运动方向沿牙体长轴。深牙周袋的龈下刮治很难有理想的效果，这也是选择翻瓣刮治和根面平整术的原因。

外科治疗

接下来以全科诊所为例来说明在外科工作流程中如何管理材料和物品。对外科牙医来说，专用诊间可以用来存放所有必需的材料物品和器械。

一次性材料物品的组织管理

这些材料物品会摆放在1～2个比较大的器械收纳盒内（图10-43～图10-46）。

手用器械的管理

这些器械以无菌袋或器械盒一起打包消毒存放（图10-47）。

种植相关器械的管理

种植相关器械统一摆放在消毒器械盒和工具盒内。

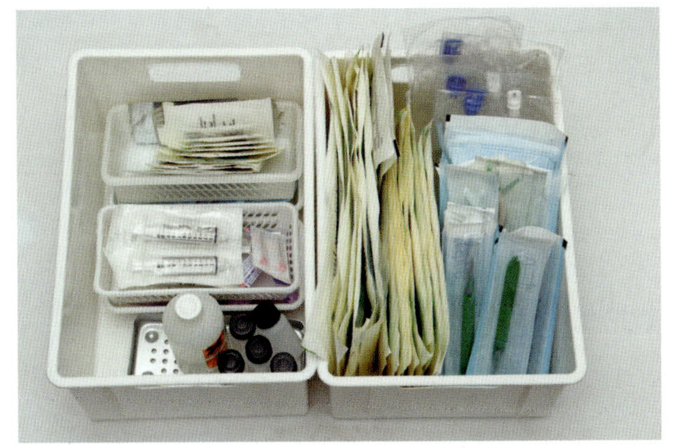

图10-43　手术面罩、手术帽、护目镜和防护服。多种尺寸的无菌手套、已消毒的手术洞巾。手术刀、缝线、无菌纱布、无菌棉卷；两种尺寸的一次性外科无菌吸引管。 冲洗用的无菌生理盐水、冲洗注射器与针头；活检玻璃器皿、组织固定液、组织学检查的采样管。

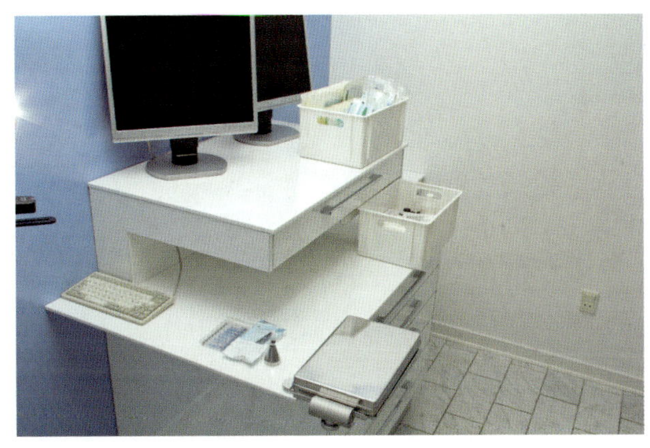

图10-44　MEGASPACE上放着2个收纳盒。

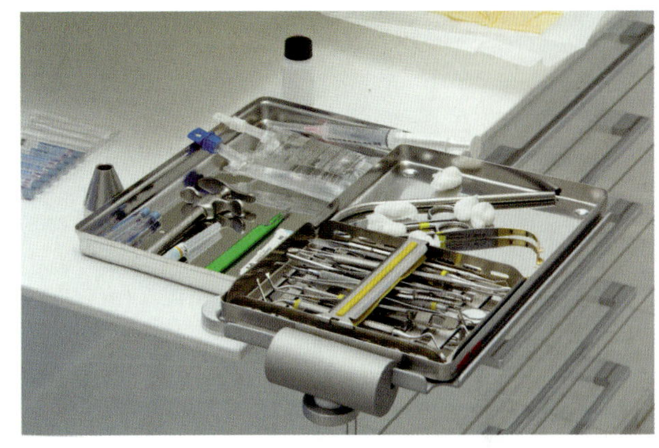

图10-45　外科治疗的手用器械盒。

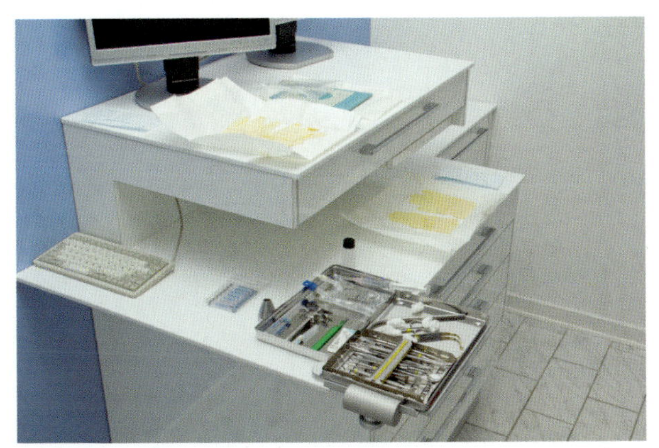

图10-46　打开无菌消毒的包装袋。

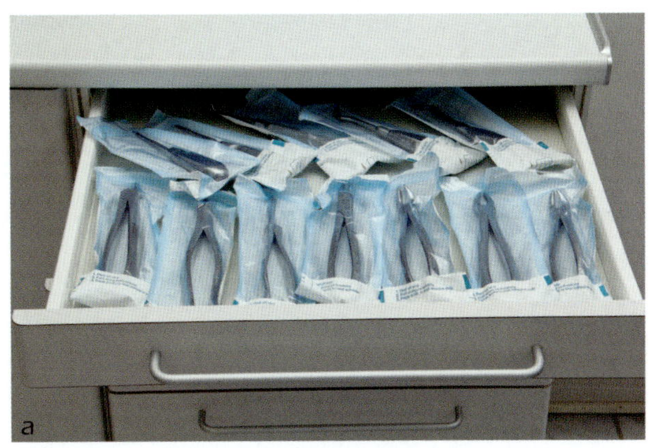

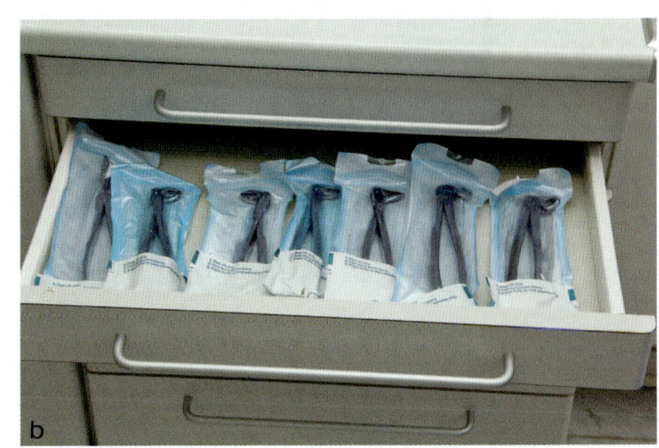

图10-47　（a和b）抽屉内存放的拔牙钳。

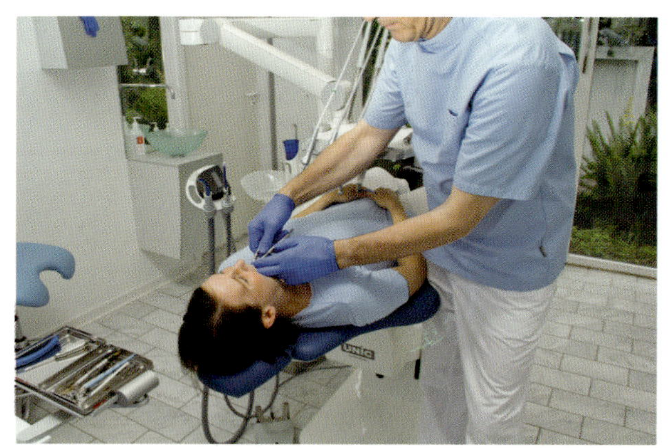
图10–48 上颌牙的拔除。

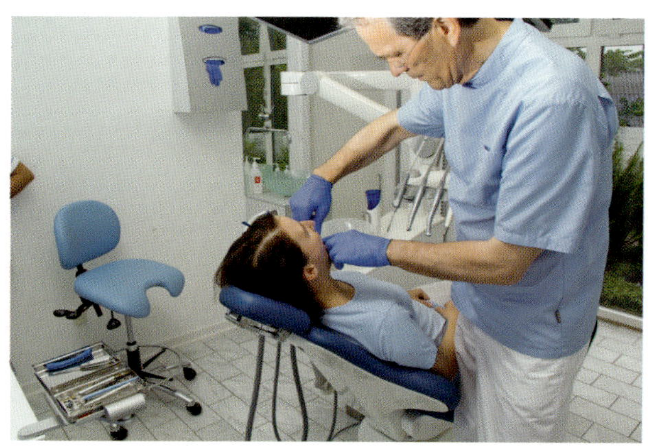
图10–49 左侧下颌牙的拔除。

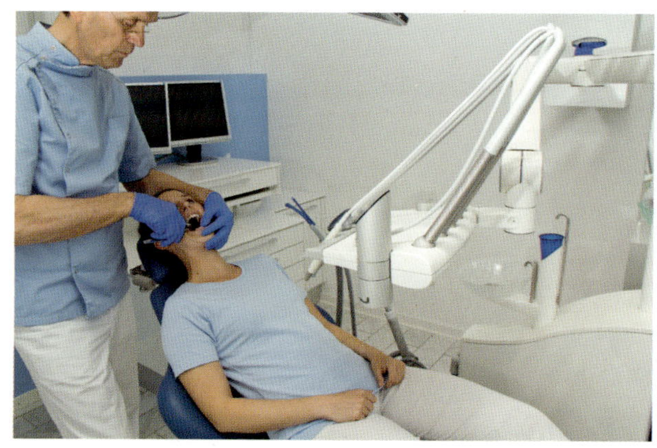
图10–50 右侧下颌牙的拔除。

人体工程学的考虑

工作体位和器械握法

外科流程中的详尽相关内容就留待专科牙医来继续完善。

拔牙

如果牙齿松动易拔，那么大部分牙医可能会选择在糟糕的工作体位仅数分钟来完成操作。而如果牙齿复杂难拔且耗时长，那么牙医就需要考虑结合人体生物力学和牙位来控制拔牙力量了。

对力量有要求的拔牙

牙医此时手中握住拔牙钳或拔牙挺，腕关节保持固定。这能保证手部和腕关节有良好的本体感觉和触觉反馈（图10–48）。

牙齿的脱位力量来源于右前臂的运动，而手指、手及腕关节固定不动；牙医要充分去感受最小脱位阻力的方向。而左手负责在此过程中稳定住牙槽骨晃动的幅度。

上颌牙的拔除

- 患者平躺，头部向右转。
- 牙医站在7点位。
- 牙医站立是为了保证前臂在晃动拔牙时有充分的活动空间。
- 拔除上颌磨牙很重要一点是操作者的左手要始终放在颊舌侧的牙槽骨上，目的是感知牙齿动度并且保护上颌牙槽骨。

左侧下颌牙的拔除

患者半卧位，头部向右转。牙医站在7点位（图10–49）。

右侧下颌牙的拔除

患者坐姿，头稍向右转。牙医站在11点位，患者半卧位，头部稍向右转。牙医站在11点位（图10-50）。

牙挺的操作方法

笔者建议牙医此时将注意力优先集中在牙挺的安全使用上，而不要仅仅关注或者过度关注在工作体位上。操作者的左手可以为右手握持牙挺提供支撑辅助，防止牙挺滑脱和损伤周围软硬组织。

用手术刀切开翻瓣的操作

可能会导致牙医出现很奇怪也很糟糕的工作体位。

使用刀头可调节角度的手术刀

一次性无菌包装的手术刀刀头，有一个圆球状的可调节关节。旋松刀柄头部即可调节任意的角度，这样就能保证牙医在操作时有良好的工作体位了（图10-51）。

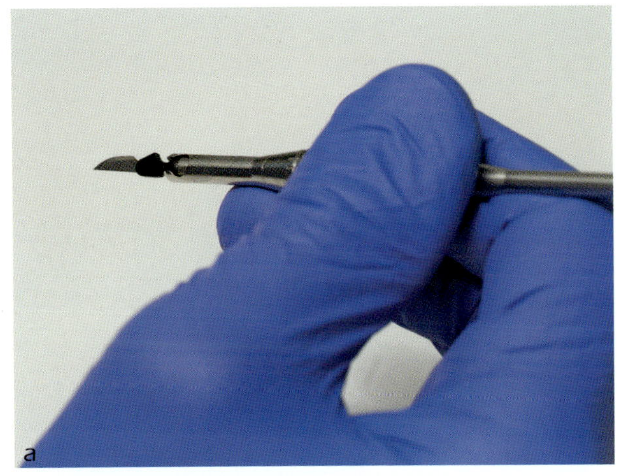

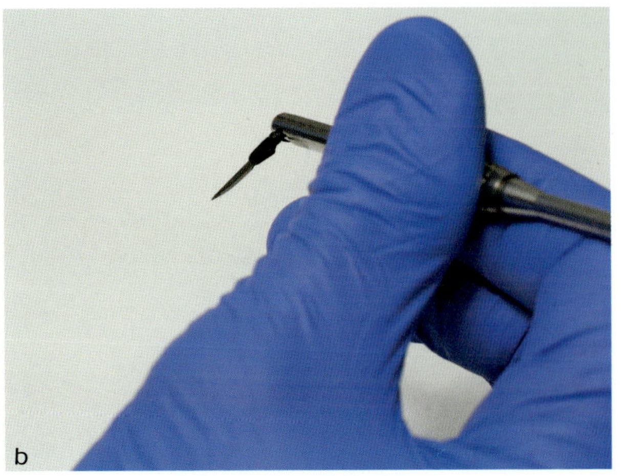

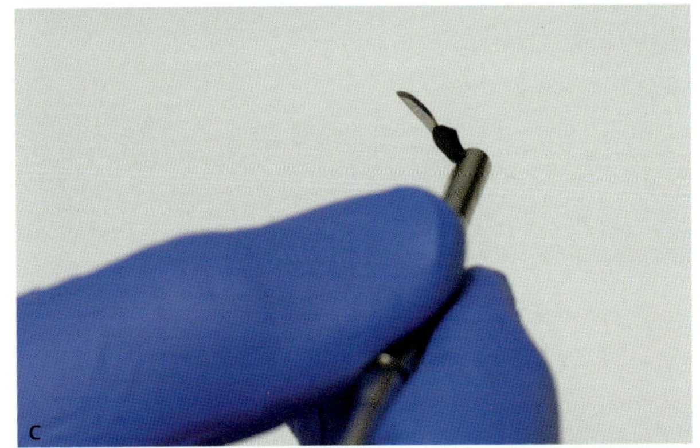

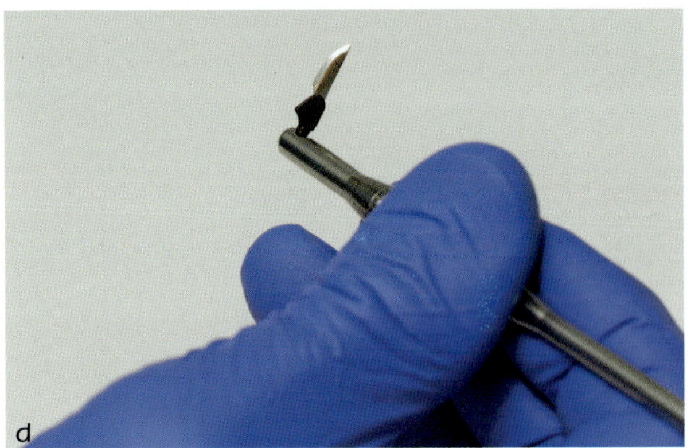

图10-51 （a~g）手术刀片可以任意调节方向。牙医再结合不同的器械握法和手指支点，在操作时就能有良好的工作体位了。

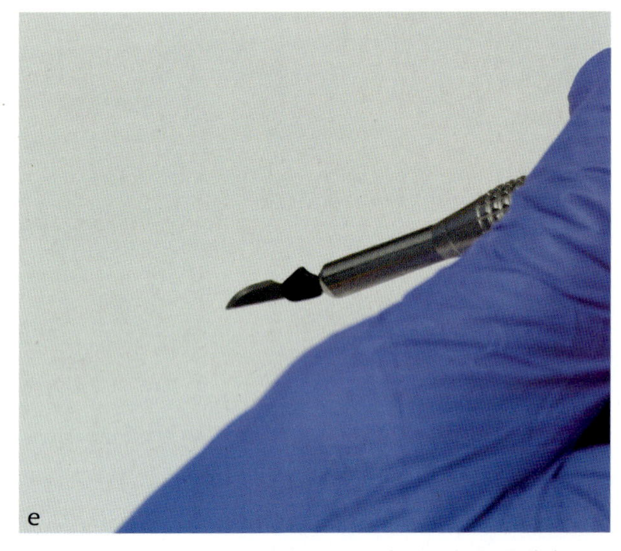

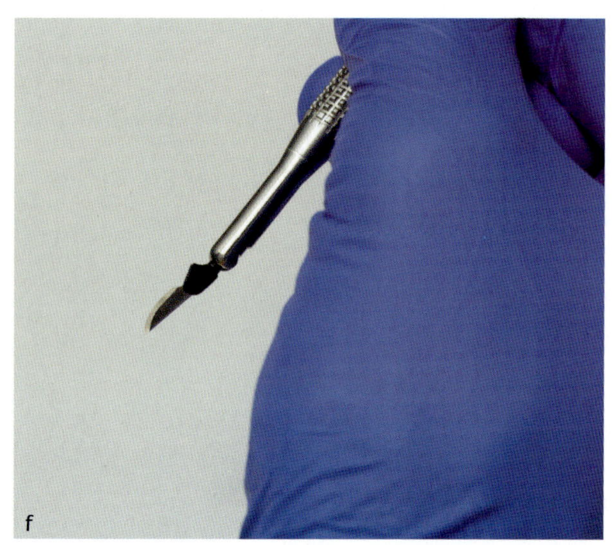

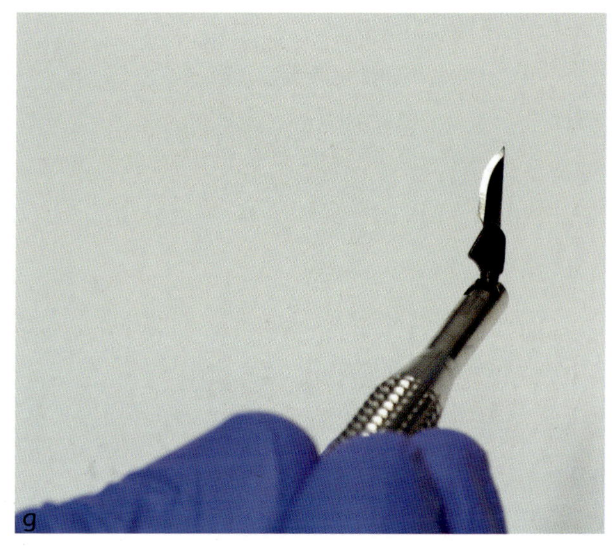

图10-51（续） （e～g）手术刀片可以任意调节方向。牙医再结合不同的器械握法和手指支点，在操作时就能有良好的工作体位了。

在固定修复的牙体制备过程中，反角手机的操作运动不是以车针作为指导

在固定修复的牙体制备时，如果牙医要通过视觉反馈来控制整个操作过程，那么意味着他需要从两个互为90°的方向上始终用眼睛“监控”车针走向，从现实层面说，这实在太困难了。

解决方案是牙医通过训练掌握一种基于简化人体生物力学原理的平行移动法（the biomechanics of paralel movement）。

- 在反角手机上装车针，然后将车针以正确的操作方向摆放在牙面作为初始位，并从两个方向上观察和确认。
- 手指握住器械后，位置就保持不变了。
- 腕关节也保持固定。
- 这也意味着旋转车针、反角手机、手指、手部和前臂，在整个操作过程中是一个整体或运动单位。
- 接下来，车针平行于预备体长轴运动且仅由牙医的前臂控制。
- 这样一来，精细的操作运动控制就转化为宏观可控的操作运动了。

如何既有理想的工作体位，又有完美的精细视野和器械入路？

下文是针对每个具体牙位的操作指导，包括：

- 具体的某个操作牙面。
- 患者头部的位置。
- 操作视线。
- 牙医的位置。
- 手用器械的握法。
- 手部支点。
- 软组织牵拉阻挡。
- 水雾吸抽。

针对具体治疗，牙医的操作动作或垂直于牙面，比如窝洞制备和去腐的操作；或者平行于牙面，比如全冠制备、利用硅胶尖或金刚砂车针的侧面进行抛光的操作。

器械的操作应当能满足

- 牙医或助手牵拉阻挡软组织后，能在直视或口镜视野下看清所有牙面或窝洞内面。
- 牙医点位和患者的头部位置要保证牙医能维持平衡态坐姿、脊柱不倾斜、头不扭转，并有良好的操作视野。
- 器械握法要保证牙医的工作体位良好，肘部与身体轻轻接触。
- 手部支点能确保操作运动的准确性和灵活度。
- 视野在2cm×2cm或1cm×1cm以下，这也是“视线入路”的范围。

图10-52～图10-84演示的患者开口度较小，器械和视线入路都会有受限。我们选择这样较难的临床情况，来具体说明如何应用前文所述的工作方式和基本准则。

1	
牙位	17、16
牙面	颊侧
患者头部的位置	后仰，向左
患者椅的椅背	水平位
操作视线	直视
牙医的位置	9点位
临床操作	窝洞制备（朝向颊面）
助手牵拉阻挡软组织	强吸管
牙医牵拉阻挡软组织	口镜
弱吸管	摆放在左侧下颌磨牙后区
器械的握法	车针先90°垂直牙面的执笔式，然后逐渐调整直到右手肘与身体轻轻接触
手部/手指支点	右手无名指支撑在前磨牙
说明	有手指支点的操作动作通常要经过反复训练

图10-52

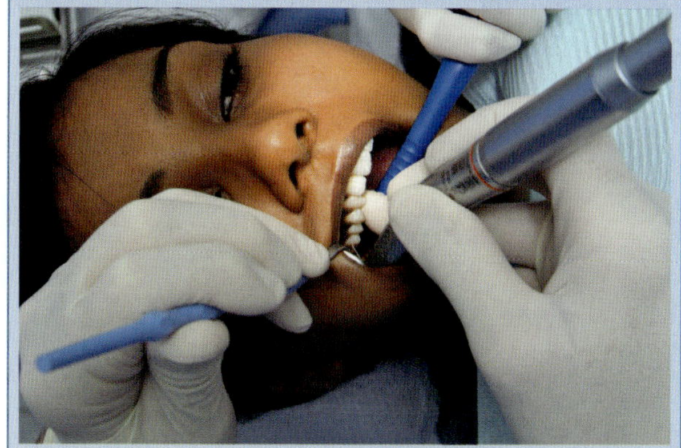

2	
牙位	17、16
牙面	颊侧
患者头部的位置	后仰，向左
患者椅的椅背	水平位
操作视线	直视
牙医的位置	9点位
临床操作	与颊面平行，比如全冠制备或抛光
助手牵拉阻挡软组织	强吸管
牙医牵拉阻挡软组织	口镜
弱吸管	摆放在左侧下颌磨牙后区
器械的握法	90°～110°执笔式，调整直到右手肘与身体轻轻接触
手部/手指支点	左手支撑在患者面部皮肤
说明	参见图10-53的步骤说明，反复训练30～60次或以上

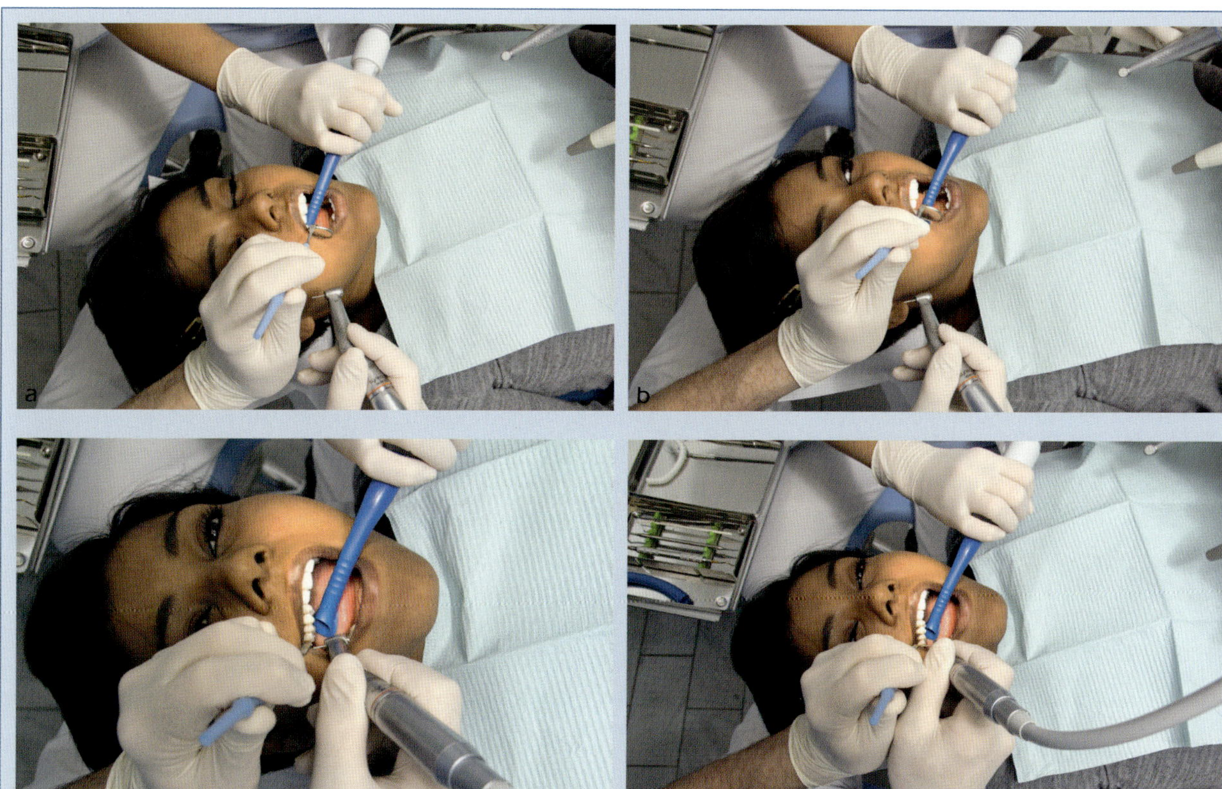

图10-53 （a）牙医左手持口镜牵拉阻挡软组织。（b）左手支撑在患者的右面部颧骨处。（c）反角手机和金刚砂车针已提前安装和正确摆位，牙医可以即刻取用。牙医正确握持手机柄，而且手柄有正确的倾斜幅度，以确保牙医在操作时右肘部能自然下垂，轻触躯干而不上抬。（d）牙医将左手靠近右手，为右手提供辅助支撑，尤其两手的无名指与小手指的接触。

3	
牙位	16、17
牙面	腭侧
患者头部的位置	向后、向右，略微倾斜
患者椅的椅背	水平位
操作视线	直视
牙医的位置	12点位
临床操作	窝洞制备或平行腭面的操作
助手牵拉阻挡软组织	强吸管
牙医牵拉阻挡软组织	右手无名指牵拉面颊
弱吸管	右侧下颌磨牙后区
器械的握法	110° 执笔式，调整直到牙医的右手肘与身体轻轻接触
手部/手指支点	右手无名指支撑在前磨牙，或者以大拇指根部支撑在患者颧骨
说明	无
图10-54	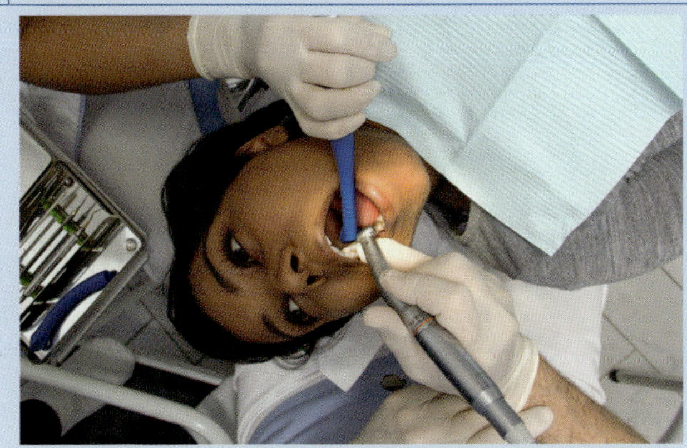

4	
牙位	16、17
牙面	腭侧
患者头部的位置	向后，略向右
患者椅的椅背	水平位
操作视线	口镜视野，助手吹干
牙医的位置	10点位到11点位
临床操作	窝洞制备或平行于腭面的操作
助手牵拉阻挡软组织	强吸管
牙医牵拉阻挡软组织	右手无名指
弱吸管	右侧下颌磨牙后区
器械的握持	90° ~ 110° 执笔式，调整直到右手肘与身体轻轻接触
手部/手指支点	右手无名指支撑在前磨牙，或者以大拇指根部支撑在患者颧骨。也可以用无名指支撑在颊侧前庭沟的棉卷上（图10-55）
说明	无
图10-55	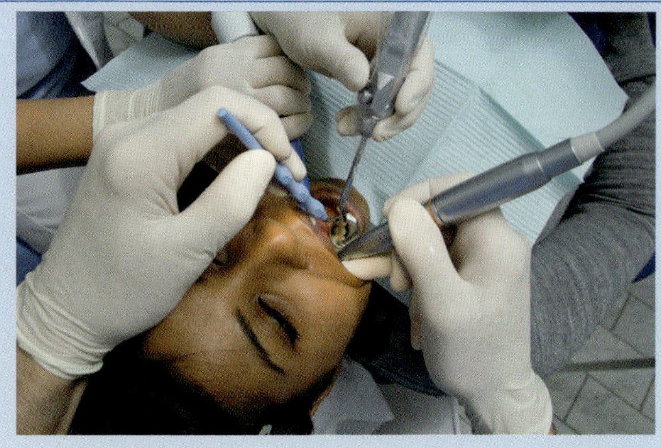

5	
牙位	17、16
牙面	船面
患者头部的位置	头尽可能后仰，也可以在患者肩颈部垫个枕头辅助
患者椅的椅背	水平位
操作视线	直视
牙医的位置	9点位
临床操作	窝洞初步制备、树脂充填精修
助手牵拉阻挡软组织	强吸管
牙医牵拉阻挡软组织	口镜
弱吸管	左侧下颌磨牙后区
器械的握持	90° ～110° 执笔式，适当调整直到牙医的右手肘与身体轻轻接触
手部/手指支点	右手无名指支撑在前磨牙，或者以大拇指根部支撑在患者颧骨。也可以用无名指支撑在颊侧前庭沟的棉卷
说明	大多患者的年龄在30岁以上，头部无法充分后仰，牙医难以获得直视的视野

图10–56

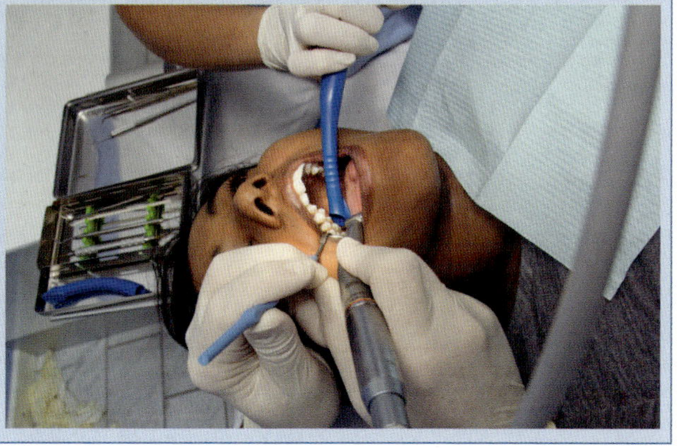

6	
牙位	17、16
牙面	近中、船面、远中
患者头部的位置	向后且稍向右
患者椅的椅背	水平位
操作视线	口镜视野，助手吹干
牙医的位置	11点位
临床操作	窝洞制备
助手牵拉阻挡软组织	强吸管
牙医牵拉阻挡软组织	棉卷+无名指牵拉
弱吸管	左侧下颌磨牙后区
器械的握持	110° ～140° 执笔式（反向执笔式），调整直到右手肘与身体轻轻接触
手部/手指支点	右手无名指支撑在前磨牙，或者更好的做法是以无名指支撑在颊侧前庭沟的棉卷
说明	需要反复训练

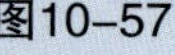

图10–57

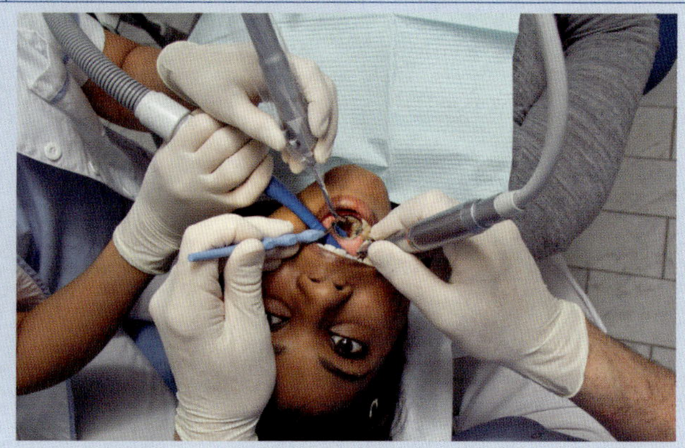

7	
牙位	15、14、13
牙面	颊侧
患者头部的位置	向左
患者椅的椅背	水平位
操作视线	直视
牙医的位置	9点位
临床操作	窝洞制备（朝向颊面）
助手牵拉阻挡软组织	强吸管放于腭侧起吸唾作用，大部分情况下腭侧不需要软组织牵拉
牙医牵拉阻挡软组织	口镜或左手食指
弱吸管	左侧下颌磨牙后
器械的握持	改良的反向执笔式，调整直到牙医右手肘与身体轻轻接触
手部/手指支点	近中的邻牙
说明	需要反复训练，会比想象的要难
图10-58	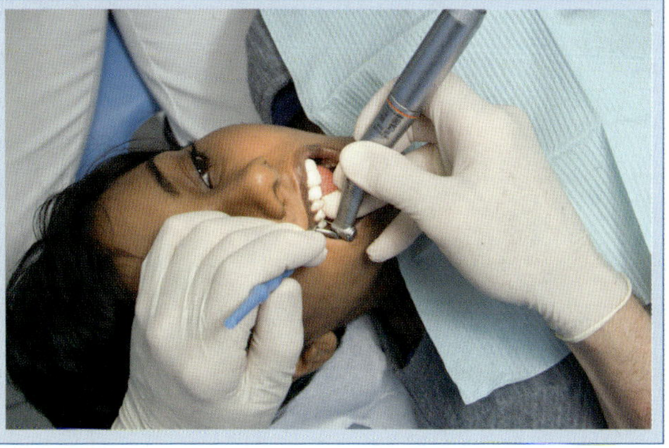

8	
牙位	15、14、13
牙面	颊侧
患者头部的位置	向左
患者椅的椅背	水平位
操作视线	直视
牙医的位置	9点位
临床操作	平行颊面的操作
助手牵拉阻挡软组织	强吸管放于腭侧起吸唾作用，大部分情况下腭侧不需要软组织牵拉
牙医牵拉阻挡软组织	口镜或左手食指
弱吸管	左侧下颌磨牙后区
器械的握持	改良执笔式，适当调整角度直到牙医右手肘与身体轻轻接触
手部/手指支点	近中邻牙
说明	注意在控制旋转器械操作时，使用生物力学简化法指导的类似平行测量运动
图10-59	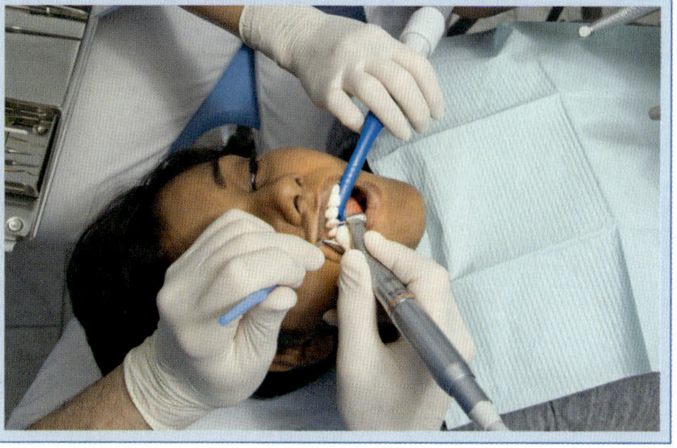

9	
牙位	15、14、13
牙面	殆面或切端，还有可能是近中
患者头部的位置	向左，尽可能后仰，肩颈部垫个枕头
患者椅的椅背	水平位
操作视线	直视
牙医的位置	9点位
临床操作	窝洞制备，或殆面抛光
助手牵拉阻挡软组织	强吸管在腭侧，大部分情况下腭侧不需要软组织牵拉
牙医牵拉阻挡软组织	右手食指
弱吸管	左侧下颌磨牙后区
器械的握法	改良执笔式，调整直到牙医右手肘与身体轻轻接触
手部/手指支点	以右手无名指和小指后方的面部颧骨皮肤为支点，或是如图10-60所示，以邻牙为支点
说明	如果在良好体位下无法获得直视视野，就借助口镜，参见示例10
图10-60	

10	
牙位	15、14、13
牙面	殆面或切端、近中和远中
患者头部的位置	正中
患者椅的椅背	水平位
操作视线	口镜视野，助手吹干
牙医的位置	11点位
临床操作	窝洞制备
助手牵拉阻挡软组织	强吸管在腭侧吸唾，大部分情况下腭侧不需要软组织牵拉
牙医牵拉阻挡软组织	右手食指
弱吸管	左侧下颌磨牙后区
器械的握法	改良执笔式，调整直到牙医右手肘与身体轻轻接触
手部/手指支点	牙医的手（小指的内侧部分）以患者右侧面颊部颧骨皮肤为支点。如果患者口角较大，可以在后方邻牙做支撑
说明	在患者头部无法充分后仰的情况下
图10-61	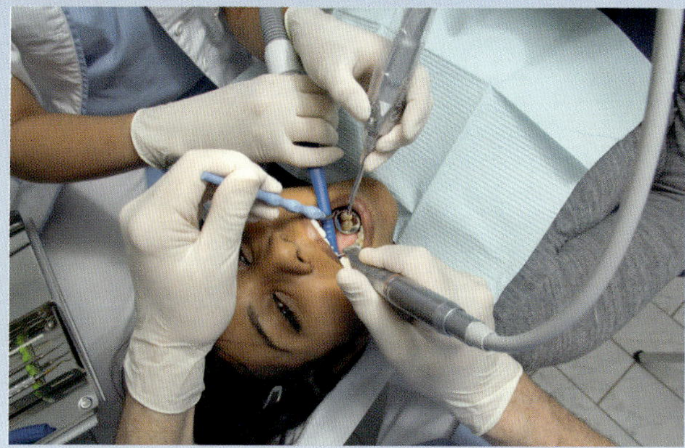

11	
牙位	15、14、13
牙面	腭侧
患者头部的位置	正中
患者椅的椅背	水平位
操作视线	口镜视野
牙医的位置	11点位
临床操作	窝洞制备或是平行于腭面的操作
助手牵拉阻挡软组织	强吸管
牙医牵拉阻挡软组织	不需要
弱吸管	左侧下颌磨牙后区
器械的握法	执笔式
手部/手指支点	后牙颊侧或前牙切缘
说明	牙医在良好工作体位下几乎不可能获得直视视野
图10-62	

12	
牙位	12、11、21、22
牙面	12、11远中；21、22近中
患者头部的位置	向左
患者椅的椅背	水平位
操作视线	直视
牙医的位置	9点位（或10点位、11点位、12点位）
临床操作	窝洞制备
助手牵拉阻挡软组织	强吸管放在唇侧或腭侧，助手还可以用左手食指牵拉唇侧软组织
牙医牵拉阻挡软组织	当强吸管在腭侧时，牙医可以用左手的食指或口镜牵拉软组织
弱吸管	对侧下颌磨牙后区
器械的握法	执笔式
手部/手指支点	邻牙
说明	无

图10-63

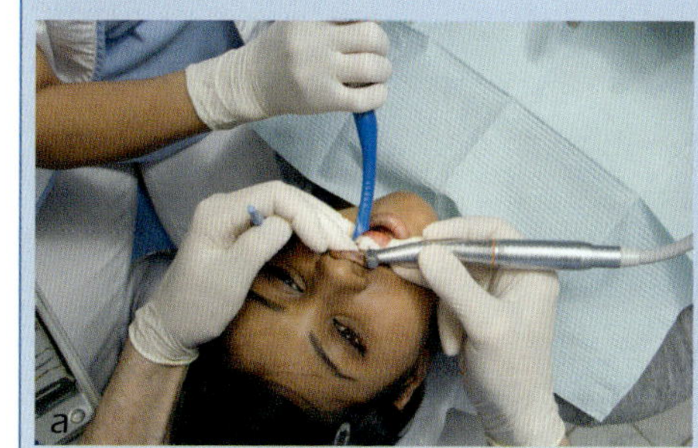
a

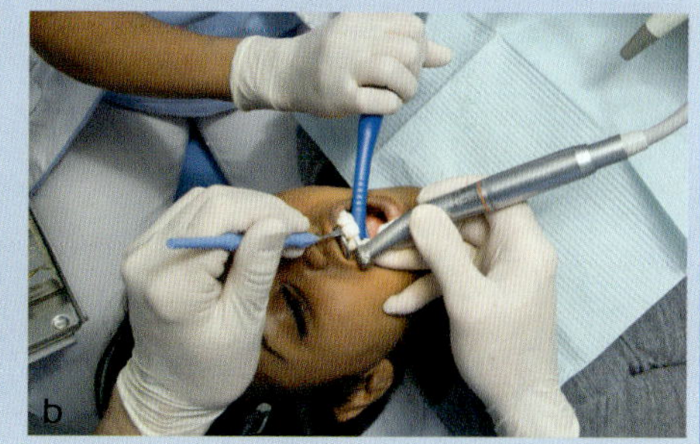
b

13	
牙位	12、11、21、22
牙面	12、11远中；21、22近中
患者头部的位置	向左
患者椅的椅背	水平位
操作视线	口镜视野
牙医的位置	11点位
临床操作	平行于牙面的操作
助手牵拉阻挡软组织	强吸管或助手左手的食指牵拉唇侧软组织
牙医牵拉阻挡软组织	当强吸管在腭侧时，牙医可以用左手的食指牵拉软组织
弱吸管	对侧下颌磨牙后区
器械的握法	执笔式
手部/手指支点	无名指以邻牙为支撑
说明	无

图10-64

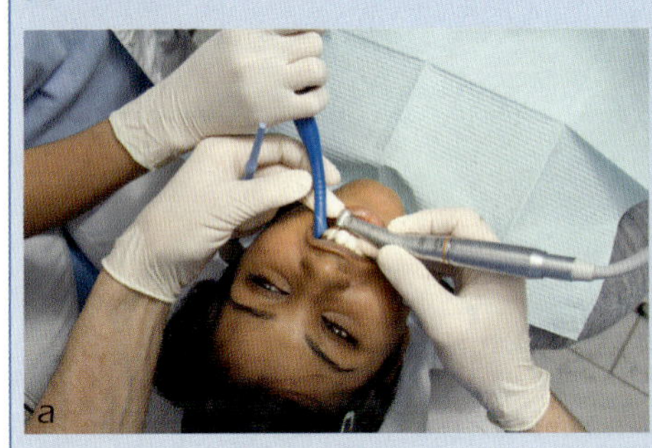

a

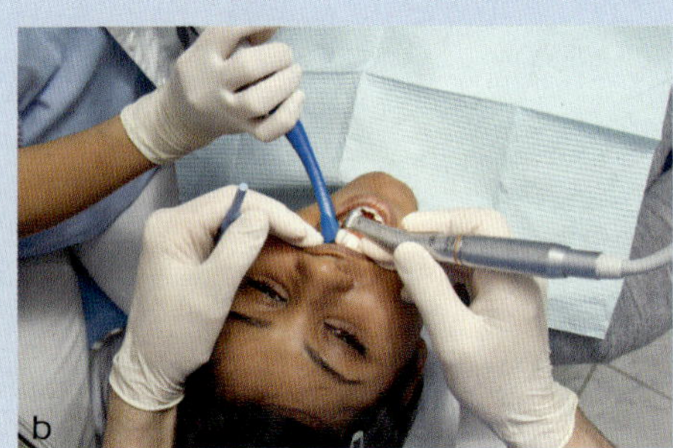

b

14	
牙位	12、11、21、22
牙面	唇面
患者头部的位置	向右
患者椅的椅背	水平位
操作视线	直视
牙医的位置	9点位、10点位、11点位
临床操作	窝洞制备
助手牵拉阻挡软组织	强吸管或助手左手的食指牵拉唇侧软组织
牙医牵拉阻挡软组织	当强吸管在腭侧时，牙医可以用左手的食指牵拉软组织
弱吸管	对侧下颌磨牙后区
器械的握法	执笔式
手部/手指支点	无名指以邻牙为支撑
说明	牙医左手食指，也可以在电马达反角手机的头部提供辅助支撑

图10-65

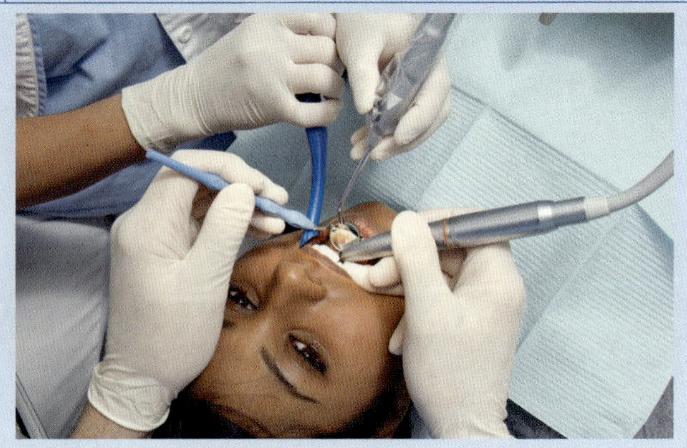

15	
牙位	12、11、21、22
牙面	腭侧
患者头部的位置	正中
患者椅的椅背	水平位
操作视线	口镜视野，助手吹干
牙医的位置	11点位
临床操作	平行于牙面的操作
助手牵拉阻挡软组织	强吸管置于腭侧吸引，很少需要牵拉软组织
牙医牵拉阻挡软组织	不需要
弱吸管	对侧下颌磨牙后区
器械的握法	执笔式
手部/手指支点	无名指以牙面为支撑
说明	无
图10-66	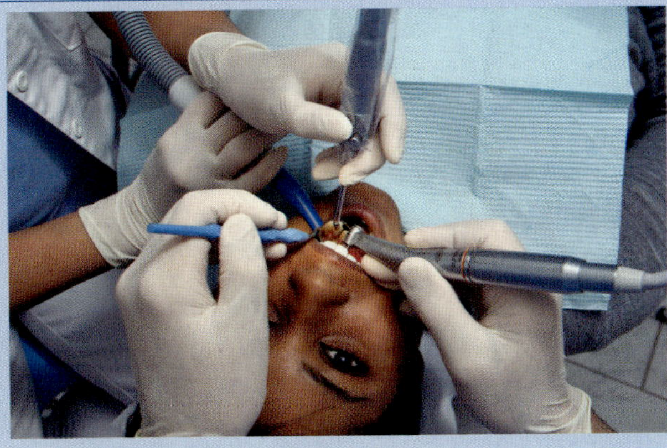

16	
牙位	23、24、25、26、27
牙面	颊侧
患者头部的位置	向右且侧低头
患者椅的椅背	水平位
操作视线	直视
牙医的位置	11点位到12点位
临床操作	窝洞制备或平行于牙面的操作
助手牵拉阻挡软组织	强吸管。但助手无法看到操作区的牙齿，需要牙医引导强吸管的正确摆放
牙医牵拉阻挡软组织	牙医可能需要用左手辅助握持强吸管
弱吸管	右侧下颌磨牙后区
器械的握法	执笔式
手部/手指支点	食指支撑在右侧牙齿上
说明	牙医可能需要帮助助手握持强吸管

图10-67

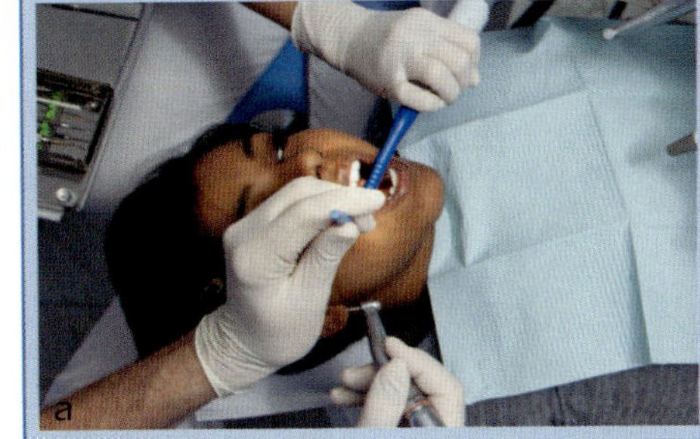

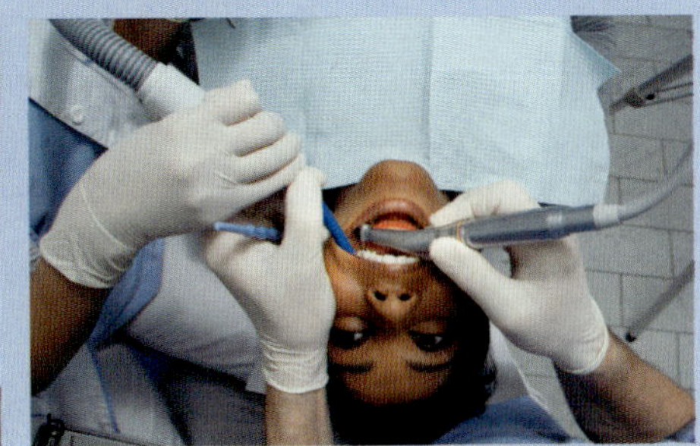

17	
牙位	23、24、25、26、27
牙面	腭侧
患者头部的位置	向左且后仰
患者椅的椅背	水平位
操作视线	直视
牙医的位置	9点位
临床操作	窝洞制备或平行腭面的操作
助手牵拉阻挡软组织	强吸管轻轻拉开左侧面颊部软组织
牙医牵拉阻挡软组织	口镜阻挡舌体（有时候不需要）
弱吸管	左侧下颌磨牙后区
器械的握法	执笔式
手部/手指支点	无名指支撑在对侧牙面
说明	无
图10–68	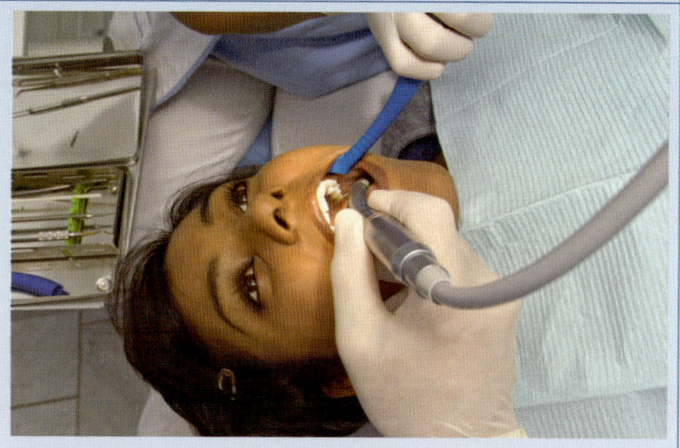

18	
牙位	23、24、25、26、27
牙面	腭侧
患者头部的位置	正中
患者椅的椅背	水平位
操作视线	口镜视野，助手吹干
牙医的位置	11点位
临床操作	窝洞制备或平行于腭面的操作
助手牵拉阻挡软组织	强吸管轻轻牵拉左侧面颊部软组织
牙医牵拉阻挡软组织	不需要，或者仅在口镜检查时牵拉软组织
弱吸管	右侧下颌磨牙后区
器械的握法	执笔式
手部/手指支点	无名指以对侧牙为支撑
说明	无
图10–69	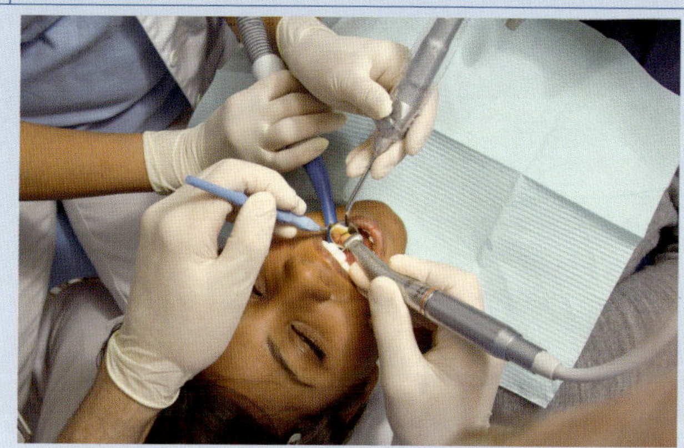

19	
牙位	23、24、25、26、27
牙面	近中、𬌗面、远中
患者头部的位置	正中
患者椅的椅背	水平位
操作视线	口镜视野，助手吹干
牙医的位置	11点位
临床操作	窝洞制备或抛光
助手牵拉阻挡软组织	强吸管牵拉唇颊部软组织
牙医牵拉阻挡软组织	不需要
弱吸管	右侧下颌磨牙后区
器械的握法	执笔式
手部/手指支点	支撑在对侧牙齿
说明	无
图10-70	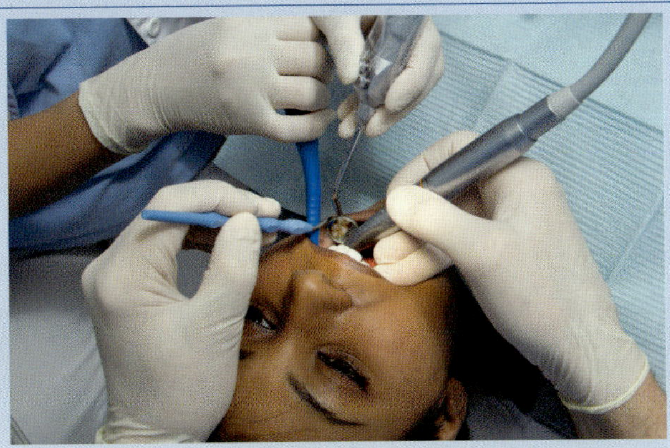

20	
牙位	23、24、25、26、27
牙面	𬌗面、近中
患者头部的位置	尽可能后仰
患者椅的椅背	水平位
操作视线	直视
牙医的位置	9点位
临床操作	窝洞制备或抛光
助手牵拉阻挡软组织	强吸管牵拉唇颊部软组织
牙医牵拉阻挡软组织	不需要
弱吸管	右侧下颌磨牙后区
器械的握法	执笔式
手部/手指支点	支撑在对侧牙齿
说明	无
图10-71	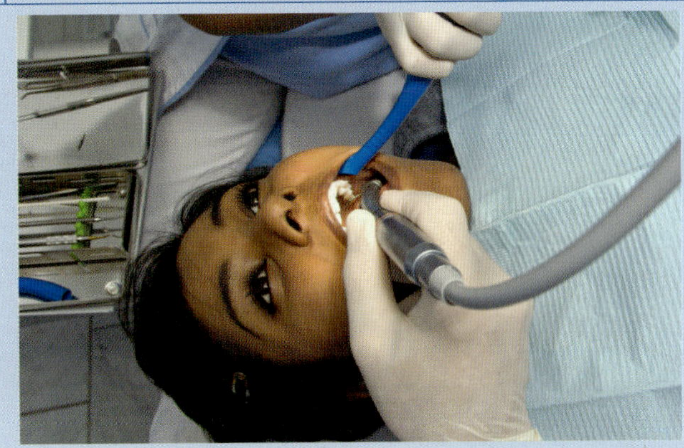

21	
牙位	47、46、45、44
牙面	颊侧
患者头部的位置	向左
患者椅的椅背	水平位
操作视线	直视
牙医的位置	9点位
临床操作	窝洞制备或平行于颊面的操作
助手牵拉阻挡软组织	强吸管阻挡舌体
牙医牵拉阻挡软组织	口镜或左手食指牵拉唇颊部软组织
弱吸管	左侧下颌磨牙后区
器械的握法	改良执笔式，调整角度直到牙医右手肘与身体轻轻接触
手部/手指支点	无名指以前牙为支撑
说明	无
图10-72	

22	
牙位	47、46、45、44
牙面	舌侧
患者头部的位置	向右且后仰，同时稍侧低头
患者椅的椅背	水平位
操作视线	直视
牙医的位置	12点位
临床操作	窝洞制备或平行于舌面的操作
助手牵拉阻挡软组织	强吸管阻挡舌体
牙医牵拉阻挡软组织	如果患者舌体肌力较大并且活跃，牙医可以用左手辅助推开舌体
弱吸管	右侧下颌磨牙后区
器械的握法	改良执笔式，调整角度直到牙医右手肘与身体轻轻接触
手部/手指支点	无名指以前牙为支撑
说明	无

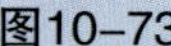
图10-73

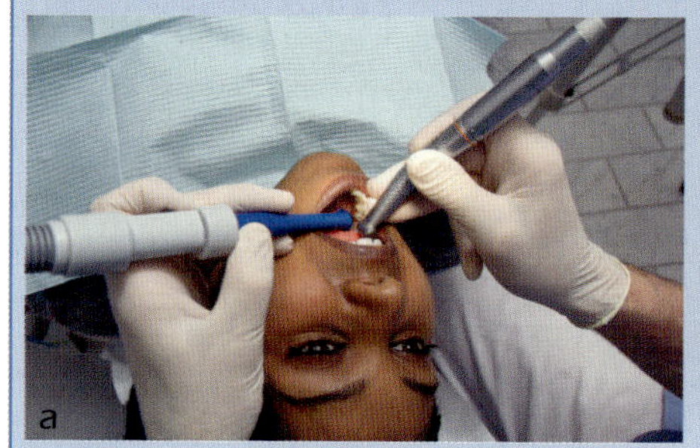
a

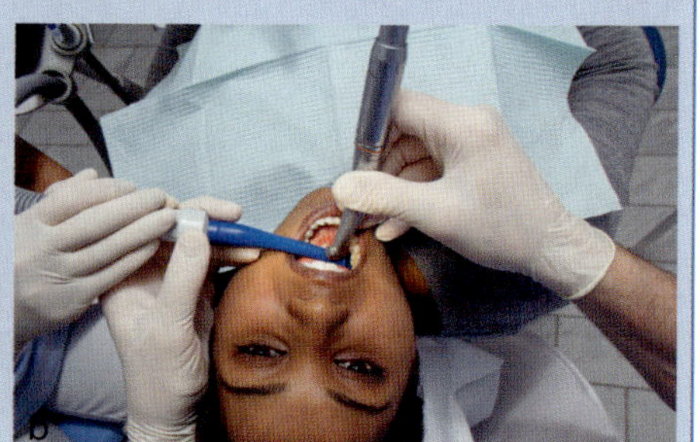
b

23	
牙位	47、46、45、44
牙面	船面、近中
患者头部的位置	向左、正中或向右
患者椅的椅背	水平位
操作视线	直视
牙医的位置	11点位
临床操作	窝洞制备
助手牵拉阻挡软组织	强吸管阻挡舌体，有时可能需要牙医左手辅助
牙医牵拉阻挡软组织	口镜或左手食指牵拉唇颊部软组织（如果左手不用辅助强吸管阻挡舌体的话）
弱吸管	右侧下颌磨牙后区
器械的握法	改良执笔式，调整角度直到牙医右手肘与身体轻轻接触
手部/手指支点	无名指的指背支撑在下颌面部皮肤
说明	无
图10-74	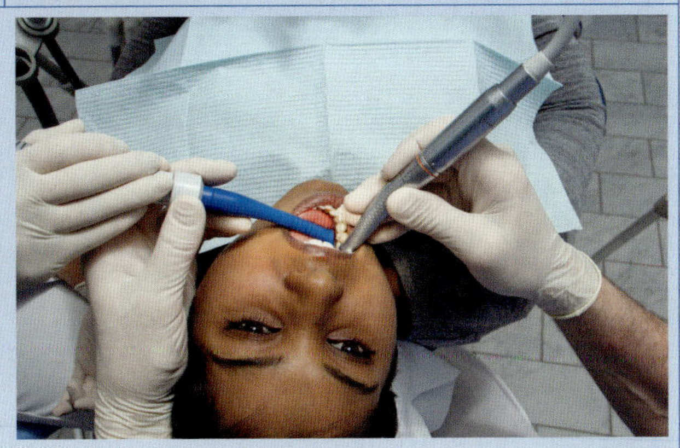

24	
牙位	47、46、45、44
牙面	远中、船面的窄窝洞
患者头部的位置	后仰。如果是最后一颗磨牙，就要尽可能后仰
患者椅的椅背	水平位
操作视线	口镜放在牙齿或窝洞的后方
牙医的位置	11点位
临床操作	窝洞制备。注意，口镜中，上方即是下方，下方即是上方
助手牵拉阻挡软组织	强吸管阻挡舌体
牙医牵拉阻挡软组织	右手无名指
弱吸管	左侧下颌磨牙后区
器械的握法	改良执笔式，调整角度直到牙医右手肘与身体轻轻接触
手部/手指支点	无名指的指背支撑在下颌面部皮肤
说明	可能需要使用小尺寸的口镜
图10-75	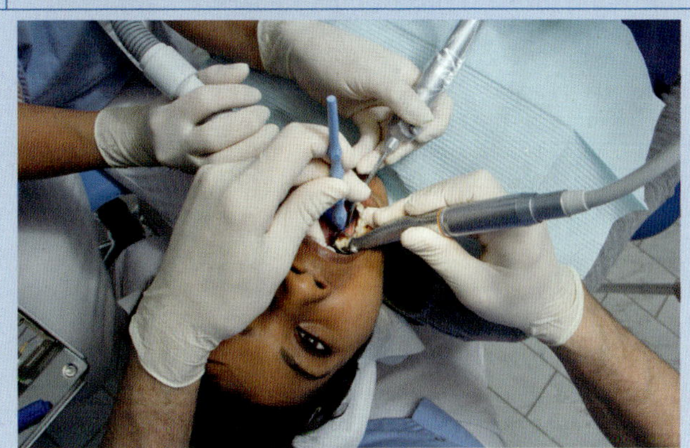

25	
牙位	45、44
牙面	远中、殆面的窄窝洞
患者头部的位置	向右、向前
患者椅的椅背	如果患者的头部不能充分前倾以满足牙医看向远中窝洞的视线，那么可以调节患者椅背，与水平面成30° 角
操作视线	直视
牙医的位置	11点位
临床操作	窝洞制备
助手牵拉阻挡软组织	强吸管阻挡舌体，如果舌体对抗的力较强，牙医可以为助手提供辅助
牙医牵拉阻挡软组织	右手无名指
弱吸管	左侧下颌磨牙后区
器械的握法	改良执笔式，调整角度直到牙医右手肘与身体轻轻接触
手部/手指支点	无名指的指背支撑在下颌面部皮肤
说明	无
图10-76	

26	
牙位	43、42、41、31、32、33
牙面	43、42、41远中和唇面； 31、32、33近中和唇面
患者头部的位置	向左
患者椅的椅背	水平位
操作视线	直视
牙医的位置	9点位
临床操作	窝洞制备或平行于牙面的操作
助手牵拉阻挡软组织	强吸管或助手的左手食指牵拉口唇
牙医牵拉阻挡软组织	左手食指或大拇指，如图10-77b所示
弱吸管	左侧下颌磨牙后区
器械的握法	执笔式
手部/手指支点	邻牙
说明	无
图10-77	

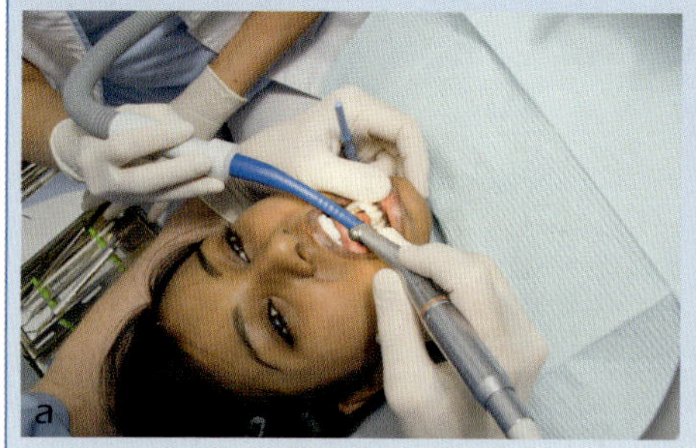
a

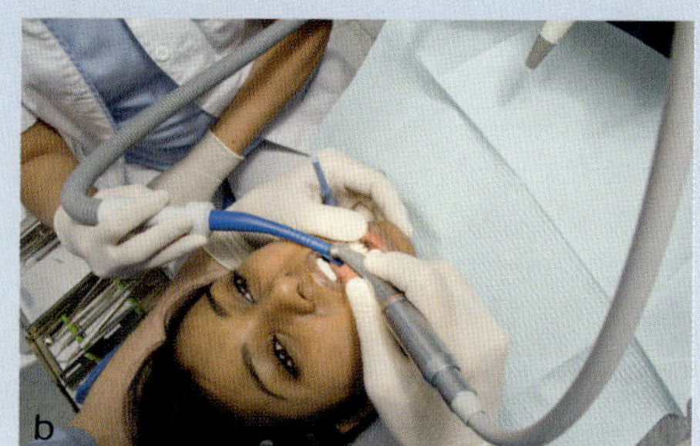
b

27	
牙位	43、42、41、31、32、33
牙面	43、42、41近中；31、32、33远中
患者头部的位置	右转幅度大小根据具体治疗的牙位而定
患者椅的椅背	水平位
操作视线	直视
牙医的位置	11点位到12点位
临床操作	窝洞制备或平行于牙面的操作
助手牵拉阻挡软组织	强吸管或助手左手食指牵拉口唇部软组织
牙医牵拉阻挡软组织	口镜或左手食指
弱吸管	左侧下颌磨牙后区
口镜	在图中用于反射光线
器械的握法	执笔式
手部/手指支点	邻牙
说明	无
图10-78	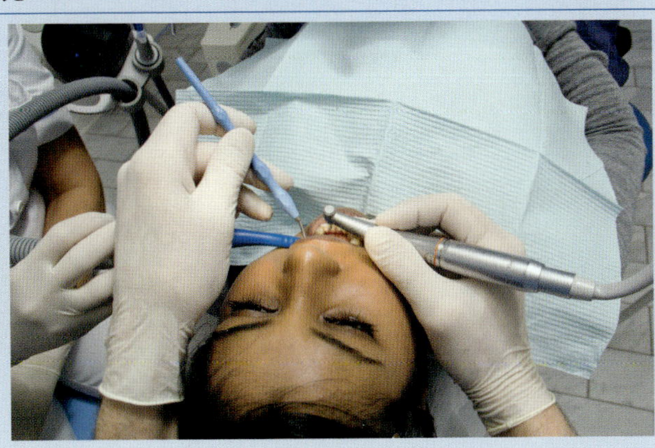

28	
牙位	43、42、41、31、32、33
牙面	舌侧
患者头部的位置	向前
患者椅的椅背	如果患者的头部不能充分前倾以满足牙医看向舌面的视线，那么可以调节患者椅背，与水平面成30°角
操作视线	直视
牙医的位置	11点位
临床操作	窝洞制备或平行于牙面的操作
助手牵拉阻挡软组织	强吸管阻挡舌体，有时需要助手左手食指牵拉口唇
牙医牵拉阻挡软组织	不需要
弱吸管	左侧下颌磨牙后区
器械的握法	执笔式
手部/手指支点	无名指以邻牙为支点
说明	无
图10-79	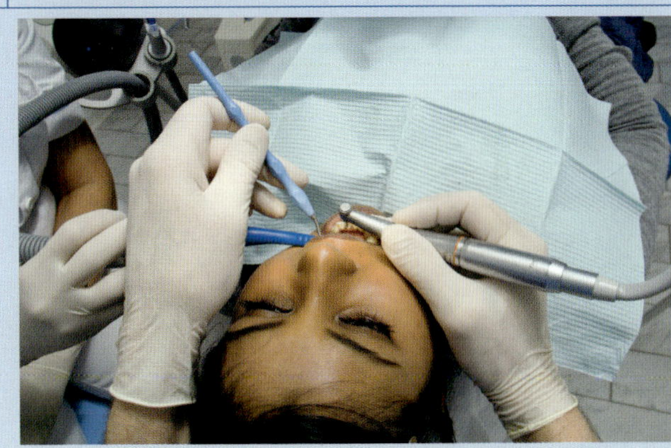

29	
牙位	43、42、41、31、32、33
牙面	舌侧
患者头部的位置	稍向右，向前
患者椅的椅背	如果患者的头部不能充分前倾以满足牙医看向舌面的视线，那么可以调节患者椅背，与水平面成30° 角
操作视线	助手吹干口镜，或超声洁治时处理镜面形成薄层水膜以获得视野
牙医的位置	11点位
临床操作	窝洞制备（和洁治）。注意，唇侧（即患者水平卧位的正上方）从镜中看是下方，舌侧在镜中看是上方
助手牵拉阻挡软组织	强吸管阻挡舌体
牙医牵拉阻挡软组织	不需要
弱吸管	左侧下颌磨牙后区
器械的握法	执笔式
手部/手指支点	无名指以右侧牙齿为支点，或者无名指的指背支撑在左侧下颌皮肤
说明	无
图10-80a	图10-80b

30	
牙位	34、35、36、37
牙面	舌侧
患者头部的位置	向左
患者椅的椅背	水平
操作视线	直视
牙医的位置	9点位到10点位
临床操作	窝洞制备或与牙面平行
助手牵拉阻挡软组织	强吸管牵拉颏颊部软组织
牙医牵拉阻挡软组织	口镜阻挡舌体，向右侧牵拉舌体的力量小于向下压舌体的力量
弱吸管	右侧下颌磨牙后区
器械的握法	90° 执笔式，右手肘与身体轻轻接触
手部/手指支点	无名指以右侧牙齿为支点，或者无名指的指背支撑在左侧下颌皮肤
说明	无
图10-81	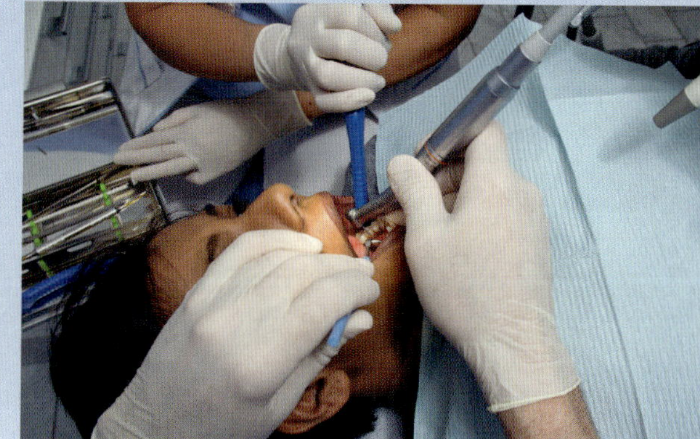

31	
牙位	34、35、36、37
牙面	殆面、近中
患者头部的位置	向左或稍向右
患者椅的椅背	水平
操作视线	直视
牙医的位置	10点位到11点位
临床操作	窝洞制备
助手牵拉阻挡软组织	强吸管牵拉颊部软组织
牙医牵拉阻挡软组织	口镜朝右，侧向牵拉口颊
弱吸管	右侧下颌磨牙后区
器械的握法	执笔式
手部/手指支点	无名指以右侧牙齿为支点
说明	无
图10-82	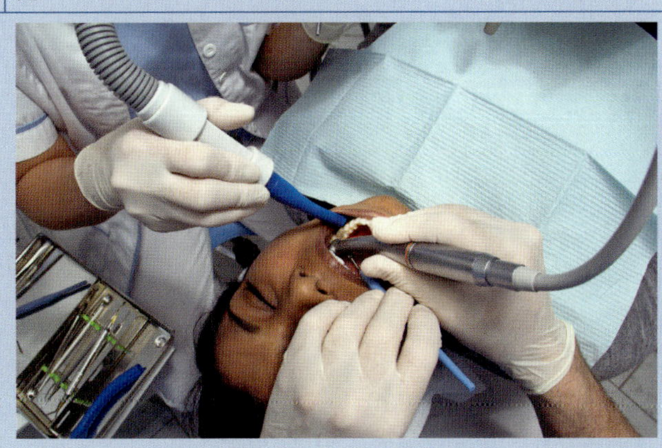

32	
牙位	34、35、36、37
牙面	殆面、远中
患者头部的位置	向左或向右，后仰
患者椅的椅背	水平
操作视线	口镜视野，助手吹干
牙医的位置	11点位
临床操作	窝洞制备。注意，口镜中，上方即是下方，下方即是上方
助手牵拉阻挡软组织	强吸管牵拉面颊部
牙医牵拉阻挡软组织	口镜朝右，侧向牵拉口颊
弱吸管	右侧下颌磨牙后区
器械的握法	执笔式
手部/手指支点	无名指以口外颏部皮肤处为支点或以下颌前牙为支点
说明	无
图10-83	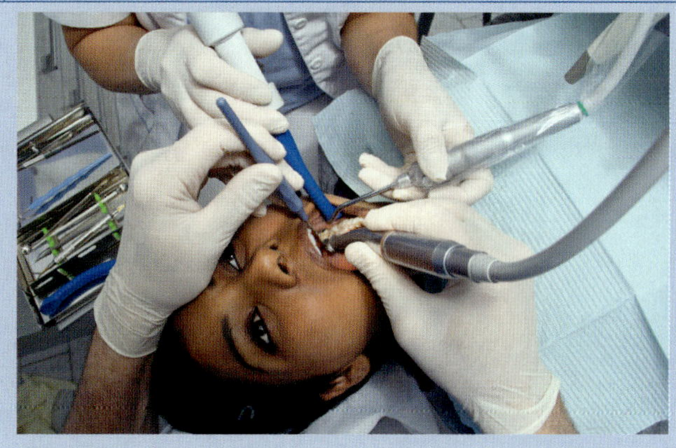

33	
牙位	34、35、36、37
牙面	颊侧
患者头部的位置	向右下倾斜
患者椅的椅背	水平
操作视线	直视
牙医的位置	12点位
临床操作	窝洞制备或与牙面平行
助手牵拉阻挡软组织	强吸管牵拉面颊
牙医牵拉阻挡软组织	牙医可能需要辅助助手握持强吸管
弱吸管	摆放在右侧下颌磨牙后区
器械的握法	执笔式
手部/手指支点	无名指以颏部皮肤为支点或以下颌前牙为支点
说明	无
图10-84	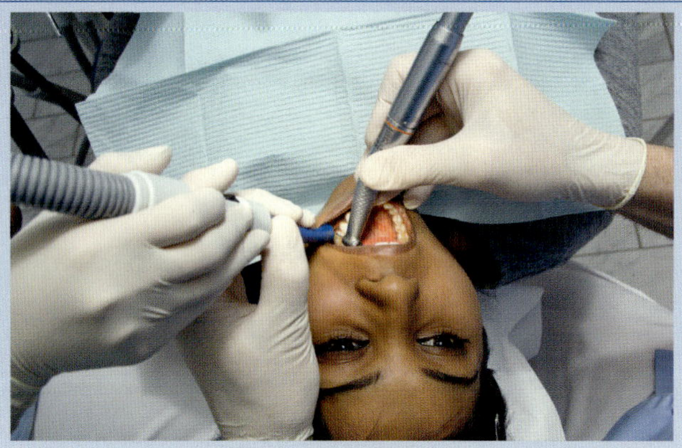

第11章

诊间的布局设计和管理

ORGANIZATION AND DESIGN OF THE TREATMENT ROOM

计算机、显示屏、键盘和鼠标

在数字化和现代化的牙科诊所，计算机是不可或缺的基础设备。但问题是如何在诊间摆放它的位置？由谁来使用？使用目的又是什么？

牙医必须要有一个显示屏、键盘和鼠标

这个显示屏可以运行诊所的管理软件，显示患者的数字化影像结果和口内照片（图11–1和图11–2）。除此之外，还要配备键盘和鼠标。

有了这些设备，牙医就可以查看患者的影像资料和临床检查图表，制订相应的治疗方案并输入系统。这部分工作可能是无法由助手来代劳的。

助手也要有供她使用的显示屏、鼠标和键盘

助手通过这些设备可以输入患者的临床检查信息，包括口内已有的充填物、龋齿、探诊出血位点、牙周袋深度和菌斑生物膜等，以及当次完成的治疗内容和打印报销凭证（图11–3 和图11–4）。

患者也要有能供其使用的显示屏

患者在平躺时不需要变化体位就能清楚地看到显示屏上的内容（图11–5）。

除了治疗过程，患者在接受口腔内窥镜拍照和录像等信息采集时也处于平躺体位。

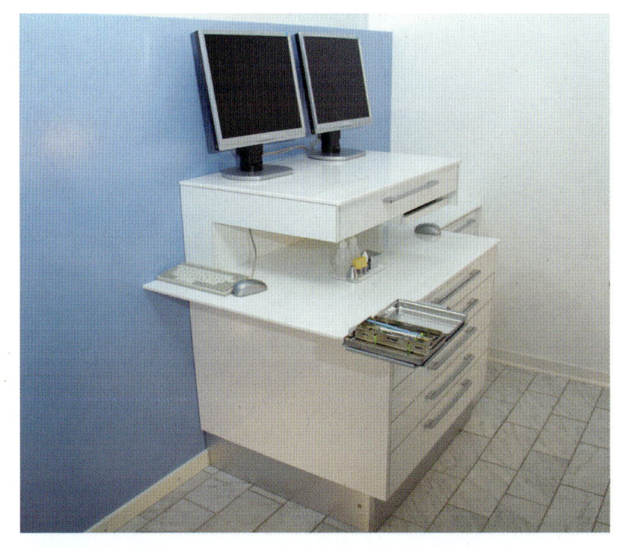

图11–1　在MEGASPACE上摆放着供牙医使用的显示屏、鼠标和键盘。

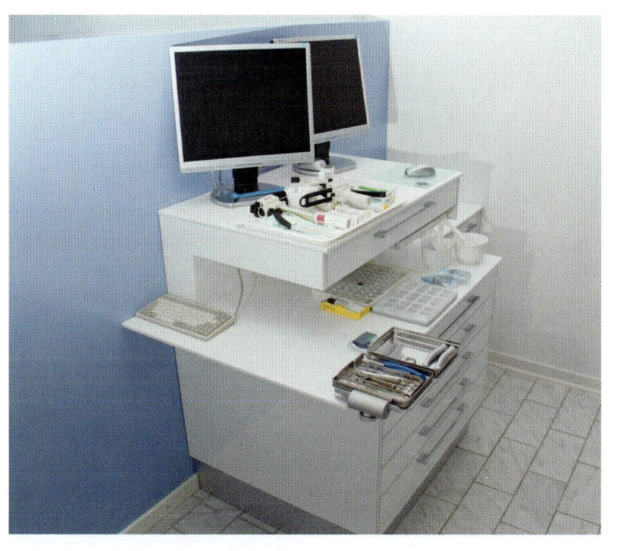

图11–2　为了避免屏幕反光，牙医使用的显示屏会朝向自己的方向摆放。这也是为什么牙医和助手不能共用一个显示屏的原因。

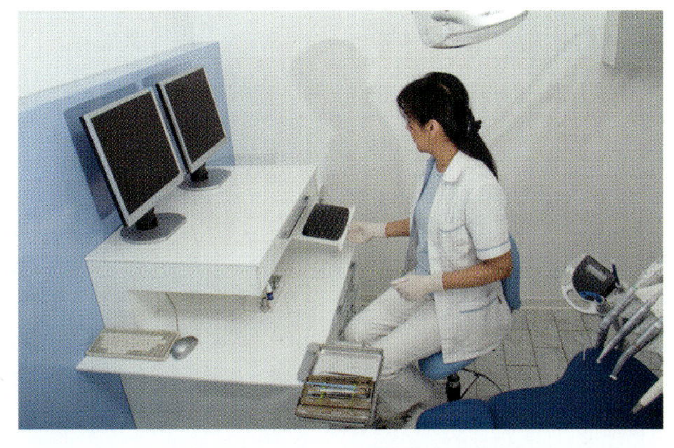

图11–3　助手使用的键盘一般摆放在隐藏位置，以免在操作过程中干扰视线。仅在需要使用时，助手才将键盘抽屉拉伸出来。

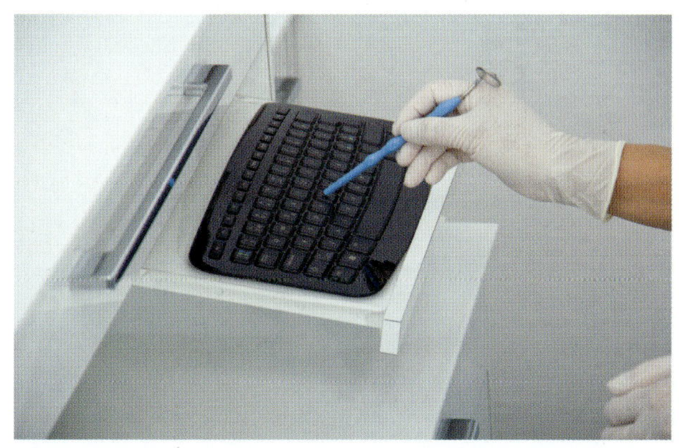

图11–4　助手有供她独立使用的显示屏、鼠标和键盘。

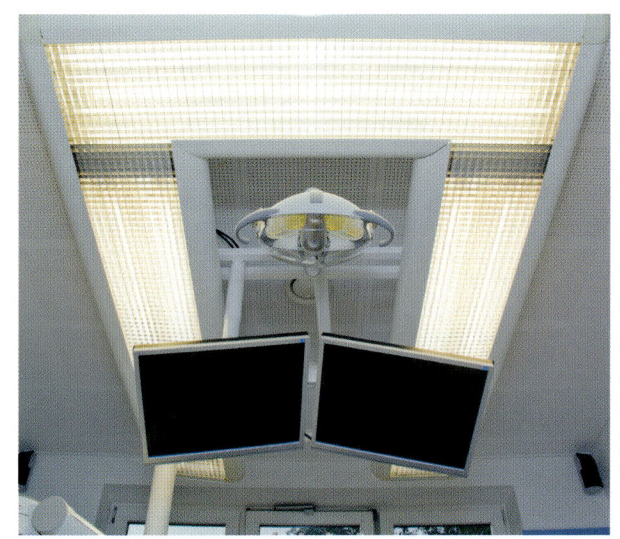

图11-5 供患者使用的显示屏。

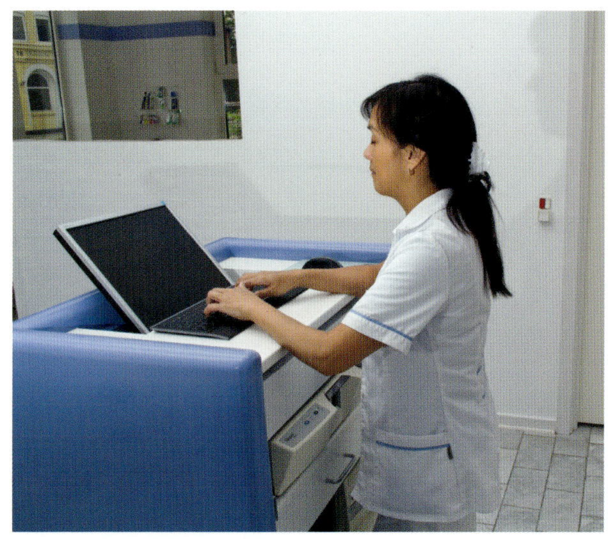

图11-6 站立操作的计算机工作台也可以用来扫描口内影像的胶片。

患者显示屏可以悬挂在天花板上，或如图所示安装在室内光源的灯架上。

这个显示屏的作用是向患者展示记录的临床检查信息、影像学资料，以及口腔内窥镜拍摄的照片和动态影像，可以用来在治疗前和患者沟通病情。

左侧显示屏位于患者正上方，不会干扰牙科综合治疗椅或者操作台和光源的支撑臂。如果安装2个显示屏，就像笔者的诊间一样，那么右侧显示屏将会用来展示患者信息，而左侧的用来为患者播放文娱节目。由于右侧显示屏很可能会干扰综合治疗椅的光源，因此它的摆放位置要相当精确。笔者建议，左侧显示屏在治疗过程中只用于展示某些影像学检查就可以了。

1台计算机同时配备2个键盘和2个鼠标是很容易实现的。而且有了分配器（splitter），配置显示屏也没有数量上的限制。

满足站立操作的计算机工作台

治疗结束后在站立操作的计算机工作台前输录病历相比传统的坐立书写是一种比较好的变换形式（图11-6）。

其次，在站立操作的计算机工作台前与患者沟通医嘱也会比较方便，此时双方都能比较轻松地看着同一个显示屏。

仅有一个诊间，也能紧凑衔接下一位患者就诊！

快速衔接患者

如果牙医只在一个诊间工作，那么患者的快速衔接会显得很重要。下述工作流程也许能为每位患者在衔接时节省5分钟，假如当天有12位患者，那么一天就可以省下1小时。如果每天预约超过了12位患者，那么节省下来的时间就更可观了。

治疗结束后，牙医陪同患者从诊间走到前台区互相告别。随后，他再走到候诊区带下一位患者走回诊间。在两位患者衔接的时间里，助手不离开诊间而是在检查和准备患者椅、综合设备的光源、漱口盆和纸巾等，以及擦拭消毒设备。

牙医请患者坐上患者椅。此时的手用器械台面已经收拾干净，并且准备好干净的器械待用。牙医调整患者椅，综合器械也一切就绪。如果牙医只在一个诊间工作，那么可以准备一个器械收纳盒来放置那些使用过的待消毒器械，这样助手就不必在患者衔接时跑出诊间运送器械消毒。

如果有像MEGASPACE和WORKSTATION第2代这样的工作站，那么不仅可以实现快速衔接患者，而且助手在这段时间内也不需要跑离诊间，除非需要运送使用过的器械到消毒区（仅在没有其他人手的情况下）。

从牙医陪同患者离开到带下一位患者走回诊间，助手在这段时间内都不离开诊间。在训练有素的情况下，患者衔接在2分钟内就能完成。

“超级团队”

“超级团队”是良好的患者诊疗、患者椅、牙科综合设备、吸引器系统及工作站、最佳配诊和工作方式的统称。其实它不是一个全新的理念了，许多优秀的牙科诊所早在几十年前就已深谙此道且在临床执行。

“超级团队”具体内容和条件是：

- ▲ 牙医始终有一位椅旁助手。这位助手负责为牙医传递手用器械、综合器械和其他物料。
- ▲ 牙医能够始终保持专注在操作治疗。
- ▲ 牙医在肉眼（macro）和显微（micro）水平的操作手法都经过良好训练。
- ▲ 与电马达连接的高速反角手机，完全取代传统的气动涡轮高速手机。
- ▲ 综合器械配置2个电马达接口，分别连接的是蓝色圈1：1和红色圈1：5的反角手机。
- ▲ 综合器械摆放在牙医和助手的中间位，患者水平卧位身体的正上方，这样牙医和助手拿取器械都会很方便。
- ▲ 患者椅、牙医座椅、工作站、器械和物料管理的具体内容如前面章节所述。

如果团队有1位牙医和2位助手，有2个设备配置完全一样的诊间供团队使用，而且这2位助手的工作能力相当，那么他们可以相互替代。

一位助手在椅旁配诊；另一位就在第二诊间做接诊和备诊工作，由她负责引导和协助患者坐上椅位。这位助手通常不负责洁治、抛光和充填等临床操作（在欧洲有些国家现在已允许），因为牙医需要使用这两个诊间，没有多余的诊间供助手操作。事实上，他还有很多其他任务要完成。

两个诊间可以增加牙医临床工作的灵活性，整个工作节奏会更加轻松与高效，患者衔接也会更快，甚至还能安排一些简单的临时诊疗。比如，局麻后的患者等待15分钟再治疗，牙医去另一个诊间应对临时接诊。第二位助手可以为患者拍摄咬合翼片、根尖片、全口曲面断层片、口内照片，检查探诊出血、菌斑生物膜，以及口腔卫生宣教和治疗建议等。

使用2个满足上述条件的诊间可以节约20%的工作时间。如果只有1位助手，牙医有时还需要自己拿取器械。而有2位助手的情况下，椅旁助手就能始终在椅旁配诊，这样又能节省约20%的时间，其中也包括患者无须起身漱口而省下的时间。

超级团队的配诊比牙医单人模式工作可以省下40%的时间。显微操作大致可节省10%~20%的时间，这还要取决于牙医的显微操作水平。当然，这些时间估计值都是基于使用了前文所述的吸引器支架和工作站。在预约复诊患者时，可以根据他们需要的治疗时间来统筹安排。

患者就诊的流量和节奏（flow）还会取决于诊所类型。如果诊所有大量的复诊患者，而且采用全套器械盒系统，那么器械清洗机和高压灭菌锅将会处于持续运作的状态。

有人认为，诊所采用公共或共用区域会有很多优势，比如说多个诊间共用消毒区。但前文提到，真实情况并非如此。超级团队的消毒区已没有余力再承接来自其他诊间的消毒任务。

如果诊所有2位或2位以上的牙医，那么最好为每个超级团队配备独立的消毒区域。理想的情况是，消毒区在每个超级团队的2个诊间之间，这样助手的脚程就最短。每个超级团队有各自独立的消毒区，这样器械、车针和材料也不会与其他牙医团队的混合在一起。合理组织管理器械也可以减少花费在消毒室的工作时间。

当一位助手在椅旁配诊时

一位助手在椅旁配诊，另一位助手可以完成以下任务：与前台对接、根据病历信息安排患者的预约、照看候诊区和消毒室的工作。除此之外，她还可以为工作站补给消毒好的器械和物料、在计算机上输录患者治疗记录（可能是牙医的口述）和处置收费单。这样患者在诊疗结束后就可以直接完成现金或信用卡付款和离开了。如果有需要，她还可帮助椅旁的助手准备一些临时需要的器械和物料。

超级团队的工作效率高、节奏快。因此，助手不太可能还有多余的时间对患者进行龈上洁治和抛光，即使有些国家允许助手完成这类操作。训练有素的配诊能节省下非常可观的工作时间。超级团队还可以增添1位卫生士，但前提是他拥有自己独立的诊间。也就是说，超级团队至少需要有3个诊间。

卫生士的加入会占用高压灭菌锅的最大运作负荷。其所用的手用器械一般都以无菌塑封袋打包的形式消毒，提前准备充分，这样能减少灭菌锅日常容量负荷。

团队灵活性

如果2组超级团队每天在同一个诊所（诊间布局设计和管理符合前述条件）工作6～7小时，诊所每天开诊10～11小时，那么这2组团队在一天之中就有2小时的重叠工作时间。在这段时间里，每位牙医就只能占用1个诊间，因此可以安排一些操作时间比较长的治疗项目。灵活安排约诊项目，可以最优化地利用诊所资源。

如果诊所规模比较大，那么很多资源或管理的缺点及问题也会显得更加突出和尖锐。缓解之道是超级团队的“去中心化”。各组团队可以有不同的专业方向，由多位专科牙医带队开展不同的诊疗项目，从而避免诊所陷入日常的矛盾和纷争。

大型诊所（包括与院校合作的社会医疗机构）的优势体现在专业细分、多学科联合、互相学习、安排工作与假期的弹性大、共享患者资源；而弊端是会出现内部竞争患者资源，对诊所未来发展方向有观念上的分歧等。超级团队不仅要从优势中获益，也要同时注意避免这些不利的纷争和影响。

优秀范例

这是一家成立于20世纪80年代的日本牙科诊所。

踏入诊所的来访者，先在门口脱下鞋子，换上一双日式拖鞋后，步入室内。前台有面容和善的前台人员负责接待，在旁边一间屋子，有一位会计正在忙碌工作。初诊患者坐上椅位之后，由受过专业训练的助手为他做口腔初步检查，记录龋齿和牙周状况，然后拍摄全口牙列的根尖片。

随后牙医出现，与患者问候之后开始礼貌交谈。牙医进一步为患者检查口腔，确认助手完成的口腔信息记录并为他提出治疗方案。诊室的氛围十分友好，令人放松。接下来就由助手拿着示意图向患者详细解释治疗方案（那个年代的诊所计算机还不能读取和展示相机拍摄的照片）。

在执行治疗过程中，牙医负责具有不可逆性的操作流程，比如窝洞制备、去净腐质、牙髓治疗和冠桥的牙体制备等。其他操作则由“牙科助理”接手。“牙科助理”，受过专门的技能训练，承担比助手更多的治疗职责，比如充填、全冠或冠桥的印模制取和戴牙、咬合检查等；而且他们和牙医一样，在操作时也会有椅旁助手配诊。

这家诊所还有2位卫生士，主要负责牙周非手术治疗和预防工作。牙周手术还是由牙医接手操作。所有项目的治疗过程都是有条不紊和高质量完成的，而且医助有始终如一的专注力和高效能。

这家诊所的员工包括：

- 1 位牙医。
- 1 位前台接待。
- 1 位会计出纳。
- 1位负责与患者沟通的助手。
- 2位牙科助理。

- 2位卫生士。
- 6位或7位助手。
- 3位技师。
- 衷心希望诊所这位仅有的牙医不要生病请假!

重新设计诊间布局

提升牙科四手操作和配诊的物理环境

如果眼下的条件无法购买新的牙科综合设备、患者椅、光源，也没有助手和工作站，那么最好先从哪里开始着手改善呢? 还有一个最重要的问题——能不能提供详细的行动步骤?

几乎所有培训课结束后都有这样的问题提出来。答案取决于你的考虑优先级是要改善工作体位，还是和/或提高配诊以及工作效率。如果牙医的工作体位错误，已经引起腰背部和头颈部肌肉紧张、头痛、肩部酸痛和全身广泛酸痛，那么你的优先级就是先更换患者椅和牙医座椅。

患者椅

应具备以下要求：

- 椅背较薄，可以舒适平躺，能抬高的最大距地高度是90cm 。这样牙医就不用为了满足32cm的操作距离而弓腰弯背。底座要小巧，脚控能放在患者椅后方的左侧。
- 头托可调节，椅背不能过长。
- 患者椅呈水平时，在头托后方有60cm的无阻挡空间，确保牙医（偶尔）能在12 点位操作（更多详细内容参见第147页）。

牙医座椅

牙医座椅的构造应当符合人体平衡坐姿的要求。当牙医的平衡坐姿距离地面较高，那么患者椅也需要相应抬升（更多详细内容参见第15 页）。

如果牙医的目标是让工作更轻松、提升专注度、减少疲劳和节省时间（增加经济收益），那么临床的优先级就是先购置一个具备良好功能的工作站。

有了像MEGASPACE这样的工作站，助手就不需要跑离诊间去完成备诊或是传递牙医所需的任何手用器械和物料。

为助手搭建的暂时手用器械台和工作台面

诊间条件允许的情况下，也可以将抽屉当作手用器械台作为暂时策略（图11-7）。在抽屉的表面先放上1块大小合宜的塑料板，这样它就成为了1个工作台面可供摆放手用器械了（距离地面75～80cm）。

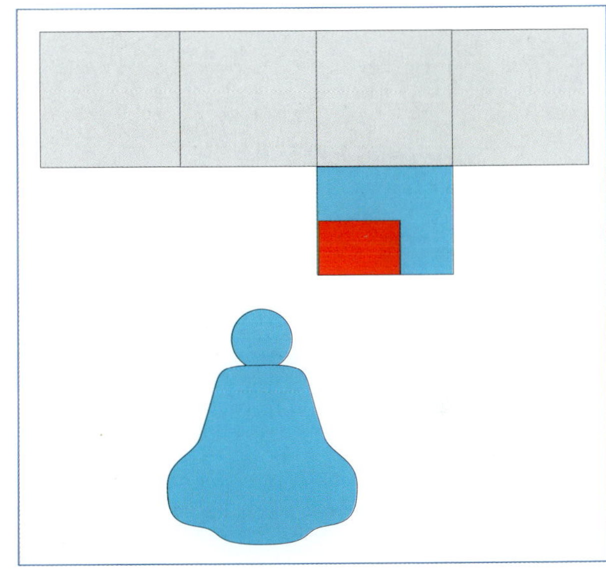

图11-7 将抽屉临时当作摆放手用器械的工作台面。

移动边柜

还有一个解决方案是，用移动边柜的延伸台面作为牙医和助手摆放手用器械盘及调拌材料的支撑台面。

- 这个移动边柜是笔者早期专门为牙科诊所设计的，在边柜柜体的上方有一块水平向延伸出去的工作台面。
- 上图标识了移动边柜的具体尺寸（图11-8）。
- 这个移动边柜可供助手使用。

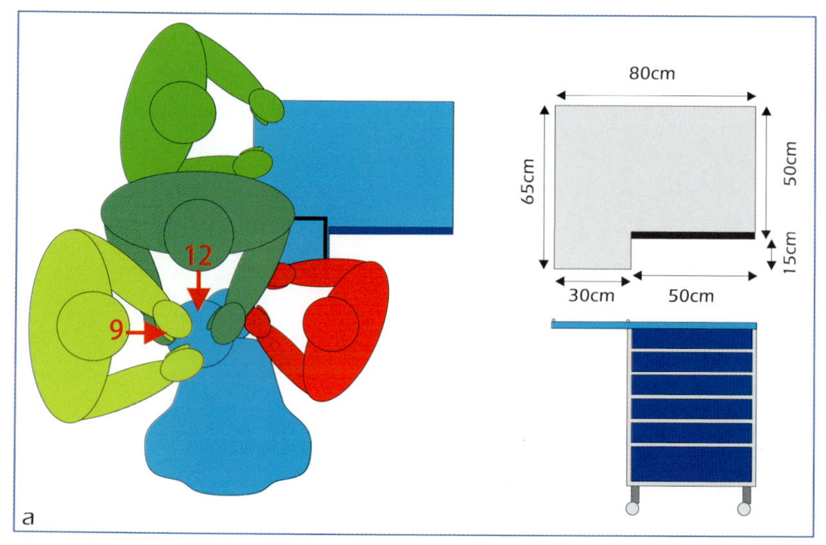

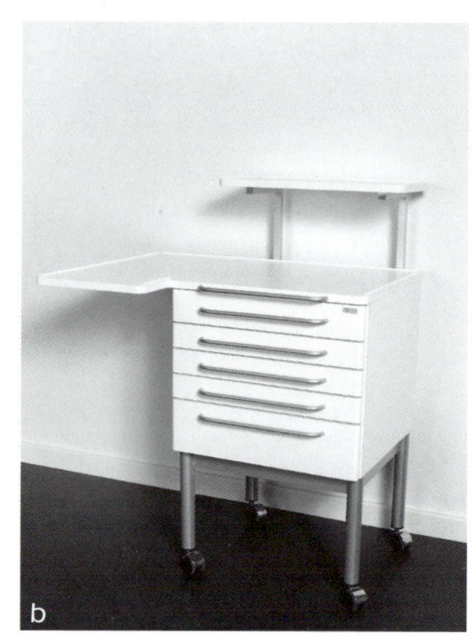

图11-8 （a）牙医和助手的工作位。（b）WORKSTATION第3代。

- ▲ 延伸台面靠近患者的部分可用来摆放手用器械盘。
- ▲ 延伸台面靠近牙医的部分，可供牙医使用。

为最优化配诊而设计的全新环境

我们发现目前牙科诊所用的老款或新款边柜都不能充分满足最优配诊。如果像MEGASPACE这样的工作站能取代传统边柜的话，那么将会大大节省工作时间（比如每天能省下1小时）。而且MEGASPACE工作站的成本大约数周就可以收回，被替换的边柜还可以摆放在其他位置另作他用，也不会浪费。

如果牙医在使用旋转器械时追求的是更精准和更高效的操作结果，那么就有必要以红色圈的电马达高速反角手机完全取代传统气动涡轮高速手机。牙科综合设备最好能配置2个端口来连接电动马达反角手机。最常用的是蓝色圈1：1和红色圈1：5的反角手机。

牙科综合设备

牙科综合设备的构造必须要充分支持最优的配诊工作。综合器械应该摆放在患者平卧身体的正上方、牙医和助手的中间位，还要有重量平衡设计。助手负责综合器械的准备和传递。同时，综合器械在患者水平卧位身体正上方的高度要充分。患者水平卧位的高度一般距离地面80～90cm（当牙医身高在175cm或以上时）。

吸引器支架距离综合器械12cm，靠近助手侧。至此，整个物理环境已经符合“舞蹈的手”了。

三用枪、2个电动马达接口，以及洁治器端口

牙科综合设备不必配置过多器械：

- ▲ 1个三用枪，提供弱、中、强3个档强度的水雾。
- ▲ 2个微型马达接口和1个超声洁治器端口。

不再需要其他器械。

LED树脂光固化灯

目前市面上已有很多高效的可充电使用的树脂光固化灯。相比装在牙科综合设备上的光固化灯，它们的优点是，更加经济实惠，并且替换维修起来也很便捷。在使用时，可以由助手传递给牙医，或者助手直接手持操作。

口腔内窥镜

在口内检查时，口腔内窥镜是一个非常有用的辅助工具。它既可以安在牙科综合设备上，也可以直接与计算机及软件相连。在大多情况下，口腔内窥镜会摆放在MEGASPACE工作站或者工作台面上。

小结

综合设备通常配置4个器械端口就足以满足日常工作，从助手侧开始，依次分别是1个三用枪、2个电马达接口和1个超声洁治器接口。有些人认为价格越贵的牙科综合设备和患者椅，对临床诊疗的辅助作用也越大，但事实并非如此。

高质量的操作诊疗取决于牙医和助手的手部技能与配诊、具有良好功能性的牙科综合设备以及合理的诊间大小与布局。

设计诊间布局

如果诊间购置了由笔者设计的一体化工作站MEGASPACE，那么空间布局和设计就相对很容易了（图11-9）。

MEGASPACE，宽度100cm、深度76cm

▲ 距离助手侧的墙面50cm。

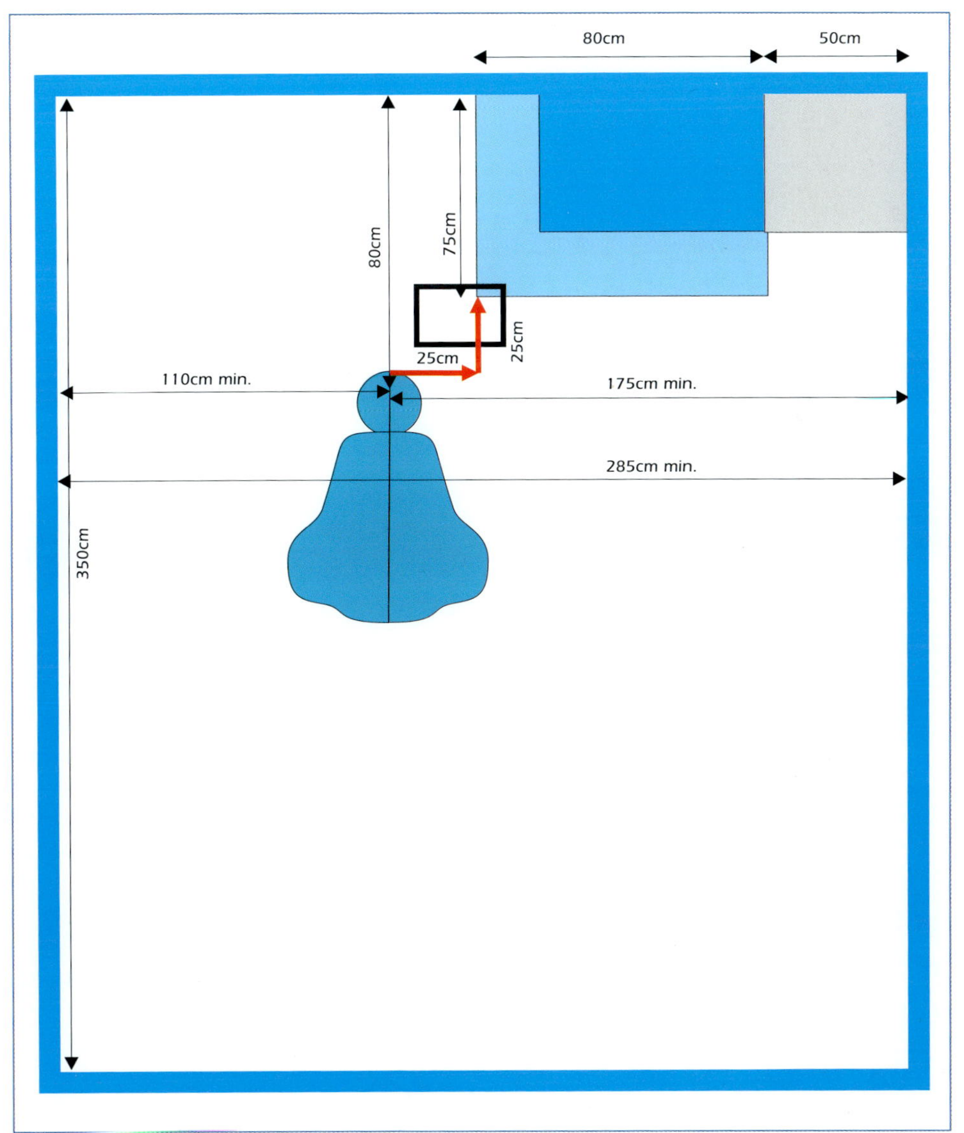

图11-9 诊间配备MEGASPACE的空间要求。

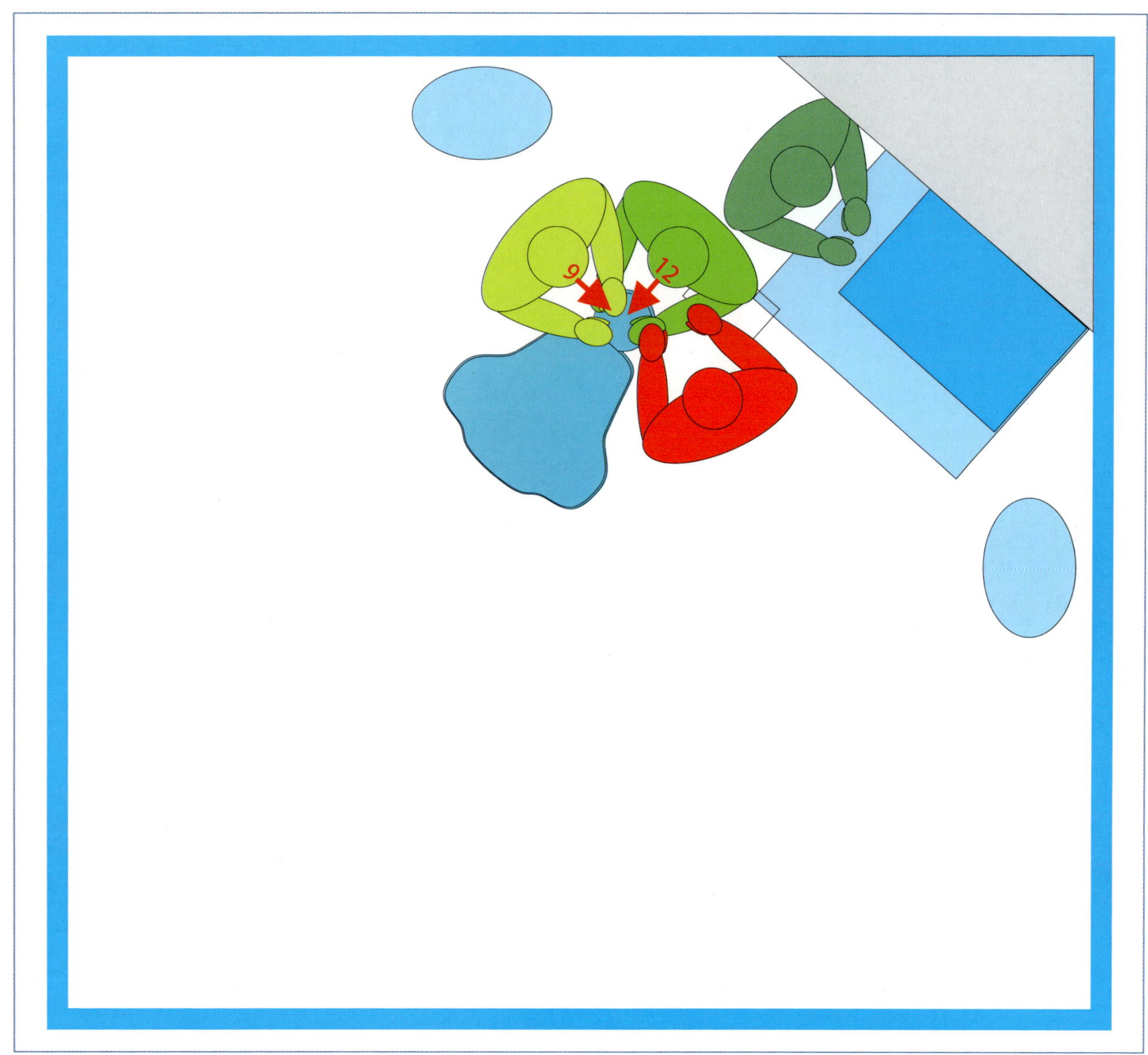

图11-10 将MEGASPACE摆放在墙角的布局设计。

- 如果综合设备的“泊位”要在助手侧，那么综合设备距墙至少有60cm 。
- MEGASPACE在助手侧，与墙之间的空间可以安装手用器械的储存柜或洗手台，也可以安装墙立式部件来存放肥皂、酒精凝胶、擦手纸、检查手套或水杯等。
- 洗手台和柜门没有特别要求，只要不妨碍MEGASPACE周围的工作空间就可以了。
- 详细示例可以参见网站www.neter-gonomie.com。

将MEGASPACE摆放在墙角位置要慎重，因为这要充分考虑到MEGASPACE周围的工作空间需求。而且多数情况下，贴墙摆放并不会节省空间。墙角摆放的空间设计，可以参考图11-10。

理想的诊所环境是每位牙医能拥有两个诊间，在两个诊间之间设置消毒区。如果前台靠近消毒区，那么其中一位助手还能很方便地兼顾前台接待和消毒工作。

左利手牙医：两个解决方案

1. 在患者椅左侧工作。
2. 在患者椅右侧工作。

1. 左利手牙医在患者椅左侧工作

在这种情况下，设备组装应该是按照牙科综合设备、工作站、牙医和助手常规操作镜像化后的结果。就好比在一面镜子里阅读本书所有的照片一样，这样就能很好地理解左利手牙医是如何操作的了。

牙科综合设备

当左利手牙医在患者椅左侧操作，助手在患者椅右侧配诊， 综合设备必须根据左利手的要求组装，吸引器支架也要调整到患者右侧。不过，市面上几乎见不到这样的牙科综合设备（参见www.netergonomie.com）。综合设备的底座仍然可以在患者左侧。

吸引器支架可以装在综合设备的结构臂系统上，所以当右利手牙医操作时也能将其摆放在患者左侧，或者当左利手牙医操作时将它放在患者右侧。综合器械的位置设计先要确保三用枪最靠近坐在患者右侧的助手，因其需要频繁地取用。然后，依次是电马达和其他综合器械。

MEGASPACE

工作站的设计也必须与常规的成镜像，手用器械台要靠近助手侧。

配诊工作

助手一般用她的左手握持强吸管，右手拿三用枪。比如，牙医在水雾和口镜下操作时，助手负责干燥口镜。

传递综合器械和手用器械时，助手用右手完成。如果助手是右利手，而且在训练时配合的也是右利手牙医，那么对大多助手而言配合坐在患者左侧的左利手牙医操作其实并不困难。事实上，右利手助手配合左利手牙医，是比较理想的搭配。因为在配诊时最有难度和挑战性的操作动作，助手都能以她惯用的右手来完成。

为了指导左利手牙医的团队，笔者还曾经训练自己用左手作为惯用手来工作。不过没想到，这其实并不难掌握。左利手和右利手的例子也说明了，手部操作技能的掌握主要取决于我们对大脑和双手的刻意训练。即使惯用手不同，也不会太大影响到手部技能的训练。

2. 左利手牙医在患者椅右侧工作

当左利手牙医在患者右侧工作时，是否也有可能保持良好的工作体位?

左利手牙医此时面临的工作环境与右利手牙医相同。毫无疑问，牙医也能实现最优的工作方式。虽然器械握持和传递、吸唾、软组织牵拉等操作与右利手牙医工作的情况会有区别，但并不都需要镜像（图11-11～图11-16）。

同时满足右利手牙医（在患者右侧工作）和左利手牙医（在患者左侧工作）的物理环境

要能同时满足左利手牙医和右利手牙医工作的物理环境当然会相比其他情况要复杂一些，但也有解决方案。首先，牙科综合设备应当装有吸引器支架。当右利手牙医工作时，吸引器支架能移到患者左侧；在左利手牙医工作时，吸引器支架可以移到患者右侧。诊间的特殊设计，可以参见网站www.netergonomie.com。

满足左利手和右利手牙医的MEGASPACE

工作台面的左右两侧有对称设计的延伸板；手用器械台则可以借由转接部件安装在工作台面两侧。

MEGASPACE底部装有坚固、稳定的滑轮，方便整个工作站在患者椅的左右两侧滑动。为限制工作站的滑动范围， 还可以在地面安装轨道， 引导MEGASPACE的后轮滑动，幅度在180cm。

- ▲ 当右利手牙医工作时，MEGASPACE摆放在患者椅的左侧。
- ▲ 当左利手牙医工作时，MEGASPACE摆放在患者椅的右侧（参见www.netergonomie.com）。

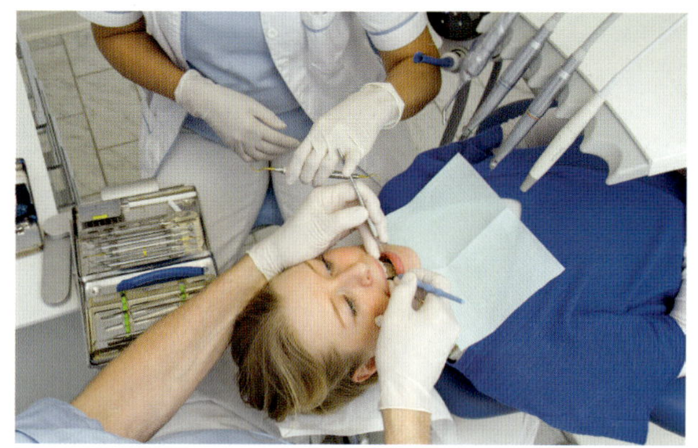

图11–11 传递手用器械。

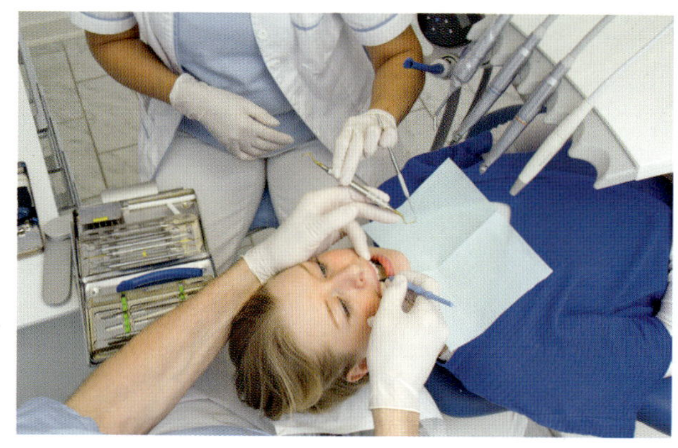

图11–12 左利手牙医在患者右侧工作时有特定的器械传递方法。

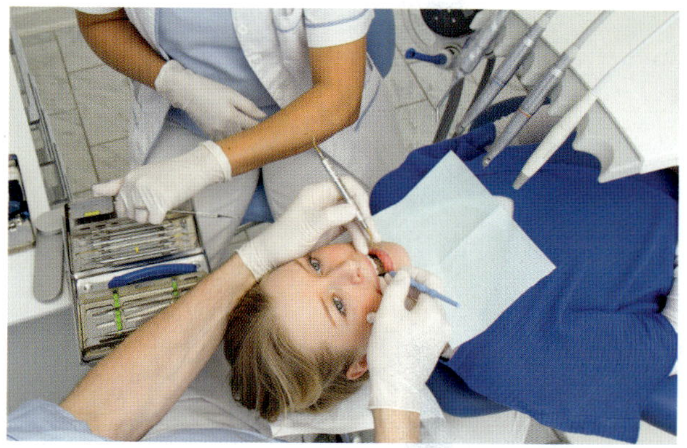

图11–13 助手将牙医用完的器械再放回到器械盘。

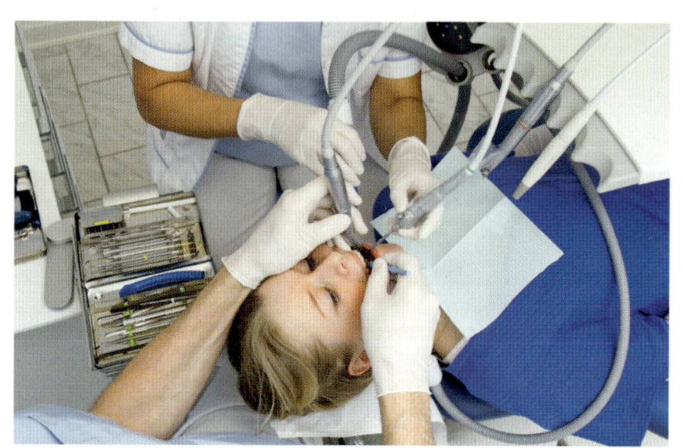

图11–14 牙医握持口镜操作，助手用三用枪吹干口镜。

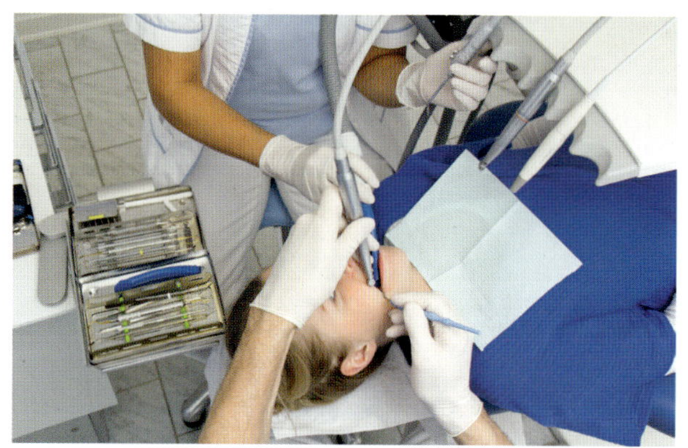

图11–15 右侧上颌的操作治疗。

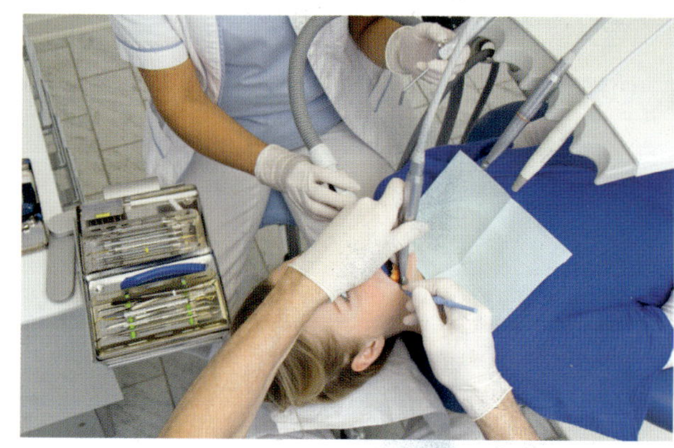

图11–16 右侧下颌的操作治疗。

全书总结

CONCLUSIONS

"开门见山"

本书所诠释的临床知识、手部技能和解决方案，任何牙科团队都可以在短短几天内学会，然后就是进行大量训练和临床实践的过程。

笔者了解在有些国家，人们更能接受的是生动有趣和很直白的语言风格与表述形式。在讨论到传统工作习惯的一些弊端时，笔者更倾向采用这类很直白的表述。作为本书的结尾，读者也会体会到这一点。

但如果你所在的国家或文化视这种直言不讳为一种无礼，并且不能接受，那么也请你尝试将本章内容当作是了解不同文化背景下交流的差异吧。

对工作体位、医助配诊、精细视觉和操作的认知阻碍

牙医往往对自己手部操作的知识和技能认识不足或完全无意识。稍微问几个具体问题就能明显暴露出来，比如，在治疗某颗牙的某面时，你的手怎么握持器械，以什么做支点？风趣一点地说，牙医在操作时通常是不知道自己在做什么！但如果我们一旦能意识到这一点了，它将会成为我们去学习和掌握新技能的契机。

大学教育一般都没有手法技能及其知识的课程。毕业之后的牙医几乎也不会参加这方面的继教培训。无论是牙科院校的教职人员，还是绝大多数牙医，都不认为手部技能的训练是必要且重要的。

打个比方，牙医的手部技能训练就像是音乐家或者舞者在登台表演之前必须有大量重复和高强度的弹奏或舞步训练。当你不知道或认识不到自己缺少什么知识和技能时，你是不会有内在动力去学习和掌握新知识与技能。而且，长久以来都是牙医去适应牙科治疗设备和诊间的物理环境。这一点也应当要转变了！牙医必须要充分意识到什么是最佳的工作方式，并且购置能够支持这些工作方式的综合设备。

责怪牙科设备厂家和市场没有必要，如果真的要怪，就怪牙医没有在购置前掌握必要的手部知识与技能，结果购买的设备阻碍了良好的工作体位、理想的医助配诊，导致临床耗费过多精力和时间。

牙医认识不到配诊工作的不足

牙医往往不知道如何训练自己和助手的手部技能，意识不到自己有错误的工作体位及其产生的原因，更不知道自己缺少哪些技能或者知道要掌握哪些技能来避免糟糕的工作体位。要不然，我们在临床上也不会看到不良体位的问题是如此普遍。

牙医往往不知道他们的糟糕体位其实是由很多因素共同导致的结果，包括操作视线、软组织牵拉、坐姿钟点位以及器械/手指/手部/前臂的摆放位置、助手配诊、牙科综合设备、患者椅、吸引器系统、手用器械的摆放位置和工作站。

有的牙医认为，良好的工作体位只能在某个坐姿钟点位才有可能实现。还有人认为，患者在水平卧位时能够看到其身体正上方的综合设备的器械，他们不相信患者其实是能接受在水平卧位治疗的。然而事实是50多年来已有数百万名患者都是这样接受诊疗的，或许这些牙医要做的是在调整椅背前礼貌询问患者是否可以将椅背调整到水平。

有牙医认为，患者的治疗体位取决于牙科设备。然而，事实是患者体位要根据牙医（脸部距离患者30cm）和助手来调整。

很多牙医认为，改变原有习惯是非常困难的事。然而，数百次实操课和培训的经验告诉我们，医助在1～2天就能学会。

在有些国家，牙医认为助手的坐位应当要高于牙医，这样才能够一直看得到患者口内情况。然而事实是有时为了改善视线，牙医会让患者头部向右转，那此时助手无论坐得多高都没有办法看到，此时只能是牙医引导助手正确摆放吸唾管。助手的正确坐姿是面朝患者，这样就能很方便地拿取位于患者身体正上方的综合设备器械。

这很奇怪！

有的牙医认为仅有综合器械就能完成所有诊疗工作了，因此在诊间只有患者椅和牙科综合设备，周围没有任何手用器械的台面和物料存放区。

但事实是，将以下几个要素作为整体来考虑才是重中之重：

- 牙医和助手的手部技能——核心。
- 手部技能分别与综合器械、吸引器系统、手用器械台面和工作站之间的交互。

以上要素有一个或多个无法得到充分满足或完全缺失，都会影响到临床诊疗。工作站在临床日常的使用频率其实是大大高于综合设备器械，其重要性可见一斑。很多牙医不认为自己能在本书介绍的最佳体位下完成各种日常工作。但事实是，只要牙医和助手掌握书中提到的必要知识和手部技能，这一切是能够在临床实现的。

常见的误解

患者对综合器械摆位的接受度

患者在治疗椅上可能会看见综合器械在他身体上方并介于牙医和助手之间（方便二者拿取器械）。水平卧位的患者是看不见综合设备的器械的（他们的眼睛长得不像蜗牛那样），可能会看到器械的重力平衡管线。

器械在医助的中间位能够最大限度地支持配诊工作和牙医的最优工作方式。牙医能够专注口内操作而不需要前后来回地转换视线。患者也能感受到牙医沉稳、轻松和专注的工作状态。否则，以磨牙树脂充填为例，牙医转移视线的次数可能会高达200次以上。

患者不接受治疗时的水平卧位

患者对体位的接受与否，其实完全取决于牙医给予患者的鼓励、是否有逐步调节椅位让患者适应（如果有必要的话）以及通过三用枪水雾冲洗口腔而无须频繁起身漱口。

在许多国家，每年都有数百万名患者以水平卧位接受治疗，并且综合器械介于牙医和助手之间。助手能完成高水准的配诊，牙医能轻松而专注地持续操作。如果综合器械在患者右侧，那么“保持专注，节省时间和精力”这项准则就会无法实现了，因为牙医每次拿取综合器械都必须将视线从患者口内转移。与此同时助手也无法拿取到综合器械，影响配诊。

牙医虽有椅旁助手但依然独自进行操作，助手在椅旁只发挥了50%的配诊职责

许多牙医在有椅旁助手的情况下仍然独自操作。如果椅旁助手不在传递综合器械或手用器械，那么他在忙着做什么？他很有可能一只手握着强吸管，另一只手在类似橱柜的抽屉里翻找器械和物料。

这就是有椅旁助手但牙医单人模式工作：虽然助手在现场，但是牙医却不得不自己拿取综合设备的器械或手用器械。

操作时牙医的前臂呈水平

你会经常在照片上看到牙医和助手工作时前臂是水平的。

这个姿势其实没问题，但没有人会这样工作，因为此时眼睛到牙齿的距离太远了，达不到精细视线。如果我们以前臂水平开始操作，那么为了满足眼睛到牙面的精确视线（30～35cm），就不得不低头导致错误的工作体位。

解决方案是牙医坐在正确的钟点位，上半身坐直，抬高患者的水平椅位直到眼睛和牙面达到符合精细视线的距离要求。这也意味着牙医的前臂其实会略向上倾。牙医如果身高不到平均水平，那么前臂上倾角度就偏小；高个子牙医，前臂上倾角度就偏大（准确地讲是眼睛到肘部的距离如果低于平均

水平，那么前臂上倾角度偏小；眼睛到肘部的距离如果比较远，那么前臂上倾角度偏大）。不建议眼睛与牙面距离在45～50cm甚至60cm的情况下进行精细治疗。

还在使用气动涡轮手机

气动涡轮手机是无法根据不同诊疗项目来调节转速的。比如，你在城市里驾驶着一辆六挡手动变速的汽车，每次改变车速都要先关闭引擎。

电马达反角手机的转速和扭矩都高于气动涡轮手机，操作精准性更佳，而且也能为牙医提供更敏锐的触感反馈。根据操作内容、牙体组织、手的触感灵敏度、牙医的技术水平、操作入路和视线入路等来相应地调节转速。

强烈建议临床以电马达和1∶5倍速的电马达高速反角手机完全取代气动涡轮高速手机。

牙医只固定坐在一个钟点位

如果牙医只固定坐在9点位，那他就无法看到某些牙面或某些窝洞内部。为了看清，就要大幅度扭转躯干、颈部和头部。

牙医固定坐在9点位操作的原因

抽屉柜的位置可能太过靠近患者椅，导致牙医无法在11点位到12点位操作。而牙医如果只固定坐在11点位到12点位操作，那他也会看不到某些牙面和窝洞内部。为了看清，同样不得不大幅度扭转躯干、颈部和头部。

牙医固定坐在11点位到12点位操作的原因：

综合设备的操作台摆放在患者右侧。如果患者椅的底座过大，脚控没办法放在患者椅正下方而不得不放在底座右侧。以上情况都会令牙医无法坐在9点位操作。

牙科综合设备阻碍了最优的工作体位和配诊工作

患者椅无法调到水平卧位或者可抬升的程度不足（椅背水平时距离地面能达到80cm，如果牙医身高175～180cm，那么水平椅背就需要距地面90cm）。

综合设备的器械介于牙医和助手之间，患者水平卧位身体的正上方，高出患者椅大约30cm。很多综合设备的构造无法满足这个要求，综合器械也无法移到患者卧位正上方，即使有重力平衡设计也无法实现。综合器械的结构臂不是过短就是位置设计得过低。

患者椅（包括有些可以调节水平位的患者椅）底座的体积过大导致其下方没有空间摆放脚控。这样脚控就不得不摆放在底座的右侧，妨碍牙医在9点到10点位操作。

综合设备的器械摆放在患者身体右侧

牙医专注力被分散

如果综合器械摆放在患者右侧，牙医就不可能在工作时集中注意力。因为每次拿起或放回综合器械他都需要转动头部，视线从患者口内移开，操作的专注力就会一直被打断。

不仅如此，视线方向也会和转移前的不同，双眼需要重新聚焦到术区并且适应眼睛和牙面的新距离。而最令人感到疲惫的是，眼睛要不断适应光线强弱的变化。

如果牙医还需要自己拿取手用器械，那么专注力被分散以及视线变化的次数就可能超过每小时数百次。这会令牙医疲惫至极。

牙医在9点位到10点位操作时很难拿取综合器械

当牙医在9点位到10点位操作时，如果综合器械在患者右侧，这就好比将汽车的变速控杆设计在了后排座位。牙医的专注力势必将无法持续集中在操作诊疗上。

而且综合器械在患者右侧，还会干扰助手配诊。因为助手无法触碰到综合器械，也就不能为牙医准备和传递。

综合器械摆放在患者右侧的缺点

牙医不得不自己准备和拿取综合器械。而患者的视野大部分是被牙医头部所占据的，所以他会看到牙医在拿取和放回器械的过程中视线来回变换，失去专注度。

有些综合设备的器械没有重力平衡设计，所以牙医的手部还会承受器械本身的重量，从而影响手部精细化的动作。

患者在落座后与椅背放平之前，不可避免会看到在他身体右前方的综合器械。

上述问题的解决方案

将综合器械摆放在牙医和助手的中间位，患者水平卧位正上方。这样一来，牙医在任意钟点位都能自如拿取器械，而助手也触碰得到综合器械并能为牙医做准备和传递。

吸引器支架

如果吸引器支架摆放在助手的身后时，那她必须要转身或者扭转上半身才能拿得到吸唾管或三用枪。其实将三用枪设计在吸引器支架上是极不方便助手拿取的。

一种解决方案是，助手使用位于综合器械上最靠近他那侧的三用枪，也就是牙医使用的三用枪。吸引器支架固定在综合椅器械附近，具体位置要求是强吸管的管口距离三用枪的工作头大约12cm。其实这也从另一方面说明了，综合椅在非工作状态时应“停泊”在助手侧。

另一个解决方案，将吸引器支架独立于综合器械，但是强吸管的位置要求与前一种方法相同。这种三用枪和强吸管的摆放位置，需要助手具备一项重要的操作技能：右手拿起强吸管，同时左手拿起三用枪。这项操作技能主要用于冲洗患者口腔或者吹干牙医的口镜。

综合器械

综合器械摆放在牙医和助手的中间位，如果配置的综合器械数量过多，那么牙医和助手在拿取时就会不够方便和快捷。考虑到助手在配诊时需要传递和更换反角手机、金刚砂和钨钢车针，通常在综合器械配置4个端口已足够。这样，牙医也可以全然地专注在患者口内的具体操作。

- ▲ 最靠近助手的综合器械是三用枪，方便牙医和助手拿取。
- ▲ 然后依次是2个电马达端口，一个连接蓝色圈电马达反角手机，另一个连接红色圈高速的电马达反角手机，建议临床以其完全取代涡轮高速手机。最后一个端口是连接超声洁治器。
- ▲ 如果有需要，还可以增添第5个器械端口来连接气动洁治工具，针对有根面暴露的敏感患者。

其他器械，比如光固化灯、口腔内窥镜、根管治疗马达等都可以选择无线和内置充电电池的款式。目前市面上的这些新款式不仅更加高效，而且维修或更换也更便捷且成本较低。

手用器械台

手用器械台的位置一定不能妨碍到助手为牙医准备、拿取和传递手用器械。

如果不能实现，那么有一种解决方案是将手用器械盘放在牙医和助手之间、患者水平卧时头部的左后方。这样一来，助手的左手还可以顺畅地为牙医拿取和传递手用器械。

除了使用器械盘和助手传递，牙医也可以采用左右手传递的技能。上述两种技能大概用20分钟就能学会。另外要注意的是，手用器械台面是组装在工作站上的结构，是工作站的一部分，而不属于牙科综合设备的结构。

边柜

与牙科综合设备、吸引器系统和患者椅相比，工作站也具有同等重要的地位。但类似橱柜的边柜系统在功能方面远远不能满足临床要求，所以这是个要解决的问题。

在很多牙科诊所或者牙科展会上，笔者看到大部分的边柜系统都不能为医助配诊提供便利，甚至还有一定程度的阻碍。这些边柜看起来更像是内嵌了一些抽屉的橱柜，抽屉里面还有些分隔片。不仅没有手用器械台，也没有助手配诊时需要的操作台面，又或者就是操作台面太小。其次，在患者椅周围手可触及的区域也没有材料器械的储备区。“首要抽屉”这层设计也不具备。

这样的边柜系统完全不符合我们对工作站的功能要求。工作站是实现良好的工作方法和材料器械管理的重要内容。

而本书提出的工作方式是决定牙医和助手具有高水准手部及操作技能的核心。建议每位牙医和助手都要学会使用工作站。

写在最后

对于本书提出的知识、技能和工作方法，有太多牙医根本还意识不到自己的不知道。

这些知识和技能适合所有临床牙医、卫生士、助手，以及院校的临床教师和学生。工作体位是由多个要素共同作用的结果，包括了术区视野、软组织牵拉、口镜使用、手法动作的灵活性及支点、器械的握持方法、牙医和患者的位置、助手配诊和牙科综合设备。因此我们有必要整合上述所有要素、相关知识，以及良好的技能训练。

良好工作方式能节省时间和精力的前提是，牙医能持续、专注地操作而不被分散干扰。这在很大程度上又取决于助手配诊以及能为配诊提供良好支持的牙科综合设备。而器械和物料的高效管理离不开功能表现优异的工作站，它不仅能缩短助手的备诊时间，还能让助手更加持续地专注在配诊工作中。

技能训练是必要的。这大概花费数小时就能学会！器械和物料的高效管理会为牙医和助手省下非常多的时间与精力。

如果牙医处于双人/单人切换的工作模式，时而有椅旁助手时而又要独自操作，那么在独自操作的这段时间内，工作站和器械物料高效管理的优先级就更高了，也就是要优先满足和考虑。

对大多牙医来说，可以将大脑对感觉运动的认知处理过程简化理解为一种放松状态下的高效精细化操作。操作工具的选择也是精细化操作的重要一环，比如，以高速红色圈电马达反角手机取代传统的气动涡轮手机。在训练手部技能的一系列动作时，简化和可重复是关键。

笔者感到牙医其实是一份很荣幸又很轻松的职业。我们在大部分的工作时间里是维持坐姿且以良好的体位在操作，沉浸在操作过程中双手精准又顺畅的一系列动作。如果有助手配诊，那么你还能体会到团队高效协作带来的愉悦与满足。

Herluf Skovsgaard